Manual de
Doenças Infecciosas
em Cães e Gatos

NOTA

A Medicina Veterinária é um campo em constante mudança. Devem ser sempre adotadas medidas de segurança padronizadas e, à medida que novas pesquisas e experiências clínicas expandem nossos conhecimentos, pode haver necessidade de mudanças ou de adequação no protocolo terapêutico e no uso de medicamentos. Aconselha-se aos leitores pesquisar as mais recentes informações fornecidas pelo fabricante da droga a ser utilizada, a fim de verificar a dose recomendada, o método e a duração do tratamento, e as contraindicações. É responsabilidade do médico veterinário, com base em sua experiência e no conhecimento do paciente, determinar a posologia e o melhor tratamento para cada paciente, individualmente. A Editora, os Organizadores e os Colaboradores não assumem qualquer responsabilidade em relação a qualquer dano e/ou prejuízo aos pacientes, decorrente desta publicação.

A Editora

Manual de Doenças Infecciosas em Cães e Gatos

Organizadores

Ian K. Ramsey

BVSc PhD DSAM DipECVIM MRCVS

Department of Veterinary Clinical Studies
University of Glasgow
Bearsden Road
Glasgow G61 1QH

Bryn J. Tennant

BVSc PhD CertVR MRCVS

Capital Diagnostics
SAC Veterinary Science Division
Bush Estate
Penicuik
Midlothian EH26 0QE

ROCA

Traduzido do original: BSAVA Manual of Canine and Feline Infectious Diseases
Copyright © 2001 by British Small Animal Veterinary Association (BSAVA). Todos os direitos reservados.
ISBN: 0-905214-53-6

Copyright © 2010 da 1ª Edição pela Editora Roca Ltda.
ISBN: 978-85-7241-841-6

Tradução

ELIANA OTTATI NOGUEIRA
Médica Veterinária. Doutora em Medicina Veterinária pelo Departamento de Patologia da Faculdade de Medicina Veterinária e Zootecnia da Universidade de São Paulo.

JOSÉ JURANDIR FAGLIARI
Professor Adjunto da Faculdade de Ciências Agrárias e Veterinárias da Universidade Estadual Júlio de Mesquita Filho, *Campus* de Jaboticabal. Membro da American Society of Veterinary Clinical Pathology. Membro da National Mastitis Council – USA.

MARIA CAROLINA GUIDO
Médica Veterinária. Doutora em Medicina Veterinária pelo Departamento de Medicina Veterinária Preventiva e Saúde Animal da Faculdade de Medicina Veterinária e Zootecnia da Universidade de São Paulo.

TEREZINHA KNÖBL
Médica Veteriária. Doutora em Medicina Veterinária pelo Departamento de Medicina Veterinária Preventiva e Saúde Animal da Faculdade de Medicina Veterinária e Zootecnia da Universidade de São Paulo. Professora e Pesquisadora das Faculdades Metropolitanas Unidas e da Universidade do Grande ABC.

Nota: Edição publicada de acordo com o novo Vocabulário Ortográfico da Língua Portuguesa.

CIP-BRASIL. CATALOGAÇÃO-NA-FONTE
SINDICATO NACIONAL DOS EDITORES DE LIVROS, RJ.

M251

Manual de doenças infecciosas em cães e gatos / organizadores Ian K. Ramsey, Bryn J. Tennant ; [tradução Terezinha Knöbl... et al.]. – São Paulo : Roca, 2010.

Tradução de: BSAVA manual of canine and feline infectious diseases
Inclui bibliografia e índice
ISBN: 978-85-7241-841-6

1. Cão – Infecções. 2. Gato – Infecções. 3. Cão – Doenças. 4. Gato – Doenças. I. Ramsey, Ian. II. Tennant, Bryn.

09-5650.   CDD: 636.7089696
                                  CDU: 636.09:616.9

2010

Todos os direitos para a língua portuguesa são reservados pela

EDITORA ROCA LTDA.
Rua Dr. Cesário Mota Jr., 73
CEP 01221-020 – São Paulo – SP
Tel.: (11) 3331-4478 – Fax: (11) 3331-8653
E-mail: vendas@editoraroca.com.br – www.editoraroca.com.br

Impresso no Brasil
Printed in Brazil

Apresentação

Todo veterinário que trabalha na clínica de pequenos animais tem que diagnosticar e tratar doenças infecciosas em cães e gatos diariamente.

Neste manual, as infecções descritas são agrupadas de acordo com o sistema orgânico afetado, o que permite fácil acesso à informação, de forma rápida, quando o veterinário está diante de um problema de diagnóstico. Infecções virais, bacterianas, parasitárias, fúngicas e protozoárias são descritas com destaque para as implicações zoonóticas.

Há informações não só sobre as doenças comuns no Reino Unido, mas também sobre doenças exóticas. Obviamente, a raiva é descrita, mas o Manual enfoca principalmente o Pet Travel Scheme, com diagnóstico, tratamento, prevenção e controle de doenças que podem ser introduzidas no Reino Unido.

Detalhes de microbiologia são omitidos, mas o texto destaca as modernas técnicas de diagnóstico, essenciais para a realização de diagnóstico preciso em muitas condições, além de técnicas que se tornaram mais significativas com a expansão do conhecimento atual.

Os organizadores e os membros da BSAVA, responsáveis pela publicação, estão de parabéns pela produção deste Manual, pelo seu conteúdo clínico e científico, por sua apresentação e *layout*. A combinação de conhecimentos de todos os colaboradores torna este texto muito bom.

Este manual da série BSAVA será um grande sucesso por fornecer referência rápida e detalhada ao clínico em seu dia a dia. Também é bem-vindo em todas as bibliotecas e clínicas.

LYNN TURNER MA VetMB MRCVS
Presidente da BSAVA 2000-2001

Prefácio

As doenças infecciosas estão entre as condições mais comumente observadas na clínica de pequenos animais. Este Manual inovador descreve as doenças de cães e gatos causadas por bactérias, fungos, vírus, protozoários e outros parasitas. O livro se concentra nas condições mais comumente observadas no Reino Unido, como complexo respiratório felino, diarreias infecciosas e piodermites, embora muitas doenças exóticas também são apresentadas. São fornecidas informações detalhadas sobre um número de doenças importantes que podem ser observadas em animais importados para o Reino Unido pelo Pet Travel Scheme. Outras doenças infecciosas que podem ser observadas em animais em quarentena são abordadas, mas com menor profundidade. Diagnósticos diferenciais importantes com doenças não infecciosas são apontados no texto quando apropriado.

Adotou-se protocolo de orientação de problema em vez de abordagem de reconhecimento de padrões. As infecções são agrupadas por sistemas orgânicos afetados, e não pela classificação taxonômica. Assim, todos os vírus, bactérias e parasitas do trato gastrintestinal são considerados em um mesmo capítulo. Quando um agente infeccioso tem mais de uma apresentação (por exemplo, o vírus da cinomose canina), os principais detalhes dos sinais clínicos, diagnóstico, tratamento e controle podem ser encontrados em um único capítulo. Outros capítulos que contêm detalhes relevantes para um determinado sistema remetem o leitor para o capítulo principal. Isto permite que os agentes infecciosos de diversos grupos taxonômicos que estejam associados a manifestações clínicas similares sejam agrupados. Esta abordagem é mais interessante para o dia a dia do profissional.

O Manual não fornece detalhes de estrutura microbiana, replicação, biologia molecular e achados *post-mortem* que não tenham importância direta para o clínico. São descritas modernas técnicas de diagnóstico, incluindo a biologia molecular. Em um campo de rápida evolução, como o da biologia molecular, é inevitável que as técnicas se tornem disponíveis para a identificação de novos agentes infecciosos e que os agentes bem conhecidos possam ser identificados com maior precisão. Estas técnicas devem ser cuidadosamente padronizadas antes da utilização em larga escala. Há ainda muito a ser aprendido sobre a aplicação destas técnicas na prática da clínica veterinária. Espera-se que este livro auxilie o clínico na seleção e interpretação destes testes.

Empenhamo-nos ao máximo para que este Manual estivesse livre de erros e omissões, mas seremos gratos a qualquer sugestão que os leitores possam ter para a melhoria do texto.

Os organizadores agradecem a todos os colaboradores que dedicaram seu tempo e sua experiência para a realização deste projeto. Também agradecem a Marion Jowett e à equipe da BSAVA pelo auxílio e trabalho árduo. O livro é dedicado aos familiares dos organizadores em reconhecimento ao seu amor e apoio.

IAN RAMSEY
BVSc PhD DSAM DipECVIM MRCVS

BRYN TENNANT
BVSc PhD CertVR MRCVS

Fevereiro de 2001

Colaboradores

Diane Addie   BVMS PhD MRCVS
Department of Veterinary Pathology, University of Glasgow Veterinary School, Bearsden Road, Bearsden, Glasgow G61 1QH

Ross Bond   BVMS PhD DVD DipECVD MRCVS
Royal Veterinary College, University of London, Hawkshead Lane, North Mymms, Hatfield, Herts AL9 7TA

Susan Dawson   BVMS PhD MRCVS
Department of Veterinary Clinical Science and Animal Husbandry, University of Liverpool, Small Animal Hospital, Crown Street, Liverpool L7 7EX

Jonathan Elliott   MA VetMB PhD CertSAC DipECVPT MRCVS
Department of Veterinary Basic Sciences, Royal Veterinary College, University of London, Royal College Street, London NW1 0TU

Clive M. Elwood   MA VetMB MSc PhD CertSAC DipACVIM DECVIM MRCVS
Davies White, Unit 5, Manor Farm Business Park, Higham Road, Higham Gobion, Herts SG5 3HR

Professor Gary C. W. England   BVetMed PhD DVetMed CertVA DVR DVRep DipECAR DipACT FRCVS
Professor of Veterinary Reproduction, Royal Veterinary College, University of London, Hawkshead Lane, North Mymms, Hatfield, Herts AL9 7TA

David Gould   BSc BVM&S PhD DVOphthal MRCVS
University of Bristol, Department of Veterinary Medicine, Langford House, Langford, Bristol BS40 5DU

Danièlle Gunn-Moore   BSc BVM&S PhD MACVSc MRCVS
The R(D)SVS Hospital for Small Animals, The University of Edinburgh, Easter Bush Veterinary Centre, Roslin, Midlothian EH25 9RG

Professor Oswald Jarrett   BVMS PhD MRCVS FRSE
Department of Veterinary Pathology, University of Glasgow Veterinary School, Bearsden Road, Bearsden, Glasgow G61 1QH

Ian S. Mason   BVetMed PhD CertSAD DECVD MRCVS
Veterinary Dermatology Consultants, 2 Kempton Court, Kempton Avenue, Sunbury on Thames, Middx TW16 5PA

Chris May MA VetMB PhD CertSAO MRCVS
Willows Referral Service, 78 Tanworth Lane, Shirley, Solihull B90 4DF

Ian K. Ramsey BVSc PhD DSAM DipECVIM MRCVS
Department of Veterinary Clinical Studies, University of Glasgow Veterinary School, Bearsden Road, Bearsden, Glasgow G61 1QH

Clare Rusbridge BVMS DipECVN MRCVS
Stone Lion Veterinary Centre, 41 High Street, Wimbledon, London SW19 5AU

Susan Shaw BVSc(Hons) MSc DipACVIM FACVSc MRCVS
Department of Veterinary Medicine, University of Bristol, Langford House, Langford, Bristol BS40 5DU

Andrew H. Sparkes BVetMed PhD DipECVIM MRCVS
Department of Clinical Studies, Animal Health Trust, Lanwades Park, Newmarket, Suffolk CB8 7DW

Bryn J. Tennant BVSc PhD CertVR MRCVS
Capital Diagnostics, SAC Veterinary Science Division, Bush Estate, Penicuik, Midlothian EH26 0QE

Kim Willoughby BVMS PhD MRCVS
University of Liverpool, Small Animal Hospital, Crown Street, Liverpool L69 7ZJ

Índice

Diagnóstico Laboratorial de Doenças Infecciosas

Diane Addie • Ian Ramsey

Introdução

Escolha de um Teste Laboratorial

Os testes laboratoriais são a base para o diagnóstico de muitas doenças infecciosas. As recomendações específicas sobre o uso de testes diagnósticos para cada doença serão discutidas em capítulos específicos.

No Reino Unido não existe uma regulamentação governamental para a prestação de serviços de diagnóstico veterinário. Para obter resultados confiáveis é essencial utilizar testes validados pela comunidade científica veterinária. É de responsabilidade do médico veterinário garantir que o teste utilizado seja confiável, independentemente de seu uso ser direcionado para a clínica ou indiretamente para laboratórios comerciais. Os bons laboratórios comerciais fornecem dados de validação que são publicados em periódicos como o *Journal of Small Animal Practice* ou em outros textos científicos. Quando se avalia um teste, algumas considerações importantes sobre sensibilidade, especificidade e valor preditivo devem ser destacadas. Estes termos são definidos na Figura 1.1.

A decisão sobre enviar amostras para um laboratório comercial ou processá-las na própria clínica depende de uma série de fatores como custo, facilidades e experiência técnica. Muitos testes devem ser executados por laboratórios experientes e equipados. Laboratórios comerciais oferecem a vantagem sob o ponto de vista de treinamento de seus técnicos e experiência em ensaios específicos. Alguns testes, no entanto, podem ser realizados na própria clínica, dispensando o uso de um laboratório altamente equipado. Os testes para uso imediato na clínica ajudam a confirmar rapidamente o diagnóstico de algumas doenças infecciosas.

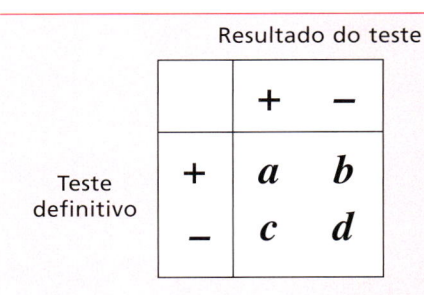

Resultado do teste

$$\text{Sensibilidade} = \frac{a}{a+b}$$

$$\text{Especificidade} = \frac{d}{c+d}$$

$$\text{Valor preditivo positivo} = \frac{a}{a+c}$$

$$\text{Valor preditivo negativo} = \frac{d}{b+d}$$

Sensibilidade
Mede a habilidade do teste em identificar os animais doentes de forma correta. A proporção de resultados negativos no teste que são obtidos de animais doentes ("taxa de falso-negativos") é inversamente proporcional à sensibilidade. Quanto maior a sensibilidade de um teste, menor o número de resultados falso-negativos encontrados. A "taxa de falso-positivos" não pode ser determinada por esta medida.

Especificidade
Mede a habilidade do teste em identificar os animais saudáveis de forma correta. A proporção de resultados positivos no teste que são obtidos de animais saudáveis ("taxa de falso-positivos") é inversamente proporcional à especificidade. Quanto maior a especificidade de um teste, menor o número de resultados falso-positivos encontrados. A "taxa de falso-negativos" não pode ser determinada por esta medida.

Valor preditivo positivo
É a medida do valor de um resultado positivo do teste. Embora este parâmetro esteja relacionado com a sensibilidade, ele também é influenciado pela prevalência da doença (ao passo que a sensibilidade do teste não é) e, portanto, é uma medida mais significativa do valor de um resultado positivo de um teste clínico.

Valor preditivo negativo
É a medida do valor de um resultado negativo do teste. Embora este parâmetro seja relacionado com a especificidade, ele também é influenciado pela prevalência da doença (ao passo que a especificidade não é) e, portanto, é uma medida mais significativa do valor de um resultado negativo de um teste clínico.

978-85-7241-841-6

Figura 1.1 – Termos utilizados na comparação de testes laboratoriais. Sensibilidade, especificidade, valor peditivo positivo e valor preditivo negativo podem ser calculados para qualquer teste laboratorial e comparados com os métodos de diagnóstico definitivos, como o exame histopatológico. A seleção de uma população-controle apropriada é importante, pois afetará os valores preditivos. As letras *a*, *b*, *c* e *d* se referem aos números de resultados de cada categoria. Por exemplo, *b* é o número de resultados negativos no teste quando um teste definitivo é positivo (resultados falso-negativos).

Toda prática laboratorial deve ser realizada em condições de máxima segurança (em caso de dúvidas, entrar em contato com o Conselho Executivo de Segurança em Saúde). Os *kits* para diagnóstico de doenças virais oferecem as vantagens de comodidade e rapidez, mas devem ser interpretados de acordo com as suas limitações, pois nenhum teste possui 100% de sensibilidade e especificidade.

Envio de Amostras ao Laboratório

Veterinários que pretendem enviar amostras para a realização de diagnóstico por cultura bacteriana devem colher amostras com esfregaços e *swabs*. Os *swabs* devem ser mantidos em meio de transporte que contenha carvão, principalmente nas infecções causadas por bactérias Gram-negativas e anaeróbicas, uma vez que estes microrganismos sobrevivem pouco tempo em *swabs* secos. Fezes devem ser obtidas preferencialmente por meio de *swabs* retais. Bactérias em meios de transporte podem ser estocadas à temperatura ambiente. Meios de transporte contendo vírus e clamídias podem ser mantidos sob refrigeração por até

seis meses. Alguns meios para manutenção de vírus podem ser congelados durante anos.

Soro ou plasma deve ser separado das células vermelhas antes do envio para evitar a ocorrência de hemólise, pois esta afeta os resultados dos testes bioquímicos e sorológicos. O soro é preferido para a realização de praticamente toda a rotina de exames bioquímicos e sorológicos.

A embalagem de amostras para envio aos laboratórios tem sido realizada sob condições específicas nos últimos anos. O protocolo atual de postagem de amostras é apresentado no Apêndice 1.

Técnicas Virológicas

Isolamento Viral

É um método definitivo para demonstrar a presença de um determinado vírus. É uma técnica amplamente utilizada para o diagnóstico do vírus da leucemia felina (FeLV, *feline leukaemia virus*) (Fig. 1.2), infecções por calicivírus felino (FCV, *feline calicivirus*), herpesvírus felino (FHV, *feline herpesvirus*) e poxvírus felino. Também pode ser empregada nas suspeitas de infecção por adenovírus canino (CAV, *canine adenovirus*) e herpesvírus canino (CHV, *canine herpesvirus*), entretanto, outras técnicas são mais comumente utilizadas para esta finalidade. O isolamento viral é uma técnica cara, demorada e restrita aos laboratórios especializados. Diferentes vírus exigem diferentes tipos de células para o seu crescimento, podendo haver a necessidade de subcultura repetitiva. O isolamento viral não deve ser executado por pessoas não especializadas. Ele é a técnica de eleição para a detecção e a cultura de vírus desconhecidos ou cepas novas de vírus conhecidos.

Alguns vírus, como o da cinomose e o coronavírus felino, são notoriamente difíceis de serem isolados em cultura celular, de modo que os testes sorológicos costumam ser mais empregados para o diagnóstico destas infecções. Pode ocorrer ausência viral em secreções, sangue e tecidos no momento em que se observam manifestações clínicas ou esses agentes podem ser inativados fora do hospedeiro, mesmo quando conservados em meios de transporte.

Microscopia Eletrônica

É um método rápido de identificação de famílias, embora não seja utilizado normalmente para identificação de características estruturais de vírus individuais. A viabilidade do método é restrita pelo custo considerável do equipamento e pela exigência de conhecimentos necessária para a identificação. Outro problema é a relativa facilidade dos vírus em alterar as suas características morfológicas. Por exemplo, os coronavírus podem perder as suas características de projeção de espículas semelhantes a uma coroa.

A técnica é relativamente insensível nas infecções naturais que apenas em alguns casos produz um número elevado de partículas virais, a ponto de serem detectadas. Exceção ocorre nas infecções felinas por poxvírus, que resulta em alta concentração de partículas virais incorporadas nas crostas dos exsudatos. As infecções por poxvírus também produzem elevada concentração de partículas virais em culturas celulares, permitindo a identificação por microscopia eletrônica (Fig. 1.3).

Hemoaglutinação

Alguns vírus (particularmente os parvovírus) causam aglutinação de hemácias de certas espécies. O exemplo mais comum deste fenômeno é a aglutinação de hemácias de suínos pelos parvovírus canino (CPV, *canine parvovirus*) e felino (FPV, *feline parvovirus*). Os testes de hemoaglutinação (HA) para esses vírus exigem experiência laboratorial considerável e fonte

978-85-7241-841-6

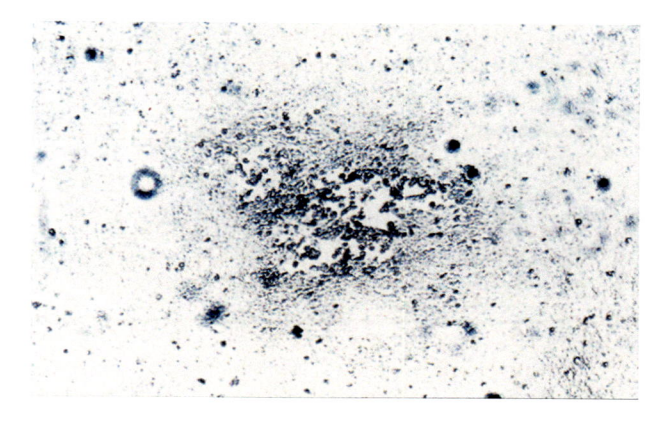

Figura 1.2 – Cultivo celular (QN10S) infectado pelo vírus da leucemia felina (FeLV). Este vírus promove modificações nas células, resultando em alteração na morfologia e perda de células na superfície de seu crescimento. O resultado deste foco de infecção confirma a presença de FeLV na amostra. Outros vírus (como o vírus da imunodeficiência felina) não transformam as células da linhagem QN10S. (Fotografia gentilmente cedida pelo Prof. Oswald Jarrett.)

de hemácias de suínos, recém-colhidas. Não é uma técnica aconselhada para uso na própria clínica. Esse teste é relativamente insensível e requer altas concentrações de partículas virais. O teste é não específico, mas CPV (que causa aglutinação em pH 7,2) pode ser diferenciado do FPV (pH 6,4) por esta técnica. A inibição da hemoaglutinação (HI, *haemagglutination inhibition*), desenvolvida a partir da hemoaglutinação, é mais específica (ver adiante). O teste pode ser utilizado para confirmar a identificação viral, mas é

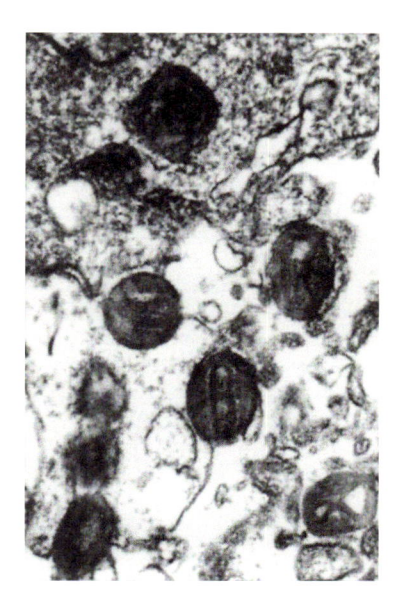

Figura 1.3 – Microscopia eletrônica do poxvírus felino em crostas de exsudato. Este é um dos poucos vírus que se replica em número suficiente para permitir o uso rotineiro desta técnica para diagnóstico.

empregado com maior frequência para quantificar os anticorpos produzidos contra os vírus.

Reação em Cadeia de Polimerase

A reação em cadeia de polimerase (PCR, *polymerase chain reaction*) é uma técnica de amplificação repetida de pequenas quantidades de ácido desoxirribonucleico (DNA, *deoxyribonucleic acid*), utilizando uma enzima de DNA polimerase termorresistente para realizar cópias de sequências de ácido desoxirribonucleico/ácido ribonucleico-alvo (Fig. 1.4). O ponto inicial do processo de amplificação é uma sequência curta de DNA, denominada *primer* (oligonucleotídeos), que se liga a uma região específica do DNA de um organismo. Depois de cada fase de polimerização, a mistura de reação é aquecida para separar as fitas de DNA, permitindo novas cópias de DNA-alvo, em novos ciclos de polimerização. O DNA amplificado é separado da mistura de nucleotídeos utilizando-se um gel e pode ser detectado por várias técnicas (a mais comum é a de coloração fluorescente detectada por luz ultravioleta). A técnica pode ser adaptada para detecção de vírus de ácido ribonucleico (RNA, *ribonucleic acid*), com a adição prévia de uma enzima, a transcriptase reversa (RT, *reverse transcriptase*), que resulta na produção de uma "cópia" de DNA a partir do RNA. O princípio da técnica de RT-PCR está ilustrado na Figura 1.5. A principal vantagem desta técnica é a alta sensibilidade. Na teoria, ela pode detectar a presença de único organismo na amostra. Na prática, entretanto, algumas centenas de cópias são frequentemente necessárias para a detecção. A técnica de PCR é altamente específica (desde que os *primers* tenham sido criteriosamente escolhidos).

A principal desvantagem da PCR é a sua elevada sensibilidade, capaz de produzir resultados falso-positivos devido à possibilidade de contaminação da amostra, dos *primers*, das enzimas ou dos nucleotídeos. Os laboratórios podem prevenir a contaminação de seus reagentes e utilizar controles apropriados para determinar qualquer contaminação de reagentes, mas não

978-85-7241-841-6

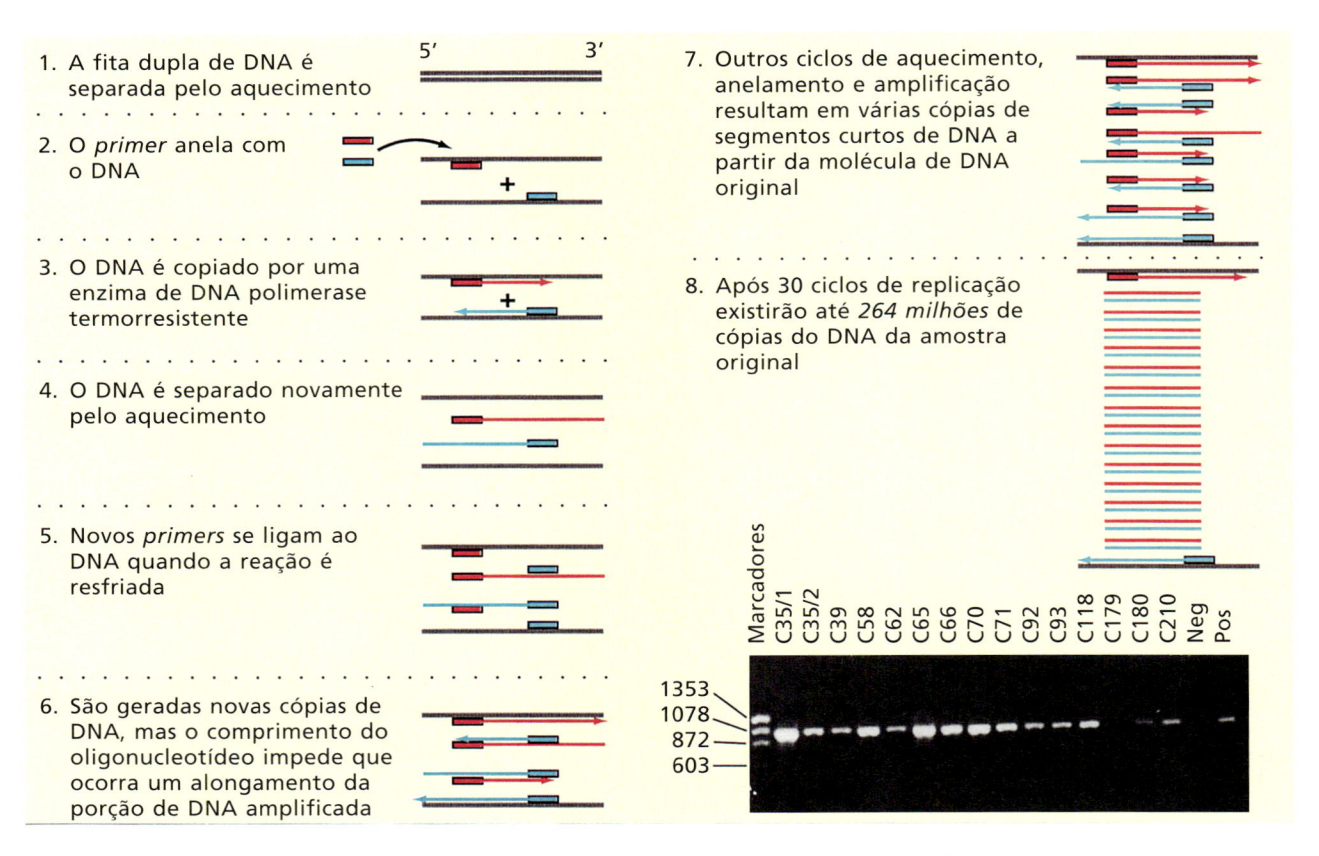

Figura 1.4 – Reação em cadeia de polimerase. Um par de *primers* se liga a regiões específicas das fitas simples complementares de ácido desoxirribonucleico (DNA) (produzidas pelo aquecimento da fita dupla de DNA) e dão início ao processo de polimerização. A repetição dos ciclos de separação, anelamento e polimerização (cerca de 20 a 30 vezes) resulta na amplificação de uma sequência específica de DNA. O produto resultante da amplificação é então separado pela eletroforese em gel e o DNA amplificado é marcado (frequentemente com o uso de um composto fluorescente denominado brometo de etídeo). Na fotografia, as amostras de testes são denominadas C35/1 a C210, a última coluna à esquerda corresponde ao marcador de peso molecular e as colunas mais distantes, à direita, representam os controles negativo (Neg) e positivo (Pos). (Fotografia gentilmente cedida pelo Sr. Michael McDonald.)

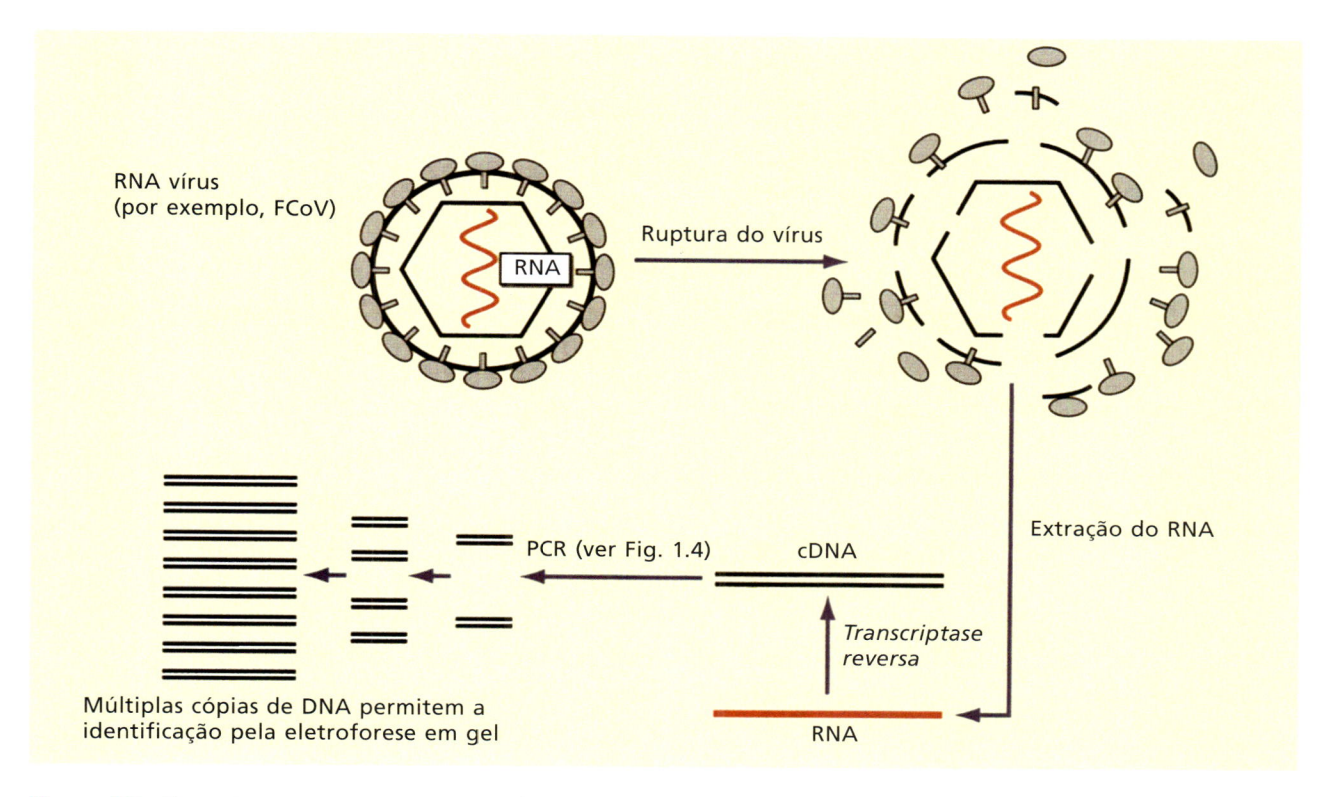

Figura 1.5 – Transcriptase reversa-reação em cadeia de polimerase (RT-PCR). Este é o desenvolvimento de uma técnica de PCR (ver Fig. 1.4) na qual uma enzima (RT) converte uma sequência de ácido ribonucleico (RNA) em uma fita simples de ácido desoxirribonucleico (DNA). A fita de DNA complementar é gerada por um ciclo simples de polimerização. cDNA = ácido deso-xirribonucleico complementar; FCoV = coronavírus felino.

978-85-7241-841-6

são capazes de detectar contaminações das amostras. A elevada sensibilidade pode causar problemas relativos à interpretação dos resultados positivos. A maioria dos testes de PCR é qualitativa, embora existam técnicas semiquantitativas. Testes qualitativos fornecem informações apenas sobre a presença ou ausência de um organismo. Para algumas infecções, um baixo número de organismos pode não ter um significado clínico, portanto, o teste de PCR pode superestimar o diagnóstico de algumas enfermidades infecciosas. Outro problema desta técnica, embora menos importante, é a especificidade elevada. A escolha de *primers* inapropriados pode originar resultados falso-negativos, que também podem ocorrer em RT-PCR devido à degradação do RNA por enzimas ubiquitárias. Os *primers* devem ser gerados de sequências de DNA conhecidas e que se mostram conservadas entre diferentes cepas de vírus procedentes de áreas geográficas distintas, ao longo de vários anos.

O diagnóstico com base nos testes de PCR atualmente está disponível para grande variedade de microrganismos infecciosos, incluindo: FeLV, vírus da imunodeficiência felina (FIV, *feline immunodeficiency virus*), FHV, coronavírus felino (FCoV, *feline coronavirus*), CPV, *Chlamydophila felis* (anteriomente conhecida como *Chlamydia psittaci* var. *felis*) e

Haemobartonella felis. É possível que novos diagnósticos estejam disponíveis no futuro. A interpretação dos resultados obtidos utilizando essa tecnologia deve ser sempre considerada levando-se em conta as informações clínicas e não meramente com base nos resultados do teste.

Histopatologia, Imunoistoquímica e Técnicas *in Situ*

O valor da rotina histopatológica no diagnóstico de doenças virais não deve ser negligenciado. Muitos vírus produzem mudanças patológicas características e corpúsculos de inclusão. As principais desvantagens dessa técnica são as necessidades de biópsia, de tempo e de experiência técnica para interpretação dos resultados.

A imunoistoquímica pode ser utilizada na rotina histopatológica para detectar agentes infecciosos. O princípio da técnica de imunoistoquímica é similar ao da imunofluorescência (ver adiante), mas utilizam-se tecidos fixados em vez de cultura celular. Diferentes técnicas e conjugados específicos também são necessários.

A hibridização *in situ* é utilizada para demonstrar a presença de sequências específicas de DNA (por exemplo, genes regulatórios de vírus) dentro de tecidos fixados.

Esta técnica pode requer fixadores especiais e a fixação com formalina não é recomendada. Não existem exemplos da utilização comercial desta técnica para o diagnóstico de doenças infecciosas. As PCR *in situ* podem se tornar mais úteis no futuro, mas a sua utilização atual está limitada a situações experimentais.

Métodos Sorológicos

Existem vários métodos sorológicos para a detecção de vírus. Essas técnicas serão descritas mais adiante neste capítulo.

Técnicas Bacteriológicas

Frequentemente é possível demonstrar a presença de bactérias em esfregaços corados. Na maioria dos casos, entretanto, o diagnóstico definitivo não pode ser estabelecido por exame direto porque as características morfológicas e de coloração não são específicas. A cultura é uma técnica necessária para a identificação da maioria das espécies bacterianas. A cultura bacteriana pode ser realizada em um laboratório próprio ou a amostra poderá ser enviada para um laboratório comercial. Em geral, opta-se pelo envio ao laboratório comercial pelas seguintes razões:

- Existem muitas regulamentações de segurança e saúde para as pessoas que trabalham em laboratórios, além de certa dificuldade para a eliminação segura dos materiais cultivados. No Reino Unido, por exemplo, são necessários laboratórios de nível 2 para a manipulação de amostras de rotina, e de nível 3 (incluindo as cabines de segurança classe 1) para microrganismos como *Mycobacterium* spp. e *Chlamydophila felis* (ver McCandlish e Taylor, 1998).
- Para muitas bactérias, uma estufa com temperatura superior à ambiental é necessária. A utilização de estufas com diferentes temperaturas pode ser útil na diferenciação de cepas de diferentes espécies bacterianas (como *Pseudomonas* spp. e *Campylobacter* spp.).
- Grande variedade de meios seletivos é necessária para favorecer o crescimento de bactérias específicas (por exemplo, *Streptococcus* spp., *Campylobacter* spp.) e promover a inibição seletiva do crescimento de outros microrganismos. Meios seletivos permitem rápida identificação de bactérias específicas (como *Salmonella* spp., *Bordetella* spp. e *Streptococcus* spp.). Meios enriquecidos, capazes de promover o crescimento de bactérias fastidiosas também são requeridos.
- É necessária experiência considerável para a identificação bacteriana e a correta realização de testes de sensibilidade.

É importante obter amostras para bacteriologia de áreas que sejam representativas da lesão e informar ao laboratório o local exato de coleta. Essas informações são essenciais para a escolha do meio de cultura apropriada e para a realização do teste de sensibilidade contra agentes antibacterianos. É útil realizar um esfregaço em uma lâmina de vidro, obtido diretamente da lesão ou com auxílio de um *swab*. A lâmina pode ser examinada pela coloração de Gram para direcionar a escolha de um meio de cultura apropriada. Alguns microrganismos, como *Campylobacter* spp., *Brachyspira* spp., *Helicobacter* spp. e leveduras, podem ser identificados pela coloração de Gram, sem que seja realizado o isolamento subsequente, por possuírem crescimento fastidioso ou, ainda, pelo crescimento de outras bactérias (como *Proteus* spp.) na placa.

978-85-7241-841-6

Identificação Direta
Microscopia de Campo Escuro

Muitas bactérias não podem ser identificadas pela microscopia direta. Entretanto, é possível detectar a espiroquetas como a *Leptospira* spp. na urina pela microscopia de campo escuro. Infelizmente, isto só é possível em intervalo de cerca de 30min, pois a mudança do pH da urina destrói o organismo com rapidez. A identificação de *Leptospira* spp. por este método também requer alguma experiência e a disponibilidade imediata de um microscópio apropriado.

Colorações Hematológicas e Citológicas

Todas as colorações hematológicas e citológicas podem tingir bactérias. A coloração mais comumente empregada em laboratórios é a do tipo Romanowsky (por exemplo, de Wright modificada, coloração de May-Grünwald-Giemsa e de Leishman). Ela tinge a bactéria com cor azul-escura e é particularmente útil na identificação de bactérias intracelulares e de organismos epieritrocíticos como *Haemobartonella felis* (ver Fig. 5.4, Cap. 5).

Alguns profissionais preferem o uso de colorações rápidas como a Diff-Quik®. Entretanto, como estas tendem a corar as células eucarióticas com cor azul-escura, é importante procurar de modo mais cuidadoso por bactérias intracelulares ou epieritrocíticas, em comparação com as colorações citológicas convencionais. A precipitação do corante é mais um dos problemas das colorações rápidas, e estes precipitados podem ser confundidos com bactérias por pessoas inexperientes.

Coloração de Gram

Esta é a coloração mais importante em bacteriologia. Baseia-se no uso de um corante básico pararrosanilina (como cristal violeta, metil violeta ou uma mistura dos dois, chamada violeta genciana) que reage com iodina formando um composto insolúvel de cor roxo-escura, que fica impregnado na parede celular da bactéria. Este composto é removido pela descoloração com um solvente (como a acetona ou o álcool). A taxa de descoloração depende das características e da espessura da parede celular bacteriana. Uma contracoloração mais clara é utilizada para demonstrar aqueles organismos que foram descoloridos. Bactérias Gram-positivas resistem ao processo de descoloração e permanecem com tom roxo-escuro. Esta resistência não é absoluta e uma descoloração prolongada pode remover o corante. Microrganismos Gram-negativos coram de rosa, da mesma forma que os outros materiais, em uma preparação citológica. Culturas e amostras contendo organismos Gram-positivos podem conter uma proporção de células Gram-negativas, especialmente em amostras velhas.

Existem diversos protocolos publicados sobre a coloração de Gram. Somente a ordem dos reagentes, a descoloração e a adequada remoção de cada um dos reagentes são críticas (Fig. 1.6). *Kits* de coloração de Gram estão disponíveis para comercialização, e as recomendações dos fabricantes devem ser seguidas.

Coloração de Ziehl-Neelsen

A coloração de Ziehl-Neelsen (ZN) é utilizada para detectar bactérias resistentes a álcool e ácido. Baseia-se na habilidade da parede celular de um número muito pequeno de espécies bacterianas resistir à descoloração com ácidos fortes, coradas com um corante anilina (como a fuccina). Essas paredes bacterianas são difíceis de serem coradas em primeira instância, de modo que uma combinação de fenol e aquecimento é utilizada para facilitar a penetração do corante na parede celular. A preparação é contracorada com azul de metileno e promove contraste com a coloração vermelha dos bacilos ácido-resistentes (Fig. 1.7).

A coloração de ZN é importante para detecção de *Mycobacterium* spp. e algumas *Nocardia* isolados, agentes de difícil cultura e com potencial zoonótico. A detecção de microrganismos ácido-resistentes em exames de citologia é sempre importante.

Quando existir suspeita de infecção por *Mycobacterium* spp. na coloração de ZN, as amostras devem ser enviadas para um laboratório apropriado, com *aviso em destaque*. É prudente telefonar para o laboratório antes de despachar a amostra.

Método
1. Aquecimento fixo da lâmina, pela passagem sobre a chama de um bico de Bunsen, várias vezes
2. Submergir a lâmina em solução metil violeta 0,5% ou cristal violeta 1% por 1min
3. Lavar com um fio de água
4. Submergir a lâmina em uma solução de iodo Lugol 1% por 1min
5. Lavar com um fio de água
6. Submergir a lâmina em álcool 95% e mexer delicadamente até que o corante seja removido. Isto deverá ocorrer em 30s ou mais. Caso o esfregaço esteja muito espesso, uma solução de álcool fresco pode ser utilizada para apressar a descoloração
7. Lavar a lâmina com um fio de água
8. Contracorar com fuccina básica 0,5% por 30s, vermelho-neutro 0,1% por 2min ou safranina por 10s

Notas
- A acetona pode ser utilizada como um descolorante. É mais rápida que o álcool (cerca de 2s são suficientes), mas aumenta a chance de promover descoloração excessiva
- A acetona é mais prejudicial que o álcool, quando derramada sobre a pele ou roupas

978-85-7241-841-6

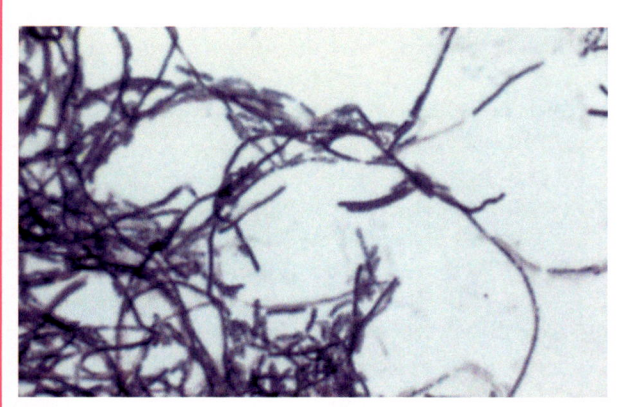

Bacilos Gram-positivos

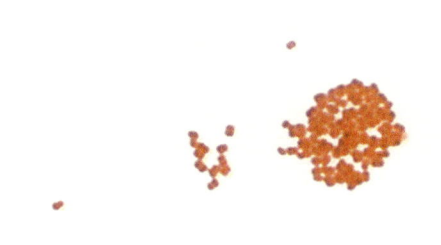

Cocos Gram-negativos

Figura 1.6 – Coloração de Gram. (Fotografias gentilmente cedidas pelo Dr. David Taylor.)

978-85-7241-841-6

Método

1. Submergir a lâmina em carbol fuccina 1%
2. Aquecer a lâmina sobre a chama de um bico de Bunsen até que a solução evapore
3. Manter a lâmina aquecida por 5min, reaquecendo-a periodicamente
4. Não permitir que o corante seque totalmente. Adicionar mais carbol fuccina se necessário
5. Lavar a lâmina com um fio de água
6. Submergir a lâmina em ácido sulfúrico 20% por 5min
7. Lavar com um fio de água
8. Repetir o tratamento ácido até que o corante seja removido da lâmina (este passo requer cerca de 10min)
9. Submergir a lâmina em álcool 95% por 2min
10. Lavar a lâmina com um fio de água
11. Contracorar com azul de metileno de Loeffler ou verde de malaquita 0,1% por 20s

Notas
- Algumas das soluções empregadas nesta técnica são muito corrosivas. Óculos de proteção devem ser utilizados. Todas as precauções de segurança laboratorial devem ser usadas
- A coloração de ZN modificada requer a substituição por ácido sulfúrico a 5% no passo número 6

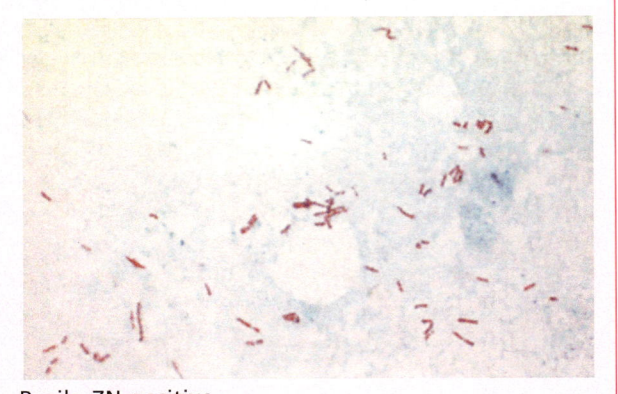

Bacilo ZN-positivo

Figura 1.7 – Coloração de Ziehl-Neelsen (ZN). (Fotografia de *Mycobacterium tuberculosis* de um gato, gentilmente cedida pelo Dr. David Taylor.)

Organismos fracamente ácido-resistentes à descoloração com ácido sulfúrico a 5% (técnica de ZN modificada), mas não a 20%, incluem os gêneros *Brucella* spp. e *Nocardia* spp.

Histopatologia

As bactérias podem ser identificadas na rotina histopatológica por meio da qual se obtêm informações sobre a morfologia do agente (por exemplo, cocos, bastonetes). Ocasionalmente, é possível identificação mais precisa. Por exemplo: leptospiras em biópsias renais, *Helicobacter* spp. em amostras de biópsia gástrica ou *Campylobacter* spp. em amostras de biópsia de cólon.

Cultura Bacteriana

O isolamento bacteriano é o método definitivo para confirmar a presença da maioria das bactérias. Amostras apropriadas incluem *swabs*, fluidos, tecidos ou fezes. Muitos anticoagulantes, incluindo ácido etilenodiaminotetracético (EDTA, *ethylenediamine tetraacetic acid*), heparina e citrato, são bacteriostáticos ou bactericidas para algumas bactérias e devem ser evitados quando se enviam amostras de fluidos ou sangue para cultura. Uma lista informativa sobre os meios de cultura mais indicados, temperaturas ideais e culturas características de várias espécies de bactéria que infectam cães e gatos foi apresentada por McCandlish

e Taylor (1998). A identificação precisa de bactérias necessita de bacteriologistas especializados.

A cultura bacteriana é usualmente acompanhada de testes de sensibilidade aos agentes antimicrobianos. Utilizando-se uma placa de Petri, discos impregnados com vários antibióticos são distribuídos sobre a superfície de um ágar inoculado. As bactérias são classificadas como "sensíveis" ou "resistentes" dependendo do halo de crescimento ao redor do disco. As limitações destas informações e o uso da concentração inibitória mínima (MIC, *minimum inhibitory concentration*), como alternativa na avaliação da sensibilidade antimicrobiana, serão discutidos no Capítulo 2. A dificuldade em se avaliar a sensibilidade antimicrobiana de bactérias com crescimento lento, tais como *Campylobacter*, e de muitos anaeróbicos pelo método de difusão em ágar reside na rápida difusão do antibiótico em comparação com a taxa de crescimento bacteriano. Além disso, se um agente antibacteriano tiver difundido na região de outro, o teste torna-se inválido.

Um teste simples para a utilização na própria clínica está disponível. O valor desses *kits* destaca-se principalmente pela velocidade em que produz resultados. A principal desvantagem desses *kits* é a limitação do meio de cultivo empregado, que permite o crescimento de apenas algumas espécies bacterianas. Esses testes são indicados para se estabelecer o perfil de sensibilidade de bactérias uréase-positivas, provenientes de amostras de biópsia gástricas.

Hemocultura

A cultura de microrganismos diretamente do sangue é uma técnica útil, mas requer meios líquidos especiais e procedimentos meticulosos de colheita de amostra. Muitos anticoagulantes são bacteriostáticos ou bactericidas e o sangue coagulado é impróprio para cultura. É importante destacar que a incubação do sangue deve ocorrer o mais brevemente possível após a colheita. Por essa razão, as amostras devem ser inoculadas em meio líquido antes de serem enviadas para um laboratório comercial. Os microrganismos mais comumente isolados do sangue costumam ser inativados à temperatura ambiente, mesmo em meio de cultura. A presença de anticorpos, sistema complemento e fatores antibacterianos no sangue pode gerar resultados falso-negativos. A contaminação com bactérias na pele no momento da colheita pode resultar em falso-positivos.

Cultura de Bactérias Uréase-positivas em Amostras de Biópsia Gástrica

Algumas bactérias, incluindo *Helicobacter* spp., produzem uréase que converte a ureia em amônia e dióxido de carbono. Esta reação pode ser demonstrada pela mudança de cor em um meio contendo um indicador de pH. Se a reação ocorrer com amostra obtida em biópsia gástrica (por endoscopia), ela sugere a presença de *Helicobacter* spp. A mudança de cor ocorre normalmente no prazo de 2h.

Reação em Cadeia de Polimerase

A tecnologia de PCR foi descrita anteriormente neste capítulo (ver Fig. 1.4). Muitas bactérias patogênicas de difícil cultura podem ser identificadas pelo uso da PCR. O exemplo mais conhecido é o da *Bartonella henselae*, agente causal da angiomatose bacilar (doença da "arranhadura do gato") em seres humanos. *Bartonella* pode ser identificada por PCR no sangue de gatos, mas requer algumas semanas para cultura. A técnica também é rotineiramente empregada para a identificação de *Chlamydophila felis*, sendo descrita também para o diagnóstico de infecções por *Salmonella* spp. e *Campylobacter* spp.

Técnicas Sorológicas

As técnicas sorológicas para a detecção de bactérias estão descritas no final do capítulo. As possibilidades de aplicações são limitadas. Um exemplo de utilização desta técnica é o teste de Rosa-Bengala para a identificação de *Brucella canis*, realizado em países onde a infecção é endêmica.

Técnicas Micológicas

Identificação Direta
Fluorescência Ultravioleta

Alguns dermatófitos apresentam uma coloração de maçã-verde fluorescente quando expostos a ondas de luz ultravioleta. Dos fungos comumente observados em cães e gatos, apenas 50 a 60% das cepas de *Microsporum canis* são fluorescentes e as outras espécies de fungo não apresentam esta característica. A natureza precisa do material fluorescente é desconhecida, mas ela pode ser um metabólito excretado pelo fungo ou uma substância alterada presente no pelo iluminado.

Muitos clínicos possuem a lâmpada de Wood para o exame de animais com micoses; entretanto, é importante que este teste seja desenvolvido de forma apropriada, levando-se em conta os seguintes critérios:

- O teste deve ser realizado em uma sala escura.
- A lâmpada de Wood deve ser ajustada para atingir o comprimento de luz adequado (isto é, deve estar aquecida).
- A luz não deve ser projetada contra os olhos do animal ou de seres humanos, uma vez que a luz ultravioleta (UV) causa danos à retina.

Alguns cuidados devem ser tomados na diferenciação entre a fluorescência emitida pelo dermatófito e a autofluorescência emitida por crostas azuladas. Resultados positivos na lâmpada de Wood devem ser confirmados pela microscopia e cultura de fungos. Resultados negativos na lâmpada de Wood não excluem o diagnóstico de dermatofitose.

Exame Microscópico dos Pelos Arrancados

É útil para o diagnóstico das dermatofitoses. Os pelos obtidos de áreas com fluorescência na lâmpada de Wood são especialmente úteis. Eles são colocados sobre uma lâmina de vidro onde se adiciona uma gota de hidróxido de potássio a 10%, coberta com uma lamínula, e examinados após 30min. Hifas de fungos ou esporos podem ser identificadas pela microscopia, quando os animais estiverem infectados. Embora esta técnica seja específica e rápida, a sensibilidade é baixa e a cultura de fungos deverá ser realizada nos casos em que se suspeita de dermatofitose.

O exame microscópico de preparações coradas de fitas adesivas ou de material obtido em raspado de pele das áreas lesionadas pode ser útil para o diagnóstico de infecção por *Malassezia*. O fungo tem uma morfologia semelhante a um "amendoim" (ver Cap. 13).

978-85-7241-841-6

Cultura Micológica

Emprega-se para confirmar a presença de vários fungos, incluindo dermatófitos, *Malassezia* spp., *Candida albicans* e *Aspergillus fumigatus*. Deve ser realizada em laboratório e os seguintes itens devem ser considerados:

- *Incubação (e estufa) adequada:* culturas de fungos quando não incubadas corretamente podem produzir resultados anormais em decorrência da variação de temperatura.
- *Meios de cultura especiais:* infelizmente, esses meios não possuem uma validade extensa.
- *Pessoas experientes:* a correta identificação de culturas de fungos pode ser difícil e, muitas vezes, requer o exame de macroconídios e outras estruturas do fungo.

Antes de enviar a amostra de pelo para cultura de dermatófito, é importante verificar se o laboratório comercial possui técnicos capacitados e material apropriado para o processamento da amostra. Os pelos devem ser colhidos de uma área representativa do bordo da lesão e acondicionados em um envelope de papel. O envelope deve ser lacrado e armazenado em uma vasilha plástica. Esses pelos não devem ser colocados diretamente sobre o plástico, pois isto resulta em uma eletricidade estática que pode dificultar o exame do material.

Alguns fungos, incluindo dermatófitos, *Candida* spp. e *Aspergillus fumigatus*, possuem potencial zoonótico, e a cultura destes agentes deve ser realizada por um laboratório com pessoal experiente.

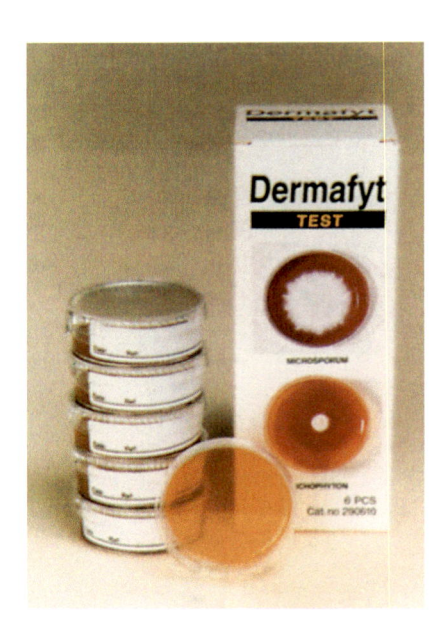

Figura 1.8 – *Kit* comercial para cultura de dermatófitos. (Fotografia gentilmente cedida por Kruuse UK.)

Teste para Dermatófitos

Kits comerciais com meio e indicador de pH podem ser utilizados para cultura de dermatófitos (Fig. 1.8). Uma pequena amostra de crostas ou pelos obtidos de áreas suspeitas é depositada sobre a superfície do meio e coberta com uma tampa plástica. Muitos *kits* são incubados à temperatura ambiente. É importante examinar as placas diariamente para detectar alterações de cores e crescimento fúngico.

As colônias de dermatófitos são brancas, ao passo que as colônias de fungos saprófitas possuem coloração amarronzada, acinzentada ou esverdeada. Os dermatófitos produzem uma mudança da coloração do meio de amarelo para vermelho antes ou no momento em que o crescimento do fungo se torna visível (usualmente entre 2 e 12 dias). Fungos saprófitas promovem a mudança da coloração do meio após o seu crescimento (em geral após 12 dias). Alguns dermatófitos apresentam crescimento lento e a cultura deve ser mantida por 21 dias, antes de ser considerada negativa. Destaca-se ainda que *Microsporum* spp. pode ser diferenciado de *Trichophyton* spp. pela morfologia de suas colônias:

- As colônias de *Microsporum* são brancas, grandes e fofas, semelhantes ao algodão. A superfície abaixo da colônia varia de amarelo-pálido a tons amarronzados.
- As colônias de *Trichophyton* são menores, de coloração branca ou creme e aparência mais densa. A superfície abaixo da colônia varia de marrom-claro a marrom.

É importante confirmar que a colônia fúngica é um dermatófito sempre que a cor ou a morfologia da colônia indicar espécie patogênica. É recomendável enviar as colônias positivas na cultura para um micologista experiente, que poderá confirmar o diagnóstico pela identificação dos conídeos. Para examinar os macroconídeos de uma colônia pela microscopia, uma fita limpa deve ser pressionada contra a superfície de uma lâmina e corada com azul de lactofenol. Se o macroconídeo não puder ser observado, a primeira cultura deve ser inoculada em ágar Sabouraud e cultivada novamente antes de ser testada.

- *Microsporum canis* possuem numerosos macroconídeos em forma de fuso e uma parede espessa. Os microconídeos aparecem em menor número, são claviformes e macios.
- Os macroconídeos de *Microsporum gypseum* são encontrados em abundância, e possuem forma de charutos com bordos arredondados. Os microconídeos possuem uma parede delgada e claviforme.
- Os macroconídeos de *Trichophyton mentagrophytes* são encontrados ocasionalmente. Se presentes, apre-

978-85-7241-841-6

sentam uma morfologia semelhante à de um charuto com as paredes finas. Os microconídeos são muito redondos e possuem conidióforos ramificados.

Técnicas Parasitológicas

Ectoparasitas

Identificação Direta

Piolhos (*Trichodectes canis*, *Linognathus setosus*, *Felicola subrostratus*), ácaros (*Neotrombicula autumnalis*) e pulgas (*Ctenocephalides* spp.) podem ser observados diretamente nos pelos. A sensibilidade do exame direto depende de sua coloração e densidade, da acuidade visual do médico veterinário e do tempo dedicado ao exame do animal. O uso de uma lupa costuma ser útil.

Piolhos adultos podem ser observados com facilidade, mas a presença de seus ovos é mais comum. *Trichodectes* (um piolho mastigador) possui coloração amarelada, ao passo que *Linognathus* (um piolho sugador) tem cor azulada. *Felicola* (um piolho mastigador) é o único piolho encontrado em gatos. O ácaro *N. autumnalis* possui coloração alaranjada e brilhante, frequentemente encontrada em grupos e de tamanho puntiforme.

O uso de uma fita adesiva pode auxiliar no exame direto de alguns parasitas de tamanho menor, como a *Cheyletiella*. Como as pulgas passam a maior parte do tempo fora do hospedeiro, a presença de fezes de pulga sobre o pelo do animal é mais sensível que a procura por insetos adultos.

Exame de Pelo

É útil para a identificação de fezes de pulgas e *Cheyletiella* spp. A técnica está descrita no Capítulo 13. Escovar os pelos com uma escova nova ou esterilizada pode ser de grande valia para a colheita de amostras destinadas à cultura de dermatófitos. Uma escova de dentes pode ser utilizada para semear o dermatófito diretamente sobre o meio de cultura.

Esfregaços de Pústula ou Folicular

Podem ser úteis para a demonstração de *Demodex* spp. que reside no folículo do pelo. A técnica está descrita no Capítulo 13. Hidróxido de potássio pode ser usado para clarear a lâmina, mas pode danificar o ácaro e por isso o seu uso não é recomendado para esta finalidade.

Swabs de Orelha

São muito úteis para a identificação do ácaro *Otodectes cynotis*. O cerume da orelha deve ser removido deli-cadamente com o auxílio de um cotonete, misturado na mesma proporção de volume em hidróxido de potássio 5 a 10% e examinado em uma lâmina de vidro, imediatamente. Se o primeiro exame for negativo, o *swab* deve ser examinado novamente 20 a 30min após a etapa de clareamento. Os ácaros são grandes e possuem as pernas longas.

Raspados de Pele

O procedimento de raspado de pele está descrito no Capítulo 13. Os raspados de pele devem ser examinados logo após a colheita (poucas horas) e é altamente desejável que a clínica esteja equipada para a realização de tais exames. Caso a amostra seja enviada para um laboratório, ela deve ser preservada com a adição de óleo mineral ou com uma pequena gota de água. As amostras não devem se estocadas em hidróxido de potássio, pois os ácaros podem dessecar.

Histopatológico

Demodex spp. e, muito ocasionalmente, *Sarcoptes* spp. e *Notoedres* spp. podem ser identificados durante o exame de biópsia de pele, embora esta seja uma técnica pouco indicada para o diagnóstico destas infestações.

Exame de Fezes

Ácaros podem ser ingeridos e encontrados nas fezes dos animais, nos casos de infestação maciça.

Sorologia

As técnicas sorológicas serão descritas posteriormente neste capítulo. A principal aplicação dessas técnicas na detecção de endoparasitas é a detecção de antígenos presentes na saliva das pulgas.

Endoparasitas

978-85-7241-841-6

Esfregaços Fecais

São úteis para a identificação de parasitas móveis. O exame geralmente é realizado com amostras de fezes diarreicas ou com presença de muco, utilizando-se fezes frescas. O método está descrito no Quadro 1.1.

Infelizmente, como os resultados negativos são considerados inconclusivos, todas as amostras negativas no exame direto devem ser confirmadas pelas técnicas de concentração, como a flutuação em sulfato de zinco ou a centrifugação. A identificação de ovos de parasitas deve-se basear rigorosamente em protocolos apropriados (ver Cap. 8). A identificação de larvas

---

Quadro 1.1 – Esfregaços fecais

Método
1. Coloque uma gota de solução salina sobre uma lâmina de vidro limpa
2. Colete uma amostra de fezes retal usando o dedo enluvado (ou toque uma amostra de fezes frescas, com o dedo enluvado ou com um *swab*)
3. Realize um esfregaço fino em uma lâmina de vidro limpa e cubra-a com uma lamínula
4. Utilize uma iluminação menor no microscópio para evidenciar uma coloração mais clara na maioria dos parasitas não corados

Nota
Os esfregaços secos podem ser corados pelo método de Ziehl--Neelsen, Carbolfuccina ou Diff-Quik®

---

de parasitas é ainda mais difícil e deve ser realizada por parasitologistas experientes ou livros autorizados devem ser consultados.

Cryptosporidium parvum pode ser identificado pelo uso da técnica de ZN modificada (ver anteriormente), embora a técnica de fluorescência também seja indicada (Quadro 1.2).

Técnicas de Flutuação

Sulfato de Zinco

Muitos parasitas intestinais são facilmente diagnosticados pela presença de ovos e oocistos nas fezes. Exemplos podem incluir as infestações por *Giardia* spp., *Ancylostoma* spp., *Toxocara* spp., *Toxascaris leonina*, *Toxoplasma gondii* e *Trichuris vulpis*. Destaca-se ainda a existência de alguns parasitas do trato respiratório, cujas larvas são expelidas pela tosse, deglutidas e eliminadas pelas fezes (por exemplo, *Aelurostrongylus abstrusus*, *Angiostrongylus vasorum*).

A técnica de flutuação baseia-se no uso de um líquido com a gravidade específica superior à de ovos e larvas. Soluções velhas tendem a formar cristais e devem ser descartadas.

Quadro 1.2 – Coloração fluorescente de esfregaços fecais para *Cryptosporidium parvum*

Método
1. Fixe os esfregaços fecais secos com etanol
2. Incube os esfregaços em formalina por 20min, à temperatura ambiente
3. Core com fenolauramina (0,03g de auramina O; 3g de fenol e 100mL de água destilada) por 10min
4. Lave com água
5. Descore com ácido hidroclorídrico a 1% em álcool metilado 70% por 5min
6. Contracore com azul de Evans a 0,01% por 30s
7. Examine no microscópio sob luz ultravioleta para fluorescência de *Cryptosporidium*

Para a realização do teste, uma amostra fresca de fezes é misturada em um mesmo volume de uma solução de sulfato de zinco (33g de $ZnSO_4.7H_2O$ – vertido cerca de 6 ou 7 em 100mL de água). A mistura deve permanecer em repouso por 15min. A gravidade específica deve estar entre 1,20 e 1,25. Ovos e larvas flutuarão na superfície do líquido e poderão ser gentilmente coletados com auxílio de uma lamínula, depositada na superfície do líquido, que deverá ser removida verticalmente e colocada sobre a superfície de uma lâmina de vidro (Fig. 1.9).

Açúcar

É mais fácil de se obter que o sulfato de zinco, mas a solução com açúcar pode causar uma distorção nos cistos de *Giardia* e nos ovos de alguns parasitas. O procedimento é o mesmo descrito anteriormente. Uma solução de sacarose com densidade 1,20 a 1,25 pode ser obtida dissolvendo-se 45g de sacarose em 35mL de água (um aquecimento brando pode ser necessário). Formalina (1mL) ou fenol (0,1g) pode ser adicionado como conservante.

Centrifugação

Pode ser utilizada para a concentração de ovos de helmintos, larvas, cistos de protozoários e oocistos de coccídeos. Esta técnica baseia-se na mistura de fezes com formalina (solução 5 a 10%) e acetato de etila antes da centrifugação a 550g por 10min. Os parasitas são obtidos do sedimento do tubo centrifugado. *Debris* provenientes de fezes e gordura podem ser coletados no limite entre a formalina e o acetato de etil. Estas soluções são perigosas e devem ser centrifugadas apenas em tubos vedados. Centrífugas de ângulo fixo não devem ser usadas para esta técnica.

Sedimentação de Larvas de Vermes Pulmonares (Método de Baermann)

Muitas larvas de vermes pulmonares são mais facilmente detectadas pela técnica de sedimentação, se comparadas com os testes de flutuação. As fezes são colocadas em um crivo com uma fenda de 0,25mm que desemboca em um funil acoplado a um tubo de borracha. Adiciona-se água até que as fezes fiquem imersas. O material é mantido à temperatura ambiente durante a noite. O grampo é removido durante a manhã seguinte e algumas gotas de água são examinadas ao microscópio com menor aumento. Esta técnica não requer soluções especiais, mas deve ser realizada em um laboratório que disponha de equipamentos apropriados.

Uma simples adaptação desta técnica consiste na suspensão de 10g de fezes presas em uma gaze em um Becker grande, preenchido com água morna e mantido em repouso por, no mínimo, 6h. As larvas deixarão as fezes frias e migrarão, depositando-se no fundo do copo

978-85-7241-841-6

depois da água ter arrefecido. Após o tempo de repouso, elimina-se o sobrenadante e examina-se o sedimento no microscópio, em menor aumento.

Endoscopia e Lavado Bronquial

Assim como os ovos, as larvas e as formas adultas de muitos parasitas mencionados anteriormente podem ser identificadas nas fezes. Dessa forma, é fundamental o envio de amostras fecais para análise antes de se realizar uma endoscopia. A análise da amostra de fezes é menos invasiva e de menor custo se comparada à endoscopia, além de não necessitar de equipamento especial (ver anteriormente).

Os nódulos de coloração branco-acinzentada são produzidos pelo *Oslerus osleri* e ocasionalmente podem ser observados durante a investigação por endoscopia. A investigação da maioria dos parasitas do trato respiratório, tais como *Aelurostrongylus abstrusus*, *Angiostrongylus vasorum* e *O. osleri*, pode ser realizada pela lavagem bronquial. Esta técnica está descrita no Capítulo 6.

Alguns dos parasitas do trato gastrintestinal, como *Toxocara canis*, podem ser observados durante a endoscopia de rotina. O *Spirocerca lupi* produz nódulos no esôfago, mas este parasita não é endêmico no Reino Unido e tem-se observado infestação apenas em cães importados.

Esfregaços Sanguíneo

Podem ser examinados para a detecção de diversos hemoparasitas. É importante que o esfregaço seja preparado de forma adequada e que a coloração empregada seja de alto padrão (Fig. 1.10). O esfregaço sanguíneo deve ser preparado imediatamente após a colheita de sangue do animal. A presença de anticoagulante pode resultar em artefatos que interferem na interpretação, com particular importância para os parasitas epieritrocitários, como *Haemobartonella felis*, que podem ser desalojados da superfície dos eritrócitos. Qualquer uma das diversas técnicas de coloração do tipo Romanowsky (como Giemsa, Leishman) podem ser empregadas. Os microrganismos que podem ser evidenciados por esta técnica incluem *Haemobartonella felis*, *H. canis*, *Babesia canis*, *Leishmania infantum*, *Ehrlichia canis* e *Dirofilaria immitis*. Muitos desses microrganismos não são endêmicos no Reino Unido, mas podem ser ocasionalmente diagnosticados em cães importados.

Haemobartonella felis também pode ser detectada por diversas colorações de núcleos. A mais empregada destas é a acridina laranja (Quadro 1.3).

Técnicas de Concentração de Microfilárias

Existem diversas técnicas para concentração de hemoparasitas. A técnica empregada com maior frequência é o teste de Knott modificado (Fig. 1.11).

978-85-7241-841-6

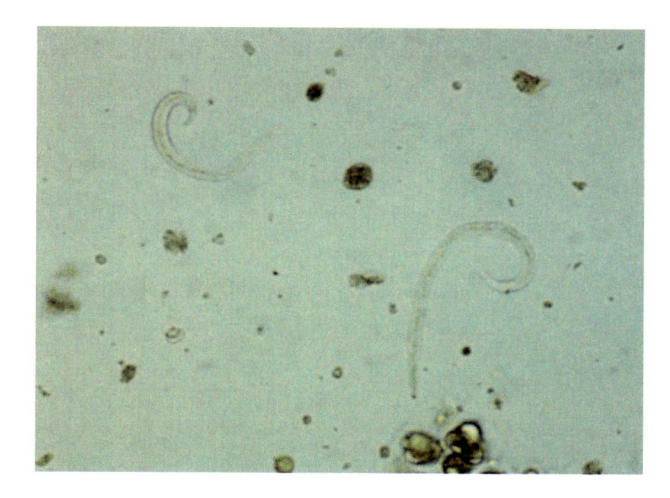

Figura 1.9 – Larvas de *Angiostrongylus vasorum* em uma preparação de flutuação com sulfato de zinco. (Fotografia gentilmente cedida pelo Sr. Alasdair Hotston-Moore.)

Há também métodos de concentração que estão disponíveis na forma de *kits* comerciais. Um resultado negativo nesses testes não é confiável, pois cerca de 25% dos cães infectados pelo verme do coração não possuem microfilárias na circulação, num dado momento.

Técnicas Sorológicas

O diagnóstico sorológico de doenças infecciosas tornou-se comum por meio da demonstração de anticorpos resultantes de uma resposta contra um microrganismo, frequentemente para aqueles cuja identificação por outro método é considerada difícil ou cara. A sorologia é amplamente empregada em estudos populacionais, em programas de monitoração e nos testes de vacinas.

Existem diversos problemas com o uso da sorologia:

- A presença de anticorpos pode não ser indicativo de infecção ativa, mas sim de infecção prévia.
- A existência de anticorpos pode refletir a exposição a microrganismos não patogênicos que possuam epítopos comuns aos de agentes patogênicos.
- A resposta dos anticorpos leva algum tempo para se desenvolver e, por isso, os testes sorológicos são menos úteis para o diagnóstico de doenças infecciosas de caráter agudo.
- Se estiver usando amostras pareadas para testes sorológicos, as concentrações de anticorpos podem ser máximas no momento da observação dos sinais clínicos.
- Os títulos de anticorpos podem não aumentar em animais imunocomprometidos.

A maioria desses fatores tende a tornar a prevalência de soroconversão maior que a prevalência de animais com doença clínica. *O veterinário nunca deve con-*

Equipamentos: seringa de 2mL, agulha calibre 23, várias lâminas de vidro, uma lâmina de vidro para espalhar (faça um corte pequeno na porção final de uma lâmina de vidro normal, com auxílio de um cortador de ladrilhos ou de vidro), corante do tipo Romanowsky

Preparo dos corantes:
May-Grünwald
Adicione 0,3g de corante em pó em um frasco de 200 a 250mL. Adicione 100mL de metanol e aqueça a 50°C. Deixe esfriar à temperatura ambiente e agite várias vezes ao dia. Após 24h do preparo, filtre a solução

Giemsa
Pese 1g de corante em pó e coloque em um frasco. Adicione 100mL de metanol e aqueça a 50°C, mantendo esta temperatura por 15min. Agite ocasionalmente e então filtre. Mantenha o frasco na vertical

Solução tamponada de Sorensen
A 9,1g/L KH_2PO_4
B 9,5g/L Na_2HPO_4 ou 11,9g/L $Na_2HPO_4.2H_2O$
Para alcançar pH 6,8, adicione 50,8mL da solução A em 49,2mL de solução B

Método
1. Colete 1mL de sangue usando a agulha calibre 23
2. Adicione uma pequena gota de sangue no final de cada uma das duas lâminas de vidro
3. Coloque a terceira lâmina sobre a gota de sangue, seguindo uma angulação de 45°
4. Deslize a lâmina rapidamente, mas de modo delicado, ao longo de todo o comprimento da primeira lâmina. Repita o procedimento com a segunda lâmina
5. Seque o esfregaço ao ar
6. Fixe em metanol por 10 a 20min
7. Transfira a lâmina para uma jarra contendo o corante fresco de May-Grünwald, diluído em igual volume de solução tamponada
8. Após 15min, sem enxaguar, transfira para uma jarra com corante fresco de Giemsa, diluído em 9 volumes de solução tamponada
9. Após 10 a 15min, transfira a lâmina para uma jarra com solução tamponada e rapidamente enxágue, trocando a água por 3 ou 4 vezes
10. Mantenha na água por 2 a 5min
11. Seque a lâmina com o lado corado para cima
12. Soluções para coloração rápida, como o corante Diff-Quik®, podem ser empregadas (de acordo com as recomendações do fabricante), mas os resultados são menos eficientes

Notas
- É importante que a gota seja pequena, pois esfregaços finos são melhores que os espessos
- Uma agulha com calibre menor pode ajudar a controlar o tamanho da gota, e o dano às células vermelhas pode ser minimizado por uma técnica de colheita delicada
- Precipitados do corante podem ser facilmente confundidos com parasitas epieritrocitários como *Haemobartonella felis* ou *H. canis*

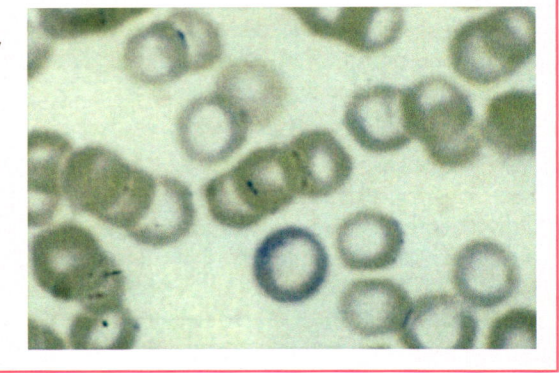

Figura 1.10 – Preparação de esfregaço sanguíneo. A fotografia mostra *Haemobartonella canis* em um esfregaço sanguíneo.

fundir a soroconversão com a demonstração de um agente patogênico.

É importante que os testes sorológicos se utilizem proteínas-alvo que sejam relevantes para a doença em questão. Por exemplo, testes que empregam cepas de agentes infecciosos que afetam animais de produção e seres humanos, mas que também causam doença em pequenos animais, podem gerar resultados falso-negativos. Da mesma forma, a presença de anticorpos de origem materna pode resultar em falso-positivos. Além das ressalvas anteriores, convém destacar que as alterações nas condições do teste podem acarretar resultados falso-positivos e falso-negativos, apesar da presença (ou ausência) de anticorpos. Isso pode ocorrer tanto como resultado da incapacidade dos anticorpos em se ligar às proteínas-alvo como pela presença de anticorpos não específicos ligados às proteínas-alvo.

978-85-7241-841-6

Amostras Pareadas

Classicamente, um aumento de quatro vezes nos títulos de anticorpos indica infecção ativa no organismo. Infelizmente, nem sempre uma amostra colhida de forma adequada durante o período inicial da doença está disponível. Em alguns casos, como na parvovirose, o aumento dos níveis de anticorpos é tão rápido que os títulos atingem níveis máximos na primeira tomada de soro. Em animais infectados com vírus imunossupressores, cono vírus da cinomose, o aumento dos títulos pode não ocorrer. Testes específicos para detecção de anticorpos da classe de imunoglobulinas M (IgM) poderão substituir o uso de amostras pareadas no futuro.

Classes de Anticorpos

Muitos testes já estão disponíveis para a detecção de anticorpos da classe IgM direcionados contra patógenos específicos, como o *Toxoplasma gondii*. A resposta mediada por anticorpos da classe IgM não persiste após a infecção, de modo que altos títulos de anticorpos IgM sugerem uma infecção recente. A duração de uma resposta de IgM pode sofrer uma variação individual nos animais e depende também do antígeno-alvo. Por exemplo, anticorpos IgM contra *T. gondii* podem persistir por seis semanas na maioria dos gatos, mas alguns animais apresentam contagem elevada por mais de seis meses. A quantificação da resposta de IgM pode ser difícil, e a reação cruzada com imunoglobulina G (IgG) é um problema.

Vírus-neutralização

A vírus-neutralização (VN) é realizada pela incubação de uma amostra de soro com o vírus por um curto período de tempo, utilizando-se linhagens de células susceptíveis em cultura. Se o vírus foi neutralizado pela presença de anticorpos, não serão formadas as placas virais. A demonstração da capacidade de neutralização de um vírus pelo soro é uma das formas mais diretas de se confirmar a presença de anticorpos contra o vírus no soro. Esses anticorpos detectados pelo teste de VN são importantes porque sugerem que o animal está imune ao vírus (embora este não seja o caso de alguns vírus, como, por exemplo, FCoV e FIV). A principal desvantagem dos testes de VN é a necessidade de manutenção de linhagens celulares viáveis e de vírus vivos. O procedimento normalmente exige capacitação técnica, e o teste pode demorar vários dias para ser concluído. Em muitas infecções virais, os títulos de anticorpos obtidos por outros meios (por exemplo, ensaio imunoabsorvente ligado à enzima [ELISA, *enzyme-linked immunosorbent assay*]) apresentam uma correlação com o teste de VN, rendendo ao último um interesse simplesmente acadêmico. Por exemplo, os títulos de anticorpos contra o parvovírus obtido por hemoaglutinação correlacionam-se com os da VN. Uma exceção para isso é o teste de VN para anticorpos anti-FeLV, que não possui correlação com os títulos obtidos em outros testes.

> **Quadro 1.3** – Coloração de acridina laranja para *Haemobartonella felis*. Um exemplo dos resultados está ilustrado na Figura 5.4 *A*
>
> **Método**
> 1. Misture 100µL de sangue total em 100mL de solução fresca de acridina laranja diluída a 1:20.000 em borato de Sorenson tamponado, pH 9
> 2. Adicione uma gota da mistura em uma lâmina que tenha sido limpa com álcool e proteja com uma lamínula
> 3. Mantenha em uma câmara úmida por 5min antes de examinar no microscópio com luz ultravioleta. Mantenha as lâminas longe da luz até que elas sejam examinadas
>
> **OU**
> 1. Cubra a lâmina seca com a solução de acridina laranja por 5min
> 2. Examine no microscópio com luz ultravioleta
>
> Pequenas inclusões fluorescentes na superfície dos eritrócitos são positivas para *Haemobartonella*

Imunodifusão em Ágar Gel

A imunodifusão em ágar gel é uma técnica sorológica simples. Ela se baseia na imunodifusão passiva do antígeno e do anticorpo. O local de formação do complexo imune é evidenciado pelo aparecimento de uma linha branca no gel. Grandes concentrações de antígeno e de anticorpos são necessárias para atingir o limiar de detecção, de modo que poucos diagnósticos podem ser realizados por esta técnica. Um exemplo de aplicação é a sorologia para *Aspergillus fumigatus*.

> **Método**
> 1. Misture 1mL de sangue total em 10mL de formalina a 2% por 15min
> 2. Centrifugue a mistura por 5min a 1.500rpm
> 3. Descarte o sobrenadante e suspenda novamente o sedimento em uma gota de azul de metileno 1:1.000
> 4. Adicione uma pequena gota da mistura corada na superfície de uma lâmina e cubra com uma lamínula

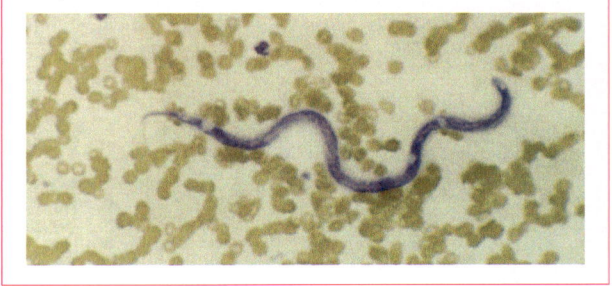

Figura 1.11 – Teste de Knott modificado. A fotografia mostra uma microfilária de *Dirofilaria immitis*. A distinção entre a microfilária deste parasita e a microfilária não patogênica de *Dipetalonema reconditum* pode ser difícil e requer investigação adequada. (Fotografia gentilmente cedida pela Dra. Susan Shaw.)

Inibição da Hemoaglutinação

A HI é desenvolvida pela hemoaglutinação (ver anteriormente) e é, em particular, útil para a determinação dos títulos de anticorpos antiparvovírus. O teste é realizado de modo similar ao teste de HA. A amostra de soro a ser testada é misturada com uma quantidade conhecida de vírus e reduz a capacidade de hemoaglutinação do vírus avaliado. Os títulos podem ser obtidos pela diluição da amostra de soro. O princípio da HI está ilustrado na Figura 1.12.

Aglutinação em Látex

A aglutinação em látex é análoga à hemoaglutinação, exceto pelo uso de hemácias que são substituídas por antígenos ligados a partículas de látex. O teste possui baixa sensibilidade e somente altas concentrações de anticorpos podem ser detectadas. Anticorpos contra *Toxoplasma gondii* e *Aspergillus fumigatus* são frequentemente detectados por esta técnica.

Teste de Imunofluorescência

O teste de imunofluorescência direta (IFA, *direct immunofluorescent antibody*) utiliza um anticorpo marcado com fluoresceína, o qual adere a proteínas específicas da superfície celular e emite uma fluorescência quando exposto à luz ultravioleta. Os anticorpos que não estão ligados são removidos pela lavagem antes do exame no microscópio. A técnica é inestimável para a demonstração de células infectadas no interior de um tecido.

A imunofluorescência indireta pode ser utilizada para demonstrar a presença de anticorpos em uma

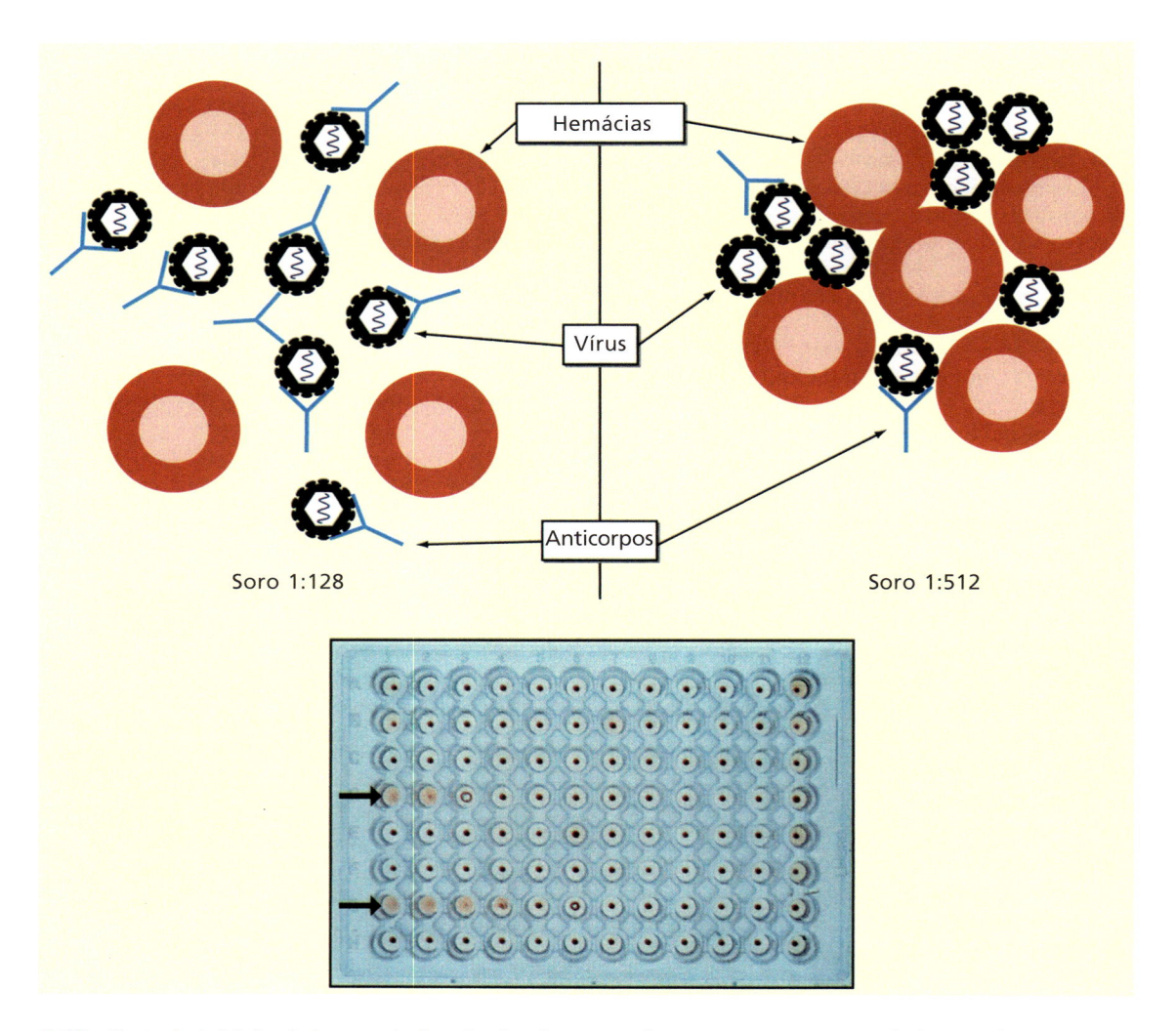

Soro 1:128   Soro 1:512

978-85-7241-841-6

Figura 1.12 – Teste de inibição de hemoaglutinação. Os vírus normalmente promoverão a aglutinação dos eritrócitos. A presença de anticorpos em quantidade suficiente interfere neste processo. As amostras das linhas indicadas pelas *setas* são positivas para anticorpos. Como o soro está diluído, a concentração de anticorpos se torna insuficiente para inibir a hemoaglutinação. Os títulos registrados correspondem à recíproca da diluição na qual a hemogluitinação ainda ocorre. A fotografia foi reproduzida do *Manual of Small Animal Clinical Pathology*, editado por Davidson, Else e Lumsden (1998) e publicado por BSAVA.

978-85-7241-841-6

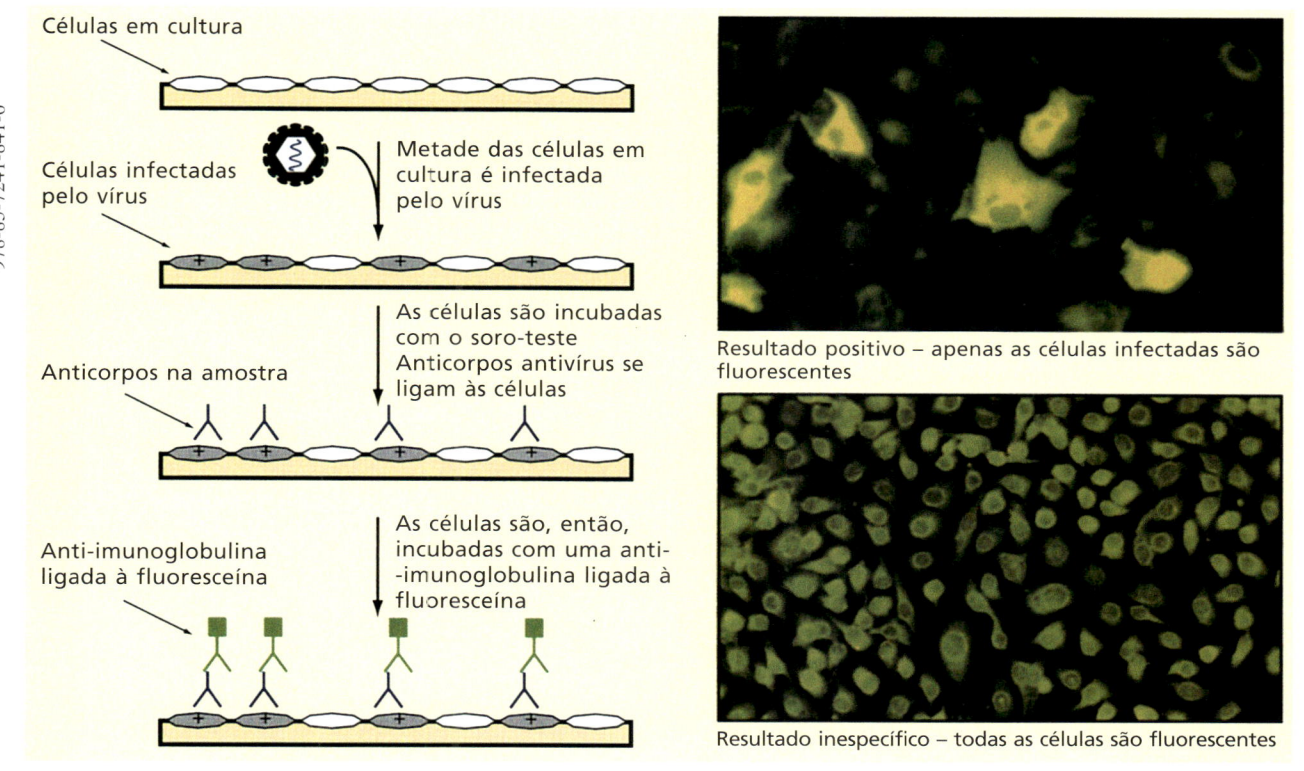

Figura 1.13 – Teste de imunofluorescência indireta. A amostra de soro que será testada é diluída (1:4, 1:8, 1:16 etc.) e esta é a última diluição em que ainda se observa a fluorescência corresponde ao título de anticorpos do animal. As células não infectadas funcionam como um controle negativo interno para cada uma das diluições do soro. Se todas as células apresentarem fluorescência, a reação é considerada inespecífica e a utilização de outro teste, como o *immunoblotting*, é necessária. (Fotografia de uma reação inespecífica gentilmente cedida pelo Sr. Matt Golder.)

amostra de soro, por meio da utilização de fluoresceína anti-imunoglobulina. Células infectadas em laboratório são utilizadas como alvo para anticorpos séricos. O princípio deste teste está ilustrado na Figura 1.13.

Ambientes com luminosidade adequada, microscópios com luz ultravioleta e instalações para cultura de células são necessários para a realização de ambos os testes.

Um teste positivo demonstra a fluorescência das células infectadas, mas sem afetar as células não infectadas. A fluorescência inespecífica é um problema comum do teste de IFA, e uma mistura de células infectadas e não infectadas pode ser empregada para reduzir os efeitos deste problema. Se todas as células estiverem fluorescentes, apesar de algumas permanecerem não infectadas, existe uma clara evidência de reação não específica que afeta a interpretação do teste. A fluorescência desaparece com o tempo, em luz ultravioleta. Assim, o teste não pode ser reexaminado posteriormente, mas deve ser repetido. Técnicos experientes devem ser capazes de distinguir uma fluorescência positiva de uma não específica.

Immunoblotting

O *immunoblotting* (também conhecido como *Western blotting*) é utilizado não apenas para a identificação de vírus ligados por anticorpos, mas principalmente para detecção de proteínas específicas que podem ser reconhecidas por anticorpos. O princípio do teste está demonstrado na Figura 1.14.

As proteínas de vírus ou bactérias são habitualmente desnaturadas pela ação de detergentes fortes para a obtenção de longas cadeias de aminoácidos sem conformação estrutural. Estas cadeias de aminoácidos são separadas por eletroforese em gel de poliacrilamida. Uma vez separadas, as proteínas são transferidas para uma membrana de náilon ou nitrocelulose, que permanece imersa em um banho com anticorpos diluídos. A ligação do anticorpo com as proteínas é detectada por um segundo anticorpo ligado a uma enzima.

O *immunoblotting* é uma técnica cara e demorada. Raramente ela é utilizada com propósito de diagnóstico, a menos que resultados equivocados tenham sido obtidos com a utilização de outros testes. Esta é, entretanto, uma forma definitiva de diagnóstico para algumas infecções, dentre as quais se destacam as infecções causadas pelo FIV.

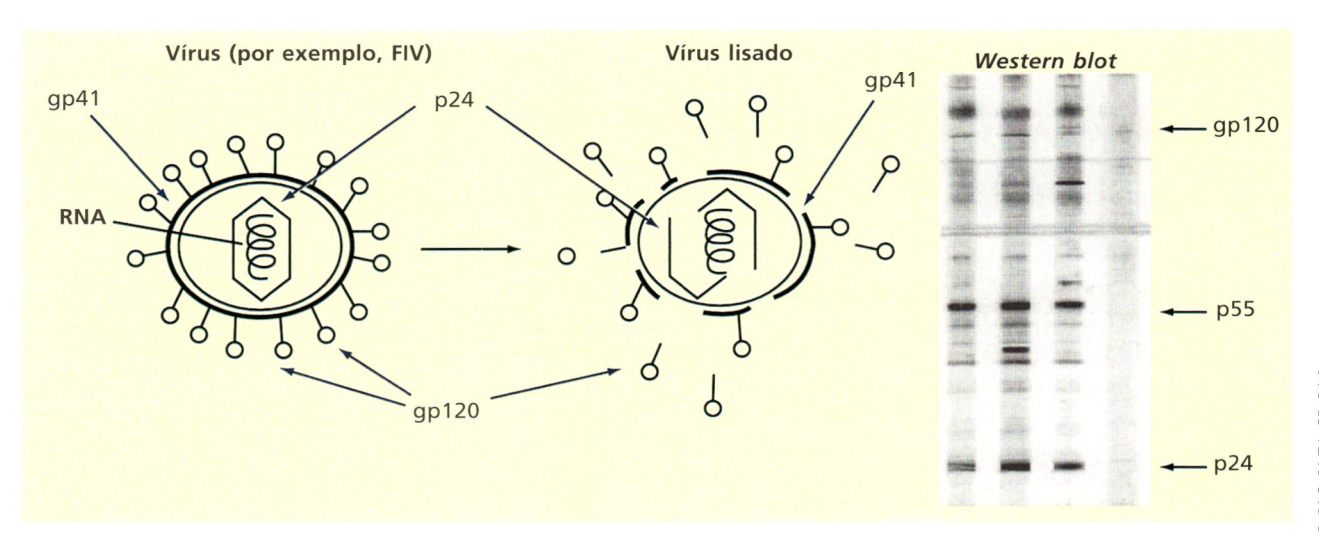

978-85-7241-841-6

Figura 1.14 – *Western blotting*. Para realizar um *Western blot*, o vírus é purificado, lisado e corre em um gel de poliacrilamida. Neste exemplo, foi utilizado o vírus da imunodeficiência felina (FIV). As proteínas virais são transferidas para uma membrana de nitrocelulose e submetidas à reação com anticorpos. As bandas com os anticorpos podem ser reveladas por uma coloração especial. (Fotografia com os resultados para FIV gentilmente cedida pela Dra. Margaret Hosie.) RNA = ácido ribonucleico.

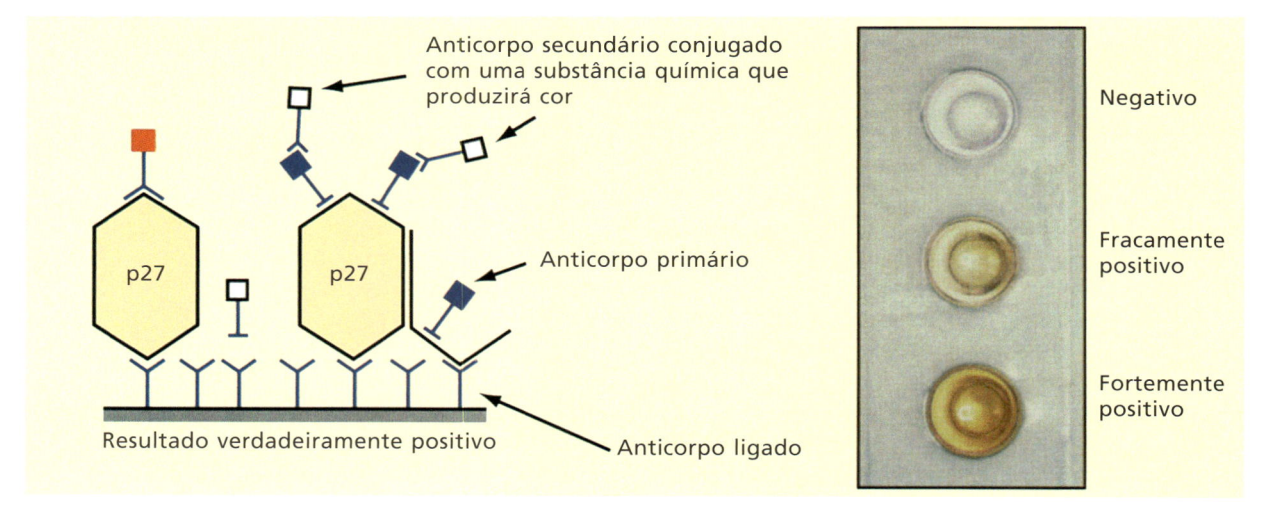

Figura 1.15 – Ensaio imunoabsorvente ligado à enzima (ELISA). Neste exemplo, o ELISA está detectando a proteína p27 do vírus da leucemia felina (FeLV). (Fotografia com os resultados gentilmente cedida pelo Prof. Oswald Jarrett.)

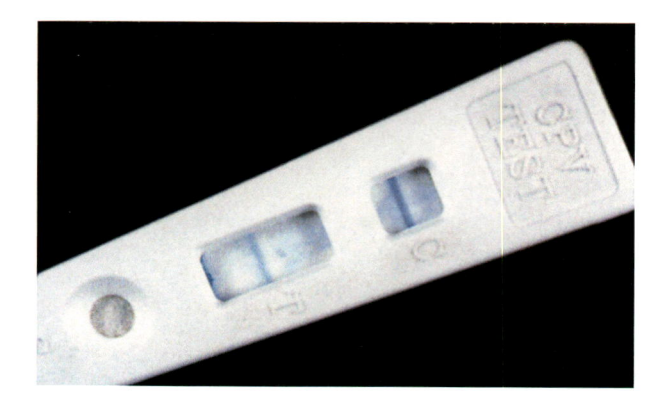

Figura 1.16 – Exemplo de um teste de imunomigração rápida.

Ensaio Imunoabsorvente Ligado à Enzima

O ELISA é uma das técnicas sorológicas mais versáteis para o diagnóstico de doenças infecciosas e pode ser igualmente adaptado para detecção de antígenos (por exemplo, FeLV) ou anticorpos (por exemplo, FIV). O princípio do teste ELISA está demonstrado na Figura 1.15. Ele se baseia na imobilização de um antígeno em uma placa plástica com orifícios, na qual os anticorpos são detectados por um anticorpo secundário. Uma anti-imunoglobulina ligada a uma enzima é utilizada para detectar o com-

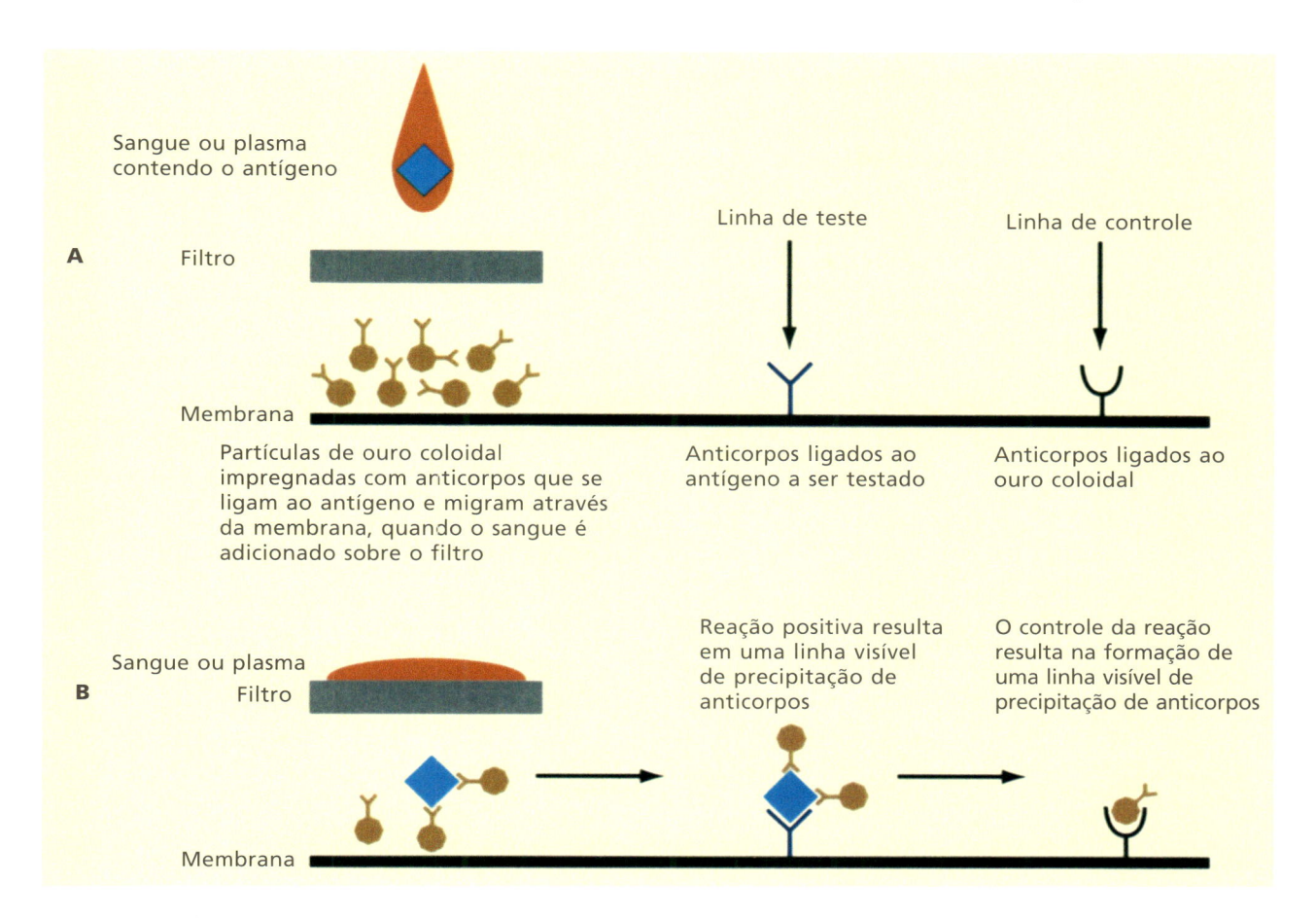

Figura 1.17 – (*A – B*) Princípio de um teste de imunomigração rápida.

plexo anticorpo-antígeno-anticorpo. Existem numerosas variações desta técnica.

A principal vantagem do ELISA é que a amplificação que é alcançada por cada anticorpo ligado à enzima torna possível a reação com muitas moléculas do substrato e produz cor. A tecnologia é geralmente de baixo custo e confiável, podendo ser adaptada para uso em larga escala. A maior desvantagem do ELISA é que, devido à reação ocorrer em fase líquida, muitas soluções são necessárias e a acurácia ao pipetar é essencial. Contaminações cruzadas entre os orifícios podem ter consequências desastrosas. Por essas razões, o ELISA é mais comumente utilizado em laboratórios comerciais, por técnicos experientes. Alguns *kits* de ELISA têm sido desenvolvidos para o uso em clínica (como testes CITE). Nesses casos, o orifício sólido é substituído por uma membrana especial. Como a reação ainda ocorre em fase líquida, é muito importante não permitir que a membrana seque após o início do teste.

Teste de Imunomigração Rápida

O teste de imunomigração rápida (Fig. 1.16) tem algumas características semelhantes ao ELISA e ao CITE.

Trata-se de um teste adaptado para situações práticas, o que o tornou um método popular para o diagnóstico de muitas doenças ou para demonstrar a soroconversão causada por alguns agentes. O teste baseia-se na ligação de um antígeno acoplado a partículas de ouro coloidal ou látex a proteínas virais ou anticorpos séricos (Fig. 1.17). O complexo difunde por uma membrana até cruzar uma linha de anticorpos específicos contra a proteína que esta sendo pesquisada. O complexo colóide-proteína-anticorpo, agregado ao longo desta linha, produz uma mudança de cor. O teste inclui um controle positivo para garantir que o dispositivo funcionou e que o complexo colóide-proteína-anticorpo difundiu suficientemente (Fig. 1.16). Se o teste não formar uma linha de controle, ele não será válido. Neste caso, a amostra deve ser enviada para um laboratório de referência para futura investigação.

REFERÊNCIAS E LEITURA COMPLEMENTAR

Lappin MR and Calpin JP (1998) Laboratory diagnosis of protozoal infections. In: *Infectious Diseases of the Dog and Cat, 2nd edn,* ed. CG Greene, pp. 437-441. WB Saunders, Philadelphia
McCandlish IAP and Taylor DJ (1998) Microbiological testing. In: *BSAVA Manual of Small Animal Clinical Pathology,* ed. M Davidson *et al.,* pp. 87-108. BSAVA, Cheltenham

978-85-7241-841-6

McDonald M, Willett BJ, Jarrett O and Addie DD (1998) A comparison of DNA amplification, isolation and serology for the detection of *Chlamydia psittaci* infection in cats. *Veterinary Record* **143**, 97-101

Meyer DJ, Coles EH and Rich LJ (1992) *Veterinary Laboratory Medicine, Interpretation and Diagnosis*. WB Saunders, Philadelphia

Wade WF and Gaafar SM (1991) Common laboratory procedures for diagnosing parasitism. In: *Diagnotic Parasitology for Veterinary Technicians*, ed. J Colville, pp. 7-50. American Veterinary Publications, California

Waner T, Naveh A, Wudovsky I and Carmichael LE (1996) Assessment of maternal antibody decay and response to canine parvovirus vaccination using a clinic-based enzyme-linked immunosorbent assay. *Journal of Veterinary Diagnostic Investigation* **8**, 427-432

Willard MD, Tvedten H and Turnwald GH (1989) *Small Animal Clinical Diagnosis by Laboratory Methods*. WB Saunders, Philadelphia

Woodward MJ, Swallow C, Kitching A, Dalley C and Sayers AR (1997) Leptospira hardjo serodiagnosis: a comparison of MAT, ELISA and Immunocomb. *Veterinary Record* **141**, 603-604

978-85-7241-841-6

2

Quimioterapia com Antimicrobianos e Antiparasitários

Jonathan Elliott

978-85-7241-841-6

Introdução

Os antimicrobianos e antiparasitários são amplamente utilizados na clínica de pequenos animais e a facilidade de obtenção desses medicamentos tem favorecido seu uso indiscriminado. A escolha e a utilização apropriada deles são importantes por duas razões:

- A ampla gama de medicamentos antimicrobianos e antiparasitários disponíveis para uso na clínica de pequenos animais pode gerar dificuldade na escolha de medicamentos apropriados.
- A prática de prescrição do médico veterinário deve ser supervisionada em decorrência da preocupação com a emergência de resistência antimicrobiana em patógenos humanos.

A seleção apropriada dos medicamentos pode ser realizada considerando-se três grupos de questões :

- Patógeno:
  - O problema clínico é causado por um patógeno microbiano?
  - Quais são os patógenos provavelmente envolvidos?
  - Qual é o perfil de sensibilidade antimicrobiana do patógeno?

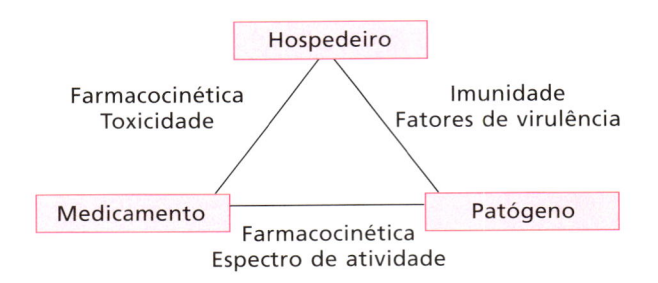

Figura 2.1 – Triângulo terapêutico.

- Hospedeiro:
  - Quais são os mecanismos de defesa natural contra o patógeno?
  - Quais são as barreiras orgânicas que podem impedir que o medicamento atinja o patógeno?
  - Como o hospedeiro, no seu estado de doente, reagirá ao medicamento?
- Medicamento:
  - Qual é o efeito do medicamento sobre o patógeno?
  - Qual é a dose necessária e por quanto tempo o medicamento deve ser oferecido?
  - Quais são os efeitos colaterais do medicamento para o hospedeiro?

As relações entre o hospedeiro, o patógeno e o medicamento estão resumidas pelo "triângulo terapêutico" (Fig. 2.1).

Modo de Ação

É útil compreender o modo de ação de um antimicrobiano ou antiparasitário, pois isso fornece ex-plicações importantes sobre as propriedades clínicas do medicamento. O modo de ação da maioria dos grupos medicamentosos está representado nas Tabelas 2.1 a 2.3. O modo de ação de um medicamento prediz:

- O grau de toxicidade seletiva que o medicamento alcançará.
- O efeito sobre o patógeno ("-cida" ou "-stático").
- Caso haja interação com outro medicamento, se esta será sinérgica, aditiva ou antagônica.
- Qual a probabilidade de ocorrer resistência.

Toxicidade Seletiva

A toxicidade seletiva é desejável no modo de ação de antimicrobianos e antiparasitários e baseia-se na exploração de diferenças entre microrganismos e mamíferos, para o tratamento. Um medicamento apresenta toxicidade seletiva completa quando a concentração da droga alcançada nos tecidos do hospedeiro danifica o patógeno sem afetar as células dos mamíferos. Quando existe uma semelhança fisiológica entre o microrganismo e o hospedeiro, é mais difícil conseguir uma toxicidade seletiva completa. Os vírus, por exemplo, utilizam muitas enzimas do hospedeiro para se reproduzirem e, portanto, é difícil conceber estratégias que impeçam a sua reprodução sem danificar a célula hospedeira infectada.

Morte Microbiana e Inibição do Crescimento Microbiano

O modo de ação determina como o medicamento atuará sobre o patógeno, causando sua morte ("-cida") ou

978-85-7241-841-6

Tabela 2.1 – Modo de ação dos antibacterianos

Grupo de medicamentos	Exemplos	Modo de ação	Efeito sobre as bactérias
Penicilinas	Ampicilina	Inibição da síntese da parede celular ou ativação de enzimas que promovem a ruptura da parede celular	Bactericida
Cefalosporinas	Cefalexina		
Glicopeptídeos	Vancomicina		
Polimixinas	Polimixina B	Ação na membrana celular, com alterações de permeabilidade que resultam na perda de componentes intracelulares	Bactericida (fungicida)
Acetamidas	Cloranfenicol	Ligação na subunidade 50S dos ribossomos, causando inibição reversível da síntese de proteínas	Bacteriostáticos*
Macrolídeos	Tilosina		
Lincosamidas	Clindamicina		
Ácido fusídico			
Aminoglicosídeos	Estreptomicina	Ligação na subunidade 30S dos ribossomos, causando erros na leitura do mRNA ou impedindo o início da síntese proteica	Bactericida (aminoglicosídeos) ou bacteriostáticos
Aminociclitols	Espectinomicina		
Tetraciclinas	Doxiciclina		
Fluorquinolonas	Enrofloxacino	Inibição de enzimas envolvidas no metabolismo de DNA: por exemplo, DNA-girase e RNA-polimerase DNA-dependente ou ruptura da fita de DNA	Bactericida (todos os grupos)
Rifamicinas	Rifampicina		
Nitroimidazóis	Metronidazol		
Sulfonamidas	Sulfadiazina	Inibição da síntese de ácidos nucleicos	Separadamente bacteriostáticos; em combinação – bactericidas
Diaminopirimidinas (inibidores DHR)	Trimetoprim		

* Clindamicina é provavelmente bactericida para os anaeróbios estritos.

DHR = inibidores da di-hidrofolato redutase; DNA = ácido desoxirribonucleico; mRNA = ácido ribonucleico mensageiro; RNA = ácido ribonucleico.

Tabela 2.2 – Modo de ação dos antifúngicos

Grupo de medicamentos	Exemplos	Modo de ação	Fungicidas ou fungiostáticos
Polienos	Anfotericina B Nantamicina Nistatina	Ligação ao ergosterol e ruptura da membrana plasmática, tornando-a permeável	Fungicidas
Azóis	Clotrimazol Miconazol Enilconazol Cetoconazol Fluconazol Itraconazol	Inibição da enzima citocromo P_{450}, envolvida na síntese do ergosterol	Fungiostáticos
Griseofulvina	–	Ligação aos microtúbulos das células fúngicas e ruptura do fuso mitótico	Fungiostáticos
Fluocitosina	–	Deaminação para 5′-fluorouracil, que é incorporado pelo mRNA	Fungicidas em concentrações elevadas (5× a concentração inibitória mínima)
Alilaminas	Terbinafina	Interferem com a síntese do ergosterol pela inibição da enzima fúngica esqualeno epoxidase. O esqualeno, então, acumula-se e torna-se tóxico para a célula fúngica	Fungicidas

mRNA = ácido ribonucleico mensageiro.

Tabela 2.3 – Modo de ação dos antiparasitários

Grupo de medicamentos	Exemplos	Modo de ação	Consequências
Endoparasitas			
Avermectinas/milbemicinas	Selamectina	Abrem os canais de cloro operados pela glicina	Causam a paralisia do parasita, resultando na sua expulsão
Benzoimidazóis	Fembendazol Mebendazol Febental (prodroga)	Ligam-se à tubulina, parte do citoesqueleto celular Inibe a enzima fumarato redutase	Interrompem o metabolismo energético do parasita – os vermes minguam e são expulsos em 2 ou 3 dias
Diclorofeno	–	Altera a fosforilação oxidativa	Mata os vermes por impedir a geração de energia
Imidatiazóis	Levamisol	Estimulantes gangliônico (colinomimético)	Causam contração permanente da musculatura (paralisia espástica), provocando a rápida expulsão do verme
Niclosamida	–	Inibe a captação de glicose e altera a fosforilação oxidativa	Mata os cestoides por causar acúmulo de ácido láctico
Nitroscanato	–	O mecanismo de ação não está bem caracterizado	–
Piperazina	–	Medicamento anticolinérgico Inibe a produção de ácido succínico	A paralisia flácida do verme adulto causa a sua expulsão
Praziquantel	–	Causa a ruptura do tegumento interno dos parasitas	Torna o parasita mais permeável à glicose e mais suscetível à proteólise
Tetraidropirimidinas	Pirantel	Estimulantes gangliônico (colinomimético)	Causam paralisia espástica dos vermes
Ectoparasitas			
Amidinas	Amitraz	Estimulam os receptores octopamina dos insetos	Aumentam a atividade nervosa produzindo paralisia espástica
Avermectinas/milbemicinas	Selamectina* Ivermectina	Abertura dos canais de cloro operados pela glicina	Causam paralisia do parasita
Carbamatos	Carbaril Propoxur	Inibidores reversível da colinesterase	Causam paralisia espástica dos insetos
Cloronicotinil nitroguanidina	Imidaclorida	Liga-se e bloqueia os receptores nicotínicos do sistema nervoso central do inseto	Causa paralisia e morte dos parasitas
Fenilpirazóis	Fipronil	Bloqueiam a ação inibitória do transmissor do ácido gama-aminobutírico	Causam morte rápida dos invertebrados
Organofosforados	Citioato Diclorvos Dimpilato Fenitrotion Fosmet	Inibidores irreversíveis da colinesterase	Causam paralisia espástica dos insetos

978-85-7241-841-6

Continua

Tabela 2.3 – Modo de ação dos antiparasitários (*Continuação*)

Grupo de medicamentos	Exemplos	Modo de ação	Consequências
Ectoparasitas (*cont.*)			
Pipronil butóxido	–	Inibe o sistema microssomal do inseto	–
Piretrinas e piretroides sintéticos	Fenvalerato Permetrina Piretrina	Ativadores dos canais de sódio	Causam excitação inicial e, então, paralisa o parasita
Reguladores do crescimento de insetos**			
a. Hormônios juvenis análogos	Metopreno Piriproxifeno	Mimetizam a ação dos hormônios juvenis dos insetos	Interrompem o desenvolvimento da larva por interferir no seu ciclo de vida
b. Inibidores da síntese de quitina	Lufenuron Ciromazina	Bloqueiam a formação de quitina	Inibem o desenvolvimento da larva por afetar o seu ciclo de vida

* Selamectina é preferível. A ivermectina não é licenciada para uso em cães e gatos no Reino Unido e não deve ser utilizada.
** Esses produtos são destinados ao controle ambiental. Eles devem ser utilizados inicialmente como adulticidas nos casos de infestações maciças de animais de estimação. Metopreno é um composto de produtos que devem ser aplicados no meio ambiente e não nos animais.

apenas inibindo o seu crescimento ("-stático"). Por exemplo, os antibacterianos betalactâmicos causam ruptura da parede celular bacteriana, com efeito bactericida. Em contrapartida, muitos dos antibacterianos que diminuem a síntese proteica são bacteriostáticos, prejudicando o crescimento bacteriano em vez de matar os microrganismos. Uma exceção ao último grupo são os aminoglicosídeos, que causam um erro na leitura do ácido ribonucleico mensageiro (mRNA, *messenger ribonucleic acid*), resultando na síntese de proteínas alteradas, que provocam a morte da célula bacteriana.

Reações de Sinergismo e Antagonismo

Dois medicamentos com mecanismos diferentes de ação podem interagir de forma sinérgica ou antagônica em relação aos efeitos de uma ou de outra. Muitas combinações de medicamentos são aditivas (isto é, a resposta final equivale à soma das duas respostas individuais), mas algumas possuem efeito sinérgico (isto é, a resposta final excede a soma das respostas individuais). Um exemplo de sinergismo é o aumento da penetração de aminoglicosídeos em microrganismos Gram-negativos quando antibacterianos betalactâmicos também estão presentes. Em contraste, como a atividade dos aminoglicosídeos depende da síntese de proteínas alteradas, se outro medicamento que inibe a síntese protéica (como as tetraciclinas) for administrado, a produção de proteínas alteradas diminuirá, antagonizando os efeitos do aminoglicosídeo.

Resistência

A resistência de microrganismos patogênicos ocorre mais comumente quando uma proteína, essencial para a ação do medicamento torna-se ligeiramente alterada.

Por exemplo, as tetraciclinas necessitam de uma proteína de transporte para entrar na célula. Mudanças estruturais nesta proteína podem prevenir a ligação da tetraciclina e alterar a concentração do medicamento dentro da célula bacteriana. Em comparação, o glicopeptídeo vancomicina se liga às moléculas de peptídeoglicanos presentes na parte externa do citoplasma bacteriano. Para alterar a estrutura desta macromolécula e prevenir a ligação da vancomicina, seria necessária uma alteração significativa da fisiologia das células bacterianas.

Antibacterianos

Os medicamentos antibacterianos compõem o grupo de medicamentos mais amplamente utilizados na clínica de pequenos animais. Eles são de fundamental importância para o tratamento e o controle de doenças infecciosas. Existe uma variedade surpreendente de medicamentos que podem ser escolhidos para o tratamento de um determinado paciente. Ao se optar por um medicamento para tratamento de uma infecção, é necessário levar em conta as seguintes considerações:

* Espectro de ação.
* Farmacocinética.
* Efeitos adversos.
* Tendência ao desenvolvimento de resistência.

978-85-7241-841-6

Espectro de Ação

A melhor maneira para se avaliar os efeitos de vários medicamentos sobre uma cultura bacteriana é determinar o perfil de sensibilidade *in vitro*. Esta abordagem não é prática para todos os casos clínicos que necessitam do uso de antibióticos. Amostras apropriadas podem ser inacessíveis e o microrganismo pode apresentar alguma dificuldade para ser cultivado. Em algu-

978-85-7241-841-6

mas circunstâncias, o reconhecimento da doença sugere as espécies de bactérias envolvidas e permite supor um perfil de suscetibilidade antimicrobiana. Por exemplo, a maioria dos casos de piodermite em cães é causada por *Staphylococcus intermedius*, que frequentemente produzem betalactamase. Testes simples e baratos (por exemplo, esfregaço de exsudato corado por Gram) podem ser realizados para obter informações nos casos que não são determinados por razões clínicas. Essas informações podem ajudar a determinar a necessidade de um teste de suscetibilidade.

Na prática terapêutica, é interessante dividir os medicamentos em categorias, baseando-se na atividade contra os diferentes grupos (aeróbios Gram-negativos, aeróbios Gram-positivos e anaeróbios estritos). A Tabela 2.4 fornece informações resumidas a respeito do espectro de atividade dos medicamentos antibacterianos. Esta tabela é um ponto de partida para a escolha do medicamento apropriado para infecções específicas. Entretanto, é importante considerar que os dados nela apresentados foram simplificados. Os testes de sensibilidade serão necessários em diversas situações clínicas, particularmente para as infecções por *Staphylococcus* coagulase-positivos, muitas enterobactérias Gram-negativas e *Pseudomonas aeruginosa*, cuja sensibilidade é imprevisível e influenciada pela presença de plasmídeos de resistência.

A escolha de um antibacteriano depende do local de infecção e de como o medicamento penetra em diversos tecidos orgânicos. Por exemplo, as tetraciclinas não são efetivas contra alguns microrganismos Gram-negativos, como a *P. aeruginosa*, mas nos casos de infecções do trato urinário em cães, causadas por este agente, os membros da família das tetraciclinas são considerados de eleição em razão da elevada concentração que o medicamento atinge na urina.

De modo geral, os medicamentos com atividade contra microrganismos Gram-negativos de difícil tratamento (como gentamicina, amicacina, tobramicina e fluorquinolonas) devem ser reservados para essas infecções, embora eles sejam ativos contra muitas outras espécies de bactérias.

A Tabela 2.4 não reflete a eficácia relativa de medicamentos que atuam contra grupos particulares. Por exemplo, os aminoglicosídeos e as fluorquinolonas, apesar de possuírem amplo espectro de ação, são muito menos eficazes contra os estreptococos que as penicilinas e as cefalosporinas.

Vale ressaltar que, embora algumas famílias de antibacterianos compartilhem o mesmo espectro de ação (como tetraciclinas, sulfonamidas, macrolídeos e lincosamidas), membros de outras famílias tiveram o seu espectro de ação modificado ou aumentado (por exemplo, penicilinas, cefalosporinas, quinolonas e aminoglicosídeos).

É importante considerar que a sensibilidade aos antibacterianos é imprevisível. O Quadro 2.1 ilustra alguns agentes bacterianos cuja sensibilidade costuma ser muito variável. Se microrganismos imprevisíveis estiverem presentes, então o cultivo e o teste de sensibilidade serão necessários para determinar o medicamento mais adequado. O cultivo e o teste de sensibilidade são necessários quando o animal houver recebido um antibacteriano recentemente (nos últimos 2 a 3 meses) e/ou quando o problema for recorrente.

Testes de Sensibilidade Bacteriana

Há grande variabilidade em relação à sensibilidade de microrganismos aos tipos de medicamentos antibacterianos. Dois testes são utilizados para determinar a sensibilidade *in vitro*.

Difusão em Ágar

Este é um método tradicional para demonstrar a sensibilidade *in vitro*. Discos contendo antimicrobianos são colocados sobre a superfície de uma placa de cultivo, previamente inoculada com a cepa bacteriana. A quantidade de antimicrobiano impregnada no disco possui uma concentração capaz de promover a difusão no ágar de modo similar ao que ocorre no plasma com o uso de doses terapêuticas. O halo de inibição de crescimento bacteriano ao redor do disco fornece uma indicação da sensibilidade da bactéria ao medicamento contido no disco. O teste produz uma informação qualitativa e com baixa acurácia. Este teste não é um método recomendado para determinar a sensibilidade de bactérias microaerófilas ou de crescimento lento.

Testes de Diluição

Este método determina a concentração de um antibacteriano necessária para inibir o crescimento de uma cepa bacteriana específica em um caldo (a concentração inibitória mínima [MIC, *minimum inhibitory concentration*]). Também pode ser usado para determinar a concentração necessária para matar 99,9% das bactérias (concentração bactericida mínima [MBC, *minimum bactericidal concentration*]). O valor deste último não foi estabelecido na prática clínica, mas o anterior fornece dados quantitativos sobre a suscetibilidade *in vitro* de um determinado isolado bacteriano.

Combinação de Antibacterianos

Em algumas situações, é necessário o uso combinado de antibacterianos para o tratamento de infecções particulares. As razões para isso incluem:

- A combinação é mais efetiva que o uso de um único medicamento.
- Um amplo espectro de ação é necessário (infecções mistas; infecções com risco de morte, pois o agente causal não é conhecido).

Tabela 2.4 – Sumário do espectro de ação dos antibacterianos

Aeróbios e anaeróbios facultativos				Microrganismos especiais	
Espectro restrito		**Amplo espectro**			
Principalmente Gram-positivos	*Principalmente Gram-negativos*	*Muitas bactérias Gram-positivas e Gram-negativas*	*Muitas bactérias Gram-positivas e Gram-negativas, Protozoários (P) Rickéttsias (R) e Clamídias (C)*	*Bactérias anaeróbias estritas*	*Micobactéria e micoplasma*
Gram-positivas e Gram-negativos fastidiosos (por exemplo, Haemophilus e Bordetella)					
Penicilinas naturais[b] **Ativa para estafilococos produtores de betalactamase** Penicilinas isoxazóis (por exemplo, cloxacilina, flucloxacilina) Macrolídeos[d] Rifampicina[e] Lincosamidas[a] Glicopeptídeos	Aminoglicosídeos (canamicina, neomicina[c], estreptomicina) Ácido nalidíxico Polimixinas[c]	Aminoglicosídeos (amicacina[c], gentamicina[c], tobramicina[c]) Aminopenicilinas (ampicilina, amoxicilina) Carboxipenicilinas[c] (carbenicilina, ticarcilina, clavulanato potencializado para aumento de espectro) Cefalosporinas (terceira geração[c]) Trimetoprim Baquiloprim	Cloranfenicol (R,C) Fluorquinolonas[c] (R) Sulfonamidas (P,C) Tetraciclinas (R,P,C)	Cefalosporinas (todas) (Cefoxitina) Clindamicina Cloranfenicol Metronidazol Penicilinas (todas) (Piperacilinas) (*Bacteroides fragilis* é resistente a todas as penicilinas, exceto piperacilina, e a muitas cefalosporinas, exceto cefoxitina)	**Micobactérias** Rifampicina Estreptomicina **Micoplasmas** Fluorquinolonas[c] Lincosamidas Macrolídeos Tetraciclinas

[a]Também é muito ativa contra os anaeróbios estritos.
[b]Penicilina G e penicilina V; são pouco ativas contra *Staphylococcus* produtores da enzima betalactamase.
[c]Agentes antibacterianos com atividade contra *Pseudomonas aeruginosa*, que devem ser reservados para o tratamento de infecções por microrganismos Gram-negativos resistentes.
[d]Também é efetivo contra clamídias; algumas micobactérias atípicas são suscetíveis a claritromicina e azitromicina.
[e]Rifampicina possui atividade contra clamídias, alguns protozoários, poxvírus e fungos (não recomendada para uso clínico contra estes dois últimos).

978-85-7241-841-6

- A terapia combinada pode diminuir a toxicidade (pois doses menores de cada medicamento serão empregadas).

Exemplos de combinações sinérgicas incluem:

- Inibidores de betalactâmicos e de betalactamase, que previnem a ruptura do anel betalactâmico causada por enzimas produzidas por agentes resistentes.
- Aminoglicosídeos e betalactâmicos, pois a penetração dos aminoglicosídeos no local de ação de bactérias Gram-negativas é aumentada.
- Diaminopirimidinas e sulfonamidas, pois o bloqueio da síntese de tetraidrofolato em dois diferentes locais de uma mesma via produz mais que um efeito aditivo. Mesmo que o microrganismo seja resistente à ação da sulfonamida propriamente dita, incluindo sulfonamidas com trimetoprim ou baquiloprim, ainda haverá um efeito sinérgico.

Em infecções mistas, particularmente aquelas causadas por microrganismos desconhecidos e que tenham deixado o animal seriamente doente, a combinação de medicamentos é útil para aumentar o espectro de ação. Não existem atualmente na clínica veterinária medicamentos que atuem de maneira efetiva contra as três principais categorias de bactérias, incluindo aeróbios Gram-positivos (como *Staphylococcus*), aeróbios Gram-negativos (incluindo *Pseudomonas* e *Klebsiella* spp.) e anaeróbios estritos. Animais com peritonite secundária a derrames gastrintestinais e animais febris neutropênicos que tenham recebido a quimioterapia antineoplásica são exemplos de casos em que um tratamento de amplo espectro se faz necessário. A combinação de dois ou três medicamentos bactericidas pode ser empregada nessas situações, incluindo:

- Ticarcilina com clavulanato e uma fluorquinolona ou um aminoglicosídeo.
- Amoxicilina mais clavulanato ou uma cefalosporina de segunda geração com uma fluorquinolona, ou um aminoglicosídeo e metronidazol ou clindamicina.

Vale ressaltar que alguns antibacterianos podem ter ação antagônica e não seria lógico utilizá-los em combinação. Por exemplo:

- Betalactâmicos necessitam que a parede bacteriana das células esteja ativamente em divisão para que se observe o seu efeito bactericida. Se os betalactâmicos forem combinados com medicamentos bacteriostáticos, eles não serão efetivos.
- Aminoglicosídeos necessitam da síntese de proteínas alteradas para causar a morte bacteriana. Se forem combinados com medicamentos que inibem a síntese proteica (por exemplo, cloranfenicol), o segundo medicamento prevenirá o efeito bactericida dos aminglicosídeos.

Quadro 2.1 – Comportamento de bactérias de importância clínica, de acordo com a suscetibilidade antimicrobiana

Previsíveis	Imprevisíveis
• Anaeróbios estritos*	• Microrganismos entéricos (particularmente *Enterobacteriaceae*)
• *Actinobacillus* spp.	
• *Pasteurella* spp.	
• *Corynebacterium* spp.	• *Pseudomonas* spp.
• *Actinomyces* spp.	• *Bordetella bronchiseptica*
• *Streptococcus* beta-hemoliticos	• *Staphylococcus* coagulase-positivo**
• *Haemophilus* spp.	

* Exceto *Bacteroides fragilis*.
** Linhagens resistentes à meticilina também podem ser vistas; estas podem ser resistentes a muitos antibacterianos.

A toxicidade de um antibacteriano pode, em algumas circunstâncias, ser reduzida pelo uso combinado. Por exemplo, a estreptomicina e a diidroestreptomicina podem ser utilizadas em conjunto. A estreptomicina é mais tóxica para o nervo vestibular, ao passo que a diidroestreptomicina é mais tóxica para o nervo coclear. Utilizando-se os dois medicamentos em conjunto, com doses mais baixas, é possível diminuir os efeitos tóxicos e obter efeito antibacteriano aditivo.

Farmacocinética

O perfil farmacocinético de um medicamento antibacteriano é determinado por:

978-85-7241-841-6

- Via de administração.
- Distribuição tecidual.
- Metabolismo.
- Excreção.

O conhecimento a respeito da farmacocinética de um antibacteriano é importante para a escolha de um espectro de ação apropriado, que atinjirá a concentração no local de infecção. O ideal seria selecionar o medicamento com base na sensibilidade do agente, avaliada *in vitro* pela MIC e por estudos de farmacocinética do medicamento, garantindo que este atinja a concentração suficiente no local da infecção após intervalo adequado de doses terapêuticas. A maioria dos estudos de farmacocinética publicados, no entanto, envolve a medida de concentração no plasma, em vez da medida de concentração nos tecidos.

A concentração no plasma depende da via de administração, da taxa de absorção e de depuração. A concentração tecidual depende também da capacidade do medicamento em atravessar membranas e da capacidade de se difundir pelo tecido.

Via de Administração e Taxa de Absorção

A via de administração influencia o pico de concentração plasmática após a administração de uma deter-

978-85-7241-841-6

minada dose. Para facilitar a administração, muitos antibacterianos são formulados para uso via oral. A Tabela 2.5 detalha os efeitos da alimentação na biodisponibilidade oral dos antibacterianos que são absorvidos pelo trato gastrintestinal.

Preparações Orais

A biodisponibilidade oral de alguns medicamentos é baixa, mesmo que estes sejam produzidos em formulações orais, pois eles podem ser utilizados para o tratamento de infecções entéricas sem que se tenha a intenção de utilizá-los para o tratamento de infecções em outros locais. Como exemplo, seria possível citar os aminoglicosídeos e algumas formas de sulfonamidas. A biodisponibilidade oral é afetada por alimentos, com diferenças marcantes até entre membros da mesma família de medicamentos. Por exemplo, a biodisponibilidade da ampicilina é acentuadamente reduzida pela presença de alimentos, enquanto um medicamento similar, a amoxicilina, é menos afetado, podendo ser inclusive administrado com a comida.

Preparações Injetáveis

Muitos antibacterianos e alguns antiparasitários são formulados para formar depósitos para liberação lenta, quando injetados pela via intramuscular ou subcutânea. Neste tipo de formulação, embora seja produzido um efeito de longa duração em consequência da absorção lenta a partir do ponto de administração, o pico de concentração plasmática alcançado (e também a concentração tecidual) é menor que o das formulações de rápida absorção. Há uma série de exemplos de betalactâmicos que foram formulados em base oleosa para dar um efeito de depósito no local da injeção, permitindo, assim, aumento do intervalo de dosagens. No entanto, como esses medicamentos são rapidamente excretados do organismo, o pico de concentração plasmática é menor que o das formulações que não formam depósitos. Preparações de depósito só são eficazes contra os microrganismos altamente suscetíveis.

Existem poucas formulações injetáveis licenciadas para uso em pequenos animais; muitas preparações para uso humano disponíveis podem ser empregadas quando a utilização for indicada. Picos de concentrações plasmáticas são relativamente maiores se comparados com outras formulações. O intervalo entre doses deve ser reduzido quando se compara com as preparações orais e injetáveis.

Distribuição no Local de Infecção

A distribuição de medicamentos depende das características físico-químicas (Tabela 2.6).

Fluido Extracelular

O tratamento de infecções presentes no fluido extracelular (ECF, *extracellular fluid*) exige apenas a passagem do medicamento da corrente sanguínea para o fluido. Como a maioria dos medicamentos antibacterianos é formada por moléculas relativamente peque-

Tabela 2.5 – Recomendação para a ingestão oral de antibacterianos em relação à alimentação. Reproduzido de Gorman (1999) *Canine Medicine and Therapeutics*, *4th edn*, com permissão de Blackwell Science. Dados de estudos humanos exceto penicilinas e cloranfenicol (ver Watson, 1994)

Recomendação	Medicamentos ou grupo de medicamentos
Mais bem administrado com o estômago vazio	
A absorção do medicamento pode ser prejudicada pela presença de alimentos	Cefalosporinas
Restringir o alimento cerca de 1 a 2h antes e 1 a 2h depois da ingestão	Eritromicina (base livre)
	Estearato de eritromicina
	Lincomicina
	A maioria das penicilinas
	A maioria das sulfonamidas
	A maioria das tetraciclinas*
Mais bem administrado com alimentos	
A disponibilidade do medicamento é melhor ou os transtornos gastrintestinais	Doxiciclina**
são reduzidos quando ingerido com alimentos ou após uma refeição	Estolato de eritromicina
	Etilsuccinato de eritromicina
	Metronidazol
	Minociclina
	Nitrofurantoína
Nenhuma restrição necessária	
Pode ser administrado antes ou após a alimentação	Cloranfenicol
	Formulações com eritromicina entérica revestida
	Fluorquinolonas***

*   Evitar a ingestão de leite e alimentos ricos em cálcio. Antiácidos também podem reduzir a absorção.
** O alimento pode reduzir a irritação intestinal sem comprometer a absorção de modo significativo.
*** Antiácidos como o hidróxido de alumínio ou de magnésio reduzem a absorção; evitar essas combinações.

978-85-7241-841-6

Tabela 2.6 – Propriedades físico-químicas e efeitos na distribuição tecidual de antibacterianos. Reproduzido de Gorman (1999) *Canine Medicine and Therapeutics, 4th edn*, com permissão de Blackwell Science

Medicamentos hidrofílicos (polares) e pouco lipofílicos		Medicamentos com lipofilia moderada a alta			Moléculas muito lipofílicas com baixa ionização
Ácidos	*Bases*	*Ácidos fracos*	*Bases fracas*	*Anfotéricos*	
Betalactâmicos	**Polimixinas**	**Sulfonamidas**	**Diaminopirimidinas**	**Tetraciclinas**	**Fluorquinolonas**
Penicilinas	Polimixina B	Sulfadiazina	Baquiloprim	Clortetraciclinas	Danofloxacino
Ampicilina	Polimixina E (colistina)	Sulfadimetoxina	Ormetoprim	Oxitetraciclinas	Difloxacino
Amoxicilina		Sulfadoxina	Trimetoprim	Tetraciclinas	Enrofloxacino
Carbenicilina	**Aminoglicosídeos**	Sulfafurazol			Marbofloxacino
Isoxazolpenicilinas*	Amicacina	Sulfametazina	**Lincosamidas**		
Penicilinas G e V	Di-hidroestreptomicina	Sulfametoxazol	Clindamicina		
Piperacilina	Gentamicina	Sulfatiazol	Lincomicina		**Tetraciclinas lipofílicas**
Ticarcilina	Canamicina				Minociclina
Cefalosporinas	Neomicina				Doxiciclina
(todos os grupos)	Estreptomicina		**Macrolídeos**		
			Claritromicina		**Outros medicamentos**
Inibidores de betalactamase	Tobramicina		Azitromicina		Cloranfenicol
Clavulanato			Eritromicina		Florfenicol
	Espectinomicina		Espiramicina		Metronidazol
			Tilosina		Rifampicina
Não penetram facilmente as "barreiras naturais orgânicas", de modo que concentrações efetivas nem sempre são encontradas em fluido cefalorraquidiano, leite e outros fluidos transcelulares Concentrações adequadas podem ser encontradas nas articulações e nos fluidos pleural e peritonial, cujas barreiras são mais fáceis de serem transpostas (A penetração pode ser assistida pela inflamação aguda)		Cruza barreiras celulares com maior facilidade que as moléculas polares, atingindo fluidos transcelulares em maior grau Bases fracas serão íons aprisionados (concentrados) em fluidos que são mais ácidos que o plasma, por exemplo, fluido prostático, leite e fluido intracelular (se o medicamento for lipofílico o suficiente para penetrar; por exemplo, eritromicina) A penetração nos fluidos cefalorraquidiano e ocular é afetada pela ligação plasma-proteínas, bem como pela lipofilia; sulfonamidas e diaminopirimidinas penetram de forma mais eficaz que macrólideos, lincosamidas e tetraciclinas			Atravessam as barreiras celulares com grande facilidade Penetram em fluidos transcelulares difíceis como o fluido prostático e as secreções brônquicas Todos penetram em fluidos intracelulares Todos penetram no fluido cefalorraquidiano, exceto as tetraciclinas e a rifampicina

* Cloxacilina, oxacilina e flucloxacilina possuem elevada afinidade com o complexo plasma-proteínas (> 95%) em cães; doses maiores que as de humanos são necessárias.

nas, isso não representa um grande problema. Mesmo medicamentos com elevada afinidade por proteínas plasmáticas passam para o ECF através da ligação com proteínas do tecido ou exsudato inflamatório, mantendo, assim, o gradiente de concentração do medicamento livre. O principal fator limitante é o fornecimento de sangue para a área da infecção. Medidas auxiliares, como o debridamento cirúrgico, são essenciais para assegurar bom manejo das infecções que têm fraca irrigação sanguínea.

Existem alguns medicamentos que se ligam a determinados tecidos onde passam a ter elevada concentração. Exemplos incluem as tetraciclinas, que se ligam aos ossos, e os aminoglicosídeos, que se ligam aos tecidos renais. O forte tropismo desses medicamentos por componentes de determinados tecidos, no entanto, não representa grande vantagem, uma vez que o número de moléculas livres necessárias para interagir com as bactérias presentes nesses locais é menor. Alguns medicamentos parecem ter capacidade de se concentrar dentro de macrófagos e, portanto, atingem os locais de infecção quando as células inflamatórias são recrutadas para os tecidos infectados. Exemplos desses medicamentos incluem os macrolídeos e as fluorquinolonas, cujas concentrações celulares podem chegar a 20 a 30 vezes as encontradas no ECF.

Fluido Transcelular

Alguns locais de infecção do organismo não estão simplesmente no EFC, mas no chamado fluido transcelular orgânico. Nessas situações, o medicamento terá que atravessar as camadas de células epiteliais ou mesoteliais para alcançar o local da infecção. A penetração no fluido transcelular depende da lipossolubilidade do medicamento e da camada de revestimento representada pela barreira de células epiteliais/mesoteliais. A presença de inflamação altera a permeabilidade da barreira epitelial/mesotelial. Os fluidos transcelulares incluem (em ordem aproximada de dificuldade de penetração da barreira pelos medicamentos):

- Urina.
- Fluidos articular, peritoneal e pleural.
- Secreções biliares e gastrintestinais.
- Secreções brônquicas.
- Líquido prostático; leite.
- Fluido ocular; fluido cefalorraquidiano.

Apenas os medicamentos mais lipolíticos cruzam a barreira hematoencefálica e atingem o fluido ocular após a administração sistêmica. A distribuição para a urina e a bile é considerada em Excreção de Antibacterianos, adiante.

Leite e fluido prostático tendem a ser mais ácidos que o plasma, e medicamentos que são bases fracas se concentrarão nesses fluidos por meio de um processo

chamado captura. As moléculas lipofílicas inalteradas se difundem através da membrana epitelial secretória e, quando expostas ao pH mais baixo do fluido transcelular, tornam-se protonadas, modificando-se. Dessa forma, são impedidas de retornarem por meio de difusão e ficam retidas no fluido transcelular, alterando o gradiente de concentração e favorecendo a difusão de outras moléculas inalteradas para este compartimento.

A penetração de medicamentos nos fluidos pleural, peritoneal e articular é relativamente fácil, pois a junção das células mesoteliais nestas cavidades é frouxa. Muitos antibacterianos penetram nestes fluidos, a não ser que eles estejam ligados a proteínas plasmáticas.

Excreção de Antibacterianos

A Tabela 2.7 resume as vias metabólicas e de excreção dos antibacterianos mais comumente utilizados. Medicamentos que são excretados na sua forma inalterada pela urina ou pela bile são indicados para o tratamento de infecções do trato urinário e da via biliar.

Urina

É um exemplo especial de fluido transcelular. A excreção pela urina é a principal via de eliminação de medicamentos do organismo. Muitos medicamentos hidrofílicos são excretados inalterados pela urina e são ativos contra os uropatógenos. Os rins reabsorvem a maior parte da água filtrada pelos glomérulos. Se o medicamento é filtrado, mas não é reabsorvido de forma significativa, a proporção entre as taxas de concentração do medicamento na urina e no plasma será de 100 para 1 (por exemplo, aminoglicosídeos e tetraciclinas hidrossolúveis). Da mesma forma, medicamentos lipofílicos, que são reabsorvidos em grande parte, atingirão concentrações mais elevadas na urina que no plasma, dependendo do pH da urina (por exemplo, baquiloprim, sulfadoxina e macrolídeos). Em alguns casos, isso faz com que esses medicamentos sejam muito efetivos para o tratamento de infecções do trato urinário (como sulfonamidas potencializadas). Outros medicamentos são ativamente secretados pela urina e, se forem hidrofílicos e não reabsorvidos de forma significativa, podem estar presentes em taxas de concentração urina/plasma superiores a 300 para 1 (por exemplo, todas as penicilinas, muitas cefalosporinas e sulfonamidas de curta ação, como a sulfadiazina). Este fato torna esses medicamentos extremamente efetivos contra as infecções do trato urinário. As fluorquinolonas ocupam lugar intermediário, sendo ativamente secretadas e reabsorvidas de forma significativa, mas mantendo ainda uma concentração altamente efetiva na urina.

Bile

Certos medicamentos são ativamente secretados na bile como um meio de eliminação orgânica desses com-

978-85-7241-841-6

Tabela 2.7 – Importantes vias de excreção de antibacterianos. Reproduzido de Gorman (1999) Canine Medicine and Therapeutics, *4th edn*, com permissão de Blackwell Science

Metabolismo hepático importante para a eliminação do medicamento	Excreção urinária*		Excreção biliar do medicamento inalterado
	A excreção na urina do medicamento não modificado é uma via importante de eliminação		
Filtração e reabsorção boa ou razoável	*Filtração e pouca ou nenhuma reabsorção*	*Filtração mais secreção ativa no túbulo proximal contorcido*	*Secretado na bile e geralmente na via circulação enteroepática*
Cloranfenicol Florfenicol Diaminopirimidinas (especilamente em urina alcalina); por exemplo, baquiloprim, ormetoprim, trimetoprim Lincosamidas Macrolídeos (especialmente em urina alcalina) Metronidazol Sulfonamidas (especialmente em urina ácida); por exemplo, sulfadimetoxina, sulfadoxina Tetraciclinas; por exemplo, doxiciclina, minociclina	Aminoglicosídeos Polimixinas Tetraciclinas; por exemplo, oxitetraciclina, tetraciclina	Cefalosporinas (a maioria) Fluorquinolonas Penicilinas (o grupo todo) Sulfonamidas (medicamentos de curta ação); por exemplo, sulfadiazina, sulfadimidina, sulfafurazol, sulfametoxazol, sulfatiazol	Cefoperazona Cloranfenicol** Fluorquinolonas Lincosamidas Macrolídeos Rifampicina Tetraciclinas (exceto minociclina)

* Certos medicamentos que são reabsorvidos após a filtração podem atingir concentrações urinárias adequadas para o tratamento de infecções urinárias (por exemplo, trimetoprim e baquiloprim).

** Glicuronídeos de cloranfenicol podem ser hidrolizados no intestino e o medicamento ativo é absorvido no local.

978-85-7241-841-6

postos. Em alguns casos, esses medicamentos sofrem alterações metabólicas (são conjugadas), tornando-as hidrossolúveis; mas esta conjugação pode ser quebrada no intestino, liberando o medicamento na sua forma ativa, que pode, então, ser reabsorvido pela circulação do sistema porta. Este processo é conhecido como reciclagem enteroepática e pode ocorrer com cloranfenicol, macrolídeos, lincosamidas e tetraciclinas hidrossolúveis. Outros medicamentos excretados pela bile incluem fluorquinolonas, aminopenicilinas e algumas cefalosporinas (cefoperazona em particular).

Regime de Doses

Medicamentos Bacteriostáticos

Parece razoável que ao conceber um regime de doses para medicamentos bacteriostáticos mantenha-se uma concentração do medicamento no local da infecção acima da MIC, durante todo o intervalo entre doses. Isso impediria a multiplicação das bactérias antes da próxima dose. No entanto, esta premissa é uma simplificação da situação *in vivo*, pois os medicamentos têm efeitos mesmo em concentrações inferiores à MIC,

o que poderia ajudar o hospedeiro a eliminar a infecção. De qualquer modo, este conceito é aplicado quando se estabelece um protocolo de doses para uso clínico de antimicrobianos.

Medicamentos Bactericidas

Um regime de doses para uso de medicamentos bactericidas é mais complexo e pode ser dividido de acordo com os dois grupos distintos pelos quais ocorre a morte bacteriana:

* Tempo-dependente: este grupo de medicamentos é essencialmente bacteriostático. Eles promovem a morte bacteriana quando um limiar de concentração é alcançado e mantido durante todo o intervalo entre doses. Quanto mais tempo as bactérias forem expostas a este limiar concentração, eficaz será a medicação. O aumento da concentração muito acima dos limites não representa vantagem terapêutica. Medicamentos que atuam dessa maneira incluem os betalactâmicos (penicilinas e cefalosporinas).
* Concentração-dependente: quanto maior a concentração desses medicamentos aos quais as bactérias estiverem expostas, mais efetiva será a resposta ao tratamento.

978-85-7241-841-6

Certas vantagens podem ser obtidas pelo uso de concentrações mais elevadas por curtos períodos, em vez de tentar manter a concentração do medicamento acima de certo limite por todo o intervalo entre doses. Esses medicamentos são conhecidos por produzirem marcado "efeito pós-antibacteriano". Exemplos de medicamentos que atuam dessa maneira incluem os aminoglicosídeos e, de certa forma, as fluorquinolonas. Regimes de dose em pulso desses medicamentos podem ser utilizados com sucesso em diversas situações clínicas.

Inibidores da Ação dos Antibacterianos

O ideal, na escolha de um antibacteriano, é observar os dados de MIC em resultados de testes de sensibilidade *in vitro* e considerar os aspectos relacionados à farmacocinética e à concentração do medicamento no local da infecção. Entretanto, existem outros fatores que podem influenciar a ação de certos antimicrobianos no local de infecção e prejudicar o tratamento. Exemplos desses fatores incluem:

- Material purulento, que se liga e inativa determinados medicamentos, como as sulfonamidas e os aminoglicosídeos. A drenagem do material purulento será essencial na terapia antibacteriana em muitas situações.
- Baixo pH e tensão de oxigênio podem inibir a atividade de diversos antibacterianos. A ação letal dos betalactâmicos depende da atividade de uma enzima autolítica na bactéria, cuja ação pode ser alterada em condições de acidez. Um pH baixo também reduz substancialmente a atividade de aminoglicosídeos, eritromicina e fluorquinolonas.
- Um corpo estranho no local de infecção reduz a possibilidade de sucesso de uma terapia antibacteriana.

Todos esses fatores mostram que a terapia antibacteriana é apenas um elemento do tratamento de infecções bacterianas. Considerações sobre a drenagem e o debridamento do local infectado favorecem a ação do medicamento e são de grande importância.

Efeitos Adversos

O fator final a ser considerado na escolha de um medicamento é saber se este prejudicará o paciente ou a pessoa responsável pelo tratamento. Um sumário contendo os efeitos tóxicos dos antibacterianos é apresentado na Tabela 2.8. Muito desses efeitos dependem do estado fisiológico do animal e do uso concomitante de outros medicamentos, e algumas espécies ou raças podem ser mais suscetíveis. O significado do potencial tóxico pode, portanto, apenas ser avaliado individualmente. A gravidade da infecção e da eficácia das alternativas menos tóxicas como opções do tratamento

são fatores importantes a serem considerados. Existem muitos medicamentos que devem ser evitados em função da sua toxicidade orgânica ou devido à sua via de eliminação, particularmente nos animais com insuficiência hepática ou renal. As recomendações sobre quais medicamentos devem ser evitados em animais com doença renal e hepática e a lista com medicamentos seguros estão apresentadas nas Tabelas 2.9 e 2.10. Embora essas listas sejam úteis, elas não se aplicam em todas as circunstâncias.

Evitar as Reações Adversas

Muitos efeitos tóxicos, em especial aqueles que afetam o sistema cardiovascular e a função neuromuscular, são agudos e associados à concentração do medicamento, sendo observados apenas nos casos de injeção intravenosa em *bolus*. Entretanto, elas podem ser evitadas pela administração lenta do medicamento ou pela escolha de outra via de administração.

A combinação de medicamentos pode aumentar o risco de toxicidade em especial interações farmacodinâmicas, devendo ser evitada sempre que possível. Se não for possível evitar a combinação de medicamentos, deve-se ter o cuidado de verificar as prováveis interações entre eles. Existem muitos exemplos dessas interações, e o leitor deverá consultar uma fonte apropriada, como o *BSAVA Small Animal Formulary*. Os seguintes exemplos ilustram as possibilidades de interações medicamentosas:

- O bloqueio das junções neuromusculares será potencializado se o animal estiver anestesiado ou recuperando-se da anestesia.
- Furosemida é ototóxica e, se for combinada com os aminoglicosídeos, o risco de ototoxicidade aumentará.
- Furosemida tende a causar desidratação, aumentando a nefrotoxicidade de medicamentos como os aminoglicosídeos.
- As sulfonamidas e os seus metabólitos precipitam-se na urina quando esta está ácida e não devem ser utilizados em animais com dietas acidificantes ou que estejam recebendo medicamentos acidificantes de urina.

Considerações Farmacodinâmicas

Alguns efeitos adversos dos antibacterianos ocorrem devido à interação entre medicamentos. Por exemplo, o cloranfenicol é um inibidor irreversível do sistema citocromo P_{450} hepático, responsável pela metabolização de barbitúricos, fenitoína, anticoagulantes (varfarina) e de medicamentos hipoglicêmicos. O uso de cloranfenicol em pacientes que recebem essas medicações terapêuticas deve ser evitado. O efeito inibitório do cloranfenicol na eliminação dos barbitúricos pode ser detectado por até três semanas após o uso de uma única dose, em razão do mecanismo de ação irreversível. A eritromicina também é um potente inibidor da enzima citocromo

Tabela 2.8 – Sumário das reações adversas potenciais aos antibacterianos

Medicamentos	Reações adversas	Comentários
Acetamidas	Supressão de medula óssea	A anemia é irreversível nos gatos (comparado aos seres humanos)
(por exemplo, cloranfenicol e	Muitas interações com outros	Deprime o metabolismo hepático de outros medicamentos
florfenicol)	Medicamentos Cardiotóxicos	Deprime a musculatura cardíaca, com efeito vasodilatador
Aminoglicosídeos	Neurotóxicos	Os nervos vestibular e coclear são afetados em graus variáveis
(por exemplo, gentamicina	Nefrotóxicos	A concentração nas células tubulares proximais produz efeito
e amicacina)		tóxico direto
	Cardiotóxicos	Deprime a musculatura cardíaca, com efeito vasodilatador (ver *nota 3*)
	Bloqueio neuromuscular	Ver *nota 2*
Cefalosporinas	Nefrotóxicas	Especialmente a cefaloridina e a cefalotina
	Distúrbios de coagulação	Especialmente aquelas excretadas pela bile (por exemplo, cefoperazona)
	Irritação no local da aplicação	Por exemplo, cefalotina
	Efeitos profundos na	Ver *nota 1*
	microbiota entérica	
Fluorquinolonas	Danos para as cartilagens	Ver efeitos em animais jovens
	articulares	
	Neurotóxicos	Cuidado nos casos de epilepsia
Lincosamidas	Bloqueio neuromuscular	Ver *nota 2*
	Cardiodepressivos	
	Efeitos profundos na	
	microbiota entérica	
Macrolídeos	Alterações da microbiota	Ver *nota 1*. A eritromicina também possui efeito
(por exemplo, eritromicina)	entérica	na motilidade intestinal
	Irritação no local da aplicação	
	Muitas interações com	Deprime o metabolismo hepático de outros medicamentos
	outros medicamentos	(particularmente da eritromicina)
Nitroimidazóis	Neurotóxicos	Reportado em seres humanos, mas com suspeitas em cães
	Teratogênicos	
Penicilinas	Imunoalergênicas	Sensibilidade cruzada entre todas as penicilinas
	Efeitos profundos na	Ver *nota 1*
	microbiota entérica	
Polimixinas	Irritação no local de aplicação	Observado com os sulfatos, mas não com os sulfonados
	Bloqueio neuromuscular	Ver *nota 2*
	Nefrotóxicas	
Rifamicinas	Teratogênicas	
Sulfonamidas potencializadas	Imunoalergênicas	Manifesta-se como ceratoconjuntivite seca, discrasia sanguínea
(por exemplo, trimetoprim,		imunomediada, poliartrite imunomediada, reações
baquiloprim combinado com		cutâneas ao medicamento etc.
sulfadimidina e sulfametoxazol)	Deficiências de ácido fólico	Observada em gatos após muitas semanas de uso
	Depressão da síntese de tiroxina	Baixa da concentração de tiroxina após apenas 4 semanas de uso
	Cristalúria	A urina ácida favorece a formação de cristais. Pode piorar doença
		renal preexistente
	Cardiotóxicas	Ver *nota 3*
	Irritação no local de aplicação	Especificamente os sais de sódio
Tetraciclinas	Cardiotóxicas	Deprime a musculatura cardíaca, com efeito vasodilatador, ver *nota 3*
(por exemplo, oxitetraciclinas	Hepatotóxicas	A hepatotoxicicidade ocorre somente em altas doses
e doxiciclinas)	Nefrotóxicas	A nefrotoxicidade pode estar associada à presença de impurezas em
		preparações velhas
	Bloqueio neuromuscular	Em decorrência da habilidade de se ligar ao cálcio, ver *nota 2*
	Teratogênicas	Manchas nos dentes (relatadas apenas em seres humanos)
	Irritação no local de aplicação	
	Alteração de microbiota entérica	

Notas:

1. Muitos antibacterianos alteram a microbiota entérica e causam diarreia. Apenas aqueles que têm efeitos gastrintestinais acentuados foram citados. Aqueles que têm efeitos menos prejudiciais no protetor da microbiota entérica normal incluem as fluorquinolonas e as sulfonamidas potencializadas.

2. Os antibacterianos com propriedades de causar bloqueio neuromuscular causam reações adversas com maior frequência após administração parenteral ou se forem combinados com anestésicos ou outros bloqueadores tóxicos da junção neuromuscular.

3. Os efeitos cardiotóxicos dos antibacterianos são mais frequentemente observados após administração intravenosa.

978-85-7241-841-6

Tabela 2.9 – Recomendações para o uso sistêmico de antibacterianos em cães e gatos com insuficiência renal. Reproduzido de Gorman (1999) *Canine Medicine and Therapeutics, 4th edn*, com permissão de Blackwell Science. Ver Watson (1994) para futuras discussões

Recomendação	Medicamentos ou grupo de medicamentos
Provavelmente seguro Não é necessário um ajuste de dose, pois a excreção renal não é a principal forma de excreção ou o medicamento possui altos índices terapêuticos	Cloranfenicol Clindamicina Doxiciclina Macrolídeos Penicilinas (incluindo clavulanato)* Cefalosporinas (a maioria)
Considerar a necessidade de ajuste da dosagem Em insuficiência grave ou moderada com base na concentração de creatinina no plasma (ver Trepanier e Elliott 1998 para futuras discussões)	Fluorquinolonas Lincomicina Sulfonamida Sulfonamida-trimetoprim
Perigosos, evitar se possível O acúmulo do medicamento ou de seus metabólitos pode aumentar os efeitos colaterais ou a toxicidade não renal	Nitrofurantoína Tetraciclina** (exceto doxiciclina)
Nefrotóxicos, evitar Medicamentos que exacerbarão os danos renais	Aminoglicosídeos

* Sais de sódio ou potássio desses agentes podem causar anormalidades eletrolíticas.
** Existem alguns relatos de nefrotoxicidade das tetraciclinas, provavelmente em razão das impurezas em produtos com a validade vencida ou estocados de forma inadequada.

978-85-7241-841-6

P_{450}, e interações fatais têm sido documentadas na medicina humana em pacientes que ingeriram terfenadina (um anti-histamínico). Em geral, exemplos bem documentados de interações farmacocinéticas entre medicamentos na medicina veterinária são raros e frequentemente os dados são extrapolados da medicina humana, podendo ou não ter alguma relevância nas espécies animais.

Seleção de Populações de Bactérias Resistentes

Sempre que se utiliza um antibacteriano no tratamento de infecções, uma pressão de seleção será exercida sobre a população de bactérias expostas, selecionando as bactérias com capacidade de sobreviver na presença do medicamento. Os genes que conferem resistência costumam ser encontrados na população bacteriana, mas em níveis muito baixos. Normalmente, quando a exposição ao medicamento cessa, as bactérias que possuem esses genes voltam a multiplicar-se. Se os antibacterianos forem utilizados continuamente em um ambiente com grande número de animais doentes ou pessoas em contato próximo, a resistência pode ser transferida mais rapidamente entre diferentes espécies bacterianas. Unidades de terapia intensiva em hospitais humanos são bons exemplos de como o processo de seleção de microrganismos resistentes ocorre.

Animais de pequeno porte hospitalizados podem apresentar algumas similaridades com populações animais, embora a duração da internação, bem como a intensidade e a duração do tratamento possam ser menores na clínica

veterinária. Entretanto, a proximidade entre as pessoas e seus animais de estimação e a tendência das bactérias passarem de um hospedeiro para outro são fatores importantes. Dessa forma, recomenda-se cuidadosa seleção de medicamentos para o tratamento de infecções com potencial zoonótico, evitando-se, assim, a transferência de resistência para a população bacteriana humana.

Antivirais

De todos os microrganismos que causam doenças em cães e gatos, os vírus são os mais difíceis de serem tratados sem causar danos aos pacientes. As razões para isso são:

- Vírus são parasitas intracelulares obrigatórios e a sua replicação depende primariamente do processo de síntese mediado pela célula do hospedeiro.
- Em muitas infecções virais, o pico de replicação viral antecede o início das manifestações clínicas.

Muitos medicamentos antivirais atualmente disponíveis são drogas com baixo índice terapêutico e que devem ser utilizadas com muita cautela. A medicina humana está constantemente buscando novos princípios capazes de inibir funções específicas dos vírus. A área da medicina veterinária em que os antivirais são empregados com maior frequência é a oftalmologia, para tratamento das infecções pelo herpesvírus felino (FHV, *feline herpesvirus*).

Existem muitos passos da replicação viral que são locais potenciais para a atuação de medicamentos. Eles estão listados na Tabela 2.11, com alguns exemplos.

Medicamentos Anti-herpes

Todos os medicamentos anti-herpes disponíveis atualmente para uso em seres humanos são análogos de nucleotídeos que inibem a atividade da enzima de polimerase do ácido desoxirribonucleico (DNA, *deoxyribonucleic acid*). Duas delas têm sido utilizadas na medicina veterinária.

Aciclovir

É um derivado de guanosina acíclica, que é ativada após a fosforilação por quinases tiamidinas específicas do vírus. O medicamento ativo se acumula somente no interior das células infectadas. O aciclovir fosforilado inibe a replicação viral por competir com a enzima DNA-polimerase pelo local de ligação. Se esse mecanismo falhar, o medicamento é incorporado ao DNA viral, na cadeia terminal. Esse medicamento está disponível em formulações para usos intravenoso, oral e tópico, sendo esta última formulação utilizada na medicina veterinária para o tratamento de conjuntivite e ceratite causada pelo FHV. Existem algumas evidências *in vitro* de que o aciclovir não seja muito efetivo contra o FHV. Efeitos adversos após a administração sistêmica foram descritos na medicina humana, mas são relativamente raros.

Trifluridina

É um nucleosídeo de pirimidina fluorinada. É fosforilada dentro da célula pelas enzimas do hospedeiro, produzindo a forma ativa que compete com o trifosfato de tiamina para incorporação no DNA viral. Por ser ativada pelas enzimas do hospedeiro, esse medicamento não possui especificidade por células infectadas, sendo muito mais tóxica para uso por vias que não sejam a administração tópica no local de infecção. Os colírios podem ser obtidos (somente por farmacêuticos) em concentrações de 1% de trifluridina.

Medicamentos Antirretrovirais

Ao longo dos últimos anos, vários medicamentos com atividade antirretroviral foram lançados na linha humana para o tratamento de infecções pelo vírus da imunodeficiência humana (HIV, *human immunodeficiency virus*). A medicina veterinária participou da fase inicial de análise da eficácia desses medicamentos no tratamento de gatos infectados pelo vírus da imunodeficiência felina (FIV, *feline immunodeficiency virus*).

Zidovudina

A zidovudina (anteriormente conhecida como azidotimidina, AZT) é o principal medicamento utilizado para o tratamento de gatos infectados pelo FIV e que apresentam sinais de imunodeficiência. A forma ativa desse medicamento é um inibidor competitivo da transcriptase reversa. Em seres humanos, a principal via

Tabela 2.10 – Recomendações para o uso sistêmico de antibacterianos em cães e gatos com insuficiência hepática. Reproduzido de Gorman (1999) *Canine Medicine and Therapeutics, 4th edn*, com permissão de Blackwell Science. Ver Watson (1994) para mais detalhes. Existem poucos estudos dos efeitos da falência hepática na cinética antibacteriana e efeitos adversos. Os dados foram concluídos de conhecimentos adquiridos na medicina humana

Recomendação	Medicamentos ou grupo de medicamentos
Provavelmente seguro	
Medicamentos que não considerados hepatotóxicos e que são excretados por via renal, sem efeito acumulativo	Aminoglicosídeos Cefalosporinas Penicilinas
Recomendação de uso cauteloso	
Medicamentos metabolizados pelo fígado e que *podem* acumular e atingir níveis tóxicos nas hepatopatias	Cloranfenicol*,** Lincosamidas Macrolídeos Metronidazol Sulfonamidas Tetraciclinas
Potencialmente tóxico	
Medicamentos que podem causar danos hepáticos	Clortetraciclina Eritromicina estolato* Rifampicina* Sulfonamida-trimetoprim

* Estes podem afetar o metabolismo de outros medicamentos pelo fígado (cloranfenicol e eritromicina são inibidores de enzimas e a rifampicina é um indutor enzimático).
** Deve ser evitado em gatos com doença hepática devido à toxicidade para a medula óssea nesta espécie.

de eliminação do medicamento é a metabolização hepática na forma de um derivado inativo de glicoronídeo. A relativa incompatibilidade dos gatos aos glicoronídeos pode afetar a farmacocinética do medicamento. A interação com outros medicamentos que necessitam de metabolização hepática ou que alterem a atividade enzimática do fígado pode ocorrer. Esses fatores podem afetar a eficácia e a segurança desses medicamentos para os gatos. Efeitos adversos reportados em gatos incluem depleção de medula óssea causando anemia e neutropenia, e hepatotoxicidade.

O índice terapêutico da zidovudina deve ser considerado muito restrito e o seu uso deve ser tão cauteloso quanto o de medicamentos antineoplásicos (quimioterápicos). Ela não é capaz de eliminar a infecção, mas pode atenuar os seus efeitos a curto ou médio prazo.

Outros Medicamentos Antirretrovirais

A zalcitabina (também conhecida como didesoxicitidina [ddc]) e a didanosina (também conhecida como didesoxinosina [ddi]) são nucleosídeos análogos que funcionam de modo similar à zidovudina. Inibidores não-nucleosídeos da transcriptase reversa incluem a lamuvidina e a estavudina. Nenhum desses medicamentos foi testado na clínica e a utilização empírica deve ser evitada.

Tabela 2.11 – Passos da replicação viral que são locais potenciais para a atuação de medicamentos, com exemplos

Passos da replicação viral	Exemplos
1. Adsorção e penetração nas células suscetíveis	Gamaglobulinas (pelo bloqueio esteárico)
2. Liberação do ácido nucleico viral	Amantadina inibe a liberação do ácido ribonucleico viral do vírus de *influenza* A
3. Síntese de proteínas precursoras regulatórias	Nenhum medicamento foi desenvolvido para atuar neste estágio
4. Síntese de ácido nucleico	Análogos de purina e pirimidina, por exemplo, didesoxinosina, didesoxicitidina Inibidores da transcriptase reversa, por exemplo, azidotimidina
5. Síntese de proteínas tardias estruturais	Nenhum medicamento foi desenvolvido para atuar neste estágio
6. Montagem (maturação) das partículas virais	Rifampicina
7. Liberação das partículas virais da célula	Nenhum medicamento foi desenvolvido para atuar neste estágio

978-85-7241-841-6

Antifúngicos

Se comparados aos medicamentos antibacterianos, os antifúngicos tendem a ser mais tóxicos para os animais em tratamento, pois as células fúngicas são eucariontes e possuem muitas características biológicas semelhantes às células de mamíferos.

Felizmente, muitas das infecções fúngicas encontradas no Reino Unido são tratadas por terapias tópicas, e a exposição sistêmica de animais a muitos desses medicamentos não se faz necessária. A recente introdução de antifúngicos azóis relativamente não tóxicos para uso oral revolucionou o tratamento de infecções fúngicas sistêmicas. O modo de ação dos medicamentos antifúngicos disponíveis atualmente está resumido na Tabela 2.2.

Classificação Terapêutica dos Medicamentos Antifúngicos

As principais infecções fúngicas que os profissionais enfrentam nas clínicas veterinárias no Reino Unido incluem dermatofitoses, aspergilose nasal e infecções por leveduras (candidíase, criptococose e infecções por *Malassezia pachydermatis*). O tratamento específico dessas infecções será discutido em outros capítulos deste livro. A Tabela 2.12 ilustra o espectro de ação, as vias de administração e as indicações clínicas dos antifúngicos disponíveis atualmente. Os antifúngicos podem ser divididos de acordo com o seu uso, por via tópica para tratamento de diversos locais da superfície corpórea e que são muito tóxicos para uso sistêmico; e os que são seguros o suficiente para uso sistêmico e que podem ser empregados para o tratamento de infecções generalizadas, embora exijam cautela em muitos casos.

Antifúngicos de Uso Sistêmico

Ao selecionar um medicamento, é importante considerar a necessidade de que este atinja uma concentração adequada no local da infecção sem causar prejuízo ao paciente, se administrado pela via proposta e na dose correta. A Tabela 2.13 resume os pontos importantes relacionados à farmacocinética e à toxicidade desses medicamentos. Convém notar que a versão mais recente dos triazóis (em especial o itraconazol e o

Tabela 2.12 – Vias de administração, espectro de ação e indicações clínicas de medicamentos antifúngicos

Grupo de medicamentos	Exemplos	Via de administração	Espectro de ação e indicação clínica principal
Polienos	Anfotericina B	Parenteral ou oral (infecções do trato gastrintestinal); pode ser usado topicamente	Espectro muito amplo; utilizada para o tratamento de micoses sistêmicas
	Nistatina	Apenas uso tópico	Amplo espectro, utilizada em preparações otológicas
Azóis	Clotrimazol Enilconazol	Apenas uso tópico	Amplo espectro; utilizado no tratamento de dermatofitose, candidíase, infecções por *Malassezia* e aspergilose
	Fluconazol Itraconazol Cetoconazol	Oral (todas) ou intravenosa (fluconazol) Pode ser usado topicamente	Amplo espectro; itraconazol e fluconazol são preferidos quando comparados ao cetoconazol. O itraconazol é utilizado para dermatofitose refratária; o fluconazol é administrado para tratar meningite por criptococos em seres humanos
Griseofulvina	–	Apenas via oral (inativo se aplicado topicamente)	Apenas para os dermatófitos (todos)
Flucitosina	–	Parenteral (preparação oral disponível apenas nas bases de Bell e Croydon)	Espectro restrito (leveduras, criptococoses e candidíases). Sinérgica com anfotericina
Alilaminas	Terbinafina	Oral	Espectro restrito; dermatofitose, particularmente para onicomicose em medicina humana

Tabela 2.13 – Farmacocinética e efeitos adversos de antifúngicos de uso sistêmico

Medicamento	Biodisponibilidade oral	Distribuição e via de eliminação	Interações medicamentosas	Reações adversas

Anfotericina B	Baixa; utilizada por via oral para o tratamento de infecções do trato gastrintestinal	Uma ligação forte com proteínas plasmáticas impede a entrada no fluido cefalorraquidiano
		
		A maior parte da dose administrada é metabolizada pelo fígado, mas pequena parcela pode ser excretada sem modificação na urina
			Outros medicamentos nefrotóxicos
			  Aminoglicosídeos
			  Ciclosporina
			
			Hipocalemia* que pode aumentar a toxicidade da digoxina
			
			O uso concomitante de diuréticos pode aumentar os riscos de hipocalemia
				Toxicidade renal ocorre com frequência durante o tratamento, mas é reversível quando diagnosticada; Acidose tubular renal e perda de potássio e magnésio podem ocorrer. A suplementação com sódio pode reduzir a toxicidade
				A toxicidade aguda associada à infusão do medicamento inclui hipotensão, febre, vômito, mal-estar e depressão. Arritmia cardíaca pode se desenvolver durante a infusão, e tromboflebite podem acontecer

Fluconazol	Excelente; não é afetado pelos antiácidos	O mais efetivo de todos os azóis em penetrar no fluido cefalorraquidiano; a administração por via intravenosa facilita isto Eliminado por excreção renal	Inibem as enzimas hepáticas microssomais dependentes do citocromo P_{450} (o menos efetivo de todos os azóis). Evitar o uso concomitante de medicamentos mencionados no campo referente a cetoconazol e itraconazol	O menos tóxico de todos os azóis A hepatotoxicidade e a teratogenicidade são problemas potenciais
Itraconazol e cetoconazol	Variável; antiácidos, adsorventes e medicamentos para cicatrização de úlceras inibem a absorção (ambiente ácido é necessário para dissolução perfeita desses compostos que são pouco hidrossolúveis)	Baixa penetração no fluido cefalorraquidiano Eliminado por metabolismo hepático	Inibe as enzimas hepáticas microssomais dependentes do citocromo P_{450} (cetoconazol mais que itraconazol). Dados em cães e gatos são escassos, mas anti-histamínicos, ciclosporina, cisaprida e varfarina devem ser evitados	Hepatotoxicidade e teratogenicidade Inibe a síntese de esteroides gonadais e da adrenal (apenas o cetoconazol em doses terapêuticas), causando infertilidade e outras anormalidades endócrinas
Griseofulvina	Variável; a absorção é melhorada se administrada com alimentos gordurosos	Depositado na pele recém-formada, onde se liga à queratina Eliminado por metabolismo hepático	Medicamentos antiepiléticos aumentam a taxa de metabolismo hepático da griseofulvina e vice-versa. Griseofulvina também aumenta a taxa de metabolismo dos anticoagulantes	Teratogênico Supressão de medula óssea (em gatos positivos para o vírus da imunodeficiência felina) Hepatotoxicidade Raças puras de gatos podem ser mais suscetíveis aos efeitos tóxicos
Flucitosina	Bem absorvida	Baixa ligação com proteínas plasmáticas; penetra com facilidade em todos os compartimentos fluidos, incluindo o fluido cefalorraquidiano A excreção depende da taxa de filtração glomerular	Não relatado	Parte da dose oral é convertida pela microbiota intestinal em 5-fluorouracil (citotóxico), acarretando efeito tóxico para a medula óssea O uso requer cautela pelo risco de comprometimento renal

* O efeito colateral é menos frequente em cães e gatos do que em seres humanos.

Quimioterapia com Antimicrobianos e Antiparasitários

fluconazol) inclui antifúngicos de amplo espectro, relativamente atóxicos e ativos após administração oral.

Antiparasitários

Endoparasiticidas

Em adição ao que já foi descrito anteriormente para os medicamentos antibacterianos, é necessário ter conhecimento sobre o ciclo de vida do parasita para o tratamento efetivo das infecções parasitárias. Diferentes estágios de vida de um mesmo parasita podem apresentar variações quanto à suscetibilidade aos medicamentos. O modo de ação dos diferentes antiparasitários utilizados na clínica de cães e gatos está representado na Tabela 2.3.

Espectro de Ação e Farmacocinética

A Tabela 2.14 apresenta o espectro de ação dos endoparasiticidas mais comumente utilizados. Em alguns casos, a eficácia contra formas de parasitas não entéricos (larvas encistadas, larvas migratórias, vermes do coração ou do pulmão) requer um intervalo de doses diferenciado ou um tratamento mais prolongado que os tratamentos padronizados contra os parasitas intestinais. Diclorofen, niclosamida e nitroscanato são fraca-

mente absorvidos pelo trato entérico após a administração oral. A absorção do pirantel depende da formulação utilizada. Ivermectina, levamisol, piperazina e praziquantel são rapidamente absorvidos no intestino. Os benzoimidazóis são absorvidos lentamente por extensões limitadas devido à sua baixa solubilidade em água, embora a taxa de absorção em cães e gatos seja maior que a dos ruminantes, suínos e equinos. Como os benzoimidazóis matam os helmintos por privação de glicose, o uso prolongado é necessário e a repetição de doses por muitos dias pode ser exigida, dependendo da taxa metabólica do parasita em questão.

Dentre os medicamentos que são efetivos contra os vermes redondos, os benzoimidazóis são efetivos contra todos os estágios de vida do parasita (por exemplo, ovos, larvas e adultos). Levamisol e ivermectina possuem atividade contra os adultos e muitos outros estágios da larva dos nematoides. O pirantel é ativo contra as formas de larvas e adultos dos nematoides, mas não atua contra as larvas encistadas ou migratórias. Os parasitas adultos são muito mais suscetíveis à ação da piperazina se comparados aos estágios mais jovens; as larvas alojadas no lúmen são parcialmente eliminadas após uma única dose do medicamento. Consequentemente, protocolos com repetição frequente de doses são importantes para a efetividade do uso de produtos que contenham a piperazina.

978-85-7241-841-6

Tabela 2.14 – Espectro de ação dos endoparasiticidas utilizados em cães e gatos

	Cestoides			Nematoides					
Medicamento	**Echinococcus**	**Taenia**	**Dipylidium**	**Toxocara/ Toxascaris**	**Larvas de Toxocara encistadas**[a]	**Vermes curvos Uncinaria**	**Vermes filiformes Trichuris**	**Vermes do pulmão Filaroides e Aelurostrongylus**	**Vermes do coração**[b] **Angiostrongylus**
Diclorofen	–	+	+	–	–	–	–	–	–
Febental	–	+	–	+	–	+	+	–	–
Fembendazol	–	+	–	+	+	+	+	+	+[c]
Levamisol[d]	–	–	–	+	–	+	–	+	+
Mebendazol	+[e]	+	–	+	–	+	+	–	–
Niclosamida[d]	+/–	+	+	–	–	–	–	–	–
Nitroscanato[f]	+/–	+	+	+	–	+	–	–	–
Pirantel	–	–	–	+	–	+	–	–	–
Piperazina	–	–	–	+	–	+	–	–	–
Praziquantel	+[g]	+	+	–	–	–	–	–	–
Selamectina	–	–	–	+	+[h,c]	+	+	–	+

+ = os dados apontam eficácia ou, se o medicamento não estiver licenciado para uso em cães e gatos, os dados de literatura sugerem a eficácia; – = os dados apontam ausência de eficácia ou os dados na literatura sugerem eficácia; +/– = eficácia limitada.

[a]Utilizado para impedir a transmissão materna para a ninhada.

[b]O tratamento e a prevenção da *Dirofilaria immitis* envolve o uso de medicamentos que não são, em sua maioria, licenciados para cães no Reino Unido. Ver Capítulo 7 para mais informações sobre o tratamento.

[c]Não existe recomendação de uso, mas a literatura sugere a sua eficácia.

[d]Não está licenciado para uso em cães e gatos no Reino Unido.

[e]Ativo apenas contra *Echinococcus granulosus granulosus*.

[f]Não é indicado para uso em gatos.

[g]Efetivo contra *Echinococcus granulosus granulosus* e *E. multilocularis*.

[h]Tratamento das fêmeas durante a gestação (última dose 10 dias antes do parto) e a lactação (primeira dose 10 dias após o parto) é efetivo para prevenir a infestação por *Toxocara canis* nos períodos perinatal e de amamentação.

Toxicidade

A maioria dos anti-helmínticos para uso em cães e gatos possui boa margem de segurança. Em alguns casos, isso ocorre em razão da baixa absorção intestinal, sendo limitadas as chances de intoxicação após a administração oral (por exemplo, diclorofen e niclosamida). Os benzoimidazóis possuem amplo índice terapêutico. Os primeiros compostos desse grupo possuíam alguns efeitos teratogênicos, mas o mebendazol e o fembendazol já foram extensivamente testados em fêmeas prenhes, incluindo as da espécie canina, e não mostraram efeitos nocivos, mesmo em doses que excedem largamente os recomendados na bula. Do mesmo modo, o praziquantel é seguro em doses 20 a 40 vezes maiores que as recomendadas, mesmo quando administrado em fêmeas prenhes. Atenção maior se faz necessária na administração para filhotes de cães e gatos, pois um erro no cálculo da dose pode causar sinais de intoxicação.

A única contraindicação da piperazina é para o tratamento de infestações maciças por ascarídeos. Como o medicamento causa a morte rápida dos vermes adultos, uma obstrução ou até uma ruptura intestinal pode ocorrer quando grande massa de parasitas é expelida para o intestino simultaneamente. Nessas situações, os benzoimidazóis são preferidos, porque seu efeito parasiticida é mais prolongado e a expulsão dos vermes mortos se dá por período mais extenso.

O levamisol deve ser considerado um medicamento com índice terapêutico relativamente mais restrito, principalmente se comparado a outros medicamentos anti-helmínticos como os benzoimidazóis. Esse medicamento é colinomimético. Os sinais de toxicidade ao levamisol são uma mistura de superestimulação dos sistemas simpático e parasimpático e incluem salivação, defecação, dificuldade respiratória e arritmias cardíacas. Cães e gatos toleram o levamisol muito melhor se este for administrado por via oral em vez da via intravenosa. Combinações de organofosfatos e pirantel com levamisol não são aconselháveis porque esses medicamentos, teoricamente, podem ter efeitos tóxicos aditivos ou mesmo sinérgicos.

A ivermectina não é licenciada para uso em cães ou gatos no Reino Unido. Nos Estados Unidos, esse medicamento é utilizado rotineiramente como medida preventiva para os vermes do coração, e a dose de 0,006 a 0,012mg/kg é fornecida mensalmente. Não existem evidências de toxicidade associada a esta dosagem baixa. Sinais de toxicidade podem ser observados em doses mais altas (0,1 a 0,2mg/kg), necessárias para afetar outros nematoides. A raça Collie é, em particular, suscetível, mas casos de intoxicações pela ivermectina também têm ocorrido em outras raças.

As manifestações clínicas da intoxicação incluem depressão, ataxia, tremores, decúbito e midríase. A morte pode ocorrer, por isso o uso de medicamentos à base de ivermectina requer extrema cautela. Formulações para grandes animais podem apresentar um comportamento bem distinto em cães e gatos quanto a biodisponibilidade, eficácia e potencial de toxicidade.

A selamectina é uma avermectina licenciada recentemente, considerada muito mais segura para uso em cães e gatos. Tem-se avaliado extensivamente sua segurança sem que nenhum efeito adverso tenha sido produzido nas doses terapêuticas recomendadas em cães da raça Collie sensíveis às avermectinas (Novotny *et al.*, 2000).

Ectoparasiticidas

978-85-7241-841-6

Espectro de Ação e Farmacocinética

Os principais medicamentos utilizados em cães e gatos estão listados na Tabela 2.15, com a indicação do seu espectro de atividade. Os medicamentos listados podem ser divididos em dois grupos principais: aqueles que matam o parasita após o contato direto e aqueles que matam o parasita após a ingestão de sangue do hospedeiro. O último grupo pode ser administrado por via oral ou por formulações de depósitos que podem ser absorvidas a partir da pele pela corrente sanguínea. O grupo inclui ivermectinas, citioato, fention e fosmet.

O uso de alguns parasiticidas requer a adoção de medidas estratégicas de controle ambiental. Este certamente é o caso das pulgas, pois a maior parte do ciclo de vida deste parasita ocorre na casa do animal e não propriamente na sua superfície corpórea. Os organofosforados e os piretroides sintéticos podem ser utilizados nessas situações, mas existem outros produtos licenciados que possuem efeito residual no ambiente para prevenir a ocorrência de reinfestação. O metopreno, um regulador do crescimento de insetos, é formulado com piretrinas que previnem o desenvolvimento das larvas. Poliborato de sódio (bórax) é um larvicida químico e pode ser utilizado com grande sucesso para o controle de pulgas no ambiente. Lufenuron é um medicamento que promove o controle ambiental de pulgas quando administrado ao animal ao invés de ser pulverizado no ambiente. Este medicamento inibidor da formação da quitina é ingerida pelas pulgas adultas durante a sua alimentação, sendo incorporada aos seus ovos, prevenindo a eclosão de larvas viáveis. O medicamento é incorporado aos estoques de gordura do hospedeiro, que funcionam como depósitos de liberação lenta. Uma simples dose injetada pode ser efetiva por seis meses nos gatos. A natureza altamente lipossolúvel significa que a administração por via oral deve ser simultânea à ingestão

Tabela 2.15 – Espectro de ação dos ectoparasiticidas utilizados em cães e gatos

Medicamento	Pulgas (adultas)	Carrapatos	Piolhos	Otodectes	Ácaros				
					Sarcoptes	Notoedres	Demodex	Trombicula	Cheyletiella
Amitraz[a]					+		+		
Carbamatos	+								
Carbaril[b]									
Propoxur									
Fipronil	+	+	+		(+)[c]			(+)[c]	(+)[c]
Imidaclopride	+								
Monossulfiram				+					
Organofosforados									
Citioato[b,d]	+						(+)[c]		
Diazinon[b]	+	+							
Diclorvós mais fenitrotion	+								
Fention[d]	+	+						(+)[c]	(+)[c]
Fosmet[b,d]	+				(+)[c]				
Piretrinas[e]	+		(+)[c]						
Piretroides									
Fenvalerato	+	+		+					
Permetrina	+	+	(+)[c]						
Selamectina	+	(+)[f]		+	+				
Sulfito de selênio									(+)[c]
Tiabendazol				+					

\+ = os dados recomendam o uso desse medicamento contra o parasita ou os dados de literatura sugerem a sua eficácia (se o produto não estiver licenciado).

[a]Não recomendado para uso em gatos. Não usar em Chihuahuas.

[b]Não está licenciado para uso em cães e gatos no Reino Unido.

[c]Os dados não apontam atividade contra esses parasitas, mas fipronil, citioato, fosmet, permetrina ou sulfito de selênio podem auxiliar no controle.

[d]Sistemicamente atuam contra ectoparasitas; fention e fosmet são aplicados topicamente em depósitos cutâneos, que são absorvidos de maneira sistêmica. Todos os outros medicamentos são aplicados e atuam topicamente.

[e]Extratos naturais de flores de *Pirethrum*; frequentemente reformulados com pipronil butóxido, que atuam sinergicamente. A combinação pode ser ativa contra alguns ácaros.

[f]Dados técnicos não apontam eficácia, mas a literatura sugere boa atividade em infestações experimentais de cães com *Rhipicephalus sanguineus* e *Dermacentor variabilis*.

dos alimentos, estimulando a secreção biliar suficiente para permitir uma absorção efetiva do medicamento.

Adulticidas de pulga que possuem ação prolongada quando fornecidos aos animais são preferíveis, por possuírem longo intervalo entre tratamentos, durante o qual a alimentação da pulga adulta é necessária para permitir a reprodução. Por exemplo, o fipronil persiste por cerca de um a três meses e, durante este período, matará qualquer pulga adulta antes que esta tenha chances de pôr os seus ovos. As pulgas que não se alimentaram nesse período não morrerão, mas também não farão a postura de ovos, reduzindo a contaminação ambiental. A persistência desse medicamento nos sistemas do hospedeiro depende não só da natureza do princípio ativo, mas também do produto utilizado em sua formulação; os dados referentes à recomendação de cada formulação devem ser consultados.

Efeitos Adversos

A literatura tem documentado bem os efeitos adversos de muitos grupos de ectoparasiticidas. Eles estão resu-

midos na Tabela 2.16. Os medicamentos que foram desenvolvidos nos últimos cinco a dez anos possuem poucos efeitos adversos agudos. Imidaclopridа, um medicamento que se liga aos receptores colinérgicos dos insetos, tem alta afinidade por esses receptores, se comparados aos receptores de mamíferos, explicando o baixo potencial de toxicidade. O fipronil também possui grande margem de segurança e é um dos poucos inseticidas que, na formulação *spray*, pode ser recomendado para uso em filhotes de cães e gatos a partir do segundo dia de idade. O uso de ivermectina para o tratamento de infestações por ectoparasitas em cães e gatos não é recomendado. A selamectina possui alta margem de segurança e é efetiva contra uma ampla gama de ectoparasitas.

Medicamentos Antiprotozoários

Felizmente, apenas algumas infecções por protozoários são endêmicas no Reino Unido. Elas incluem giardíase, toxoplasmose e neosporose. Entretanto, como o número de animais de estimação que viajam aumentou, casos

978-85-7241-841-6

Tabela 2.16 – Efeitos adversos dos ectoparasiticidas

Medicamento ou grupo de medicamentos	Manifestações clínicas	Mecanismos de toxicidade e fatores predisponentes	Recomendações de tratamento
Amitraz	Sedação transiente, letargia, depressão do sistema nervoso central, bradicardia e respiração superficial	O amitraz possui atividade agonista nos adrenorreceptores α_2 de mamíferos. A sedação com agonistas α_2 não é recomendável Não utilizar em Chihuahuas. Ser cuidadoso nas outras raças de pequeno porte	Os sinais frequentemente diminuem em 24h ou menos. Lave o animal com água e sabão (não use detergentes) para remover o medicamento da pele e forneça uma terapia de suporte Se os sinais persistirem, administre atipamezol (0,2mg/kg)
Carbamatos (carbaril; propoxur)	Vômito, diarreia, bradicardia, salivação, lacrimejamento e miose Fasciculação muscular seguida de fraqueza e paralisia Ansiedade e agitação, progredindo para depressão do sistema nervoso central	Inibe a liberação da acetilcolina nas sinapses do sistema nervoso central e periférico Organofosforados utilizados concomitantemente com os carbamatos produzirão efeitos aditivos	Lave o animal para remover os resíduos de carbamato A atropina deve ser utilizada para o controle da estimulação excessiva parassimpática; dose para efeitos Os efeitos tóxicos dos carbamatos são muito mais curtos que os dos organofosforados O uso de pralidoxima é contraindicado
Ivermectina*	Depressão do sistema nervoso central, indiferença, midríase, ataxia, decúbito e óbito	No sistema nervoso central dos mamíferos, a ivemectina aumenta a ligação do ácido gama-aminobutírico (neurotransmissor inibitório) aos seus receptores. Benzodiazepínicos aumentam a toxicidade A raça Colie e os descendentes são mais suscetíveis aos efeitos tóxicos e podem apresentar sinais nas doses necessárias para o tratamento de ectoparasitas; possivelmente porque o medicamento atravessa a barreira hematoencefálica com maior facilidade se comparado a outras raças	Terapia de suporte
Organofosforados	As mesmas manifestações observadas para os carbamatos	O mesmo mecanismo dos carbamatos, mas os organofosforados possuem efeito mais duradouro, pois a ação é irreversível Outros medicamentos que são substratos para a colinesterase do plasma podem potencializar a ação (por exemplo, fenotiazinas e procaínas) Os organofosforados aumentam e prolongam a ação do suxametônio	Como para os carbamatos, exceto pela administração de pralidoxima (20 a 50mg/kg por via intravenosa, lentamente), recomendada para regenerar a enzima fosforilada (se administrada precocemente, quando o complexo enzima-medicamento ainda está ativo)
Piretroides e piretrinas	Vômito, diarreia, hiperexcitabilidade e hiperestesia	Ativação dos canais de sódio nas fibras de nervos periféricos e centrais	Diazepam reduz a excitabilidade do sistema nervoso central Terapia de suporte

* Em contraste, nenhum efeito adverso da selamectina foi observado em cães da raça Colie sensíveis à avermectina, nas doses recomendadas para o manejo de ectoparasitas.

978-85-7241-841-6

de leishmaniose e de outras infecções por protozoários são possíveis de serem observados no Reino Unido. Assim como os medicamentos antifúngicos, os antiprotozoários tendem a ser mais tóxicos para o hospedeiro do que os antibacterianos, pois os protozoários são eucariotos e compartilham muitas características biológicas das células dos mamíferos. A Tabela 2.17 lista os medicamentos que estão disponíveis para o tratamento de infecções causadas por protozoários.

Deve-se notar que a ampla gama de medicamentos antibacterianos e endoparasiticidas também possui atividade antiprotozoária. As seções anteriores que abordam esses medicamentos devem ser consultadas. Os antiprotozoários de escolha para o tratamento de leishmaniose, erliquiose e babesiose serão discutidos no Capítulo 5. O tratamento da giardíase será abordado no Capítulo 8 e o da neosporose e da toxoplasmose, no Capítulo 15.

Tabela 2.17 – Medicamentos antiprotozoários para uso em cães e gatos

Grupo	Medicamento antiprotozoário	Espectro de ação	Comentários
Aminoglicosídeos	Paromomicina	*Leishmania*	Ligam-se à subunidade ribossomal menor, causando insuficiência da síntese protéica Absorção oral é ruim. O uso sistêmico está associado à nefrotoxicidade. Uso tópico nos casos de leishmaniose cutânea
Antimoniais	Antimoniato de meglumina Estibogliconato de sódio	*Leishmania*	Inibidores da glicólise e do metabolismo de ácidos graxos. Possuem grande variedade de efeitos colaterais tóxicos. Administrados por via parenteral. Frequentemente combinado ao alopurinol
Benzoimidazóis	Fembendazol Albendazol	*Giardia*	Ligam-se à tubulina Pouca absorção pelo trato gastrintestinal
Diamidinas	Pentamidina Imidocarbe Aceturato de diminazina	*Pneumocystis* *Babesia* Tripanossomas	Mecanismo de ação desconhecido Nefrotóxicas (pentamidina) e neurotóxicas (imidocarbe e diminazina). A sensibilidade varia entre os protozoários
Diaminopirimidina	Pirimetamina* Trimetoprim	*Toxoplasma* *Neospora* *Pneumocystis* *Coccidia*	Inibidor da diidrofolato redutase (usualmente combinado com as sulfonamidas, podendo causar uma variedade de efeitos tóxicos; ver Tabela 2.8)
Inibidores da tiamina	Amprólio	*Coccidia*	Inibem o uso de tiamina pelo parasita
Macrolídeos/ lincosamidas	Clindamicina Espiramicina	*Toxoplasma* *Neospora*	Ligam-se à subunidade ribossomal, provocando inibição reversível da síntese proteica
Nitrofuranos	Furazolidona	*Giardia* *Coccidia*	Mecanismo de ação é desconhecido, mas relacionado à ação da enzima nitrorredutase do agente Pouco absorvidos pelo trato gastrintestinal Podem causar alterações no sistema nervoso central e alterar a hemostasia Potencialmente carcinogênicos
Nitroimidazóis	Metronidazol	*Giardia*	Inibem o metabolismo de DNA Benzoimidazóis são mais efetivos
Pirazolopirimidinas	Alopurinol	*Leishmania*	Interrompem a síntese de DNA em razão da produção de nuclotídeos alterados Utilizadas em conjunto com os antimoniais Bem-absorvidas pelo trato gastrintestinal
Sulfonamidas	Sulfadimidina	*Toxoplasma* *Neospora* *Pneumocystis* *Coccidia*	Inibem a síntese de ácido fólico (usualmente combinado com a diaminopirimidina) Possuem uma variedade de efeitos tóxicos (frequentemente imunomediados) (ver Tabela 2.8)
Tetraciclinas	Doxiciclina	*Ehrlichia*	Ligam-se à subunidade ribossomal menor, causando insuficiência da síntese proteica

* Pirimetamina é mais efetiva que o trimetoprim contra os protozoários.

DNA = ácido desoxirribonucleico.

978-85-7241-841-6

REFERÊNCIAS E LEITURA COMPLEMENTAR

Bishop Y (2000) *The Veterinary Formulary, 5th edn*. Pharmaceutical Press, London

Fisher MA (1998) Fleas and flea control. In: *Canine Medicine and Therapeutics, 4th edn*, ed. NT Gorman, pp. 903-913. Blackwell Science, Oxford

Green CE and Watson ADJ (1998) Antiprotozoal chemotherapy. In: *Infectious Diseases of the Dog and Cat, 2nd edn*, ed. CG Greene, pp. 441-444. WB Saunders, Philadelphia

Krautmann MJ, Novotny MJ, DeKeulenaer K, Godin CS, Evans EI, McCall JW, Wang C, Rowan TG and Jernigan AD (2000) Safety of selamectin in cats. *Veterinary Parasitology* **9**, 393-403

Novotny MJ, Krautmann MJ, Ehrhart JC, Godin CS, Evans EI, McCall JW, Sun F, Rowan TG and Jernigan AD (2000) Safety of selamectin in dogs. *Veterinary Parasitology* **9**, 377-391

Prescott JF and Baggot JD (2000) *Antimicrobial Therapy in Veterinary Medicine, 3rd edn*. Iowa State University Press, Ames, Iowa

Safrin S and Chambers HF (1998) Antiviral agents. In: *Basic and Clinical Pharmacology, 7th edn*, ed. BG Katzung, pp. 788-802. Appleton and Lange, Connecticut

Sheppard D and Lampiris HW (1998) Antifungal agents. In: *Basic and Clinical Pharmacology, 7th edn*, ed. BG Katzung, pp. 780-787. Appleton and Lange, Connecticut

Tennant B (1999) *Small Animal Formulary, 3rd edn*. BSAVA Publications, Cheltenham

Trepanier L and Elliott J (1998) Good prescribing practice. In: *Canine Medicine and Therapeutics, 4th edn*, ed. NT Gorman, pp. 3-23. Blackwell Science, Oxford

Vaden SL and Papich MG (1995) Empiric antibiotic therapy. In: *Kirk's Current Veterinary Therapy XII*, ed. JD Bonagura, pp. 276-279. WB Saunders, Philadelphia

Watson ADJ (1994) Appropriate use of antimicrobial drugs in dogs and cats. In: *Antimicrobial Prescribing Guidelines for Veterinarians*, ed. BS Copper, pp. 55-81. Postgraduate Foundation, University of Sydney

Watson ADJ, Elliott J and Maddison JE (1998) Rational use of antibacterial drugs. In: *Canine Medicine and Therapeutics, 4th edn*, ed. NT Gorman, pp. 53-72. Blackwell Science, Oxford

Wilcke JR ed. (1990) Clinical pharmacology: problems in antimicrobial therapy. *Problems in Veterinary Medicine* **2**

Wolfe AM (1994) Antifungal agents. In: *Consultations in Feline Medicine 2, 2nd edn*, ed. JR August pp. 53-56. WB Saunders, Philadelphia

Vacinação

Oswald Jarrett • Ian Ramsey

978-85-7241-841-6

Importância da Vacinação

A vacinação é um meio efetivo de promover o controle de doenças infecciosas e tem alcançado sucesso espetacular na promoção de saúde humana e animal. Cães e gatos são suscetíveis a muitas doenças infecciosas comuns e potencialmente fatais, que podem ser evitadas pela vacinação. O impacto de uma doença infecciosa em uma população totalmente suscetível foi dramaticamente observado no final da década de 1970 e início dos anos 1980, quando o parvovírus canino (CPV, *canine parvovirus*) surgiu como uma doença letal para cães de todas as idades. O sucesso e a efetividade da vacinação para o controle dessa doença mostraram-se igualmente relevantes. As fontes de doenças infecciosas para cães e gatos são variadas. Os animais podem ser expostos aos agentes infecciosos pelo contato com animais doentes, portadores assintomáticos ou contaminantes ambientais. A vacinação é uma solução conveniente para a prevenção de doenças que podem ser adquiridas de fontes conhecidas ou desconhecidas.

O objetivo da vacinação é tornar o animal suscetível imune e, assim, resistente às doenças infecciosas. É improvável que todas as vacinas confiram um nível de imunidade capaz de prevenir totalmente a infecção de animais naturalmente expostos. Na verdade, a exposição de animais vacinados aos agentes infecciosos estimula a imunidade induzida pela vacinação, resultando em um combate mais efetivo à infecção. Embora a infecção não seja totalmente evitada, a quantidade de agentes infecciosos nos animais vacinados é muito reduzida após a exposição. Esta redução resulta em proteção clínica e representa redução significativa na quantidade de agente excretado pelo animal. A vacinação de animais de companhia é primariamente centrada na proteção individual do animal. Entretanto, quando a maioria dos animais suscetíveis de uma população está protegida contra as infecções subclínicas, o agente pode ser erradicado da comunidade. Tem-se obtido esse resultado, por exemplo, contra o vírus da cinomose canina (CDV, *canine distemper virus*) em muitas populações de cães.

Apesar de a vacinação ser uma opção conveniente para o controle de doenças infecciosas, existem muitos fatores que devem ser considerados para o sucesso de um programa de vacinação. Eles incluem:

- Agente infeccioso envolvido.
- Eficácia inerente à vacina.

- Condições de estocagem e administração da vacina.
- Efeitos dos anticorpos maternais.
- Duração da imunidade.
- Reações adversas imediatas e posteriores à vacinação.

A compreensão desses elementos pode ajudar a garantir proteção adequada aos animais contra muitos agentes bacterianos e virais patogênicos e potencialmente fatais.

Tipos de Vacinas

As vacinas podem ser de dois tipos: vivas e modificadas ou mortas. As vacinas vivas podem ser atenuadas pelo cultivo *in vitro* ou modificadas geneticamente. Vacinas mortas podem ser compostas por microrganismos inativados, por partes de microrganismos ou subunidades modificadas geneticamente. A variedade de tipos de vacinas é ilustrada na Figura 3.1. A seleção destas vacinas para uso em cães e gatos no Reino Unido está descrita na Tabela 3.1.

Vacinas Vivas Modificadas

A maioria das vacinas para cães e gatos contém microrganismos vivos. O objetivo da vacinação com agentes vivos é conseguir uma qualidade de resposta que simule a imunidade adquirida pela infecção natural. Evidentemente, vacinas vivas devem conter agentes não patogênicos. Tradicionalmente, esta atenuação pode ser obtida pelo cultivo do agente infeccioso em condições que permitam a seleção de mutantes não patogênicos, mas que mantenham as mesmas propriedades antigênicas da cepa original. Esses mutantes são utilizados para induzir uma resposta imune protetora em animais inoculados.

Considera-se, de modo geral, que as vacinas vivas atenuadas promovam uma resposta imune superior à das vacinas inativadas, pois o microrganismo replica no animal. Três fatores principais podem contribuir para essa grande eficácia são:

- Exposição de todos os antígenos do microrganismo ao sistema imune do hospedeiro. Durante o período de replicação no hospedeiro, o microrganismo expressa todas as suas proteínas e, consequentemente, expõe o animal a uma ampla gama de determinantes antigênicos que podem induzir resposta imune protetora. Dessa forma, após a exposição a uma vacina viral viva, o hospedeiro entra em contato não só com as proteínas estruturais de superfície, que correspondem ao principal componente das vacinas virais inativadas, mas também com proteínas virais internas e proteínas não estruturais. Todos ou alguns desses antígenos podem contribuir para o desenvolvimento de uma resposta imune protetora.

- Indução da resposta imune celular, devido à apresentação de antígenos. Ao replicar nas células de um animal vacinado, os antígenos são apresentados ao sistema imunológico e, assim, estimulam a imunidade mediada por células (CMI, *cell-mediated immunity*), através de linfócitos T citotóxicos (LTC), que reconhecem e destroem as células infectadas. Nesse processo, uma proporção de proteínas virais ou bacterianas presentes nas células infectadas é digerida em peptídeos com cerca de nove aminoácidos. Esses peptídeos são ligados e transportados pelo retículo endoplasmático e posteriormente expostos na superfície de células por moléculas do complexo de histocompatibilidade principal (MHC, *major histocompatibility complex*) classe I. Esta via de apresentação de antígenos é denominada "endógena". O complexo peptídeo-MHC é reconhecido pelo receptor de células T de um precursor de antígeno específico (LTC), que é ativado e promove uma população de LTC efetoras em alguns dias. Estas células reconhecem as células infectadas através da mesma molécula de superfície peptídeo-MHC e promovem a lise das membranas plasmáticas. Desta maneira, as células infectadas pelos vírus são destruídas antes que a progênie do vírus se espalhe para outras células.

- Ativação da imunidade de mucosas (quando administradas pela via oral ou intranasal). O êxito é maior quando as vacinas vivas são administradas através da superfície de mucosas, por exemplo, na instilação nasal. A administração parenteral de vacinas vivas mostra uma imunidade de mucosa significativa em alguns modelos, mas as pesquisas nesta área em pequenos animais ainda são muito limitadas.

Vacinas vivas não exigem grande quantidade de agentes infecciosos como as vacinas inativadas e, consequentemente, apresentam menor custo de produção. Entretanto, existem algumas desvantagens potenciais relacionadas ao uso de vacinas vivas:

- Atenuação incompleta. O grau de atenuação de uma vacina é inversamente proporcional à qualidade da resposta imune induzida. Na tentativa de melhorar a imunidade conferida pela vacina, o grau de atenuação pode ser reduzido. Apesar dos cuidados adotados pelos fabricantes, em ocasiões raras, vacinas consideradas seguras em testes laboratoriais podem apresentar-se virulentas em condições de campo. Nesses casos, torna-se necessário recolher o produto. Um exemplo dessa situação foi a ocorrência de encefalite pós-vacinal em cães, causada por um lote de vacina combinada para cinomose e adenovirose, em que o vírus de cinomose foi pouco atenuado (Ek-Kommonen *et al.*, 1997).

978-85-7241-841-6

Microrganismos vivos atenuados
- Passagens seriadas dos microrganismos até o desenvolvimento de mutações que os tornam atenuados
- Vantagens potenciais
  - Rápida proteção
  - Estimulação da resposta imune mediada por células
  - Baixa massa antigênica
- Potenciais desvantagens
  - Reversão de virulência
  - Possibilidade de causar doença, mesmo sem a ocorrência de reversão
  - Agentes acidentais

Microrganismos inativados
- Microrganismos mortos, cuja estrutura antigênica é frequentemente alterada
- Vantagens
  - Não ocorre reversão da virulência
  - Estabilidade
- Desvantagens
  - Resposta inapropriada
  - Baixos títulos de anticorpos
  - Necessidade do uso de adjuvantes

Vírus recombinante
- Vírus no qual um gene não essencial foi substituído por outro gene
- Vantagens
  - Boa imunidade, quase sempre envolvendo CMI
- Desvantagens
  - Custo
  - A recombinação produz vírus virulentos

Vacinas de subunidades
- Proteínas obtidas *in vitro* de culturas ou linhagens celulares infectadas
- Vantagens
  - Não ocorre reversão
  - Concentração antigênica
- Desvantagens
  - Contaminação com vírus vivo virulento
  - Baixa imunogenicidade

Proteínas recombinantes
- Uma proteína produzida *in vitro* por técnicas de engenharia genética, utilizando-se bactérias, fungos, células infectadas por vírus/plasmídeos ou células estáveis transformadas
- Vantagens
  - Pureza
- Desvantagens
  - Custo
  - Necessidade de um adjuvante efetivo

Vacinas de DNA
- DNA exposto, frequentemente combinado com agentes lipofílicos, que toleram tradução limitada nas células do hospedeiro
- Vantagens
  - Não produz vírus infectados
- Desvantagens
  - Degradação do DNA
  - Experimental

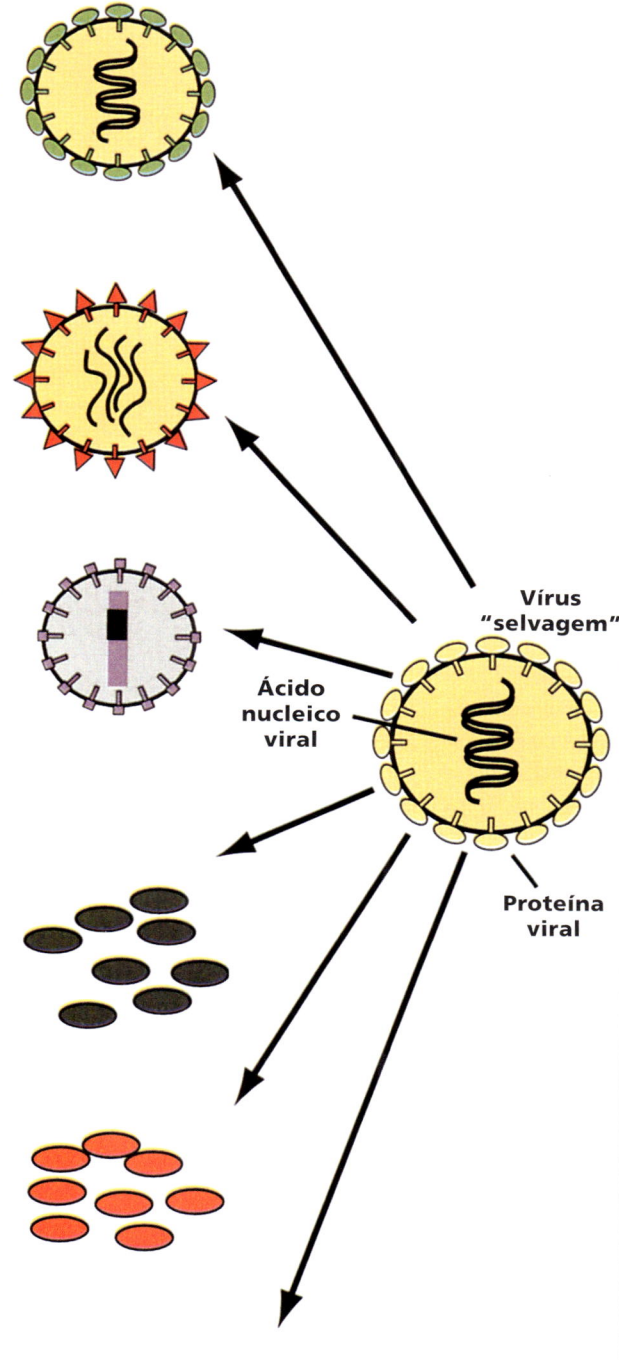

Figura 3.1 – Tipos de vacinas que estão, ou provavelmente estarão disponíveis para uso na clínica de pequenos animais, suas vantagens e desvantagens. CMI = imunidade mediada por células; DNA = ácido desoxirribonucleico.

Tabela 3.1 – Exemplos de vacinas disponíveis para uso em pequenos animais

Tipo de vacina	Natureza	Infecções aplicáveis em pequenos animais	
		Gatos	Cães
Viva	Atenuada	Calicivírus felino	Vírus da cinomose canina
		Herpesvírus felino	Parvovírus canino
		Parvovírus felino	Adenovírus canino
		Chlamydophila felis	Vírus da parainfluenza canina
		(antigamente Chlamydia psittaci var. felis)	Bordetella bronchiseptica
	Geneticamente modificadas recombinantes	Vírus da leucemia felina – bouba de canários	Vaccinia – raiva (raposa vermelha)
Morta	Quimicamente inativadas	Parvovírus felino	Parvovírus canino
		Vírus da leucemia felina	Raiva
		Raiva	
	Subunidades de vírus	Calicivírus felino	
		Herpesvírus felino	
	Proteínas recombinantes	Vírus da leucemia felina	

978-85-7241-841-6

- Reversão da virulência do microrganismo atenuado, embora este fenômeno seja muito raro em vacinas para pequenos animais.
- Inativação do agente por condições ambientais inadequadas (por exemplo, calor).
- Neutralização da infectividade do microrganismo por ação de anticorpos maternos (ver adiante).

Vacinas Vivas Geneticamente Modificadas

Têm-se empregado técnicas de modificação genética para a produção de vacinas a partir de fenótipos não patogênicos (Fig. 3.2). O tipo de vacina modificada geneticamente mais simples é aquela em que os genes que codificam proteínas associadas à virulência do agente são inativados. Não existe nenhum tipo de exemplo desta vacina disponível atualmente para uso em cães e gatos.

Um segundo tipo de vacina modificada geneticamente consiste no uso de um vetor viral no qual são inseridos genes que codificam proteínas capazes de induzir uma resposta imune protetora. O exemplo mais conhecido deste tipo é a vacina de vírus recombinante que contém a glicoproteína G do vírus rábico. Esta glicoproteína é reconhecida como o primeiro antígeno a induzir imunidade protetora contra a raiva. Quando o vírus recombinante se reproduz nos animais vacinados, as proteínas codificadas pelo vetor são expressas e ativam a imunidade do hospedeiro contra o vírus rábico. Têm-se empregado esta vacina com notável sucesso na imunização de raposas vermelhas na Europa ocidental. O programa de vacinação tem se mostrado tão promissor que já se considera a possibilidade de erradicação da raiva na região, em curto prazo. Embora esta vacina não seja licenciada para uso em animais domésticos (para os quais se dispõem de excelentes vacinas com vírus rábico inativado), o vírus recombinante tem se mostrado efetivo para uso em cães e gatos. Uma vacina análoga é a do vírus recombinante de bouba de canários com leucemia felina, que demonstra excelente proteção para gatos desafiados contra vírus da leucenia felina (FeLV, *feline leukaemia virus*).

Outros vetores utilizados experimentalmente incluem os herpesvíus, adenovírus e *Salmonella*, mas nenhum deles foi desenvolvido para ser utilizado em escala industrial.

Tecnologia mais recente e interessante é a do desenvolvimento de vacinas de ácido desoxirribonucleico (DNA, *deoxyribonucleic acid*). Neste processo, um gene que codifica um imunógeno relevante é inserido dentro de um plasmídeo bacteriano. A bactéria é então cultivada em larga escala e purificada para uso como vacina. Quando inoculada em um animal, a bactéria é fagocitada por células do hospedeiro onde o gene será expresso. As proteínas expressas são então processadas pelo sistema imunológico e induzem uma resposta imune protetora. As vacinas de DNA têm mostrado efeito protetor para muitas doenças infecciosas, mas ainda não estão disponíveis para uso a campo.

Vacinas Mortas

Existem três tipos principais de vacinas mortas.

Vacinas Quimicamente Inativadas

A maioria das vacinas mortas é fabricada a partir de microrganismos vivos e potencialmente patogênicos inativados por ação de agentes químicos de forma a tornar a vacina não infecciosa, sem afetar a imunogenicidade do agente. A resposta mediada por anticorpos é frequentemente direcionada para determinantes antigênicos estruturais, que devem ser preservados pelo método de inativação. Isso pode ser um problema para microrganismos quimicamente inativados e para proteínas recombinantes que possuem diferentes conformações. O último grupo pode ser solubilizado por

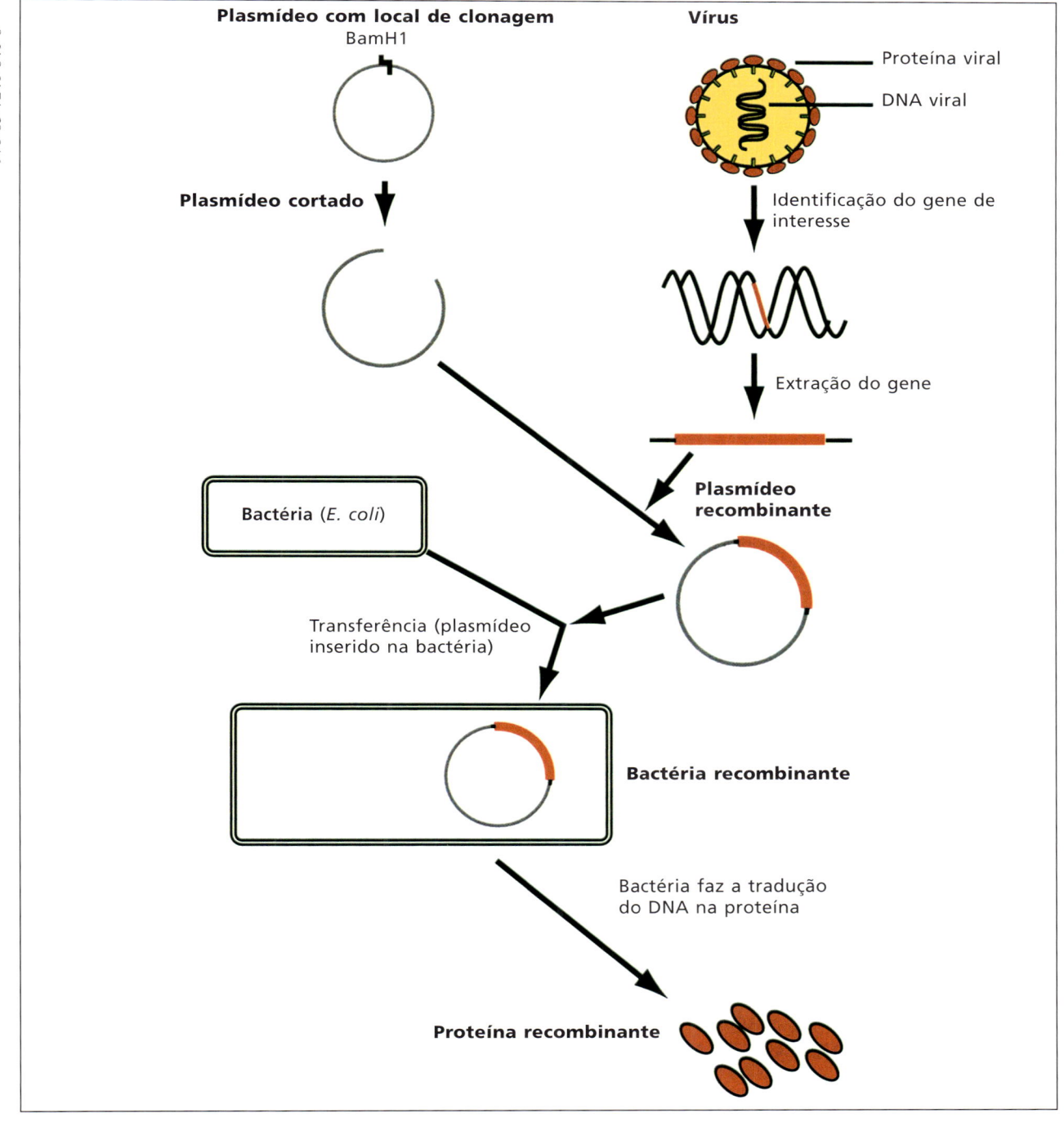

Figura 3.2 – Produção de vacinas de proteína recombinante. As proteínas recombinantes são produzidas a partir de genes dos patógenos (neste caso um vírus) inseridos em bactéria, fungo ou outras células. A expressão desses genes é controlada por um promotor (não ilustrado). As amostras de proteínas recombinantes são muito puras e não contêm quaisquer microorganismos infecciosos. DNA = ácido desoxirribonucleico.

agentes desnaturantes como a ureia, para extraí-lo da bactéria na qual ele estava sendo expresso.

Agentes inativantes comuns para vacinas virais são os compostos de betapropiolactona e aziridina. Esses agentes interagem com o ácido nucleico viral, impedindo a sua replicação, mas são pouco efetivos para as proteínas. O formaldeído, que foi muito utilizado no passado, é raramente empregado nos dias atuais em decorrência da dificuldade de obtenção de altos níveis de inativação necessários para que a vacina seja considerada segura, sem comprometimento da sua imunogenicidade.

Vacinas de Subunidades

São fabricadas a partir da ruptura de um microrganismo para liberação de subunidades imunogênicas, pela ação de detergentes, por exemplo. É um método de produção pouco utilizado e relativamente caro. Os únicos exemplos de produção destes tipos de vacinas para pequenos animais são contra o calicivírus felino (FCV, *feline calicivirus*) e o herpesvírus felino (FHV, *feline herpesvirus*).

Vacinas de Subunidades Desenvolvidas por Engenharia Genética

Estas são fabricadas pela expressão de componentes conhecidamente imunogênicos do agente, expressos em bactérias, fungos, insetos ou células provenientes de mamíferos. A maior vantagem relacionada a este tipo de vacina é que a produção do imunógeno pode ocorrer em larga escala, com custo relativamente baixo. Entretanto, o sucesso do processo depende da manutenção da imunogenicidade durante a expressão e da purificação do antígeno.

O único exemplo atual para esse tipo de vacina é para FeLV. Uma glicoproteína do envelope do vírus é responsável pela indução da imunidade protetora em gatos. Desta forma, o gene que codifica esta proteína foi clonado e inserido dentro de um plasmídeo expresso em *Escherichia coli* (ver Fig. 3.2). Contudo, a proteína viral purificada expressa pela bactéria foi muito diferente da partícula glicoproteica viral nativa. Ela não foi glicosilada e estava em sua forma desnaturada. Esses dois fatores poderiam comprometer a imunogenicidade da vacina. No entanto, a proteína induziu uma resposta imune efetiva contra a infecção pelo FeLV, provavelmente por meio da indução de uma resposta imune celular.

Adjuvantes

Todas as vacinas mortas necessitam de um adjuvante para promover uma resposta imune adequada. Uma grande variedade de adjuvantes pode ser empregada nas vacinas de pequenos animais, incluindo os sais de alumínio e derivados de saponina. Os adjuvantes apresentam dois modos de ação principais:

- A liberação lenta do antígeno pela deposição da vacina no local de inoculação, que promove a geração de uma resposta imune de alta afinidade.
- Atração de células apresentadoras de antígeno, tais como macrófagos e células dendríticas, para o local de inoculação. Estas células processam o antígeno para apresentação aos linfócitos, que necessitam de ativação para o desenvolvimento da resposta imune.

Antigamente, as vacinas mortas, em geral, não eram consideradas boas indutoras de resposta imune celular e de ativação de linfócitos T citotóxicos. Entretanto, a natureza da resposta pode ser modificada pelo tipo de adjuvante incorporado na vacina. Estudos recentes indicam que vacinas mortas podem ativar a resposta imune celular, embora não nos mesmos níveis alcançados pelas vacinas vivas.

A maior vantagem teórica das vacinas mortas sobre as vacinas vivas é a segurança, devido à ausência da capacidade de replicação. As principais desvantagens incluem a necessidade de grandes quantidades do antígeno e a menor imunogenicidade. Os adjuvantes presentes nas vacinas mortas podem causar reações adversas nos hospedeiros.

978-85-7241-841-6

Vias de Administração

A maioria das vacinas para pequenos animais é administrada pela inoculação subcutânea ou intramuscular, para induzir resposta imune sistêmica. Entretanto, algumas vacinas são desenvolvidas para aplicação direta na superfície de mucosas e são administradas pela via oral ou intranasal. Como exemplo, destaca-se a vacina contra *Bordetella bronchiseptica* em cães. Existem muitas vantagens para uso em mucosa nos casos de infecções que afetam o sistema respiratório ou o trato entérico, dentre as quais se destaca a indução de uma potente resposta imune de mucosa. Estas vacinas também podem ativar uma resposta imune sistêmica. A administração intranasal de algumas vacinas pode ser efetiva, mesmo na presença de anticorpos maternos em animais jovens.

Fatores que Influenciam na Eficácia da Vacinação

A eficácia de uma vacina depende da interação entre a vacina, o hospedeiro e os fatores ambientais e humanos (Quadro 3.1).

Fatores da Vacina

Extensivas pesquisas são necessárias antes que uma vacina seja liberada para uso geral. Isso assegura que ela, se utilizada de forma correta, proteja alto percentual de animais desafiados. Isto é conseguido pela apresentação do antígeno adequado, de maneira segura, para o sistema imune do hospedeiro. No entanto, os microrganismos podem sofrer mutações em função do tempo e do local. Dessa forma, uma vacina considerada efetiva pode tornar-se não efetiva em razão das variações genéticas (mutação) das cepas de campo.

Revacinação Anual

Os fabricantes de vacinas frequentemente recomendam a aplicação de doses de reforço. Na maioria das vezes, esta recomendação baseia-se na duração da imunidade, demonstrada por estudos que relatam a proteção de animais desafiados 12, ou às vezes 24 meses após a primeira vacinação. A observação da persistência dos níveis de anticorpos após a vacinação, particularmente nas infecções por vírus caninos, sugere que os cães não necessitam de vacinação anual, e tem-se proposto o período de 3 anos entre as vacinações. Estudos relacionados a algumas vacinas rábicas, no entanto, demonstraram pouquíssimas evidências experimentais de imunidade protetora seguida de desafio. Desta observação surgiu a recomendação de aplicação de reforço vacinal anual em cães ou gatos. Os ensaios laboratoriais de eficácia e duração da imunidade em animais apresentam uma série de implicações, principalmente de natureza financeira e de bem-estar animal.

Fatores do Hospedeiro

Os animais vacinados não respondem todos da mesma forma e alguns não desenvolvem resposta imune à vacina. Felizmente, o número de animais não responsivos é baixo. O fator do hospedeiro que mais interfere com a resposta vacinal é a proteção associada à presença de anticorpos maternos.

Anticorpos Maternos

Muitos animais filhotes adquirem imunoglobulinas maternas por duas vias de transferência passiva:

- Útero: responsável por 2 a 18% do total de imunoglobulinas passivas.
- Colostro: responsável pela transferência da parcela restante de imunoglobulinas.

A transferência passiva de anticorpos é considerada eficaz e muitos filhotes possuem títulos semelhantes aos de suas mães, poucos dias após a mamada. Os títulos de anticorpos do neonato diminuem radicalmente se a amamentação for interrompida. Os títulos iniciais são importantes para determinar o tempo de proteção do filhote (Fig. 3.3).

Os anticorpos maternos podem interferir com a capacidade da vacina em induzir resposta imune. Isto é particularmente importante para as vacinas vivas, pois elas possuem pequena quantidade de vírus que podem ser neutralizados pela resposta materna. Por exemplo, a primovacinação contra o CPV, dada no tempo convencional (9 e 12 semanas de idade) pode deixar muitos filhotes desprotegidos, caso os níveis de anticorpos maternos sejam suficientes para neutralizar a vacina

Quadro 3.1 – Fatores que influenciam na eficácia da vacina

Fatores relativos à vacina
- Cepa adequada/imunogenicidade
- Grau de atenuação
- Adjuvante

Fatores do hospedeiro
- Anticorpos maternos
- Infecções preexistentes
- Função do sistema imune

Fatores humanos
- Armazenamento e diluição
- Tempo de vacinação
- Via de administração

Fatores ambientais
- Desafios

utilizada. Este tipo de problema pode ser evitado das seguintes formas:

- Fornecendo-se uma terceira dose de vacina quando o animal estiver com mais de 12 semanas de idade, período em que o título de anticorpos maternos declina na maioria dos animais.
- Aumentando-se os títulos virais na vacina.
- Estabelecendo-se os níveis séricos de anticorpos para garantir que não exista proteção materna, antes da vacinação (ver adiante).

Indivíduos que não mamaram colostro devem ser vacinados antes dos animais normais. Existem apenas dados limitados sobre o calendário de vacinas para esses animais e não existem vacinas especiais licenciadas para uso nessas circunstâncias. Os autores sugerem a administração de metade da dose padrão em animais com 2 a 3 semanas de idade, repetindo-se a cada 3 semanas até que atinjam 9 semanas de idade.

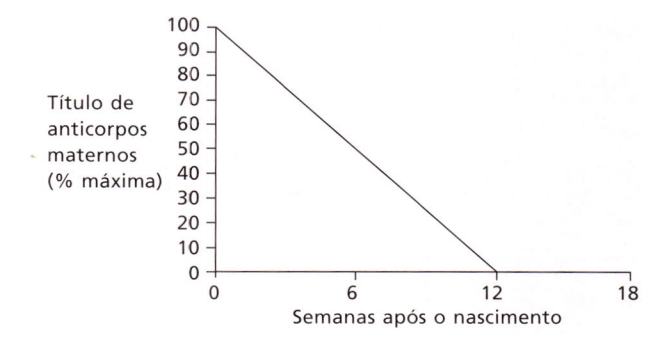

Figura 3.3 – Anticorpos maternos declinam em uma taxa constante. A taxa de declínio é determinada pelo tipo de anticorpo. Como os vírus produzem diferentes proporções de tipos de anticorpos, suas taxas de declínio variam para cada vírus. Por exemplo, anticorpos maternos contra a cinomose canina possuem meia-vida de 8,4 dias, ao passo que os do vírus da leucemia felina têm meia-vida de 15 dias.

Infecções Preexistentes

Agentes infecciosos necessitam de um período de incubação antes que os sinais clínicos de doença se tornem aparentes. Esse período de incubação pode ser de apenas algumas horas ou estender-se por alguns anos, mas em geral é curto. Se um animal está incubando uma doença infecciosa no momento da vacinação, ele pode desenvolver sinais clínicos. A resposta imune do hospedeiro pode ser prejudicada, reduzindo a proteção vacinal. A vacinação pode, mais provavelmente, induzir efeitos colaterais indesejáveis, embora não se tenha documentado este fato para pequenos animais.

Animais jovens provenientes de ambientes com muitos contatantes serão particularmente suscetíveis à incubação de doenças no momento da primeira ou segunda vacinação. As doenças podem ser adquiridas no consultório veterinário por contato direto ou pela transmissão por fômites. É especialmente importante a limpeza das mesas e das mãos durante o exame clínico de animais não vacinados. Aconselha-se orientar os proprietários a esperar uma semana após a aquisição de um novo filhote antes de solicitar a vacinação. Este é o tempo que o animal deve permanecer isolado de outros animais na residência.

Função do Sistema Imune

Um animal deve apresentar um sistema imune efetivo se ele responde apropriadamente a uma vacina. Animais muito velhos, muito jovens, prenhes, doentes ou que estejam recebendo medicamentos (glicocorticoides e agentes citotóxicos) podem ter habilidade reduzida em responder apropriadamente à vacinação. O efeito desses fatores na qualidade de resposta à vacinação não tem sido estudado extensivamente, e esses poucos estudos produzem resultados variáveis. Por exemplo, baixas doses de glicocorticoides não reduzem significativamente a resposta à vacinação. Em contraste, cães hipertérmicos (com temperatura superior a 39,8°C) são incapazes de responder de forma efetiva à vacinação contra CDV e morrerão da doença se forem desafiados. Anestésicos mostraram não ter influência na eficácia da vacina, mas o estresse decorrente de procedimentos cirúrgicos pode afetar a habilidade do sistema imune em responder efetivamente.

Fatores Humanos

Existem muitos fatores no controle do médico veterinário que podem afetar a eficácia da vacina. Primeiro, as vacinas devem ser estocadas em temperatura apropriada, de acordo com a recomendação do fabricante (geralmente a 4°C). Isto é especialmente importante para as vacinas vivas, que podem ser inativadas por temperaturas elevadas. Cada vacina tem um prazo de vali-

dade impresso no frasco, que deve ser respeitado. Vacinas devem ser reconstituídas com o diluente que foi fornecido pelo fabricante. Depois de reconstituídas, elas devem ser utilizadas imediatamente (ou armazenadas pelo menor tempo possível a 4°C).

Há também diversos muitos fatores que podem ser controlados pelo proprietário para garantir a eficácia da vacina. Os proprietários não devem permitir que os animais saiam do isolamento antes de uma semana após a segunda (em alguns casos após a terceira) dose de vacina. A resposta imune secundária (anamnéstica – ou memória imunitária) se desenvolve em um curto período, mas antes disso, o animal não estará protegido totalmente (Fig. 3.4). Desta forma, é muito importante que o proprietário respeite o calendário de vacinas proposto pelo médico veterinário. Intervalos excessivos ou curtos entre a primeira e a segunda vacinação diminuem a resposta imune secundária e comprometem a qualidade e a duração da resposta imune produzida.

Fatores Ambientais

Embora os programas de vacinação promovam um controle adequado de doenças infecciosas em condições "normais" de exposição, vale ressaltar que eles podem não proteger os animais em determinadas situações de desafio, como é o caso de gatos infectados pelo parvovírus felino (FPV, *feline parvovirus*). Nesta circunstância, não se suspeita inicialmente que a morte de filhotes possa ter sido causada pelo FPV, pelo histórico de vacinação da ninhada. A infecção foi diagnosticada apenas pelo uso de testes específicos para FPV. A doença pode se desenvolver como conse-

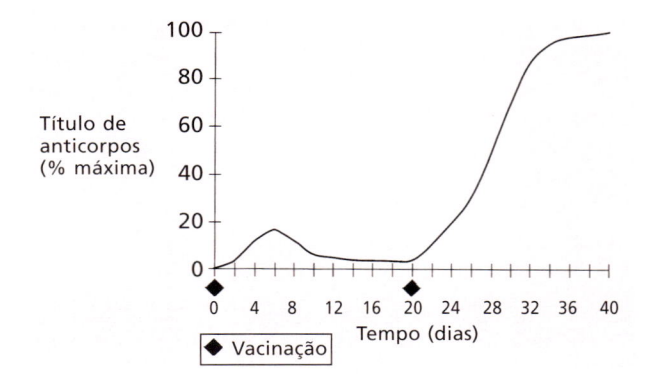

Figura 3.4 – Respostas imunes primária e secundária. A vacinação ativa a imunidade pela indução de uma resposta secundária (anamnésica). Esta resposta requer a ativação de uma resposta primária alguns dias antes da segunda dose. Se o intervalo entre as duas doses for muito curto, a resposta primária tornará a segunda dose de vacina inefetiva. Se o intervalo for muito longo, a resposta secundária não ocorrerá. Algumas vacinas que sofrem replicação limitada no interior do hospedeiro podem provocar respostas primária e secundária, uma vez que o antígeno ainda estará presente quando a resposta primária declinar.

978-85-7241-841-6

quência da exposição a uma elevada carga de vírus presente no ambiente (que supera a imunidade vacinal dos filhotes) ou ainda pela infecção dos animais no período entre a queda de proteção materna e a administração da vacina.

Riscos da Vacinação

Para que uma vacina seja registrada, ela deve ter qualidade e segurança adequadas, além da eficácia. Estudos para garantir esses critérios são frequentemente desenvolvidos em determinadas espécies em condições laboratoriais. Existe sempre a possibilidade de uma vacina que foi considerada eficaz em condições laboratoriais não atender aos padrões de exigência nos testes de campo em larga escala. Há dois problemas principais que foram descritos para vacinas liberadas para uso geral:

- Reações adversas.
- Perda de eficácia.

No Reino Unido, existem medidas em vigor para a detecção de vacinas que causem reações adversas, por meio de relatórios emitidos pelos médicos veterinários ao Veterinary Medicines Directorate. Dessa forma, as vacinas com problemas podem ser identificadas e investigadas. A falta de eficácia, no entanto, pode não ser evidente ou percebida no momento da aplicação.

Reações Adversas

O caso de encefalite pós-vacinal em cães que receberam uma vacina viva para CDV foi descrito anteriormente. Existem dois outros exemplos de reações adversas que causaram preocupação. Um exemplo foi o aparecimento de poliartrite e claudicação em filhotes de gatos, logo após a administração de uma vacina viva com FCV. Embora o problema tenha se resolvido, considera-se possível a ocorrência de claudicação transitória em gatos vacinados com vacinas similares. O acontecimento dessa reação é muito raro, de forma que os benefícios superam os riscos.

Outro exemplo de reação adversa é o desenvolvimento de fibrossarcomas em gatos, no ponto de inoculação, particularmente observado na América do Norte. A causa desta reação é desconhecida e pode envolver adjuvantes, vírus vivos ou ainda ser resultado de injeções múltiplas de qualquer tipo. Ainda que algumas autoridades recomendem o uso de vacinas em diversos pontos de inoculação, não existem evidências de que vários pontos de injeção diminuam o risco de desenvolvimento de sarcoma. Na realidade, aumentar o número de locais de injeção pode elevar o risco de formação de tumores.

Muitos outros tipos de reações adversas já foram descritos após a vacinação, variando desde alterações leves (por exemplo, reações no ponto de inoculação, dor, febre transitória, anorexia e depressão) até efeitos colaterais mais sérios. Estes incluem anafilaxia e algumas doenças autoimunes, tais como a anemia hemolítica imunomediada (Duval e Giger, 1996). São reações graves como essas, embora raras, que despertam para as controvérsias sobre a vacinação de animais e apontam alternativas que incluem o uso de produtos homeopáticos e estratégias de monitoração sorológica para determinar o estado imunológico do animal e se evitar o procedimento de vacinação.

Atenção especial deve ser dada para o uso de vias de administração impróprias, direta ou indiretamente. A administração intranasal acidental de vacinas que contenham vírus respiratórios felinos, cuja via correta é a subcutânea, pode resultar na replicação do agente na orofaringe e desencadear o quadro clínico. A infecção acidental de hospedeiros suscetíveis com vacinas virais também pode causar problemas sérios. Um exemplo é a ocorrência de encefalite em filhotes de cães, causada pela administração de um reforço vacinal com o CDV em uma cadela, quando seus filhotes tinham apenas três dias de idade.

Perda de Eficácia

Pode ser identificada quando um animal vacinado não está protegido da exposição natural a um agente. Essa falha é relativamente fácil de ser detectada nas infecções agudas, como a CPV ou o FHV, mas são difíceis de identificar nas infecções mais crônicas, como a FeLV, ou quando o agente está ausente em uma comunidade.

Um exemplo dramático desta última situação foi uma epidemia de cinomose que ocorreu na Finlândia em 1996. A baixa eficácia da vacina utilizada no país durante diversos anos não foi detectada, pois a prevalência de CDV na Finlândia era baixa ou próxima de zero (nenhum caso de cinomose foi registrado em 16 anos). Entretanto, quando o CDV originário da Rússia afetou outra vez a Finlândia, as consequências da má qualidade da vacina tornaram-se imediatamente evidentes, pois o surto resultou em, no mínimo, 5.000 casos registrados da doença. Esta situação poderia ter sido evitada se os cães tivessem sido monitorados para saber se apresentavam níveis de anticorpos neutralizantes.

Investigação de Falhas Vacinais

As falhas de vacinação são raras, mas quando ocorrem, os proprietários frequentemente culpam o veterinário e/ou o fabricante. As vacinas podem falhar em fornecer proteção adequada por várias razões, algumas

978-85-7241-841-6

das quais estão fora do controle do veterinário e da empresa fabricante. O termo "vacinação" não deve ser confundido com "imunização", na literatura fornecida ao proprietário. Nenhuma vacina garante 100% de imunidade. Vários fatores do hospedeiro, da vacina e do veterinário também podem estar envolvidos (Quadro 3.2). As razões mais comuns são infecções preexistentes e altos títulos de anticorpos maternos. A investigação de suspeita de falha vacinal deve envolver análise meticulosa de cada etapa. Toda suspeita de falha vacinal no Reino Unido, confirmada ou não, deve ser notificada ao Veterinary Medicines Directorate:

1. **Obter um diagnóstico definitivo.** Isto pode ser realizado por isolamento do microrganismo, exame histopatológico ou sorologia. Só manifestações clínicas são evidências insuficientes para confirmar uma falha de vacinação, uma vez que outras doenças podem produzir sinais clínicos semelhantes aos da doença para qual o animal foi vacinado.
2. **Eliminar a possibilidade de doença preexistente.** Pode ser possível em algumas infecções para determinar se o vírus ou a bactéria é antigenicamente relacionado à cepa de vírus vacinal. Em outros casos, o conhecimento sobre o período de incubação é utilizado para distinguir entre a falha de vacinação e o desenvolvimento de doença preexistente. Infecções preexistentes tendem a produzir manifestações clínicas logo após a vacinação. Por exemplo, um filhote vacinado, que desenvolveu sinais de enterite viral por parvovírus 24h após a vacinação, já estava incubando a doença no momento da vacinação, pois o período mínimo de incubação para esta doença é de 5 dias.

Quadro 3.2 – Causas de falhas vacinais

- Infecções preexistentes
- Altos títulos de anticorpos maternos
- Pirexia, hipertermia e hipotermia
- Imunossupressão
- Idade: animais muito jovens ou muito idosos
- Doenças intercorrentes
- Prenhez
- Má nutrição
- "Estresse"
- Uso concomitante de medicamentos (por exemplo, glicocorticoides)
- Cepa inadequada ou baixa imunogenicidade da vacina
- Atenuação excessiva da vacina
- Problemas com o adjuvante
- Alta carga de infestação parasitária
- Falha de estocagem
- Falha de mistura
- Erro no tempo de administração, como atraso entre a primeira dose e o reforço
- Exposição do animal à infecção no momento da vacinação
- Erro na via de administração
- Presença de desinfetante na seringa

---

3. **Obter histórico detalhado do procedimento de vacinação.** É essencial que o lote de vacina seja checado quanto ao "prazo de validade". Também é pertinente rever as condições de estocagem da vacina e averiguar se a via de aplicação foi apropriada. O intervalo entre a primeira dose e o reforço deve estar de acordo com as recomendações do fabricante. Investigue também se outros medicamentos foram administrados no mesmo período de vacinação do animal.
4. **Obter mais informações sobre o animal vacinado.** Em particular, reavalie o estado de saúde do animal no momento da vacinação (por exemplo, temperatura retal, sinais de doença sistêmica). Também pode ser útil questionar sobre as condições ambientais do local em que o animal vive. Desafios excessivos podem comprometer a imunidade induzida pela vacina, em algumas situações.
5. **Checar a eficácia da vacina em outro animal.** Isto pode ser realizado pela mensuração dos títulos de anticorpos antes e depois do processo de vacinação. Pode ser útil contatar o fabricante.

Alternativas de Proteção para Animais Não Vacinados

Proprietários de animais que mostraram sinais que podem ser decorrentes de reação adversa à vacina geralmente tornam-se relutantes a ideia de revaciná-los, mas buscam maneiras alternativas para protegê-los de infecções. Também existe um pequeno número de proprietários que, por razões éticas ou econômicas, não desejam vacinar os seus animais de estimação. Neste último caso, recomenda-se incentivar o proprietário a realizar pelo menos a primovacinação. Há quatro alternativas para a proteção de animais não vacinados: isolamento, controle de vetores e hospedeiros reservatórios, tratamento e monitoração sorológica.

Isolamento

O isolamento de animais suscetíveis das possíveis fontes de infecção evita que eles adquiram a infecção. Desde que realizado de forma eficaz e humana, o isolamento pode ser considerado excelente método de controle de doenças infecciosas. O exemplo mais utilizado desta modalidade é o esquema de "testar e remover", que matém um grande número de gatis livres de FeLV por anos.

Controle de Vetores e Hospedeiros Reservatórios

Doenças transmitidas por carrapatos e insetos podem ser prevenidas pela redução da exposição aos vetores. Hospedeiros reservatórios (normalmente os animais selvagens) permitem que a doença seja mantida em uma população, sem os quais a doença desapareceria. Este método de controle pode ser efetivo em média ou larga escala, mas raramente é considerado efetivo para um indivíduo ou agregado familiar. Poucas doenças atuais para as quais os animais são vacinados são transmitidas por vetores. *Leptospira icterohaemorrhagica* é mantida por reservatórios (ratos e outros roedores), e um controle efetivo destes pode reduzir a contaminação das fontes de água pelas quais os animais adquirem a infecção.

Tratamento

Surtos de algumas doenças infecciosas podem ser mais bem controlados pelo tratamento de animais do que pela vacinação. Esta pode ser uma alternativa com custo mais efetivo para o controle de infecções causadas por *Bordetella bronchiseptica* e *Chlamydophila felis*. Esta abordagem não se aplica a alguns patógenos que podem representar um risco para a vida do animal, como o parvovírus canino.

Monitoração Sorológica

Para os proprietários de animais de estimação que estão preocupados com possível reação adversa, ou que não desejam que os seus animais sejam "supervacinados", existe uma solução pragmática para o problema por meio da monitoria dos níveis de anticorpos no soro. Esta prática estabelecerá se o animal está provavelmente imune e, portanto, não necessita ser vacinado. Determinar os níveis de anticorpos no soro para diversas doenças que afetam os cães e gatos permite supor, com grande eficácia, que o animal está protegido (desde que o teste empregado seja apropriado). Esta recomendação não é válida para determinados agentes como *Leptospira* spp., vírus da *parainfluenza* canina e *Bordetella bronchiseptica* nos cães; bem como FeLV, nos gatos.

Um caso particular em que a presença de anticorpos no soro é resultado do processo de vacinação é a raiva. Para entrar no Reino Unido, vindo de áreas indenes para raiva, cães e gatos devem ser vacinados com uma vacina antirrábica registrada e demonstrarem que houve resposta vacinal com anticorpos neutralizantes com títulos mínimos de 0,5UI/mL de soro. Nesses casos, a qualidade dos testes sorológicos é controlada por autoridades internacionais e os testes devem ser executados apenas por laboratórios licenciados.

REFERÊNCIAS E LEITURA COMPLEMENTAR

Anon (1999) Vaccine-associated feline sarcoma task force guidelines. Diagnosis and treatment of suspected sarcomas. *Journal of the American Veterinary Medical Association* **214**, 1745

Brochier B, Kieny MP, Costy F *et al.* (1991) Large scale eradication of rabies using recombinant vaccinia-rabies vaccine. *Nature* **354**, 520-522

Duval D and Giger U (1996) Vaccine associated immune mediated hemolytic anemia in the dog. *Journal of Veterinary Internal Medicine* **10**, 290-295

Ek-Kommonen C, Sihvonen L, Pekkanen K, Rikula U and Nuotio L (1997) Outbreak of canine distemper in vaccinated dogs in Finland. *Veterinary Record* **141**, 380-383

Greene CE (1998) Immunoprophylaxis and immunotherapy. In: *Infectious Diseases of the Dog and Cat, 3rd edn*, ed. CE Greene, pp. 717-750. WB Saunders, Philadelphia

Kruth SA and Ellis JA (1998) Vaccination of dogs and cats: general principles and duration of immunity. *Canadian Veterinary Journal* **39**, 423-426

McCandlish IA, Cornwell HJ, Thompson H, Nash AS and Lowe CM (1992) Distemper encephalitis in pups after vaccination of the dam. *Veterinary Record* **130**, 27-30

Marciani DJ, Kensil CR, Beltz GA, Hung CH, Cronier J and Aubert A (1991) Genetically-engineered subunit vaccine against feline leukaemia virus: protective immune response in cats. *Vaccine* **9**, 89-96

Tartaglia J, Jarrett O, Neil JC, Desmettre P and Paoletti E (1993) Protection of cats against feline leukaemia virus by vaccination with a canarypox virus recombinant, ALVAC-FL. *Journal of Virology* **67**, 2370-2375

Rikula U, Nuotio L and Sihvonen L (2000) Canine distemper virus neutralising antibodies in vaccinated dogs. *Veterinary Record* **147**, 598-603

978-85-7241-841-6

4

Controle de Doenças Infecciosas em Animais Mantidos em Ambientes Coletivos

Danièlle Gunn-Moore

978-85-7241-841-6

Introdução

A dinâmica de uma doença infecciosa em um grupo de animais varia de acordo com a dinâmica da população de hospedeiros (Fig. 4.1). Os animais podem ser mantidos em grupos por diversas razões. Populações são geralmente descrita como estáveis ou transitórias:

- Populações estáveis costumam ser encontradas em ambientes domésticos que contêm muitos animais de estimação, estabelecimentos destinados à reprodução de animais, colônias de laboratório e clubes de criadores.
- Populações transitórias na medicina veterinária são representadas por estabelecimentos de banho e tosa, hotéis e abrigos para animais.

Algumas populações apresentam características mistas (estável e transitória), como os abrigos de animais que adotam políticas contrárias à eutanásia e as populações selvagens.

O fato de uma população ser estável ou transitória interfere na frequência e no tipo de doenças infecciosas

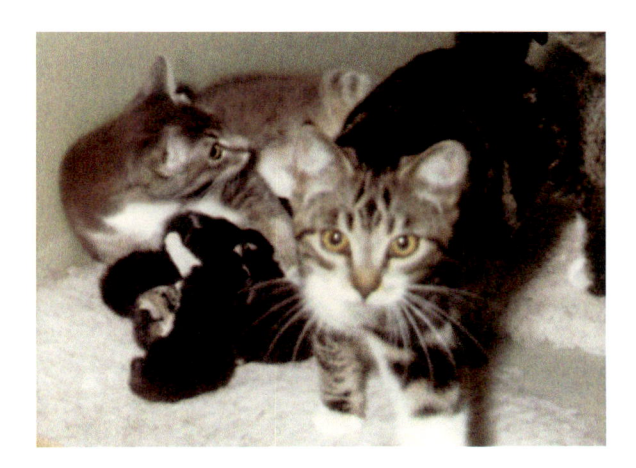

Figura 4.1 – Exemplo de ambiente com vários animais, onde as doenças infecciosas poderão se disseminar rapidamente.

presente, afetando também as medidas de controle. O controle de doenças infecciosas é mais difícil em populações transitórias, em decorrência de fontes aleatórias de infecção, curta permanência com o grupo, elevado grau de estresse e frequente reintrodução de agentes infecciosos. De forma genérica, considera-se mais fácil controlar enfermidades infecciosas em populações estáveis pelo uso combinado de estratégias como a vacinação, quarentena, controle de parasitas e medidas de vigilância.

Embora determinados estabelecimentos necessitem de considerações especiais, muitos fatores de risco para a ocorrência de doenças infecciosas podem ser considerados de modo geral. Esses fatores são listados a seguir. O controle desses fatores e algumas situações específicas, tais como a manutenção de neonatos em plantéis de reprodutores e o risco de infecções nosocômicas na medicina veterinária, são discutidos nos tópicos adiante.

Segundo o Animal Boarding Establishments Act, criado em 1963 no Reino Unido, ficaram estabelecidos os critérios e as condições para licenciamento de instalações, descritos detalhadamente no Model Licence Conditions and Guidance for Cat Boarding Establishments e no Model Licence Conditions and Guidance for Dog Boarding Establishments.

Fatores Determinantes da Gravidade da Doença

Os fatores determinantes da gravidade de uma doença infecciosa em ambiente com muitos animais são:

- Presença do agente infeccioso.
- Carga de microrganismos a qual os animais estão expostos; este fator está associado à densidade populacional e/ou à contaminação do ambiente.
- Presença de doenças associadas principalmente às doenças de natureza imunossupressora.
- Nível de estresse a que os animais estão submetidos (por exemplo, superlotação, desmame, mudanças de ambiente).
- Idade dos animais.
- Genética dos animais.

As doenças infecciosas são mais comumente encontradas em indivíduos imunocomprometidos, por exemplo, os animais muito jovens ou muito velhos, com doenças imunossupressoras ou debilitantes, ou ainda, animais submetidos a estresse causado por superlotação. Todos esses fatores devem ser considerados na tentativa de se reduzir a ocorrência de doenças em ambientes com muitos animais.

A necessidade de se reduzir a ocorrência de doenças infecciosas varia em função da natureza do estabelecimento. Em todos os casos, o bem-estar dos animais deve ser principal preocupação, mas fatores como reputação do profissional, custo do tratamento médico, valor comercial e de estimação dos animais também devem ser considerados. Quando um veterinário é chamado para auxiliar na prevenção e no controle de doenças infecciosas, é útil determinar quais desses fatores são importantes.

Prevenção É Melhor que Cura

Se possível, o veterinário responsável pelos cuidados de um grupo de animais em particular deve estar envolvido na concepção das instalações e no programa de prevenção e controle de doenças. Isso resultará em menos surtos de doenças infecciosas, tornando-se mais gratificante que oferecer um serviço de emergência quando surgirem os problemas (ver Construção das Instalações, mais adiante).

Microrganismos Infecciosos Comuns

Natureza Multifatorial das Doenças

Muitas doenças infecciosas observadas em ambientes com agrupamento de animais apresentam manifestações clínicas comuns, como tosse ou diarreia. É aconselhável identificar os agentes causais envolvidos em surtos de doença. Em ambientes com vários animais, as doenças podem ter etiologia multifatorial, com a participação de agentes patogênicos associados a fatores não infecciosos (frequentemente ambientais) agravando a situação (Tabela 4.1). Por exemplo, as doenças respiratórias em gatos podem ser causadas por herpesvírus felino (FHV, *feline herpesvirus*), calicivírus felino (FCV, *feline calicivirus*), coronavírus felino (FCoV, *feline coronavirus*) e uma variedade de bactérias, incluindo *Bordetella bronchiseptica*, *Pasteurella* spp. e *Chlamydophila felis* (antigamente *C. psittaci* var. *felis*). Falta de ventilação, umidade elevada e superlotação agravam o quadro clínico e facilitam a disseminação dessas doenças. Para reduzir a ocorrência de doenças respiratórias que afetam a criação, é necessário combater as causas, infecciosas e não infecciosas. Melhorar a ventilação, reduzir a densidade de animais, utilizar antibióticos, instituir um programa adequado de vacinação e/ou implantar sistemas de isolamento de doentes podem ser medidas necessárias (ver tópicos específicos para informações mais detalhadas).

978-85-7241-841-6

Tabela 4.1 – Manifestações clínicas de doenças infecciosas em ambientes com vários animais e suas causas. Esta tabela lista os agentes infecciosos que podem causar surtos de doenças em ambientes que possuem animais agrupados no Reino Unido. Ela não inclui os agentes que afetam indivíduos, mas lista algumas causas de natureza não infecciosa como diagnóstico diferencial, que devem ser consideradas em situações de alojamento coletivo

Manifestação clínica	Causas infecciosas		Causas não infecciosas
	Cães	*Gatos*	
Respiratória (por exemplo, tosse, espirro, descargas nasal e ocular – ver Cap. 6)	Vírus da *parainfluenza* canina, adenovírus canino tipo 1, adenovírus canino tipo 2, vírus da cinomose, micoplasmose, bordeteliose e pasteurelose	Herpesvírus felino, calicivírus felino, coronavírus felino, clamidofilose, micoplasmose, bordeteliose, pasteurelose	Falha de ventilação, pó, irritantes químicos, resíduos de desinfetantes
Gastrintestinal (por exemplo, diarreia e/ou vômito – ver Cap. 8)	Vírus da cinomose, parvovírus canino, coronavírus canino, adenovírus canino tipo 1 (raro), giardíase, coccidiose, criptosporidiose, campilobacteriose e salmonelose	Vírus da panleucopenia felina, coronavírus felino, giardíase, coccidiose, criptosporidiose, campilobacteriose e salmonelose	Distúrbios nutricionais, dieta inapropriada, falta do colostro e estresse
Neurológica (por exemplo, colapso, convulsões – ver Cap. 15)	Vírus da cinomose, herpesvírus canino – neonatal (raro), tétano – disseminação iatrogênica (raro), botulismo	Coronavírus felino, vírus da panleucopenia infecciosa felina, tétano – disseminação iatrogênica (raro), botulismo	Estresse térmico, intoxicações (por exemplo, chumbo metaldeídos, estricnina, plantas tóxicas, fungos)
Reprodutiva (por exemplo, infertilidade, abortamento, mortes neonatais, síndrome do definhamento do filhote – ver Cap. 12)	Parvovírus canino, vírus da cinomose, adenovírus canino tipo 1, herpesvírus canino (raro), salmonelose (raro)	Vírus da leucemia felina, vírus da panleucopenia felina, vírus da imunodeficiência felina, coronavírus felino, salmonelose (raro)	Falta do colostro, manejo/ nutrição inadequada, distúrbios congênitos
Dermatológica (por exemplo, alopecia, irritação cutânea – ver Cap. 13)	Pulgas, piolhos, ácaros, carrapatos, dermatofitose, infecções bacterianas (*Staphylococcus*), *larva migrans* cutânea	Pulgas, piolhos, ácaros, carrapatos, dermatofitose, infecções bacterianas (*Staphylococcus*), poxvírus felino (rara)	Irritantes químicos/resíduos de desinfetantes, falhas de higiene
Musculoesquelética (por exemplo, poliartrite – ver Cap. 14)		Calicivírus felino, *Streptococcus*	Falhas de higiene, resultando em associação com bactérias

978-85-7241-841-6

Métodos de Disseminação

As enfermidades infecciosas que afetam locais com vários animais variam de acordo com a natureza do estabelecimento, o tipo de instalações e as medidas adotadas para limitar a disseminação dos agentes infecciosos. Infecções nosocômicas são mais comuns na prática veterinária, os dermatófitos são mais prevalentes entre os animais que frequentam banho e tosa e as infecções respiratórias e entéricas são mais comuns em animais internados. Para evitar a disseminação da doença, é necessário compreender quais são as vias de transmissão e a velocidade de disseminação de cada agente infeccioso. Desta forma, é útil classificar os microrganismos conforme o potencial de infectividade (Tabela 4.2):

- **Classe 1** – microrganismos com baixo potencial de disseminação entre indivíduos e com limitado potencial zoonótico.
- **Classe 2** – microrganismos que exigem contato íntimo ou a participação de vetores; esses agentes não são resistentes no meio ambiente.
- **Classe 3** – microrganismos que podem ser transmitidos pelo contato direto ou indireto com secreções.

Esses agentes apresentam moderada resistência ambiental ou potencial zoonótico.
- **Classe 4** – microrganismos com elevado potencial zoonótico ou facilidade de transmissão (animais com essas infecções devem ser mantidos isolados).

Disseminação de Doenças entre Espécies

Muitas infecções podem acometer várias espécies, afetando cães e gatos, além de apresentarem risco zoonótico. Isso é válido para muitas infecções bacterianas e protozoárias. Por exemplo, as infecções causadas por *Bordetella bronchiseptica* podem passar dos cães para os gatos e ainda afetar os seres humanos. Algumas infecções virais podem afetar mais de uma espécie. Como exemplo, é possível citar o fato de 10 a 20% dos casos isolados de parvovírus canino serem considerados indistinguíveis do vírus da panleucopenia infecciosa felina (FPV, *feline panleucopenia virus*) (Truyen, 1999).

Os humanos são fontes de infecção subestimadas. Eles podem transmitir vários agentes entéricos, como *Salmonella*, *Giardia* e *Campylobacter*, e atuarem ainda

Tabela 4.2 – Classificação de alguns microrganismos infecciosos encontrados em ambientes habitados por vários animais, os modos de disseminação e de controle. Os agentes listados na Tabela 4.1 são classificados de acordo com seu potencial zoonótico e sua capacidade de se disseminar entre os animais (com base em Greene, 1998). As maiores classificações correspondem aos agentes com maior poder de disseminação e potencial zoonótico

Microrganismo (classificação da infectividade)	Modo de disseminação	Grau de contaminação ambiental	Controle da infecção
Classe 1			
Herpesvírus canino (filhotes)	Infecção neonatal adquirida da mãe ou dos outros filhotes	Raro	Melhorar o manejo dos filhotes
Classe 2			
Maioria de bactérias sensíveis aos antibióticos	Variável	Variável	Melhorar a higiene e utilizar antibióticos apropriados
Vírus da leucemia felina	Transmissão vertical e horizontal via saliva, urina e fezes	Mínimo, geralmente requer contato de longa duração para ocorrer	Vacinação, teste sorológico e eliminação dos positivos
Vírus da imunodeficiência felina	Principalmente pela mordedura. A transmissão vertical pode ocorrer	Nenhum	Prevenir a mordida, contenção noturna e castração dos machos
Coronavírus felino	Principalmente pela via orofecal, alguns por saliva e urina. A transmissão por fomitos pode ocorrer	Irregular, mas o vírus pode resistir por dias ou semanas em matéria orgânica	Melhorar a higiene, isolar os reprodutores e promover a desmama precoce
Classe 3			
Giardia	Orofecal	Significante, principalmente pela contaminação da água	Melhorar a higiene e prevenir a exposição
Cryptosporidium	Orofecal, especialmente em indivíduos imunossuprimidos	Raro, mas significante, quando ocorre via água ou alimento contaminado	Melhorar a higiene e prevenir a exposição
Coccidia (por exemplo, *Isospora*)	Orofecal e ingestão de hospedeiros intermediários infectados (por exemplo, camundongos)	Significante, via contaminação de água ou alimento	Melhorar a higiene e prevenir a exposição
Dermatófitos	Contato direto com animais portadores e esporos	Significante, via contaminação por esporos	Melhorar a higiene e prevenir a exposição, pesquisar presença de portadores
Leptospira	Principalmente pela urina, mas também pela saliva, placenta ou de forma venérea	Significante, via contaminação de urina, água, cama etc.	Vacinação e prevenir a exposição
Campylobacter	Orofecal	Significante, via contaminação de água ou alimento	Melhorar a higiene e prevenir a exposição
Bactérias resistentes a antibióticos (por exemplo, *Pseudomonas*)	Variável	Variável	Melhorar a higiene e utilizar antibióticos apropriados
Helmintos entéricos (por exemplo, *Toxocara*)	Orofecal, algumas vezes verticalmente pelo leite	Significante	Melhorar a higiene e utilizar anti-helmínticos
Ectoparasitas (por exemplo, pulgas e piolhos)	Contato direto, fomitos	Muito significante	Uso de parasiticidas tópicos e controle ambiental
Classe 4			
Parvovírus canino/vírus da panleucopenia felina	Orofecal	Muito significante	Vacinação e adoção de quarentena
Vírus da cinomose	Orofecal	Muito significante	Vacinação e adoção de quarentena
Vírus da *parainfluenza* canina	Oronasal e aerossol	Moderado	Vacinação
Adenovírus canino tipo 1	Oronasal, urina e fezes	Significante	Vacinação
Adenovírus canino tipo 2	Oronasal	Significante	Vacinação
Calicivírus felino/herpesvírus felino	Oronasal e aerossol	Significante	Vacinação e adoção de quarentena
Chlamydophila felis (antigamente denominada *Chlamydia psittaci* var. *felis*)	Contato direto	Mínimo	Vacinação e uso de antibióticos apropriados
Bordetella	Oronasal e aerossol; existência de estado portador	Moderado	Melhorar a higiene, vacinação e uso de antibióticos apropriados
Salmonella	Orofecal, alimento, água, fomitos e raramente respiratória	Muito significante, ubiquitário na natureza	Melhorar a higiene e adotar quarentena

978-85-7241-841-6

978-85-7241-841-6

como reservatórios da tuberculose pulmonar. Podem participar também da disseminação de patógenos por meio de mãos, roupas ou sapatos.

Construção das Instalações

A acomodação dos animais deve ser confortável, de fácil limpeza, segura e confiável. Como o controle de doenças é a principal preocupação em instalações destinadas ao abrigo de vários animais, esta questão deve ser abordada na concepção de cada uma das fases de construção. Alterações posteriores são, em geral, caras e difíceis de serem executadas.

- Espaço é importante. O espaço médio ideal para a manutenção de gatos deve ter cerca de 8.000cm^2 de piso. Este valor aumenta proporcionalmente para raças de gatos e cães grandes, bem como para animais que serão mantidos por períodos muito longos. Animais alojados por curto período ou que estejam sob cuidados intensivos necessitam de menor espaço.
- Todas as instalações para animais devem ser seguras. Vernizes e tintas para madeira devem ser adequados para utilização em torno dos animais. Arestas cortantes ou fios soltos devem ser cobertos. Pisos de concreto devem ser mantidos adequadamente, pois as superfícies quebradas são perigosas e difíceis de serem limpas.
- Todas as áreas de acesso dos animais devem ser de fácil limpeza (Fig. 4.2). Todo objeto que tiver contato com um animal deve ser desinfetado ou descartado antes de ter contato com outro animal ou de ser transferido para outra residência. Uma fonte de água para limpeza e lavagem das mãos deve estar disponível em todas as áreas.
- As aberturas para a passagem dos animais devem ser de, no mínimo, 91cm de largura. Cães e gatos podem espirrar partículas virais a uma distância de

61cm ou mais. Quando os animais são alojados lado a lado, as divisórias sólidas são essenciais. Nos gatis, essas repartições deverão atingir o limite máximo do teto para prevenir a contaminação por espirros de gatos vizinhos.
- A área de solário também deve ser de fácil limpeza. Solários individuais são considerados mais indicados que os coletivos. O piso deve ser preferencialmente de material sólido (como concreto). Grama e cascalhos são de difícil limpeza e manutenção.
- As instalações devem permitir a eliminação segura de todos os resíduos de origem animal, incluindo drenagem adequada para urina e fezes (Fig. 4.2).
- Para reduzir infecções respiratórias, a ventilação deve permitir 6 a 12 trocas de ar por hora, dependendo do número de animais alojados. O ar deve ser ventilado diretamente para o lado externo e não de uma sala para outra.
- A umidade relativa do ar deve ser inferior a 55%. A temperatura pode variar entre 15 e 24ºC (checar com termômetro, preferencialmente de mercúrio, com medidas de máxima e mínima).
- A construção deve ser concebida para permitir a circulação de pessoas e visitantes das áreas limpas para as áreas sujas, e nunca o inverso.
- Deve-se evitar o acesso de roedores.

Desinfecção do Meio Ambiente

O objetivo da desinfecção é prevenir a disseminação de agentes infecciosos entre os animais e, em alguns casos, dos animais para os seres humanos. Dentre os agentes que podem infectar cães e gatos em criações com vários animais destacam-se, pela importância, os vírus da gripe felina e os parvovírus. Como os parvovírus são altamente infecciosos e resistentes à desinfecção, eles são considerados como "padrão-ouro" para avaliação de desinfetantes. Dentre os patógenos impor-

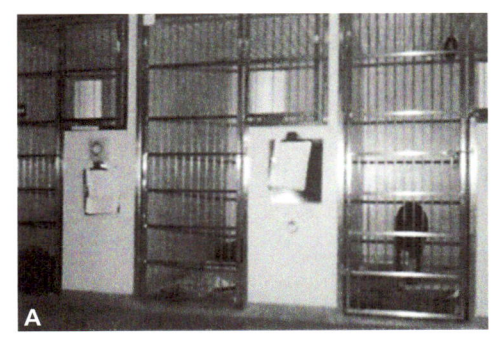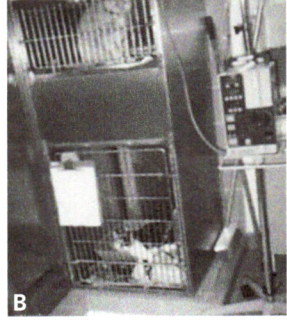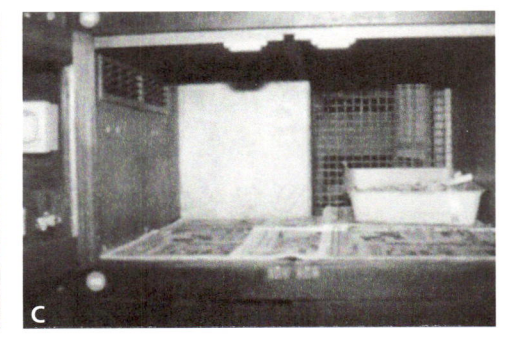

Figura 4.2 – Exemplos de projetos de canis bem e mal-elaborados. (*A*) Este canil é grande o suficiente para alojar cães de raças grandes. O piso desliza em direção à porta. As divisórias podem ser suspensas em direção ao teto, permitindo que os doentes se movimentem entre os dois compartimentos do canil. (Gentilmente cedido pelo Dr. Michael Herrtage.) (*B*) Gaiolas inadequadas, pois qualquer derrame de urina ou fezes na parte superior contaminará a gaiola de baixo. (*C*) Escolha inadequada de materiais (neste caso, madeira) e de projeto, dificultando a limpeza adequada. (Gentilmente cedido pelo Dr. Ian Ramsey.)

tantes, a maioria das bactérias pode ser rapidamente destruída pela ação de desinfetantes, mas as bactérias ácido-resistentes, os esporos bacterianos e fúngicos são mais resistentes à desinfecção. A Tabela 4.3 ilustra a ação dos desinfetantes contra os grupos de microrganismos mais resistentes.

Quando uma área está sabidamente contaminada com um determinado agente patogênico, a desinfecção deve ser adaptada de modo a destruir o microrganismo.

Um cuidado especial deve ser adotado na escolha de desinfetantes para uso em áreas habitadas por gatos, pois eles são menos capazes de detoxificar compostos fenólicos, se comparados à maioria dos mamíferos. Outros tipos de desinfetantes são normalmente seguros para a espécie, desde que as instruções do fabricante sejam seguidas de modo adequado. Embora o uso de um único composto desinfetante possa ser útil, melhores resultados podem ser obtidos utilizando-se misturas apropriadas de diferentes compostos. Misturas caseiras não são aconselhadas, pois o seu uso pode não ser efetivo ou até mesmo representar riscos à saúde. Para todos os desinfetantes, recomenda-se verificar as informações sobre segurança e eficácia na bula, antes da utilização do produto.

Antes da desinfecção, é importante ter certeza de que a matéria orgânica (por exemplo, fezes, pelos, alimentos) foi removida. Uma vez selecionado o desinfetante de escolha, este deverá permanecer em contato com a superfície durante o tempo recomendado pelo fabricante. É importante lavar a área após o tempo de ação, pois poças contendo desinfetante, mesmo quando feito na concentração correta, podem causar reações inflamatórias nas patas e nas vias respiratórias dos animais. A área deverá ser seca após o enxágue, para evitar o rápido crescimento das bactérias em lâminas de água.

978-85-7241-841-6

Manejo de Instalações

Embora esta seção considere particularmente as instalações dos centros de recuperação, as unidades de reprodução e os abrigos para animais, alguns aspectos discutidos podem ser aplicados a outros tipos de agrupamentos animais. Protocolos de limpeza, isolamento, métodos de redução de estresse e protocolos de vacinação também são aplicados diretamente em clínicas veterinárias. Considerações adicionais sobre os estabelecimentos de reprodução animal e centros veterinários serão discutidas posteriormente.

Prevenir ou reduzir a ocorrência de doenças infecciosas em alojamentos animais pode ser difícil, demorado e caro. O Quadro 4.1 apresenta uma lista de métodos destinados à redução da incidência de doenças infecciosas em locais que abrigam grupos de animais.

Quantidade de Animais

Doenças infecciosas ocorrem com maior frequência quando os animais são mantidos em grandes gru-

Tabela 4.3 – Desinfetantes comumente disponíveis e seu espectro de ação

Tipo de desinfetante	Exemplos	Atividade contra				
		Bactérias ácido--resistentes	Bactérias resistentes	Esporos bacterianos	Fungos	Vírus não envelopados
Alcoóis	Etanol	+	+	–	–	+
	Isopropil	+	+	–	–	–
Compostos fenólicos[a,b]	Derivados de alcatrão de hulha	+	+	–	+	+/–
	Cresol	+	+	–	+	+/–
	Ácido cresílico com xilenol	+	+	–	+	+/–
Biguanidinas[c]	Clorexidina[d]	–	+	–	–	–
Detergentes						
Catiônicos[e]	Compostos de amônia quaternária (por exemplo, cetrimida e cloreto de benzalcônio)	–	–	–	+/–	–
Anfotéricos	Componentes do tipo TEGO	+	+	–	+	–
Aldeídos	Glutaraldeído	+	+	+	+	+
	Formaldeído	+	+	+	+	+
Halogenados[c]	Clorado (hipocloreto de sódio)	+	+	+	+	+
	Iodado (iodo-povidina)	+	+	+/–	+	+/–
Produtos combinados	Várias misturas dos compostos anteriores	Verificar o espectro de ação descrito no rótulo do produto				

+ = efetivo; – = não efetivo; +/– = parcialmente efetivo.
[a]Mantém a sua atividade na presença de matéria orgânica.
[b]Não pode ser utilizado em áreas de acesso de felinos (ver anteriormente).
[c]Perda de ação em áreas muito sujas.
[d]Baixa toxicidade para tecidos, podendo ser útil para preparações cutâneas.
[e]Raramente, os cistos de *Giardia* são sensíveis aos desinfetantes à base de amônia quaternária.

pos ou em condições de superpopulação. Isso ocorre porque:

- Quando animais de diferentes origens são misturados, aumenta o risco de introdução de doenças infecciosas.
- As infecções se disseminam com maior rapidez em ambientes superlotados. Animais recém-introduzidos na criação tornam-se infectados com microrganismos presentes e disseminam o agente para a população residente.
- Em grandes grupos, a probabilidade de que pelo menos alguns indivíduos adquiram a infecção em determinado momento é maior.
- Os animais podem receber altas doses de agentes infecciosos por contato direto com outros animais ou indiretamente do meio ambiente. Este fato é exacerbado pela dificuldade em se promover limpeza efetiva em grandes grupos de animais mantidos juntos.
- Superpopulação causa estresse e aumenta a incidência de infecções oportunistas.
- A alimentação de animais em condições de superpopulação favorece a má nutrição e a permanência de indivíduos debilitados.

Considerados em conjunto, esses fatores favorecem a disseminação de agentes infecciosos e atuam diminuindo a resposta imunológica dos animais, aumentando o risco de desenvolvimento de doenças.

Apesar de não ditar regras "rápidas e duras", considera-se desaconselhável a manutenção de mais de 8 a 10 gatos em residências, a menos que sejam construídas instalações específicas para esta finalidade. Não existem sugestões semelhantes sobre o número máximo de cães que devem ser mantidos em ambiente doméstico.

Agrupamento de Animais

- Em populações estáveis, geralmente são mantidos pequenos grupos de animais. Indivíduos que apresentam sinais clínicos de doenças infecciosas devem ser removidos do grupo.
- Em populações transitórias, o meio mais efetivo de controlar as doenças infecciosas é alojar os animais em recintos individuais. A única exceção são os animais que chegam a um grupo que já é considerado uma unidade única. Enquanto que o alojamento individual quase sempre ocorre nos estabelecimentos de banho e tosa e nos hotéis, apenas alguns centros de reabilitação mantêm os animais desta maneira.
- Onde não há alternativa de habitação individual para todo o grupo, é aconselhável que os recém-chegados permaneçam em quarentena até que tenham sido examinados para detecção das infecções mais comuns. Os animais devem então ser separados em grupos de acordo com a faixa etária e o estado sanitário (os animais doentes devem ser atendidos individualmente). Os animais não devem ser transferidos de um grupo para outro. Dessa forma, quando ocorrer um surto de doença infecciosa, provavelmente afetará um único grupo.
- Uma triagem para doenças infecciosas comuns (como vírus da leucemia felina) pode ser realizada eventualmente e é uma estratégia útil no controle de infecções populacionais. O valor de tais testes, no entanto, é considerado limitado, diante da vasta possibilidade de agentes potencialmente patogênicos que afetam os animais.

Quadro 4.1 – Métodos para redução de doenças infecciosas em instalações para grupos de animais

- Reduzir a superlotação
- Manter grupos estáveis
- Manter os animais em unidades individuais
- Melhorar a higiene
- Ter um protocolo de limpeza e desinfecção
- Limitar o número de vezes que cada baia é utilizada
- Possuir e utilizar as instalações para isolamento
- Reduzir o estresse
- Ter um programa de vacinação adequado

Medidas de Higiene

Higiene efetiva é o método mais importante para limitar a disseminação de uma infecção em ambientes coletivos.

- O ideal é que cada animal seja alojado separadamente e tenha o seu próprio conjunto de utensílios, que devem ser limpos todos os dias (comedouros, tigelas de água, caixas de areia para os gatos).
- Quando os gatos são mantidos em grupos, deve existir uma cama para cada dois gatos. Os resíduos sólidos da cama devem ser removidos diariamente, e a caixa deve ser lavada e desinfetada pelo menos uma vez por semana (ver Desinfecção do Meio Ambiente). As camas devem ser mantidas o mais distante possível da área de alimentação dos animais.
- Os solários devem ser desinfetados diariamente. Quando o mesmo solário for utilizado por vários cães, recomenda-se a limpeza e a desinfecção cada vez que este for utilizado por um animal.
- Sempre que uma instalação tiver dez animais ou mais, ou alojar recém-nascidos, é aconselhável utilizar sapatos e aventais para visitar cada um dos grupos. É importante lavar esse vestuário protetor regularmente. O uso de pró-pés e aventais descartáveis é alternativa adequada.
- Os funcionários devem lavar as mãos com antisséptico apropriado no final do atendimento a cada grupo animal ou possuir um par de luvas para cada recinto.

978-85-7241-841-6

As luvas podem ser reaproveitadas, desde que sejam mantidas em um suporte na porta de cada recinto, quando não estiverem em uso.

- Recomenda-se que os funcionários mergulhem suas botas em uma solução desinfetante antes de entrar e sair em cada recinto. Esta prática depende da instalação de calhas com desinfetante, com troca do produto em intervalos regulares.
- Como muitos patógenos podem ser carreados por botas, mãos ou roupas, todas as áreas das instalações, e não somente as áreas habitadas por animais, devem ser limpas e desinfetadas regularmente.
- Todos os alimentos devem ser armazenados corretamente para evitar deterioração, contaminação e evitar o acesso de roedores.
- Todos os animais abrigados por longos períodos deverão ser tratados regularmente para presença de endoparasitas e ectoparasitas.

Protocolos de Limpeza

A maioria das instalações de animais se beneficia da existência de um protocolo padronizado de limpeza, que visa limitar o número de acessos de funcionários em cada baia. Isso reduz significativamente o risco de ocorrência de doenças, com baixo custo de implantação. Um exemplo de um protocolo de limpeza é definido a seguir:

- Cada sala deverá ter dois grupos de vasilhas para alimentos e água (além das caixas com areia para os gatos).
- No início de cada dia, o conjunto que não estiver em uso deverá ser preenchido e colocado do lado de fora da sala correspondente.
- Ao entrar na sala, o tratador deve retirar o alimento utilizado (potes sujos e a cama dos gatos), limpar o quarto e fornecer comida fresca nas vasilhas limpas. As caixas com areia deverão ser preenchidas e, em seguida, colocadas em cada sala que foi limpa e abastecida com alimentos frescos.
- Terminado o procedimento, o funcionário deverá, então, se dirigir a outra sala.
- As caixas e vasilhas usadas devem ser recolhidas no final da operação, lavadas e mergulhadas em solução desinfetante. Depois de enxaguadas, devem ser secas ao sol.
- Os animais mais jovens devem ser atendidos primeiro, seguidos dos filhotes mais velhos, adultos saudáveis e, por último, os indivíduos doentes.

Isolamento

Animais Doentes

Qualquer animal que apresente sinais de doença infecciosa ou aqueles com um histórico de doença infecciosa recente (por exemplo, gripe felina e tosse dos canis) deve ser mantido em quarentena e receber os cuidados em isolamento.

- As instalações destinadas ao isolamento deverão ter o seu próprio conjunto de utensílios, incluindo os potes de água e alimento, camas e equipamentos de limpeza (além da caixa de areia para gatos).
- Lavatórios devem estar disponíveis para uso (lavagem das mãos) na entrada e saída das salas.
- Os funcionários que frequentam esta área devem utilizar equipamentos de proteção, tais como aventais, botas ou pró-pés.
- Ao deixar a área de isolamento, o funcionário deverá remover as roupas de proteção e lavar as mãos cuidadosamente.
- Os animais doentes só devem ser manipulados depois do atendimento dos animais saudáveis.
- Se o tipo de construção e o número de funcionários permitirem, considera-se ideal que se destine um funcionário para se dedicar apenas ao tratamento de animais doentes, e que as instalações sejam separadas por porta do restante do edifício.

Embora a manutenção de instalações para isolamento seja considerada cara e trabalhosa, ela reduz muito a transmissão de doenças infecciosas e, por isso, com o tempo pode tornar-se financeiramente viável e resultar em muitos benefícios clínicos.

Animais Saudáveis

Em clínicas e estabelecimentos destinados à reprodução animal que abrigam grupos animais, o isolamento não precisa ser utilizado apenas para os animais doentes.

- O ideal é que cada animal novo passe por um período de quarentena por três semanas antes de ser misturado aos demais.
- Durante esse período, é possível monitorar os animais para o aparecimento de sinais clínicos de doenças e, se for o caso, testá-los para determinadas doenças infecciosas (por exemplo, amostras de sangue podem ser utilizadas para os testes de detecção de vírus da leucemia felina [FeLV, *feline leukaemia virus*], vírus da imunodeficiência felina [FIV, *feline immunodeficiency virus*] e FCoV; *swabs* de boca para o vírus da gripe felina e pelos para micoses). Esse procedimento é particularmente importante para animais saudáveis que tiveram contato com agentes infecciosos e estão na condição de portadores assintomáticos (por exemplo, gripe felina e dermatofitoses).
- Quando não existirem animais doentes, as instalações de isolamento poderão ser úteis na separação e na manutenção dos filhotes neonatos, mantendo-os longe de gatos adultos potencialmente infectados (ver adiante as considerações específicas para estabelecimentos de reprodução).

978-85-7241-841-6

Fatores de Estresse

O estresse é um fator predisponente para várias doenças e pode exacerbar os sinais de doenças preexistentes. Pode ser induzido por várias situações, incluindo-se mudanças ou falhas ambientais, problemas nutricionais e superlotação.

É importante avaliar o nível de estresse a que os animais estão expostos e, se possível, reduzi-lo. As medidas indicadas incluem:

- Providenciar uma área em que o animal se sinta seguro. Por exemplo, uma cama plástica com um cobertor para cães ou uma caixa com um cobertor para gatos. Caixas de papelão podem ser eliminadas quando o animal volta para a casa do seu proprietário. Os cobertores podem ser lavados. Embora outros tipos de material de cama possam ser atraentes, a dificuldade de limpeza é um fator limitante (é o caso dos cestos de palha).
- Gastar algum tempo tranquilizando os animais. Embora isto ajude a reduzir os níveis de tensão, é importante manter boa higiene. Infecções podem ser disseminadas simplesmente pela movimentação de animais entre as diferentes baias.
- Reduzir a tensão fornecendo o alimento várias vezes, diminuindo a concorrência por alimentos, fornecendo dieta alimentar adequada e reduzindo o número de mudanças na dieta. Quando os animais são alojados em grupos menores, os mais fracos devem ser alimentados separadamente.

Programas de Vacinação

A vacinação desempenha papel muito importante no controle de doenças infecciosas, mas a sua eficácia varia de acordo com o tipo de estabelecimento. É necessário avaliar cada tipo de instalação antes de se implantar um programa de vacinação para determinado grupo de animais (ver Cap. 3).

Hotéis e Estabelecimento de Banho e Tosa

Estes tipos de estabelecimentos não devem permitir a entrada de animais sem atestado de vacinação. Considera-se prioridade a vacinação dos gatos contra a gripe e a panleucopenia viral felinas, ao passo que os cães devem ter sido vacinados, no mínimo, contra cinomose, parvovirose canina, *parainfluenza*, adenovirose tipo 2, leptospirose e bordeteliose. Recentemente, o tratamento contra endoparasitas e ectoparasitas passou a ser recomendado também.

Clínicas Veterinárias

As clínicas veterinárias deverão conhecer o histórico de vacinação de cada animal atendido. Sempre que possível, o veterinário deve evitar a hospitalização de animais sem vacinação. Quando houver necessidade de internar animais não vacinados, estes devem ser mantidos em isolamento e atendidos separadamente. Um cuidado especial deve ser tomado para se evitar o contato de animais não vacinados com indivíduos muito jovens.

Centros de Recuperação de Curta Estadia

Poucos centros de recuperação possuem recursos suficientes para implantar um programa de vacinação. Quando a população é realmente transitória e os animais são mantidos por apenas alguns dias, não se observa um benefício direto da vacinação, pois a maioria das vacinas para uso parenteral demora no mínimo 3 semanas para conferir imunidade. No caso de problemas com doenças respiratórias (por exemplo, bordeteliose), o uso de vacina intranasal pode conferir rápida proteção, embora essas vacinas já não estejam mais disponíveis para uso no Reino Unido.

Centros de Recuperação de Longa Estadia, Estabelecimentos de Reprodução e Clubes de Criadores (Canis e Gatis)

Nestes estabelecimentos, a vacinação é extremamente recomendada quando os animais são mantidos em grupo. Os filhotes de cães e gatos devem ser vacinados o mais cedo possível, usualmente entre 6 e 8 semanas de idade. O momento exato e o programa de vacinação devem ser adaptados às necessidades do local. Locais que enfrentam problemas com doenças infecciosas em animais jovens podem iniciar a vacinação precocemente. Nos estabelecimentos de reprodução, aconselha-se a utilização de vacinas inativadas, evitando-se o uso de vacinas vivas atenuadas. A vacinação contra a FeLV é fundamental quando os gatos são alojados em grupos (a não ser que exista um protocolo de monitoração e eliminação de animais positivos; ver Cap. 5).

Programa adequado de vacinação ajuda a reduzir a ocorrência de doenças infecciosas, mas não deve ser a única estratégia preventiva. Mesmo que todos os animais tenham sido vacinados, surtos de doenças infecciosas podem ocorrer. Este fato se explica por existência de animais portadores e falta de proteção completa conferida pela vacina. Os surtos de doenças infecciosas em animais vacinados são mais frequentes quando existe grande contaminação ambiental, resultante de falhas de higiene e superpopulação. Nesta situação, pode ser mais interessante alterar o sistema de manejo do que confiar na eficácia da vacinação.

Estabelecimentos de Reprodução

Considerações Especiais

Estabelecimentos destinados à reprodução animal merecem considerações especiais por duas razões:

primeiramente pelo valor genético dos reprodutores e, segundo, pela presença de neonatos.

Suscetibilidade Genética

A importância da suscetibilidade genética não deve ser subestimada. Existem numerosas predisposições maternas para enfermidades infecciosas, como é o caso da raça Rottweiler para CPV, e as raças de gatos Persa, Burmês e Birmanês para a peritonite infecciosa felina (PIF). A suscetibilidade genética pode restringir-se a uma linhagem individual de reprodutores. Quando uma doença infecciosa é diagnosticada em um criadouro, é fundamental considerar a participação do fator genético. É possível que o surto tenha ocorrido pelo acúmulo de quantidade suficiente de animais suscetíveis e não apenas pela introdução de um patógeno virulento.

Neonatos

A presença de neonatos aumenta o risco de ocorrência de doenças infecciosas. Não somente pela maior suscetibilidade a infecções, mas também porque eles quase sempre albergam uma quantidade maior de microrganismos infecciosos se comparados aos animais mais velhos, resultando em altos níveis de contaminação ambiental.

Sala de Neonatos

Um modo prático de se reduzir a ocorrência de doenças infecciosas em neonatos é permitir que as fêmeas deem à luz e isolar a sua prole. Em alguns casos, recomenda-se a separação dos filhotes quando estes estiverem com idade entre 5 e 6 semanas (ver a seguir). Quando os filhotes são órfãos, ou a mãe é incapaz de cuidar da saúde da prole, o risco de doenças infecciosas aumenta, exigindo maior atenção com os neonatos.

- Para reduzir a contaminação ambiental, a sala de neonatos deve ser fácil de limpar, bem ventilada e livre de outros animais.
- A sala de isolamento dos neonatos deve estar sempre limpa e permanecer vazia por 1 semana antes de receber a fêmea. Se possível, a fêmea deve ser transferida para esta sala antes do momento do parto.
- Durante o período de isolamento, a fêmea e a sua ninhada deveram permanecer em condições de quarentena (ver anteriormente). Nenhum outro animal deverá adentrar a sala. Esta deve possuir equipamentos próprios (vasilhas para água, alimento, utensílios de limpeza, cama e caixa de areia para as gatas).
- Os animais mais jovens devem ser tratados primeiro, diariamente, seguidos de filhotes mais velhos e adultos.
- As mães deverão passar anticorpos de origem materna para a ninhada. Se a mamada de colostro for adequada logo após o nascimento e a contaminação ambiental for reduzida, os anticorpos maternos serão suficientes para impedir a infecção dos filhotes nas primeiras semanas de vida. O tempo exato dessa proteção varia em função da imunidade da fêmea, mas usualmente costuma persistir por 6 a 8 semanas.
- Em algumas doenças infecciosas (por exemplo, infecção pelo FCoV) uma matriz sabidamente portadora deve ser afastada do seu filhote até que ele tenha 5 a 6 semanas de idade. Após este período, os níveis de anticorpos maternos começam a diminuir e as crias apresentam o risco de serem infectadas por sua mãe. Se a criação não tiver histórico de doenças infecciosas, então esta prática de isolamento não é recomendada (ver adiante).
- O ideal é manter os filhotes em isolamento até que eles tenham idade suficiente para serem alojados. Ninhadas diferentes não devem ser misturadas, pois isso aumenta o risco de ocorrência de doenças infecciosas.
- Todos os filhotes devem ser regularmente vermifugados e tratados para evitar pulgas.

Problemas com o Desmame Precoce e o Isolamento

Embora se reconheça a importância do desmame precoce e da segregação de filhotes como estratégias para diminuir os riscos de ocorrência de doenças infecciosas em neonatos, essas práticas não são isentas de dificuldades.

- A construção de salas de isolamento pode ser cara e a sua manutenção demanda tempo.
- Se os filhotes forem pequenos (por exemplo, gatos desmamados com menos de 500 a 550g), existe elevado risco de desenvolvimento de problemas de saúde, tais como a síndrome do definhamento, após a separação de suas mães.
- Se o local de isolamento não possuir nenhum estímulo ambiental (como brinquedos, rádios, aspiradores), os animais podem ter problemas de sociabilização. Este problema pode ser agravado se a ninhada for composta por animais muito pequenos.

Filhotes pouco sociáveis não são bons animais de estimação. Este aspecto é muito importante e deve ser considerado no momento de se planejar uma sala de isolamento.

Investigação de Surtos de Doenças Infecciosas

Surtos de doenças infecciosas em ambientes com vários animais são frequentes. O impacto sobre animais, proprietários e funcionários pode ter proporções consideráveis. A investigação completa e o diagnóstico definitivo são fundamentais para que se promovam as mudanças de manejo necessárias. Esta investigação requer:

- Exame clínico de todos os animais doentes.
- Colheita de amostras. Ao efetuar a colheita de amostras, por *swabs* de cavidade oral, fezes, urina, pelo, raspado de pele ou fragmentos de órgãos, é essencial discutir o procedimento com o laboratório que procederá as análises. A colheita inadequada de amostras pode resultar em falha ou erro de diagnóstico.
- Exame pós-morte. Embora muitos locais relutem em proceder a investigação pós-morte, todas as mortes devem ser investigadas. Em muitos casos, esta pode ser a única forma de se obter um diagnóstico definitivo e frequentemente as outras informações obtidas por este procedimento são úteis.
- Exame dos registros. É extremamente recomendável manter o registro de dados de todos os animais que chegam e que saem dos estabelecimentos coletivos. No caso de estabelecimentos destinados à reprodução, detalhes como o peso ao nascimento e o tamanho das ninhadas devem ser registrados. Em todos os casos, os episódios de doenças devem ser anotados, particularmente os episódios de doenças infecciosas ou os que resultaram em evolução fatal. Mudanças no padrão de morbidade e mortalidade devem ser percebidas rapidamente. Embora exista certa relutância em anotar tais informações, elas são de grande valor a longo prazo, no controle de doenças infecciosas.
- Identificação de mudanças recentes no manejo. Essa investigação dependerá da obtenção de um histórico detalhado, obtido dos proprietários ou funcionários.
- Visita ao local.

Visita às Instalações

É aconselhável visitar as instalações pessoalmente, tirar fotografias e tomar nota dos detalhes para posterior análise. Se isso não for possível, anotações detalhadas da construção e dos protocolos de limpeza podem ser alternativas úteis. Como muitas vezes, na prática, os protocolos não são seguidos à risca, é importante conversar com o gerente do local e com os funcionários da limpeza.

Durante a visita, é aconselhável ter uma lista de fatores que devem ser avaliados:

- Adequação estrutural das instalações (tamanho das salas, método de construção, ventilação, temperatura, drenagem etc.).
- Programa de vacinação (pré-requisitos para vacinação, se o local admite ou rejeita os animais não vacinados).

- Origem dos animais novos.
- Parentesco genético.
- Procedimentos de isolamento.
- Segregação de animais por estado sanitário, idade etc.
- Tamanho dos grupos.
- Rotina de limpeza e desinfecção (tipo e concentração dos desinfetantes), trânsito de pessoas, utilização de equipamentos de proteção, uso e movimentação de equipamentos (incluindo camas, pentes, coleiras, escovas, brinquedos etc.).
- Distância entre as áreas de alimentação e de defecação.
- Uso de áreas comuns. 978-85-7241-841-6

Clínicas Veterinárias

Infecções Nosocômicas

São adquiridas, ou favorecidas, pelo ambiente hospitalar. A doença resultante dessas infecções pode manifestar-se durante o período de internação do animal ou quando este retornar à sua residência.

As infecções nosocômicas podem ter origem endógena, pela disseminação de componentes da microflora, ou exógena, pela contaminação do paciente durante a prática veterinária. A prevalência estimada de infecções nosocômicas em clínicas veterinárias é de 5 a 10% dos pacientes hospitalizados (Greene, 1998). A doença é mais comum em pacientes imunocomprometidos ou que apresentam comprometimento dos mecanismos de defesa mucocutâneo. Os fatores predisponentes, que favorecem o acometimento de pacientes veterinários, estão descritos na Tabela 4.4.

Tabela 4.4 – Fatores que predispõem o paciente veterinário ao desenvolvimento de infecções nosocômicas

Mecanismos	Exemplos
Comprometimento das defesas mucocutâneas	Cirurgia
	Uso de cateteres urinários ou intravenosos
	Feridas cutâneas
	Intubação endotraqueal
	Endoscopia ou broncoscopia
	Lavado traqueal, lavado broncoalveolar
	Nebulização
	Doença do trato respiratório/digestório ou urinário
Comprometimento da imunidade	Infecção imunossupressora
	Glicocorticoides
	Medicamentos antineoplásicos
	Falha nutricional
	Falta do colostro
Alteração da microflora	Antibioticoterapia
	Doença do trato respiratório ou digestório
	Equipamento contaminado

978-85-7241-841-6

As infecções nosocômicas mais comuns em hospitais humanos são as infecções do trato urinário, seguidas por pneumonias, feridas cirúrgicas infectadas e bacteremia (Emori e Gaynes, 1993). Embora a informação específica seja esparsa, acredita-se que a situação dos hospitais veterinários seja semelhante (Johnson e Murtaugh, 1997a,b). A Tabela 4.5 mostra algumas infecções nosocômicas de etiologia bacteriana, consideradas comuns em hospitais veterinários. Todos os microrganismos listados na Tabela 4.1 também podem ser adquiridos no ambiente hospitalar.

Fatores Predisponentes de Infecções Nosocômicas Veterinárias

- Falha de projeto da clínica – circulação de ar, drenagem, facilidade de limpeza.
- Falhas de manejo – ausência de programa de segregação de animais por idade e estado imunitário (vacinação), falhas de limpeza e higiene etc.
- Falha do projeto de instalações destinadas ao isolamento de animais ou falta de uso dessas instalações.
- Deficiências de manutenção e higiene de equipamentos – endoscópios, sondas endotraqueais e esofágicas, estetoscópio, laringoscópios, otoscópios, termômetros, frascos com medicamentos, soluções otológicas, anestésicas e colírios, mesas de exame clínico, cestos de transporte, tosadores, nebulizadores, etc. Todos os equipamentos podem disseminar infecções entre os pacientes.
- Falhas no manejo de feridas.
- Procedimento incorreto de vacinação com vacinas vivas. Os animais podem desenvolver a doença pela inalação de aerossóis gerados na suspensão de vacinas vivas ou por lamberem a vacina no pelo ou na pele contaminada.
- Falha na organização de grupos de filhotes.
- Uso de doadores de sangue, sem triagem prévia do estado de saúde dos doadores.

Tabela 4.5 – Exemplos de bactérias associadas a infecções nosocômicas em hospitais veterinários e suas fontes típicas de contaminação

Microrganismo	Fonte típica de contaminação
Pseudomonas	Mamadeiras de uso comum e fontes de água
Serratia	Cateteres intravenosos e sondas endotraqueais
Staphylococcus	Infecções cutâneas e tosadores sujos
Escherichia	Contaminação fecal de equipamentos hospitalares
Klebsiella	Contaminação fecal de equipamentos hospitalares
Salmonella	Falha de limpeza dos canis ou vasilhas de água, contaminação de alimentos
Campylobacter	Falha de limpeza dos canis ou vasilhas de água, contaminação de alimentos

Prevenção de Infecções Nosocômicas

Muitos fatores discutidos sobre o projeto e o manejo de instalações coletivas para animais também se aplicam às clínicas veterinárias (ver seções relevantes). Em particular, sistemas de ventilação adequado, áreas de isolamento e programas de vacinação são de fundamental importância. Além disso, as seguintes recomendações devem ser adotadas:

- Garantir bom programa de limpeza, incluindo a desinfecção dos equipamentos comumente utilizados. Se possível, utilizar protocolos de desinfecção recomendados pelos fabricantes. Equipamentos cirúrgicos devem ser autoclavados ou desinfetados com óxido de etileno. Baixas temperaturas aumentam os riscos de infecção por agentes saprofíticos presentes no solo (por exemplo, *Clostridium tetani*).
  Estetoscópios devem ser desinfetados periodicamente, em especial após o atendimento de pacientes com problemas dermatológicos. Otoscópios devem ser desinfetados após o atendimento de cada paciente. Endoscópios devem ser limpos de acordo com as recomendações do fabricante ao final do atendimento de cada paciente. Atenção particular deve ser dada aos instrumentos de biópsia. O uso de endoscópios imersíveis torna mais fácil o procedimento de limpeza.
- Todos os equipamentos esterilizados devem ser marcados com a data de esterilização e armazenados em armários livres de pó.
- Lavar as mãos com frequência. Mãos sujas representam um modo fácil de disseminar doenças na clínica veterinária. Alguns agentes, como *Pseudomonas*, podem sobreviver nos recipientes de sabonetes líquidos. Estes recipientes devem ser esvaziados regularmente, limpos, desinfetados e reabastecidos.
- Desinfetar as mãos, utilizar luvas e usar uma técnica cirúrgica adequada.
- Utilizar os antibióticos de forma adequada (ver Cap. 2).
- Colocar e manter cateteres urinários e intravenosos em condições de esterilidade (ver a seguir).

Situações Específicas
Cateterização Urinária

- Este procedimento deve ser realizado apenas quando for necessário. A cateterização repetida, a curto prazo, pode ser melhor que a manutenção permanente do cateter. A longo prazo, a manutenção permanente do cateter é preferível, pois reduz o trauma da uretra.
- Utilize uma técnica estéril e não traumática.
- A menos que o cateter seja mantido por menos de 4 dias, terapia com antimicrobianos para microrganismos resistentes deve ser iniciada enquanto o cateter

estiver no local (Johnson e Murtaugh, 1997a; Sedor e Mulholland, 1999).

- Quando for necessária a manutenção do cateter por período muito longo, a antibioticoterapia deverá ser iniciada apenas quando o cateter for removido, de acordo com os resultados de cultura e antibiograma de material colhido no cateter.

Cateterização Intravenosa

- Pressione um espaço razoável de pele e prepare o cateter assepticamente.
- Como o risco de infecção local é alto em função da perfuração da pele, este procedimento só deve ser realizado quando necessário. Algumas marcas de cateter exigem perfuração mais frequente que outras.
- Segure com firmeza o cateter esterilizado. Anote a hora e a data de colocação.
- Após 24h, verificar e substituir o curativo, caso este esteja sujo ou molhado.
- A menos que seja absolutamente essencial, não deixar o cateter no local por mais de 72h.
- Desconecte o cateter do circuito o menor número de vezes possível.
- Para pequenos volumes e taxas de infusão lentas por muitos dias, é preferível utilizar várias bolsas pequenas, em vez de uma única bolsa grande.
- Para se administrar medicamento através do aditivo, é necessário assegurar que o medicamento não esteja contaminado e, em seguida, adicioná-lo ao conjunto aditivo ou à bolsa de perfusão de uma forma estéril. Mexa no aditivo antes e depois de aplicar o medicamento. A Figura 4.3 mostra um exemplo de mau uso do cateter.
- Agentes infecciosos podem entrar no circuito pela ponta do cateter, pelo aditivo ou por fissuras na bolsa de infusão, estabelecendo-se por meio de um fluxo de ar gerado pelo vácuo existente, ou pelo próprio sistema de perfusão gerado pelo cateter.
- Muitas soluções para uso intravenoso permitem o crescimento bacteriano. As *Pseudomonas* spp. podem crescer em água destilada, solução salina e iodóforos. O *Serratia marcescens* é um microrganismo frequentemente incriminado pelo uso de cateteres na prática da medicina veterinária. Tem-se documentado seu crescimento em chumaços de algodão embebidos em álcool. Muitos microrganismos podem crescer em soluções destinadas à nutrição parenteral, solução de glicose a 5%, hemoderivados e medicamentos armazenados em frascos multiuso.
- As manifestações clínicas, associadas às infecções transmitidas por cateter, incluem: alterações locais – calor, dor, edema, vermelhidão e trombose venosa; e alterações sistêmicas – febre, hipotensão, taquicardia, vômito, diarreia, alterações do sistema nervoso central, choque endotóxico, colapso, coma e morte.

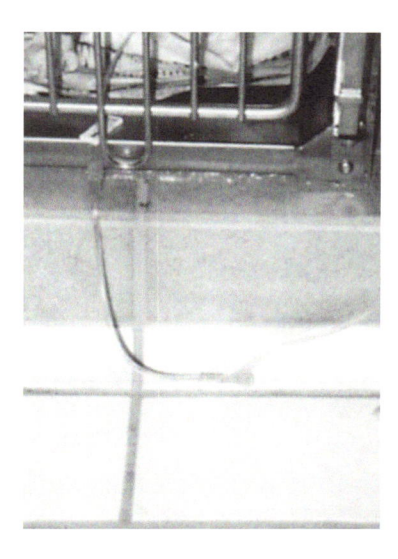

Figura 4.3 – Exemplo de falha no manejo do cateter. A junção do cateter (aditivo) foi deixada no chão, aumentando, assim, o risco de infecções associadas ao uso de cateter intravenoso.

- Quando se suspeita de infecção associada ao uso de cateter intravenoso, este deve ser removido e a sua ponta utilizada para cultura. Amostras de sangue do animal também devem ser encaminhadas para a realização de cultura.

Pneumonia Nosocômica

- O risco de pneumonia nosocômica aumenta nos casos de intubação endotraqueal, broncoscopia, lavado traqueal, lavado broncoalveolar e nebulização. Todos esses procedimentos comprometem os mecanismos de defesa local. Equipamentos esterilizados de forma inadequada também podem transmitir a infecção de um paciente para outro.
- Infecção nosocômica é mais frequente em pacientes com comprometimento respiratório (isto é,

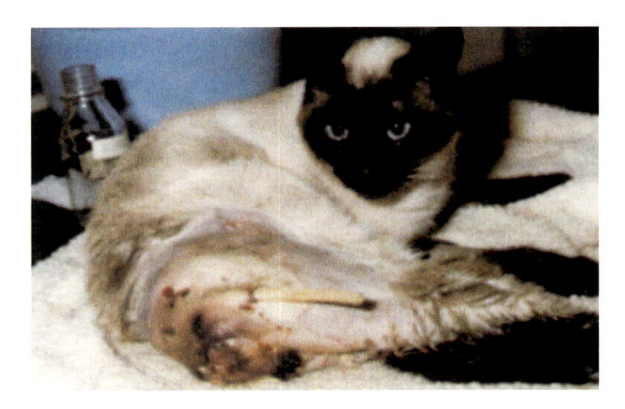

Figura 4.4 – Tecidos desvitalizados, como o desta cauda lesionada, apresentam risco maior de desenvolvimento de infecções nosocômicas se comparados aos tecidos saudáveis.

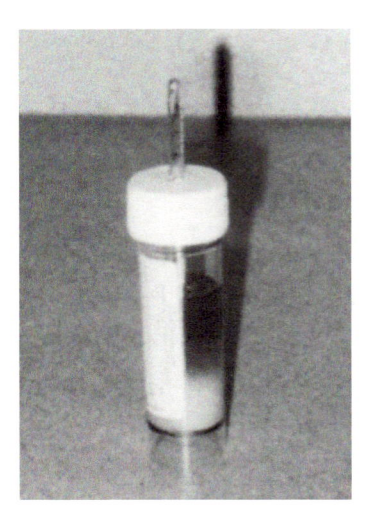

Figura 4.5 – Termômetros são vias de transmissão de infecções entéricas subestimadas. Muitos patógenos não são inativados pelas soluções antissépticas comumente empregadas para estocar esses instrumentos. Alguns agentes podem até mesmo se multiplicar nessas soluções. A limpeza cuidadosa do termômetro após o uso, e a troca constante das soluções de estoque reduzem as chances de ocorrência de infecções nosocômicas.

aqueles com doença pulmonar crônica, comprometimento da função dos macrófagos pulmonares, paralisia neuromuscular ou depressão respiratória de origem central).
- A pneumonia nosocômica é mais prevalente em pacientes submetidos à anestesia e à intubação endotraqueal que receberam antagonistas de receptores H_2 de histamina. Acredita-se que isso resulte de um refluxo estomacal que promove contaminação bacteriana da orofaringe.

Infecções Cutâneas

- Infecções cutâneas nosocômicas normalmente resultam da contaminação de feridas cirúrgicas, úlceras de decúbito, queimaduras ou contaminação secundária de infecções primárias da pele.
- Ferida cirúrgica contaminada pode resultar de falhas de técnica cirúrgica, comprometimento de aporte sanguíneo, aplicação inapropriada ou manutenção de curativos cirúrgicos ou cuidados pós-operatórios inadequados (Fig. 4.4).
- Úlceras de decúbito são observadas mais comumente em animais imobilizados, mantidos em andadores ou em camas inadequadas, que são movimentados com pouca frequência. A pressão resulta

em desvitalização da pele, seguida de infecção bacteriana secundária.
- O tratamento requer antibioticoterapia adequada e correção das causas predisponentes.

Infecções Entéricas

- Surtos de doenças quase sempre resultam de falhas de higiene, em geral decorrentes de superpopulação. As infecções podem ter origem em áreas de exercício, gaiolas, enfermarias, áreas de tratamento, sala de espera, mesas de exame, termômetros (Fig. 4.5), utensílios de alimentação ou limpeza e roupas de proteção.
- Quando ocorrem surtos de doenças entéricas, recomenda-se realizar cultura de fezes para determinar o agente causal e, sempre que possível, localizar a fonte de infecção.
- Métodos de prevenção de doenças entéricas foram discutidos em Manejo de Instalações.

REFERÊNCIAS E LEITURA COMPLEMENTAR

Chartered Institute of Environmental Health (1995) *Model Licence Conditions and Guidance for Cat Boarding Establishments.* Chartered Institute of Environmental Health, London

Chartered Institute of Environmental Health (1995) *Model Licence Conditions and Guidance for Dog Boarding Establishments.* Chartered Institute of Environmental Health, London

Emori TG and Gaynes RP (1993) An overview of nosocomial infection, including the role of the microbiology laboratory. *Clinical Microbial Review* **6**, 428-442

Feline Advisory Bureau (1993) *Boarding Cattery Construction and Management.* Feline Advisory Bureau, Tisbury, Wiltshire

Feline Advisory Bureau (1998) *FAB Code of Practice for Cat Rescue Facilities.* Feline Advisory Bureau, Tisbury, Wiltshire

Greene CE (1998) Environmental factors in infectious disease. In: *Infectious Diseases of the Dog and Cat, 3rd edn,* ed. CE Greene, pp. 673-682. WB Saunders, Philadelphia

Johnson JA and Murtaugh RJ (1997a) Preventing and treating nosocomial infections: part 1. Urinary tract infections and pneumonia. *Compendium on Continuing Education for the Practicing Veterinarian* **19**, 581-603

Johnson JA and Murtaugh RJ (1997b) Preventing and treating nosocomial infections: part 2. Wound, blood, and gastrointestinal infections. *Compendium on Continuing Education for the Practicing Veterinarian* **19**, 693-703

Lawler DF (1998) Prevention and management of infection in catteries. In: *Infectious Diseases of the Dog and Cat, 3rd edn,* ed. CE Greene, pp. 701-705. WB Saunders, Philadelphia

Lawler DF (1998) Prevention and management of infection in kennels. In: *Infectious Diseases of the Dog and Cat, 3rd edn,* ed. CE Greene, pp. 706-709. WB Saunders, Philadelphia

Sedor J and Mulholland SG (1999) Hospital acquired urinary tract infections associated with the indwelling catheter. *Urology Clinics of North America* **26**, 821-828

Truyen U (1999) Emergence and evolution of canine parvovirus. *Veterinary Microbiology* **69**, 47-50

978-85-7241-841-6

5

Sistemas Hematopoético e Linforreticular

Ian Ramsey • Danièlle Gunn-Moore • Susan Shaw

Introdução

Infecções primárias dos sistemas hematopoético e linforreticular são relativamente comuns em pequenos animais. Além disso, vários microrganismos infecciosos podem provocar alterações (como linfadenopatia) nos sistemas hematopoético e linforreticular, como efeito secundário. As infecções primárias quase sempre estão associadas a altas taxas de morbidade e mortalidade. Estas infecções podem ser classifica-das em quatro grandes grupos, de acordo com sua associação a tumores e outras massas; anemia; imunossupressão; ou doença imunomediada. No entanto, as infecções individuais podem estar relacionadas a mais de um grupo.

Infecções Associadas a Tumores e Outras Massas

As infecções podem originar neoplasia, linfadenopatia, abscessos e granulomas. Na Tabela 5.1 há uma lista de infecções associadas a tumores e outras massas. Os sinais clínicos ocasionados por essas infecções dependem da localização da massa. Ao investigar um tumor, é importante obter os seguintes dados:

- Tempo de existência do tumor.
- Estruturas que deram origem ao tumor e aquelas que são invadidas por ele.
- Tamanho, forma, consistência do tumor e como ele se modificou.
- Intensidade de dor provocada pelo tumor.
- Tamanho e consistência dos linfonodos locais.
- Envolvimento de locais distantes pela doença.

Ao examinar um tumor, pode ser possível realizar palpação direta e inspeção visual, porém, em vários casos, também será necessário o emprego de algumas formas de diagnóstico por imagem. O diagnóstico por imagem é fundamental para a avaliação do envolvimento de órgãos distantes pela doença (em especial pulmões, fígado e alguns linfonodos). Caso se considere como diagnóstico diferencial uma doença infecciosa, é sensato fazer com rapidez exames específicos para os

Tabela 5.1 – Causas infecciosas de tumores e outras massas em cães e gatos

	Gatos	Cães
Tumores	Vírus da leucemia felina (FeLV) (+ vírus do sarcoma felino) Vírus da imunodeficiência felina (FIV)	Papilomavírus canino
Linfadenopatia*	FeLV Peritonite infecciosa felina (PIF) FIV *Streptococcus canis* (linfadenite cervical) *Bartonella* spp. *Cryptococcus neoformans* *Histoplasma capsulatum* (linfonodos periféricos ou viscerais)	*Borrelia* spp. (doença de Lyme; ver Cap. 14) *Leishmania spp.* *Yersinia pestis* Pseudomonas mallei *Brucella canis* (ver Cap. 12) *Actinomyces/Nocardia* *Francisella tularensis* *Ehrlichia* spp. *Rickettsia rickettsii* (Febre Maculosa das Montanhas Rochosas) *Blastomyces* spp. (ver Cap. 6) *Histoplasma capsulatum* (linfonodos viscerais) *Coccidioides immitis* *Cryptococcus neoformans* *Babesia* spp. *Bartonella* spp.
Abscessos	Várias espécies de bactérias	Várias espécies de bactérias
Granulomas	PIF *Mycobacterium* spp.	*Mycobacterium* spp.

* Linfadenopatia também é constatada em várias infecções sistêmicas, nas quais há predomínio de outros sinais e em locais de drenagem de linfonodos com infecção localizada (por exemplo, abscessos).

978-85-7241-841-6

microrganismos suspeitos. Isto é particularmente verdadeiro quando o microrganismo suspeito é causa de zoonose (por exemplo, *Mycobacterium* spp.).

Em geral, hematologia não é útil no diagnóstico de casos com tumores e outras massas, embora possa ter valor diagnóstico nos casos de leucemia. Em particular, pode-se notar neutrofilia associada a vários tumores e abscessos, mas também é constatada em doenças imunomediadas e após administração de glicocorticoides. O perfil bioquímico sérico é útil na avaliação geral de condição metabólica nestes casos, mas costuma ter valor diagnóstico mínimo . Ocasionalmente, é possível notar hipercalcemia associada à malignidade ou à doença granulomatosa. Urinálise (inclusive citologia da urina) pode ser útil quando há tumor envolvendo o trato urinário ou o proprietário relata alteração na coloração da urina ou no padrão de micção.

Aspirados com agulha fina (AAF) são indispensáveis para a avaliação rápida da maior parte dos tumores. As amostras podem ser obtidas com rapidez, com baixo custo e risco relativamente baixo. A maior parte dos laboratórios comerciais disponibiliza a interpretação citológica. Mesmo quando não é possível um diagnóstico definitivo, geralmente pode-se determinar a natureza do mecanismo fisiopatológico envolvido na ocorrência da lesão. A obtenção de AAF da maioria dos órgãos abdominais ou de tumores intra-abdominais requer orientação por meio de ultrassonografia, a fim de se evitar laceração dos órgãos ou perfuração de massas que contêm fluidos, como abscessos ou tumores hemorrágicos.

Biópsia é uma técnica diagnóstica definitiva para a maior parte das massas. Amostras representativas devem ser colocadas em um volume adequado de fixador (tipicamente, são necessários 10 volumes de formalina tamponada para 1 volume de tecido) e enviadas a um patologista veterinário experiente. Amostras de tecidos menores são fixadas mais rapidamente e, em vários casos, prefere-se a biópsia de agulha grossa ou agulha "Trucut". Estas podem ser obtidas de lesões abdominais, em procedimento guiado por ultrassonografia. As amostras não fixadas podem ser enviadas para cultura de rotina e, quando indicado, para cultura especial.

Vírus da Leucemia Felina

O vírus da leucemia felina (FeLV, *feline leukaemia virus*) é uma causa importante de neoplasia em gatos; provoca também anemia, imunossupressão e doenças imunomediadas. Este último grupo de doenças é mais comum do que as doenças proliferativas.

Prevalência

A prevalência de infecção por FeLV na população geral de gatos sadios é muito alta (cerca de 40% dos gatos exibem evidência de exposição ao vírus). No entanto, como a maioria dos gatos se recupera da infecção, a prevalência de viremia é muito menor (1 a 2%). Estes percentuais ocultam grande variação nas taxas de prevalência local, que está relacionada à quantidade de gatos nos domicílios e no histórico de exposição ao FeLV. Em condições em que há contato social íntimo entre os gatos, como a presença de vários gatos no domicílio, até 90% dos gatos manifestam evidência de infecção por FeLV e até 40% podem apresentar viremia. A prevalência da infecção por FeLV na população geral de gatos doentes é cerca de 11 a 17% (Hosie *et al.*, 1989; Swenson *et al.*, 1990). Em algumas doenças, como leucemia linfoblástica, a prevalência é muito maior, podendo atingir quase 100%.

Apesar da vacinação e de esquemas de "teste e remoção", há escassa evidência para indicar que a prevalência total de FeLV diminuiu nos últimos 20 anos. Ademais, trabalho recente indica que o FeLV pode estar envolvido no desenvolvimento de linfomas em gatos recuperados da infecção. Se este é o caso, então a estimativa prévia da prevalência de viremia por FeLV pode ter subestimado a população em risco.

Os gatos adultos são menos sensíveis ao FeLV do que os filhotes e, portanto, os gatos com maior grau de viremia por FeLV tem menos de 6 anos de idade. Esta resistência associada à idade não é absoluta e pode ser superada por altas doses de vírus ou pelo uso de corticosteroides. Não há predileção por raça ou sexo.

Transmissão e Patogênese

O FeLV pode ser encontrado na saliva e a infecção se instala pela via oronasal, possivelmente por meio do afago mútuo entre os gatos. Após a penetração do vírus no gato, ele se propaga aos tecidos linfoides sistêmicos. Neste estágio, vários gatos eliminam a infecção sem o desenvolvimento de sinais clínicos. Como alternativa, o vírus pode-se disseminar amplamente por todo o organismo. Após a infecção de células-tronco da medula óssea (evidente pelo aparecimento de neutrófilos infectados no sangue periférico), o gato apresenta viremia persistente. Como uma terceira alternativa, o gato pode apresentar infecção de medula óssea em estado latente, durante um período variável (Fig. 5.1). Às vezes, esses gatos infectados de modo latente podem apresentar novamente um quadro de viremia. Isto pode ocorrer de forma espontânea, quando recebem doses imunossupressoras de esteroides ou após estresse fisiológico, como a lactação. No entanto, na maioria dos gatos a infecção latente é, por fim, eliminada.

Considera-se que o FeLV envolve três subgrupos (A, B e C). O FeLV-A pode ser transmitido de gato para gato. FeLV-B e FeLV-C se originam do FeLV-A. O FeLV-C e, talvez, o FeLV-B sejam mais patogênicos que o FeLV-A. Outras formas mais patogênicas de FeLV-A também podem surgir em um gato infectado, sem alteração do subgrupo.

Doenças Associadas à Infecção por Vírus da Leucemia Felina

O FeLV causa ampla variação de doenças degenerativas e proliferativas de origem mieloide, linfoide e eritroide

978-85-7241-841-6

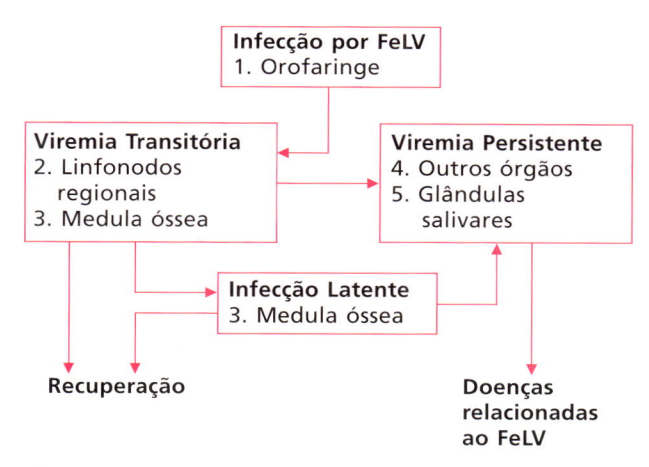

Figura 5.1 – Representação esquemática da transmissão e patogênese do vírus da leucemia felina (FeLV). Os números referem-se à ordem de aparecimento do vírus nos vários tecidos.

(Quadro 5.1). A importância do FeLV como causa de neoplasia, anemia e imunossupressão varia em função da localização (como varia a prevalência de FeLV).

O tumor mais comum associado à infecção por FeLV é o linfoma. Foram descritas várias formas (mediastinal, alimentar etc.) com base na distribuição das células

Quadro 5.1 – Doenças associadas à infecção pelo vírus da leucemia felina

Doenças malignas
- Linfomas
  - Mediastinal
  - Multicêntrico
  - Alimentar
  - Extranodal: espinhal, renal etc.
- Leucemia
  - Leucemias linfoides
  - Leucemias mieloides
  - Eritroleucemia
  - Reticuloendoteliose

Doenças não malignas
- Anemia
  - Arregenerativa
    - Aplasia eritrocitária pura
    - Mielotísica
    - Mielofibrose
    - Osteosclerose medular
    - Hemorragia tumoral
  - Regenerativa
    - Infecção simultânea por
    - *Haemobartonella felis*
    - Trombocitopenias imunomediadas
    - Anemias hemolíticas imunomediadas
- Imunossupressão
  - Várias infecções secundárias
- Outras
  - Glomerulonefrites
  - Infertilidade
  - Distúrbios nervosos

tumorais no sistema linfático. Além disso, pode haver linfoma extranodal em qualquer parte do corpo. A prevalência de FeLV em cada grupo anatômico é variável. Na maioria das pesquisas, relata-se que cerca de 90% dos casos de linfoma mediastinal são positivos ao FeLV, enquanto para linfoma alimentar esta taxa é menor, em torno de 30%. Pode haver alguma variação local na prevalência de FeLV em um grupo anatômico particular. Nos países com baixa prevalência de FeLV, as proporções dos vários tipos de linfoma podem ser diferentes (Court *et al.*, 1997). Vários desses tumores ocasionam sintomas vagos de perda de peso, letargia e inapetência, mas é possível notar sinais clínicos mais específicos:

- Linfomas mediastinais podem ocasionar dispneia ou regurgitação e perda de compressibilidade torácica cranial. Ocasionalmente, nota-se síndrome de Horner.
- Linfomas alimentares tendem a provocar diarreia, com ou sem vômito, porém também sendo comum perda de peso inespecífica.
- Linfomas espinhais tendem a ocasionar sintomas nervosos agudos após curso inicial insidioso.
- Linfomas renais tendem a ser acompanhados de aumento bilateral dos rins (Fig. 5.2, *A*), com evidência bioquímica de insuficiência renal.

Por ocasião do diagnóstico, vários desses tumores são solitários – por exemplo, em um estudo verificou-se que 22 dos 23 linfomas espinhais eram tumores solitários (Lane *et al.*, 1994). Apesar do nome do vírus, poucos gatos infectados desenvolvem leucemia (Fig. 5.2, *B*). Alguns gatos podem apresentar fibrossarcomas multicêntricos em decorrência da recombinação entre FeLV e um oncogene celular, resultando na produção de vírus do sarcoma felino (FeSV, *feline sarcoma virus*) com defeito de replicação.

Há vários mecanismos pelos quais o FeLV causa anemia (ver Quadro 5.1). Os sinais clínicos são semelhantes a outras causas de anemia (ver a seguir). A causa mais bem estudada de anemia induzida por FeLV é a aplasia eritrocitária pura (AEP). Esta é uma das doenças degenerativas conhecidas mais aguda causada por retrovírus e está associada, exclusivamente, a FeLV-C. AEP resulta em grave anemia arregenerativa, sem leucopenia ou trombocitopenia importante. Além disso, cerca de um terço das doenças linfoproliferativas induzidas por FeLV estão associadas à anemia. Embora um "impedimento" físico da medula óssea seja parcialmente responsável pelo desenvolvimento de anemia em animais com leucemia, uma modificação no ambiente de citocinas pode ser um fator mais importante na patogênese.

É comum a ocorrência de imunossupressão em gatos infectados por FeLV. Acredita-se que a linfopenia persistente seja decorrente da apoptose induzida pelo vírus. Os sinais clínicos associados à imunossupressão

978-85-7241-841-6

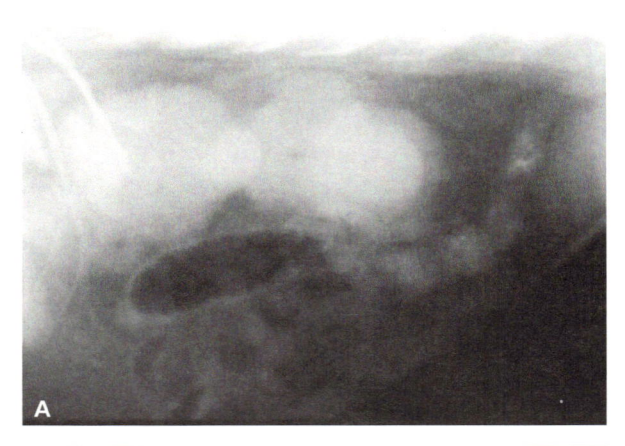

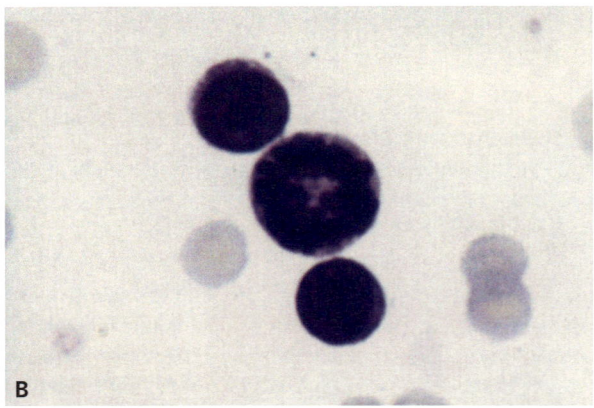

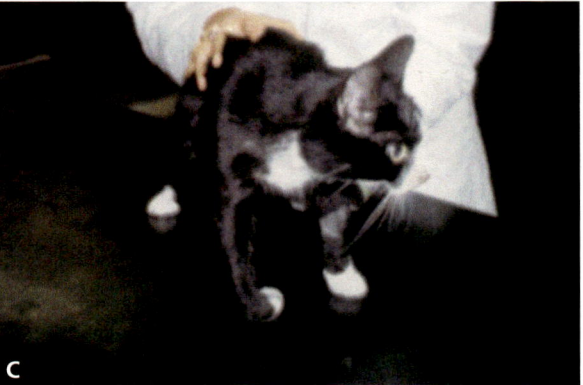

Figura 5.2 – Três manifestações do vírus da leucemia felina. (*A*) Renomegalia bilateral é evidente nesta radiografia. O linfoma renal foi confirmado pelo exame citológico de aspirados com agulha fina. (*B*) Figura de mitose em um esfregaço de sangue periférico de um gato com leucemia linfoblástica aguda. (Reproduzido de Ramsey e Gould [1999] In Practice, com permissão.) (*C*) Neuropatia periférica (note a posição da pata direita). Tumor de raiz do nervo periférico seria um diagnóstico diferencial desta afecção.

são semelhantes àqueles notados na infecção por vírus da imunodeficiência felina (FIV, *feline immunodeficiency virus*; ver a seguir). Diferentemente do FIV, há poucas associações específicas com outras infecções, porém a participação do FeLV em um gato com imunossupressão não deve ser subestimado. Várias doenças, como glomerulonefrite, gastrenterite grave e distúrbios reprodutivos, também estão associadas a FeLV. Estas manifestações são incomuns ou raras.

O prognóstico para um gato persistentemente infectado em um domicílio com vários gatos é ruim, pois cerca de 85% deles morrem dentro de 3 anos após o diagnóstico. O prognóstico é um pouco melhor para gatos com viremia persistente que residem sozinho no domicílio, pois estão expostos a menor risco de infecção oportunista. Um maior número de gatos infectados morre de aplasias mieloide e eritroide que ocasionam imunossupressão e anemia, respectivamente, do que de neoplasia.

Diagnóstico

É comum a constatação de palidez de membrana mucosa ao exame físico e deve-se realizar exame hematológico para avaliação da anemia. Pode ser difícil definir se a anemia de um gato positivo ao FeLV é regenerativa ou não. Os gatos positivos ao FeLV podem apresentar aumento do volume globular médio (VGM) em consequência da macrocitose eritrocítica, mesmo quando apresentam anemia arregenerativa; por esta razão, a interpretação dos valores do VGM é especialmente problemática em gatos positivos ao FeLV. O exame do esfregaço sanguíneo pode ser útil, pois na macrocitose eritrocitária os macrócitos se apresentam normocrômicos, ao passo que nas anemias regenerativas tendem a ser policrômicos. Com frequência, notam-se normoblastos em esfregaço de sangue periférico de gatos positivos ao FeLV, refletindo doença de medula óssea.

O diagnóstico por imagem costuma ser útil na avaliação de gatos com tumores relacionados ao FeLV. É menos útil na avaliação de casos com anemia, imunossupressão ou outras doenças.

Há disponibilidade de vários testes para demonstrar o FeLV (Tabela 5.2). Os testes mais amplamente utilizados na clínica se baseiam em ensaio imunoabsorvente ligado à enzima (ELISA, *enzyme-linked immunosorbent assay*) e ensaio imunomigratório rápido (RIM, *rapid immunomigratory*) (ver Cap. 1). Estes testes não são uniformemente eficientes na detecção de FeLV e alguns *kits* comerciais exibem mais resultados inválidos do que outros (Hartmann *et al.*, 2001).

Vários pontos devem ser relembrados quando se interpreta os resultados destes testes:

- Testes positivos domiciliares sempre devem ser confirmados pelo isolamento do vírus ou mediante imunofluorescência. Isto é particularmente importante quando se constata resultado positivo em um gato sadio, pois as implicações para este gato e para outros com os quais ele interage são consideráveis. O valor preditivo positivo, mesmo dos melhores testes realizados na clínica, é apenas 80 a 90% (Hartmann *et al.*, 2001).
- Vacinas contra FeLV não induzem resultado falso-positivo nestes testes, visto que há quantidade insuficiente de antígenos circulantes após a inoculação.
- Os gatos sadios devem ser submetidos ao teste cerca de 12 semanas após a exposição a um gato sabidamente positivo ao FeLV; a realização do teste antes disso pode detectar viremia transitória.
- É rara a ocorrência de resultado falso-negativo na maioria dos testes realizados na clínica, pois o valor preditivo negativo é tipicamente 95 a 99% (Hartmann *et al.*, 2001). A suspeita é maior quando o gato apresenta um problema que sugere fortemente quadro de infecção por FeLV, como tumor no sistema hemolinforreticular, anemia arregenerativa grave ou imunossupressão, mas é aparentemente negativo.
- Deve-se utilizar um teste alternativo (por exemplo, isolamento do vírus ou imunofluorescência) para confirmar a infecção do gato por FeLV.
- Pequena parte dos gatos apresenta consistentemente resultados discordantes quando testados pelo ELISA (ou RIM) e isolamento do vírus (ou imunofluores-

978-85-7241-841-6

Tabela 5.2 – Testes para vírus da leucemia felina

Tipo de teste	O que é detectado	Vantagens/desvantagens
Ensaio imunoabsorvente ligado à enzima (ELISA)	Antígeno p27 do vírus da leucemia felina (FeLV) no sangue ou soro	Procedimento rápido e fácil. Possibilidade de falsos-positivo – a positividade deve ser confirmada pelo isolamento do vírus
Ensaio imunomigratório rápido (RIM)	Antígeno p27 do FeLV no sangue ou soro	Procedimento rápido e fácil. Possibilidade de falsos-positivo – a positividade deve ser confirmada pelo isolamento do vírus
Isolamento do vírus	FeLV infectante no soro	Teste padrão-ouro, se realizado por laboratório especializado. Demora 7 – 10 dias. A amostra de sangue deve chegar ao laboratório dentro de 2 dias porque o vírus é muito lábil
Imunofluorescência direta (IFA) e plaquetas	Antígeno FeLV em neutrófilos e plaquetas	Teste padrão-ouro, se realizado por laboratório especializado. A qualidade do esfregaço sanguíneo influencia os resultados. O anticoagulante influencia os resultados; recomendam-se esfregaços secos ao ar
Pesquisa de vírus-neutralização (VN)	VN é indicadora de imunidade natural ao FeLV	Útil se houver necessidade de saber se é seguro deixar gato negativo ao FeLV em contato com gato positivo ao FeLV

cência). Isto sugere que apresentam antígeno viral no sangue, mas não o vírus infectante. Em testes repetidos mensalmente notou-se que em torno de 50% dos gatos com resultados discordantes tornam-se negativos em ambos os testes, em alguns os resultados continuam discordantes e outros se tornam positivos em ambos, ELISA ou RIM e isolamento do vírus. Não se sabe por que alguns gatos apresentam estes resultados discordantes.

- A eficiência diagnóstica da reação em cadeia de polimerase (PCR, *polymerase chain reaction*) é comparável aos métodos sorológicos, mas há poucos estudos, em larga escala.

Alguns laboratórios especialistas podem realizar testes para anticorpos contra antígeno de membrana celular associado a oncornavírus felino (AMCOF). AMCOF é um grupo heterogêneo de proteínas que podem ser produtos de FeLV endógeno (enFeLV), mas as quais são expressas apenas quando o FeLV exógeno infecta a célula. Todos os gatos que se recuperam de infecção por FeLV desenvolvem anticorpos anti-AMCOF. Pode-se empregar o teste, pesquisando-se a presença de anticorpos anti-AMCOF, como método de avaliação antes da exposição ao FeLV. Alguns gatos permanentemente virêmicos também podem ter anticorpos anti-AMCOF, indica que tais anticorpos não protegem contra o desenvolvimento de viremia persistente; no entanto, estes gatos podem apresentar menor risco de desenvolvimento de doença neoplásica induzida pelo FeLV.

Tratamento

Gatos Sadios Infectados por Vírus da Leucemia Felina

Às vezes, constata-se que os gatos são positivos ao FeLV durante a triagem, antes da vacinação ou acasalamento. Eles devem ser isolados de outros gatos e testados novamente 12 semanas depois. A maior parte deles será negativa no segundo teste, indicando que estavam temporariamente infectados e agora possivelmente estejam imunes à outra infecção. Vários tratamentos experimentais (semelhantes àqueles listados adiante para FIV) foram tentados em gatos persistentemente virêmicos, porém sadios. Um destes tratamentos (combinação de zidovudina, interferon-alfa e transferência adotiva de linfócitos T ativados) mostrou-se efetivo em 4 de 9 gatos (Zeidner *et al.*, 1995). No entanto, nenhum tratamento foi comprovadamente prático e bem-sucedido.

Gatos Doentes

Como a infecção persistente pelo FeLV está associada a várias doenças quase sempre fatais, questiona-se se o tratamento, a não ser eutanásia, é indicado para algum deles. O prognóstico para gatos com anemia regenerativa é um pouco melhor, pois algumas das causas são controláveis, ainda que a condição viral permaneça inalterada. Algumas doenças podem responder à terapia apropriada, embora o prognóstico de longo prazo permaneça ruim:

- Infecções recorrentes associadas à imunossupressão podem ser tratadas com terapia antimicrobiana de longa duração (ver também FIV, adiante).
- Anemia associada à infecção concomitante com *Haemobartonella felis* pode ser tratada com tetraciclinas e glicocorticoides. Os gatos podem viver por períodos consideráveis após terapia apropriada.
- Anemia hemolítica imunomediada pode ser tratada com glicocorticoides e alguns gatos, em seguida, se tornam negativos ao vírus, indicando que nesses casos o vírus ainda não tinha se instalado na medula óssea.
- Anemia arregenerativa grave associada à aplasia eritroide pode ser tratada temporariamente com transfusões de sangue, durante até 2 meses.
- Linfomas induzidos por FeLV podem ser tratados com quimioterápicos. Os tumores são tão sensíveis à quimioterapia como os linfomas não associados ao FeLV. A taxa de resposta é alta, sendo possível conseguir períodos de remissão semelhantes em ambos os grupos de gatos. Entretanto, os gatos positivos ao FeLV permanecem infectantes para outros gatos e suscetíveis a outras doenças relacionadas ao FeLV.

Controle

978-85-7241-841-6

Gatos em Contato

O melhor método para impedir a disseminação da infecção é o isolamento dos indivíduos infectados. A vacinação é fundamental, mas veja as observações mencionadas adiante sobre a eficácia relativa da vacinação contra FeLV. Nenhum tratamento profilático é apropriado para gatos que no momento estejam em contato com um gato positivo ao FeLV, visto que os medicamentos contra retrovírus são muito tóxicos para gatos sadios. Não há necessidade de tratamento profilático a gatos introduzidos em domicílio em que anteriormente havia gato infectado pelo FeLV, pois o vírus não persiste no ambiente.

Esquemas de "Teste e Remoção"

Antes da vacinação se tornar muito difundida, os esquemas de "teste e remoção" eram os únicos métodos de controle efetivos contra a infecção de FeLV em um domicílio infectado. O princípio deste esquema é a identificação de todos os gatos infectados e sua separação de outros indivíduos não infectados (Fig. 5.3). Como vários gatos infectados pelo FeLV se recuperaram, é importante que os resultados de testes positivos sejam avaliados além de 12 semanas depois. Durante

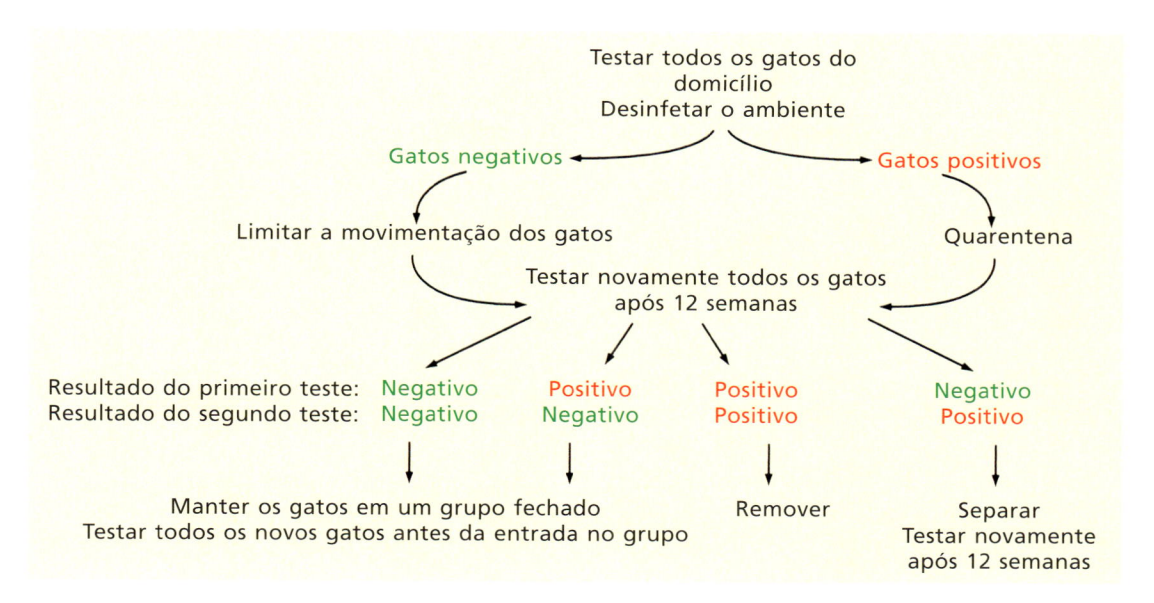

Figura 5.3 – Esquema "teste e remoção" para vírus da leucemia felina.

978-85-7241-841-6

este período os gatos positivos devem ser isolados. Como o FeLV é um vírus frágil e a transmissão por meio de fomitos é muito improvável, o isolamento de gatos positivos ao FeLV requer apenas a separação física (por exemplo, em um quarto separado). Não há necessidade de troca de calçados ou roupas.

O esquema "teste e remoção" ilustrado na Figura 5.3 é um método de baixo custo e efetivo para o controle do FeLV. É útil, em particular, aos gatos que vivem em domicílios que permitem o acesso dos animais ao ambiente externo ou que vivem em áreas com baixa densidade de domicílios com gatos. Nesses domicílios, um único teste para FeLV de todos os gatos geralmente define que o domicílio está livre da infecção. Desde que não haja introdução de outro gato não testado, o domicílio permanece livre do FeLV e a vacinação é desnecessária.

Vacinação

Vários tipos de vacina contra FeLV foram aprovados para uso no Reino Unido; uma vacina com vírus inativado "tradicional", uma vacina de proteína recombinante e uma vacina de subunidade. Provavelmente, no futuro será desenvolvida e introdução uma vacina contra bouba de canários recombinante. Todas essas vacinas propiciam alguma proteção contra o desenvolvimento de viremia persistente; no entanto, como não há consenso entre os protocolos utilizados em vários experimentos sobre vacinas contra FeLV, não se sabe qual vacina propicia melhor proteção. Sabe-se, com base em alguns estudos comparativos realizados, que o grau de proteção conferido é variável (Jarrett e Ganiere, 1996). A vacina ideal contra FeLV deve induzir a produção de anticorpos neutralizantes contra FeLV-A. Nenhuma vacina atualmente disponível propicia isso.

Exceto para aqueles animais mantidos em gatil fechado e aqueles já infectados, todos os gatos estão sujeitos à infecção pelo FeLV e, portanto, se beneficiam da vacinação contra FeLV. Contudo, como nem todos os gatos apresentam o mesmo risco de ser infectado pelo FeLV, deve-se convencer os proprietários de gatos com possibilidade de exposição ao FeLV da importância da vacinação. Caso seja altamente improvável que um gato seja exposto ao FeLV no futuro, então a importância da vacinação é menor. Os proprietários podem preferir testar esses gatos com a intenção de planejar um domicílio livre de FeLV. Um bom exemplo dessa situação seria um filhote mantido como um único gato em apartamento, sem contato com outros gatos.

Os gatos são mais sensíveis ao desenvolvimento de virêmia persistente após contato com FeLV entre 6 e 16 semanas. Isto é, quando há diminuição do teor de anticorpos maternos e ainda não houve desenvolvimento de resistência relacionada à idade. A época mais apropriada para vacinar um gato é no início da vida, porém a vacinação pode ser recomendada em qualquer idade.

É provável que a vacinação de gatos com infecção latente ou viremia persistente não cause prejuízo ao gato, embora seja improvável que propicie qualquer efeito benéfico. No entanto, a vacinação de um gato com viremia persistente é prejudicial ao controle do FeLV. Isto acontece porque um gato com viremia persistente ainda continua sendo fonte de infecção para outros gatos. Assim, o teste antes da vacinação contra FeLV é altamente desejável. Na realidade, mesmo quando a importância deste teste é claramente explicada aos proprietários, às vezes o seu custo é proibitivo. Logo, é de extrema importância que aqueles gatos mais sujeitos ao contato com FeLV sejam identificados e que se faça esforço especial para tentar convencer os proprietários da relevância do teste antes da vacinação.

Os gatos que estão em risco elevado incluem:

- Aqueles de centros de salvamento ou de resgate.
- Aqueles de domicílios com vários gatos que não adotam qualquer forma de controle de FeLV.
- Aqueles de origem incerta.

Caso um proprietário recuse submeter o gato ao teste para FeLV, ele deve estar consciente de que a vacinação não será efetiva na prevenção da disseminação de uma infecção pelo FeLV preexistente, ou de doenças que dela resultem. Isto é de particular valor quando um gato é introduzido em um domicílio com vários gatos. Um gato vacinado não submetido ao teste não é mais seguro a outros gatos daquele domicílio do que um gato não vacinado e não testado.

Qualquer gato positivo na triagem antes da vacinação deve ser isolado durante 3 meses e, em seguida, submetido novamente ao teste. A maior parte deles será negativa para FeLV no segundo teste e pode ser vacinada (embora estes animais provavelmente sejam imunes).

Outras Causas Virais de Neoplasia
Vírus da Imunodeficiência Felina

Ver seção sobre FIV para mais informações.

Papilomavírus Canino

Ver Capítulo 8 para informações adicionais.

Linfadenopatia
Linfadenite Cervical

Esta enfermidade é verificada em filhotes de felinos com 3 a 7 meses idade; é causada por estreptococos do grupo G de Lancefield, que geralmente são classificados como *Streptococcus canis*. Embora as infecções por estreptococos em gatos e cães sejam oportunistas, esta doença não parece ter qualquer fator predisponente. Vários filhotes de felinos de uma ninhada podem ser infectados. A infecção pode ser uni ou bilateral e resulta em linfadenopatia, que pode evoluir para abscesso. É possível a disseminação sistêmica. Estreptococos do grupo G são muito sensíveis às penicilinas. Não há relato da doença em cães, por vários anos.

Às vezes, nota-se linfadenopatia estéril predominantemente em linfonodos de cabeça e pescoço de cães jovens, comumente conhecida como "garrotilho de filhotes". Esta enfermidade pode ser confundida com linfadenite cervical; no entanto, não se comprovou etiologia infecciosa. Linfadenopatia associada a mine-

ral, em cães adultos, também pode ser confundida com linfadenite cervical. Devem-se enviar amostras obtidas por biópsia para cultura microbiológica e exame histopatológico, a fim de diferenciar estas enfermidades, de preferência antes da administração de antibacterianos.

Bartonelose

Bartonella spp. envolvem um grupo de bactérias Gram-negativas fastidiosas isoladas de gatos e, em menor grau, em cães. A quantidade e os nomes dos microrganismos deste gênero ainda estão se modificando, sendo necessárias mais pesquisas. Microrganismos previamente considerados dos gêneros *Rochalimaea* e *Grahamella* atualmente estão incluídos no gênero *Bartonella*. *Bartonella* spp. são cosmopolitas, sendo constatadas em cerca de 10 a 80% dos gatos (dependendo da população amostrada). Os microrganismos podem ser detectados por meio de PCR, sorologia e hemocultura prolongada. Linfadenopatia, sinais sistêmicos vagos e uveíte foram associados às infecções em gatos. O potencial patogênico de *Bartonella* spp. em cães ainda não foi totalmente investigado, embora relatos de casos têm associado a infecção por *Bartonella henselae* com peliose hepática, uma doença vascular proliferativa, e a infecção por *Bartonella vinsonii* subespécie *berkhoffi* com linfadenite granulomatosa, endocardite e rinite granulomatosa.

A principal importância deste gênero é seu potencial zoonótico. O gênero contém os agentes causadores da doença da arranhadura do gato (*B. henselae* e *B. clarridgeiae*). Esta doença é constatada em seres humanos que têm contato com animais (em geral gatos, porém nem sempre). A doença pode ser transmitida por meio de mordeduras, arranhões e ectoparasitas. A doença apresenta ampla variedade de manifestações, sendo o achado mais comum uma linfadenopatia persistente localizada. Em indivíduos imunocomprometidos (especialmente naqueles com síndrome da imunodeficiência adquirida [AIDS, *acquired immunodeficiency syndrome*]) pode haver desenvolvimento de uma doença proliferativa vascular disseminada denominada angiomatose bacilar (que pode ser fatal). Alguns clínicos recomendam que tais pacientes não compartilhem sua casa com um gato, embora o risco de posse de um animal de estimação aos indivíduos imunocomprometidos seja desconhecido. Até que se saiba mais a respeito, parece sensato realizar controle adequado de ectoparasitas e evitar brincadeiras que possam resultar em arranhadura. Recomenda-se limpeza completa de qualquer ferimento ocasionado por mordedura ou arranhadura. Com frequência, o tratamento de infecções por *Bartonella* em gatos não é efetivo.

Outros

Tularemia

Francisella tularensis, um bacilo Gram-negativo, é uma rara causa de doença em gatos e cães. Provoca zoonose

978-85-7241-841-6

e, em seres humanos, quase sempre a doença é fatal. Há relatos na Europa, nos Estados Unidos e em outras partes. Não há relato no Reino Unido. A bactéria é transmitida por carrapatos e pode ser adquirida pela ingestão de animais silvestres, especialmente coelhos e lebres. Os animais infectados podem manifestar sinais clínicos vagos, como pirexia, linfadenopatia (com formação de abcesso), úlcera bucal e panleucopenia. Caso se desenvolvam sinais clínicos, a maioria dos animais acometidos morre. A obtenção do diagnóstico se baseia na cultura microbiológica em meio especial. Testes sorológicos são utilizados em seres humanos, porém os títulos em animais clinicamente acometidos são muito baixos. Não há informação sobre tratamento, mas as fluoroquinolonas podem ser efetivas.

Febre Q

Coxiella burnetti, o agente causador da febre Q, acomete pessoas e ampla variedade de animais domésticos, na Europa e em outras partes. Não foi detectada em cães e gatos do Reino Unido. Muito raramente está associada à doença clínica em animais de pequeno porte, mas à semelhança de *Bartonella* spp., não provoca doença relevante em seres humanos. A doença pode se propagar diretamente ou por meio de vetores, como carrapatos. Em seres humanos, a febre Q está associada a pirexia, cefaleia e mialgia, porém também há relato de outras manifestações. A taxa de mortalidade é baixa. Cirurgião veterinário e pessoas envolvidas em outras atividades com animais estão principalmente em risco. Em pequenos animais, os sinais clínicos são vagos (pirexia, anorexia, depressão) e obtém-se o diagnóstico mediante sorologia.

Actinomicose/Nocardiose

Actinomyces spp. podem provocar infecções cervico-faciais caracterizadas por tumefações de tecido mole, com secreção sinusal e linfadenopatia. Os microrganismos são anaeróbios facultativos, cuja cultura é difícil. Com frequência o diagnóstico se baseia no exame histopatológico. *Actinomyces* é Gram-positivo e não é ácido-resistente.

Por outro lado, *Nocardia* spp. são microrganismos aeróbios, fracamente ácido-resistentes e sua cultura é relativamente fácil. Em geral, está associada a infecções de pleura, mas às vezes podem ser isolados de locais extrapulmonares, como linfonodos (ver Cap. 6).

Peste

A infecção por *Yersinia pestis* pode se manifestar exclusivamente como linfadenopatia. Há muitos anos não é relatada na Europa, mas está presente nos Estados Unidos (ver Cap. 6).

Mormo

Cães e gatos são suscetíveis à infecção por *Pseudomonas mallei*, mas há necessidade de exposição a equinos ou carne de equinos contaminados. Nota-se linfadenite supurativa que pode ser confundida com tuberculose. Relata-se que as sulfonamidas potencializadas e as tetraciclinas são efetivas. Não há registro da doença em pequenos animais, no Reino Unido.

Antraz

Cães e gatos são relativamente resistentes à infecção por *Bacillus anthracis.* Quando ocorre, costuma ser adquirida pela ingestão de carcaça contaminada ou subprodutos de origem animal. Inflamação local do trato gastrintestinal superior é acompanhada de linfadenopatias local e mesentérica. O exame de aspirados com agulha fina ou de esfregaços sanguíneos corados pelo Gram é o método diagnóstico mais seguro. O microrganismo é um bacilo Gram-positivo. O antraz é uma doença de notificação obrigatória no Reino Unido e em outros países. Os casos suspeitos não devem ser manipulados sem consultar as autoridades veterinárias locais (no Reino Unido, consulta-se o Divisional Veterinary Officer).

Infecções Fúngicas Sistêmicas

A maior parte das doenças fúngicas sistêmicas pode se manifestar como linfadenopatia, mas raramente este é o único sinal clínico. Várias dessas doenças não ocorrem no Reino Unido (por exemplo, blastomicose e histoplasmose). Aquelas constatadas no Reino Unido incluem cadidíase, aspergilose, penicilinose e criptococose. Estas enfermidades são limitadas, com mais frequência, a uma região do corpo (por exemplo, cavidade nasal) e se disseminam apenas em pacientes imunocomprometidos. Aspirados com agulha fina, biópsias e, em alguns casos, testes sorológicos são úteis na confirmação do diagnóstico (ver Caps. 6, 8 e 15 para verificar recomendações sobre diagnóstico e tratamento).

Outras Massas

Abscessos

Abscesso é um acúmulo local de pus resultante de necrose liquefativa que, quando completamente desenvolvido, encontra-se contido em uma cápsula. Abscessos são achados comuns na clínica de pequenos animais, sendo constatados em vários órgãos. O diagnóstico e o tratamento específico são abordados nos capítulos pertinentes, neste livro. Os microrganismos envolvidos variam dependendo do local e da causa do abscesso. As bactérias alcançam os tecidos moles para formar abscessos por diversos meios, inclusive:

- Disseminação hematógena.
- Inoculação direta (por exemplo, abscesso por mordedura de gato).
- Infecções ascendentes de trato urinário.
- Infecções ascendentes de ductos pancreáticos e ducto biliar comum.

- Migração de corpos estranhos (por exemplo, abscesso sublombar).
- Inalação.

O tratamento de abscessos geralmente requer drenagem cirúrgica. Terapia antibacteriana sistêmica sempre é indicada, pois com frequência resulta em bacteremia. Deve-se realizar cultura microbiológica e antibiograma, a fim de orientar a escolha dos medicamentos. Sem estas informações, deve-se considerar uma população mista de bactérias, inclusive anaeróbias. Pode ser necessária a combinação de medicamentos. Cefalosporinas, penicilinas, lincosamidas e metronidazol são antimicrobianos efetivos contra bactérias anaeróbias. Fluoroquinolonas não apresentam atividade significante contra vários microrganismos anaeróbios e as sulfonamidas potencializadas não penetram em tecidos necrosados.

Granulomas

Micobacteriose

A infecção por algumas espécies de micobactéria pode ocasionar linfadenopatia e discretas massas granulomatosas. Às vezes, essas massas contêm material calcificado, que pode ser notado durante aspiração com agulha fina. Há revisão dessas infecções nos Capítulos 6 e 13.

Coronavírus Felino

Pode ocasionar vasculite imunomediada caracterizada pelo desenvolvimento de pequenas lesões piogranulomatosas. Em raras ocasiões essas lesões podem ser suficientemente grandes para propiciar uma massa palpável. Há necessidade de exame histopatológico para diferenciar essas massas (que podem ser encontradas em pequeno número) de linfomas e de outros tumores. A infecção por coronavírus felino é amplamente discutida no Capítulo 9.

Infecções Associadas à Anemia

No Reino Unido, os microrganismos infecciosos representam causa comum de anemia em gatos, embora em menor extensão do que em cães. Em regiões de clima mais quente, vários agentes infecciosos são as causas principais de anemia em cães (Tabela 5.3). Muitas infecções estão associadas à anemia discreta secundária à doença crônica e exames adicionais devem visar à identificação da causa primária. Os sinais clínicos associados à anemia incluem:

- Palidez de membranas mucosas.
- Letargia.
- Taquicardia e taquipneia.
- Sopro anêmico.
- Anorexia.
- Perversão alimentar.

Alguns desses sintomas são menos fidedignos em gatos (Ramsey e Gould, 1999). Anemia aguda grave causa dispneia e letargia extrema, enquanto anemia crônica, apesar do menor número de eritrócitos, pode ocasionar apenas discretos sinais clínicos.

Ao se investigar anemias que podem ter origem infecciosa, deve-se dar atenção especial aos seguintes fatores:

- Positividade ou não do gato para FeLV e histórico que pode indicar exposição ao FeLV (por exemplo, domicílio com vários gatos).
- Viagem ao exterior – não necessariamente em passado recente (*Ehrlichia* pode persistir mesmo após o período de quarentena).
- Presença de massas torácicas e abdominais.
- Presença de equimoses ou petéquias – com frequência são mais facilmente detectadas na região ventral do abdômen e na boca.
- Indica-se oftalmoscopia para investigar hemorragia de retina, evidência de uveíte etc.

A realização de exame hematológico de rotina é fundamental em todos os casos de anemia. Deve-se obter amostra apropriada antes do início do tratamento. As infecções que causam anemia grave podem requerer transfusão sanguínea antes dos procedimentos diagnósticos (exceto a coleta de amostra de sangue). Contagem de reticulócitos e exame de esfregaços frescos

Tabela 5.3 – Causas infecciosas de anemia

	Gatos	Cães
Vírus	Vírus da leucemia felina	
	Peritonite infecciosa felina	
	Vírus da imunodeficiência felina	
Bactérias (inclusive rickéttsias)	*Haemobartonella felis*	*Ehrlichia* spp.
	Ehrlichia spp.	*Haemobartonella canis*
Protozoários	*Babesia* spp.	*Babesia* spp.
	Cytauxzoon felis	*Leishmania* spp.
Helmintos		*Ancylostoma caninum*
Principais causas não infecciosas	Doença renal crônica, hemorragia, anemia por deficiência de ferro, anemia secundária à doença crônica	

978-85-7241-841-6

secados ao ar livre para pesquisa de hemoparasitas devem ser rotineiramente solicitados. Em gatos, deve-se realizar pesquisa de antígeno de FeLV ou isolamento do vírus. Os testes para pesquisa de anticorpos contra FIV e coronavírus felino são menos importantes, pois nenhum dos dois vírus tem se mostrado causa comum de anemia grave. Exames bioquímicos de rotina têm valor limitado, embora a detecção de insuficiência renal crônica seja claramente importante no início da avaliação. A urinálise é útil para detecção de hemoglobinúria nos casos de anemia hemolítica, por exemplo, na infecção causada por *Haemobartonella felis*. Exames adicionais podem incluir radiografia, ultrassonografia, aspiração de medula óssea, teste de Coombs e testes de coagulação.

Causas Virais de Anemia

Vírus da Leucemia Felina

Os gatos com anemia são, no mínimo, provavelmente infectados por FeLV, como aqueles com linfoma. Ver texto anterior.

Coronavírus Felino

Cerca de 40% dos animais com peritonite infecciosa felina (PIF) apresentam anemia (Sparkes *et al.*, 1991). No entanto, visto que outros sinais clínicos de PIF possivelmente prevalecem, neste caso a anemia não costuma ser o foco do exame clínico. Veja o Capítulo 9 para detalhes sobre o diagnóstico de PIF.

Vírus da Imunodeficiência Felina

O FIV é uma causa menos comum de anemia do que o FeLV e, em geral, a anemia é discreta (volume globular ou hematócrito > 0,20L/L). Em um estudo notou-se que apenas 18% dos gatos naturalmente infectados apresentavam anemia por ocasião do exame (Sparkes *et al.*, 1993). Ver a seguir mais informações sobre FIV.

Parvovírus Canino e Felino

Ambos os parvovírus, canino e felino, podem causar anemia em razão de perda gastrintestinal de sangue e sepse. A supressão da produção de eritrócitos não é característica da infecção, como acontece com alguns vírus. A anemia pode ser grave, mas quase sempre prevalecem outros sinais clínicos (ver Cap. 8).

Causas Bacterianas de Anemia

Haemobartonella felis

É um parasita de gatos. Seu ciclo biológico é pouco descrito. Originalmente, *H. felis* foi classificada como uma rickéttsia, mas pesquisas recentes sugerem que está mais estreitamente relacionada aos micoplasmas. A importância de *H. felis* como causa de anemia foi discutida durante vários anos. Alguns autores consideram o parasita como causa primária de anemia grave, ao passo que outros o consideram um microrganismo oportunista que provoca problemas graves apenas no indivíduo imunocomprometido. Tem-se mostrado que o FeLV é um cofator no desenvolvimento de anemia induzida por *H. felis* (Bobade *et al.*, 1995). O papel do FIV não foi investigado. No entanto, em um estudo notou-se que 10% dos gatos naturalmente infectados por FIV apresentavam *H. felis* (Sparkes *et al.*, 1993). Por outro lado, os parasitas podem ser encontrados em gatos sadios e a correlação entre a extensão da parasitemia e o grau de anemia é baixa. É possível que a hemólise causada diretamente pelos parasitas seja ocorrência excepcional e acredita-se que a destruição imunomediada seja a principal responsável pelo desenvolvimento de anemia. A função dos vetores, como as pulgas, não foi experimentalmente demonstrada, porém vários autores acreditam que seja importante.

Diagnóstico

A parasitemia pode aumentar e diminuir a cada hora, tornando o diagnóstico um achado por acaso. Os parasitas são mais bem identificados em esfregaço sanguíneo seco ao ar livre, preparado por ocasião da obtenção da amostra de sangue, sem adição de anticoagulante. As colorações de May-Grünwald-Giemsa de rotina são superiores às colorações de Giemsa, porém a coloração com tetrametil acridina (laranja de acridina) é melhor do que as anteriores (Fig. 5.4). Infelizmente, a coloração com laranja de acridina requer que as lâminas sejam examinadas em microscópio com luz ultravioleta (UV) dentro de poucos minutos de exposição à luz. Na prática, é provável que a melhor opção seja o envio de esfregaços de sangue secos ao ar livre a um laboratório comercial, feitos poucas horas antes, para exame por um hematologista veterinário especializado. Pessoas inexperientes podem confundir depósitos de corante e corpúsculos de Howell-Jolly (restos nucleares) com *H. felis*. Esfregaços mais delgados são muito mais preferíveis que esfregaços mais espessos. *H. felis* é um achado suficientemente comum para justificar este procedimento quando há suspeita de anemia felina. Ainda que um resultado positivo para *H. felis* seja diagnóstico, um resultado negativo pode indicar apenas que o gato não apresentava parasitemia no momento do exame. Podem ser necessárias colheitas de amostras diárias, durante 7 dias, para detectar o microrganismo.

Recentemente, o diagnóstico de infecção por *H. felis* por meio de PCR foi relatado em gatos experimentalmente infectados (Berent *et al.*, 1998). O valor desta técnica em condição clínica não foi estabelecido.

978-85-7241-841-6

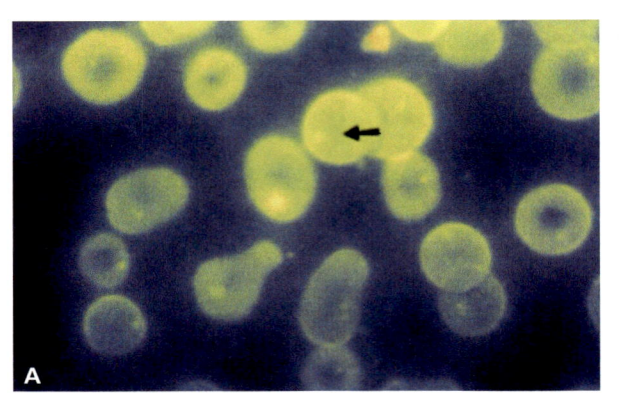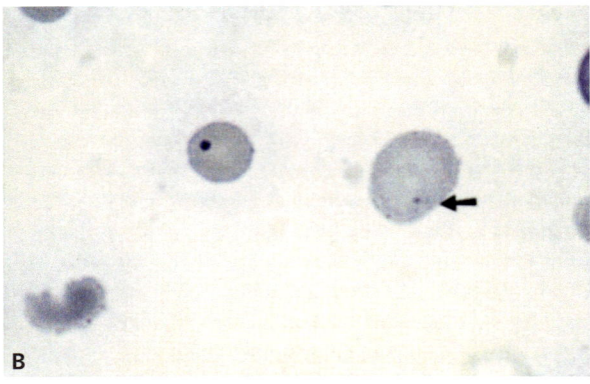

Figura 5.4 – Microrganismos *Haemobartonella felis* são menores do que corpúsculos de Howell-Jolly, sendo mais encontrados sobre os eritrócitos do que dentro deles. São mostradas duas fotomicrografias de *H. felis* (*setas*) em esfregaços sanguíneos corados com (*A*) laranja de acridina e (*B*) May-Grünwald-Giemsa. Corpúsculos de Howell-Jolly podem ser vistos em eritrócitos adjacentes, nas duas preparações. (Reproduzido de Ramsey e Gould [1999] In Practice, com permissão.)

Tratamento

A infecção de *H. felis* é tratada mediante administração sistêmica de tetraciclinas, associadas ou não a doses imunossupressoras de prednisolona. Esta é utilizada para suprimir a eritrofagocitose e reduzir a anemia hemolítica imunomediada secundária.

Transfusões sanguíneas podem ser necessárias em alguns casos em que os sinais clínicos decorrentes da anemia representam risco de morte. A gravidade dos sinais clínicos e sua taxa de progressão são fatores mais importantes do que o valor do hematócrito na determinação de quais gatos necessitam transfusão. Caso seja necessária transfusão de sangue, é importante realizar, antes, um teste de reação cruzada ou tipagem sanguínea, a fim de verificar a compatibilidade.

Haemobartonella canis

É relatada às vezes. Sua relação com *H. felis* é desconhecida. A infecção pode ser disseminada por carrapatos e transfusão sanguínea. A menos que o cão apresente imunossupressão ou tenha sido submetido à esplenectomia, os sinais clínicos são raros. Mesmo nestes animais os sintomas tendem a ser mais brandos, em comparação com a infecção por *H. felis* em gatos. O diagnóstico e o tratamento são semelhantes àqueles descritos para *H. felis*, porém *H. canis* propende a formar cadeias lateralmente às células, mais comumente do que *H. felis*, tornando a identificação um pouco mais fácil.

Outras Causas Infecciosas de Anemia

Babesiose

Na Europa, a babesiose canina é provocada pelos parasitas *Babesia canis* e, menos comumente, *Babesia gibsoni*, protozoários intraeritrocitários cuja transmissão é feita por carrapatos. No Reino Unido, tem-se relatado doença apenas em animais importados, inclusive em vários daqueles que viajam por meio de Pet Travel Scheme. A patogenicidade de *B. gibsoni* é uniformemente alta, mas a patogenicidade de *B. canis* varia em função da cepa. *B. canis* var. *canis* provoca uma síndrome moderadamente grave, ao passo que *B. canis* var. *vogeli* causa doença relativamente branda. Os carrapatos *Dermacentor reticulatus* e *Rhipicephalus sanguineus* transmitem babesiose canina. Embora suas importâncias relativas sejam variáveis na Europa, estes dois vetores são encontrados no Reino Unido; tem-se encontrado *R. sanguineus* nas proximidades de canis de quarentena e *D. reticulatus* em associação a bovinos, na região sudoeste do Reino Unido. Em razão do grande aumento na quantidade de cães que chegam ao Reino Unido, é possível a introdução de babesiose na população de carrapatos nativos do Reino Unido. *B. canis* var. *rossi* é encontrada na África do Sul e é altamente patogênica, porém é improvável que seja encontrada no Reino Unido, exceto em locais de quarentena.

Há relato de síndromes hiperaguda, aguda, crônica e subclínica, embora, em geral, considera-se período de incubação de 10 a 21 dias. Os cães com infecção subclínica podem apresentar episódios intermitentes de doença clínica.

Sinais Clínicos

A gravidade da doença varia de acordo com a espécie e a cepa de *Babesia*, com a idade do cão e com seu estado de imunidade. Febre, anorexia e letargia estão associadas a anemia hemolítica aguda e/ou choque. Palidez de membranas mucosas, grau variável de icterícia, fraqueza e taquipneia frequentemente estão associados a hemoglobinúria, esplenomegalia e hepatomegalia. Em seguida, podem ocorrer colapso, coma e morte, em animais suscetíveis. Como a anemia hemolítica imunomediada é parte da patogênese da doença, pode haver autoaglutinação e vários cães são positivos ao teste de Coombs. Em cães que retornaram de países endêmicos, é importante ter cuidado na diferenciação entre anemia hemolítica autoimune e babesiose. Infecção com erliquiose concomitante é comum, pois os vetores são os mesmos.

Diagnóstico

Baseia-se na identificação de microrganismos no interior de eritrócitos (Fig. 5.5) em esfregaço sanguíneo corado pelo Giemsa, juntamente com o quadro clínico e o histórico de viagem. Os microrganismos são vistos com mais facilidade em esfregaços preparados a partir de amostras obtidas de capilares periféricos ou de sangue presente abaixo da camada de leucócitos de uma amostra centrifugada. Na Europa, há disponibilidade de vários testes sorológicos, inclusive ELISA e pesquisa de anticorpos por imunofluorescência. Eles podem identificar os cães com infecção subclínica ou crônica, porém não são positivos nos casos agudos ou hiperagudos. PCR não é capaz de diferenciar o gênero *Babesia* e cepas.

Tratamento e Prevenção

Protocolos atuais de tratamento raramente são curativos para babesiose causada por cepas mais patogênicas. Infecção subclínica persistente seguida de recidiva se instala em resposta ao estresse, à administração de glicocorticoides ou à doença concomitante. Na anemia hemolítica aguda podem ser necessárias fluidoterapia e transfusão de sangue.

Diproprionato de imidocarb é efetivo nas infecções causadas por cepas de *B. canis*, porém é muito menos efetivo nas infecções por *B. gibsoni*. Atualmente acredita-se que relatos da eficácia da doxiciclina no tratamento de babesiose sejam decorrências do tratamento inadvertido de erliquose concomitante (ver adiante). Todavia, é fundamental o tratamento de erliquiose em cães simultaneamente infectados. A infecção por *B. canis vogeli*, menos virulenta, pode ser eliminada com o tratamento efetivo da erliquiose.

Atualmente, há disponibilidade de vacina para babesiose canina na França, mas a variação de cepas pode limitar sua eficácia. O uso de acaricida confiável é essencial; para evitar a transmissão de babesiose, os carrapatos devem ser mortos dentro de 2 a 3 dias de repasto.

Babesia em Gatos

Babesiose é rara em gatos. Entretanto, várias espécies de *Babesia* podem infectar gatos na África e na Ásia. Os gatos infectados exibem sintomas semelhantes, porém mais brandos, do que os cães e raramente manifestam

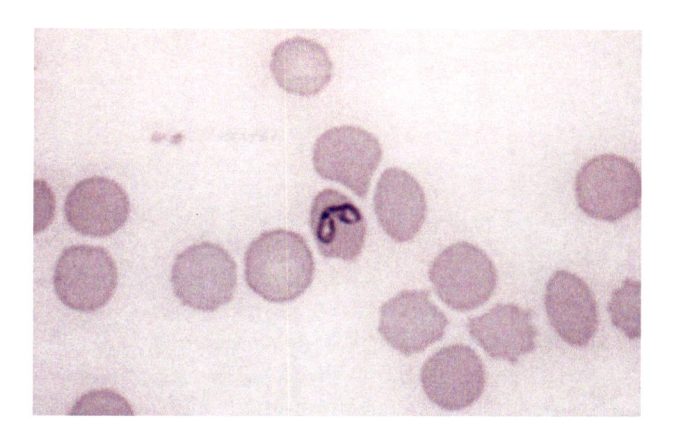

Figura 5.5 – *Babesia canis* no interior de um eritrócito corado pelo Giemsa. (Fotografia gentilmente cedida por Johannes Schoeman.)

978-85-7241-841-6

crise hemolítica. Podem se adaptar à anemia, mas o estresse pode induzir sinais de fraqueza e colapso.

Cytauxzoon felis

A infecção de gatos pelo protozoário *Cytauxzoon felis* é relatada na África e em algumas regiões dos Estados Unidos. Provavelmente é adquirida após infestação de carrapatos; é possível que o gato doméstico seja um hospedeiro aberrante. O hospedeiro reservatório pode ser o lince. A consequência da infecção é variável. Algumas cepas estão associadas à doença fatal, enquanto outras podem causar enfermidade menos grave ou assintomática. Os animais acometidos manifestam pirexia, anemia e icterícia. Os microrganismos semelhantes a anéis podem ser vistos parasitando eritrócitos nos estágios finais da doença.

Ancilóstomo

Ancylostoma caninum pode produzir anemia em decorrência da perda de sangue crônica. Os parasitas não são vistos no Reino Unido. Outros ancilóstomos, como *A. tubaeforme*, *A. braziliense* e *Uncinaria stenocephala*, não estão associados à anemia (ver Cap. 8 para detalhes adicionais).

Infecções Associadas à Imunossupressão

O sistema imune envolve dois componentes:

- *Sistema imune inato*: compreende fagócitos (monócitos, macrófagos e neutrófilos), proteínas plasmáticas (como complemento) e barreiras físico-químicas (inclusive pele e membranas mucosas). Este sistema deve ser funcional desde o nascimento, sendo capaz de responder rapidamente à infecção.

- *Sistema imune antígeno-específico*: consiste em linfócitos B, linfócitos T, anticorpos e citocinas. Este sistema se desenvolve nos primeiros meses de vida, sendo necessário tempo para o desenvolvimento de cada resposta. Adicionalmente, é classificado em imunidade humoral e imunidade mediada por célula (CMI, *cell-mediated immunity*).

As infecções que causam disfunção do sistema imune o fazem por ocasionar imunodeficiência ou doença imunomediada. A patogênese dessas doenças não é

978-85-7241-841-6

Quadro 5.2 – Causas de imunossupressão

Imunodeficiências primárias
- Discinesia ciliar (síndrome dos cílios imóveis): cães das raças Newfoundland, Old English Sheepdog e outras
- Imunodeficiência combinada grave: cães das raças Basset, Cardigan Welsh Corgi
- Deficiência seletiva de imunoglobulina A (IgA): cães das raças Beagle, Shar Pei, German Shepherd
- Hematopoese cíclica: cães da raça Collie cinza
- Deficiência de adesão leucocitária: cães da raça Irish Setter
- Rinite/pneumonia: cães da raça Irish Wolfhound
- Amiloidose: cães da raça Shar Pei
- Deficiência de imunoglobulinas: cães da raça Weimeraner
- Acrodermatite letal: cães da raça English Bull Terrier
- Filhotes de gatos "nus": gatos da raça Birman

Imunodeficiências secundárias
- Microrganismos infecciosos
  - Vírus da cinomose canina
  - Parvovírus canino
  - Vírus da panleucopenia felina
  - Vírus da leucemia felina
  - Vírus da imunodeficiência felina
  - *Demodex*
  - *Toxoplasma*
  - Sepse
- Hormônios endógenos
  - Hiperadrenocorticismo
  - *Diabetes mellitus*
  - Hipotireoidismo
  - Hiperestrogenismo
- Medicamentos
  - Corticosteroides
  - Antineoplásicos
  - Cloranfenicol (gatos)
  - Estrógenos
  - Anti-inflamatórios não esteroides
  - Griseofulvina
  - Alguns antibacterianos
- Idade
  - Neonatos
  - Hipogamaglobulinemia transitória de neonatos
  - Envelhecimento
- Outros
  - Lesão de barreira
  - Insuficiência renal crônica
  - Insuficiência hepática
  - Desnutrição
  - Neoplasia, doença imunomediada, disproteinemia
  - Esplenectomia

---

mutuamente exclusiva e, desse modo, algumas doenças imunomediadas podem acarretar ou se originar da condição de imunodeficiência.

Em geral, suspeita-se da presença de imunodeficiência quando o animal apresenta:

- Infecções recorrentes e/ou crônicas.
- Infecções em mais de um local do corpo.
- Infecções oportunistas ou incomuns.
- Manifestações de infecções graves ou incomuns.
- Resposta retardada, ou reduzida, à terapia antimicrobiana.
- Reações adversas a vacinas com vírus vivo modificado.
- Reações adversas ou de hipersensibilidade aos medicamentos.

As imunodeficiências resultam de disfunções em uma ou em ambas as partes do sistema imune:

- Animais com fagocitose inadequada (ou seja, imunidade inata) podem apresentar infecções recidivantes na pele, na cavidade bucal ou no trato respiratório, infecções granulomatosas ou doença bacteriana sistêmica. Infecções crônicas podem induzir a amiloidose sistêmica, vasculite e doença do complexo imune.
- Animais com anormalidades na imunidade humoral apresentam maior suscetibilidade às infecções bacterianas, enquanto imunidade mediada por célula deficiente tende a resultar em doenças virais, bacterianas (intracelulares) e fúngicas.

As deficiências podem ser congênitas (imunodeficiência primária) ou adquiridas (imunodeficiência secundária). As imunodeficiências primárias têm sido identificadas mais frequentemente em cães do que em gatos. Em ambas as espécies, as imunodeficiências adquiridas são mais comuns do que as imunodeficiências primárias (Quadro 5.2). É importante determinar se há imunodeficiência secundária antes de investigar a imunodeficiência primária.

Histórico

Vários fatores auxiliam a determinar se a imunodeficiência é primária ou secundária e a identificar a causa:

- *Idade*: em animais jovens, a imunodeficiência se deve mais comumente a infecções virais, hipogamaglobulinemia transitória do neonato ou, ocasionalmente, imunodeficiência primária. Em animais mais velhos, a doença costuma ser secundária a doença sistêmica ou orgânica, administração de medicamento ou neoplasia. A principal exceção a isto é a infecção por FIV, notada mais comumente em gatos mais velhos.
- *Raça*: as principais imunodeficiências primárias se manifestam em animais de raça pura. Algumas raças parecem mais predispostas a determinadas infecções

e, neste caso, pode-se suspeitar de imunodeficiência primária, por exemplo, infecção por *Mycobacterium avium* em gatos da raça Siamês.

- *Sexo*: algumas imunodeficiências primárias estão relacionadas ao sexo e, neste caso, apenas um sexo será acometido.
- *Cor dos pelos*: alguns distúrbios acometem animais com certa cor do pelame, por exemplo, hematopoese cíclica em cães da raça Collie cinza ou bege.
- *Ambiente do animal*: é improvável que um animal criado em ambiente limpo e fechado desenvolva imunodeficiência secundária à doença infecciosa. No entanto, é mais provável que um animal que vive em grande grupo heterogêneo ou em condições insalubres desenvolva infecção potencialmente imunossupressora. Quando há alto grau de contaminação do ambiente, as vacinas podem falhar em propiciar proteção adequada. Isto pode ser interpretado erroneamente como evidência de imunodeficiência.
- *Irmãos*: informação sobre o resto da ninhada pode auxiliar na identificação de imunodeficiência primária. Contudo, como a maioria das imunodeficiências primárias é recessiva, a ausência do distúrbio na ninhada não exclui o diagnóstico da imunodeficiência.
- *Histórico de vacinação*: falha em obter resposta imune efetiva após vacinação pode indicar imunodeficiência, embora outros fatores também possam ser responsáveis (ver Cap. 3).
- *Histórico médico*: o histórico médico do paciente deve ser avaliado investigando-se evidência de doenças imunossupressoras, por exemplo, hiperadrenocorticismo, *diabetes mellitus*, uso de medicamentos imunossupressores e procedimentos cirúrgicos recentes. Inanição ou desnutrição prolongada também podem reduzir a imunocompetência. Quando há histórico de episódios anteriores de doença, deve-se fazer reavaliação clínica, investigando-se evidência de imunodeficiência.

Exame Físico

Com frequência, o exame físico revela evidência de infecções crônicas ativas em diversos locais, por exemplo, gengivite, dermatite e pneumonia. É fundamental que se faça um exame físico completo, a fim de determinar a extensão e a gravidade da doença. É particularmente importante aferir a temperatura corporal do animal e reavaliar os linfonodos periféricos quanto ao tamanho e à consistência.

Testes Laboratoriais
Hematologia de Rotina

A indicação mais evidente de uma resposta imune inapropriada é leucopenia na presença de uma infecção bacteriana ativa. Devem-se obter amostras de sangue por vários dias, a fim de determinar se o efeito é transitório ou persistente. Neutropenia persistente pode ser uma característica de infecção dominante (Tabela 5.4). Neutropenia e linfopenia persistentes podem indicar imunodeficiência. Leucocitose persistente tipicamente está associada à resposta inflamatória contínua. Também pode ser notada com aumento da concentração de glicocorticoides (de origem endógena ou exógena) em decorrência da redistribuição do *pool* de neutrófilos. Quando a leucocitose está associada à ausência de inflamação local ou à pouca formação de pus, pode ser indício de anormalidade na migração de leucócitos. Isto também ocorre com a administração de glicocorticoide e é uma característica da deficiência de adesão de leucócitos (DAL) em cães jovens da raça Irish Setter.

Morfologia do Leucócito

A presença e a quantidade de neutrófilos imaturos (desvio à esquerda) indicam o grau de resposta da medula óssea. "Desvio à esquerda degenerativo" indica a presença de vários neutrófilos imaturos e poucos neutrófilos maduros. É um indicador de prognóstico ruim. Alterações tóxicas, como tumefação do núcleo, basofilia citoplasmática, vacuolização, corpúsculos de Döhle e, ocasionalmente, bactérias fagocitadas, podem ser notadas em infecções bacterianas graves. Vacuolização ou granulação incomum de leucócitos pode indicar vários distúrbios congênitos. Gatos da raça Birman podem apresentar neutrófilos com granulação anormal como um achado acidental.

Globulinas Séricas

Doenças inflamatórias crônicas (por exemplo, PIF, leishmaniose), em geral, induzem ao aumento da concentração sérica de globulinas. Teor sérico baixo ou normal, em especial, na presença de infecção, sugere perda externa ou menor produção. A perda externa pode ser decorrência de hemorragia ou enteropatia com perda de proteína grave, enquanto a menor produção habitualmente está associada a doença hepática crônica, desnutrição, má absorção ou anormalidade primária da imunidade humoral. É possível detectar deficiência de gamaglobulina por meio de eletroforese das proteínas séricas. Há necessidade de teste imunológico específico para verificar se imunoglobulinas (Ig) A, M, G ou frações de complemento estão diminuídas ou ausentes. Se necessário, laboratórios especializados podem avaliar a resposta das imunoglobulinas diante de patógenos específicos, por exemplo, avaliação da resposta à vacinação.

Outros Métodos de Avaliar a Resposta Imune

O exame de amostras de linfonodos obtidas por biópsia e aspirados de medula óssea pode definir a

Tabela 5.4 – Contagem anormal de leucócitos e guia de causas possíveis

Anormalidade	Causas
Neutrofilia	
Neutrófilos maduros Aumento moderado da contagem total	Fisiológica (exercício) Corticosteroides: endógeno ("resposta ao estresse") ou exógeno Resposta ao estresse (hipoxia, várias doenças) – frequentemente com aumento do número de linfócitos, em gatos, e com diminuição do número de linfócitos e eosinófilos e aumento do número de monócitos, em cães
Desvio à esquerda Aumento moderado da contagem total	Inflamação inicial
Desvio à esquerda Aumento marcante da contagem total	Inflamação supurativa instalada – frequentemente com aumento do número de monócitos, em cães
Desvio à esquerda evidente Aumento marcante da contagem total ± neutrófilos tóxicos	Inflamação supurativa crônica – geralmente com aumento do número de monócitos; ocasionalmente com diminuição do número de linfócitos, em especial, no caso de estresse
Neutropenia	
Desvio à esquerda Diminuição marcante da contagem total	Infecção bacteriana grave
Desvio à esquerda discreto ou ausente Diminuição moderada da contagem total	Menor produção de neutrófilos pela medula óssea; demanda normal
Neutrófilos maduros Diminuição moderada a marcante da contagem total	Sequestro (em geral, com diminuição do número de linfócitos) Granulopoese inefetiva (no caso de estresse; diminuição do número de linfócito e linfócito e eosinófilos) Hipoadrenocorticismo
Linfocitose	Fisiológica – estresse, exercício, transitória após vacinação Hipoadrenocorticismo
Linfopenia	Corticosteroides: endógeno (hiperadrenocorticismo, várias doenças) ou exógeno (glicocorticoides etc.) Perda de linfócitos: enteropatia com perda proteica (por exemplo, linfangiectasia), drenagem de quilotórax Linfopoese diminuída – imunodeficiência primária, terapia antineoplásica, radiação
Monocitose	Excesso de glicocorticoides em cães Supuração/inflamação crônica Doença granulomatosa Hemólise/hemorragia interna Doença imunomediada Leucemia monocítica
Eosinofilia	Hipersensibilidade tipo 1 – anafilaxia Parasitismo Doença eosinofílica – enterite/granuloma/pneumonia/bronquite Leucemia eosinofílica/leucemia plasmocítica Hipoadrenocorticismo
Eosinopenia	Excesso de glicocorticoides – endógeno/exógeno
Basofilia	Hipersensibilidade tipo 1 Hiperadrenocorticismo Hiperlipoproteinemia (visto em *diabetes mellitus*, doença nefrótica, doença hepática crônica) Leucemia basofílica

978-85-7241-841-6

natureza da doença imunossupressora. A efetividade da resposta imunomediada por célula pode ser avaliada por meio de teste de hipersensibilidade retardada (quase sempre mais efetivo em cães do que em gatos) ou mediante testes de estimulação de linfócitos especiais. Pode-se realizar citometria de fluxo para diferenciação de linfócitos B e linfócitos T, para determinar a proporção CD4:CD8 e para avaliar a presença de moléculas de adesão na superfície celular. Há disponibilidade de vários testes específicos para as anormalidades, inclusive análise molecular para confirmar mutações de um gene particular nas imunodeficiências primárias.

Avaliação de Outros Sistemas Orgânicos

Perfil bioquímico sérico e urinálise permitem avaliar as funções renal e hepática. Podem sugerir outras doenças metabólicas, como endocrinopatias. Caso haja doença intestinal, é necessário o exame de amostra de fezes que, então, pode ser seguido de endoscopia, com realização de cultura e exame histopatológico de amostra obtida por biópsia intestinal. Na presença de doença respiratória, podem ser necessários obtenção de amostras com auxílio de *swab* para pesquisa de patógenos respiratórios, cultura microbiológica, exame citológico de lavado alveolar e radiografia. No caso de doença cutânea, podem ser necessários raspado cutâneo, cultura de bactérias e fungos e, possivelmente, biópsia com saca-bocados (*punch*). Na suspeita de um microrganismo infeccioso particular, sua presença pode ser determinada por meio de cultura microbiológica ou testes sorológicos.

Vírus da Imunodeficiência Felina

Etiologia e Epidemiologia

O FIV é um retrovírus comumente presente na população de gatos de todo o mundo. A prevalência da infecção por FIV no Reino Unido varia de 13 a 19% em gatos doentes e de 2 a 3% em gatos sadios. A infecção é mais comum em machos de meia-idade ou mais velhos, com acesso ao ambiente externo.

O vírus é encontrado na saliva, no sangue e em outros fluidos corporais. A principal via de transmissão é pela mordedura. Portanto, aqueles gatos que exibem agressão territorial são mais sujeitos à infecção. Se não há briga, a taxa de transmissão horizontal em domicílios com vários gatos é menor, mas ainda assim ocorre provavelmente em razão do afago mútuo entre os gatos. Pode acontecer transmissão vertical, mas não se sabe de sua importância no campo.

Patogênese

A patogênese da infecção por FIV compreende quatro fases (Fig. 5.6). A "primeira fase", aguda, começa cerca de 3 semanas após a infecção, quando o vírus se replica rapidamente no tecido linfoide. Em geral, notam-se pirexia, mal-estar e linfadenopatia, a qual pode persistir durante várias semanas; entretanto, em alguns gatos esta fase pode ser subclínica. A maior parte dos gatos infectados torna-se assintomática e permanece saudável por período indefinido. Durante a fase assintomática, a concentração de vírus na circulação sanguínea é baixa, porém a replicação continua nos tecidos infectados. Por fim, a supressão das funções de linfócitos T e linfócitos B resulta em anormalidade na resposta imune mediada por célula e na resposta imune humoral. Notam-se linfopenia, neutropenia e hiperglobulinemia (predominantemente alfa2-globulina e gamaglobulina). As consequências clínicas da imunossupressão induzida pelo FIV são variáveis. Além disso, o FIV causa algumas doenças não imunológicas, como neuropatias. Por fim, o gato desenvolve doença terminal com infecções oportunistas, síndrome do definhamento ou neoplasia.

Sinais Clínicos

Os sinais clínicos associados à infecção por FIV são inespecíficos e variáveis, refletindo a diversidade de infecções oportunistas que podem se instalar em decor-

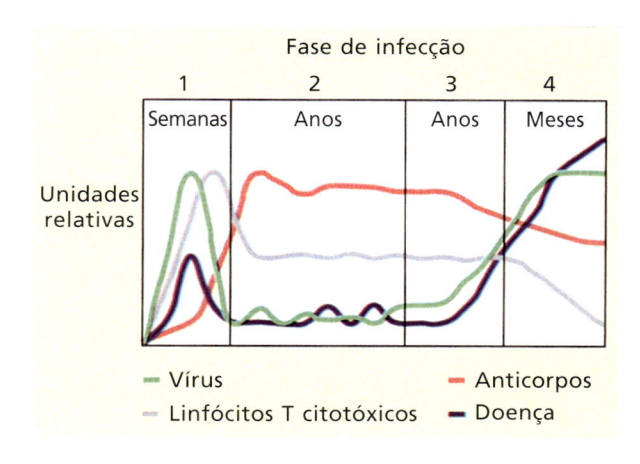

Figura 5.6 – Patogênese sugerida para o vírus da imunodeficiência felina (FIV). O gráfico mostra as relações entre os estágios da doença induzida pelo FIV, viremia pelo FIV, resposta imune humoral ao FIV e resposta imune mediada por célula ao FIV. O gráfico se baseia em evidências experimentais e clínicas, mas nenhum grupo de gatos foi monitorado desde a infecção até a morte.

rência da imunossupressão. Os seguintes sinais clínicos são comuns:

- Perda de peso.
- Letargia.
- Inapetência.
- Linfadenopatia.
- Gengivite/estomatite.
- Secreção ocular.
- Febre.
- Secreção nasal crônica.
- Diarreia crônica.

Embora haja relato de ampla variedade de outras infecções em gatos positivos ao FIV, em alguns casos a associação pode ser coincidente. As infecções mais comuns ou mais graves em gatos positivos ao FIV incluem calicivírus felino (FCV, *feline calicivirus*), *Chlamydophila felis* (outrora *Chlamydia psittaci* var. *felis*), poxvírus felino e *Microsporum canis*. Relatos de casos clínicos sem comprovação científica indicam associação entre FIV e outras infecções, como salmonelose, hemobartonelose e toxoplasmose.

O FIV também pode causar doença na ausência de infecções secundárias detectáveis. Relata-se que os gatos infectados por FIV são mais predispostos ao linfoma (cerca de cinco vezes). Em particular, os linfomas de célula B são mais comuns e tal fato pode estar relacionado à extensa proliferação de linfócitos B verificada nos estágios iniciais da infecção. Anormalidades na imunovigilância tumoral em gatos infectados por FIV também podem ser importantes, mas este assunto não foi estudado. Sugere-se, ainda que sem comprovação, que pode haver maior ocorrência de carcinoma de célula escamosa. Não há relato de outro tipo de tumor especificamente associado ao FIV, mas todos os gatos com neoplasia devem ser submetidos a testes para pesquisa de anticorpos contra este vírus; sua constatação pode influenciar o procedimento terapêutico. O FIV também pode provocar neuropatias (ver Cap. 15), apesar de tais manifestações não serem comuns.

Os sinais clínicos de infecção por FIV podem ser semelhantes àqueles associados à infecção por FeLV. É importante diferenciar estas infecções, pois o prognóstico varia em função do retrovírus envolvido e do tipo particular de doença que provoca. A diferenciação geralmente requer testes diagnósticos específicos, mas outras características podem ser úteis (Tabela 5.5).

Diagnóstico
Achados Clínico-laboratoriais

Embora sejam comuns anormalidades clinicopatológicas em gatos infectados por FIV, nenhuma é patognomônica. Na fase aguda, vários gatos apresentam neutropenia e linfopenia. Estas alterações geralmente se normalizam à medida que os gatos se tornam assintomáticos, mas com frequência ocorrem recidivas de modo intermitente. Os gatos clinicamente acometidos manifestam neutropenia, linfopenia, anemia, monocitose ou trombocitopenia (às vezes). O perfil bioquímico sérico quase sempre revela hiperglobulinemia. Outras anormalidades bioquímicas dependem de quais sistemas corporais são acometidos pela doença e podem incluir azotemia, aumento de atividade de enzimas hepáticas, hipercolesterolemia, hiperglicemia ou tempo de coagulação prolongado, em condição subclínica.

Teste Específico para o Vírus da Imunodeficiência Felina

A infecção pelo FIV geralmente é confirmada pela constatação de anticorpos específicos contra FIV (Tabela 5.6). No Reino Unido, atualmente há disponibilidade de *kits* para diagnóstico com base nas técnicas de ELISA ou RIM. O ELISA detecta anticorpos contra a proteína nuclear p24 do FIV, enquanto o RIM detecta anticorpos contra o envelope da proteína gp41. *Western blotting* e imunofluorescência detectam anticorpos contra diversas proteínas do FIV. Estes testes estão disponíveis em alguns laboratórios comerciais.

O teste não deve ser realizado antes de 12 semanas após a mordedura, pois resposta com produção de anticorpos contra FIV pode não se desenvolver antes deste tempo. Um teste imediatamente após a exposição pode ser útil para verificar se o gato estava negativo antes de ser mordido. Os filhotes de gatas infectadas por FIV apresentam anticorpos oriundos da mãe até 16 semanas de idade; portanto, o teste sorológico deve ser realizado após completarem 16 semanas de idade. Em todos os testes sorológicos, ocasionalmente ocorrem resultados falso-positivos e falso-negativos. Às vezes, erros técnicos podem acarretar resultados falso-positivos, em especial, quando se utiliza amostra de sangue total ou saliva, mais do que quando se utiliza soro sanguíneo. Os resultados ambíguos não devem ser considerados e os gatos infectados devem ser novamente testados. Até 10% dos gatos infectados por FIV não apresentam teores detectáveis de anticorpos. Isto pode ser decorrência de:

- Infecção inicial (pode demorar até 12 semanas para a produção de anticorpos).
- Colapso imune terminal.
- Carência relativa ou absoluta de anticorpo.
- Falha do teste em detectar o anticorpo.

Nos casos em que há forte suspeita de infecção por FIV, mas o teste de pesquisa de anticorpo indicar resultado negativo, o vírus pode ser detectado por meio

978-85-7241-841-6

Tabela 5.5 – Importantes diferenças entre infecções por vírus da imunodeficiência felina e vírus da leucemia felina

	Vírus da leucemia felina	Vírus da imunodeficiência felina
Vírus	Oncovírus	Lentivírus
Animais em que a doença é mais comumente notada	Gatos jovens (< 4 anos), especialmente aqueles que vivem em domicílios com vários gatos	Meia-idade a mais velhos, machos livres para perambular
Transmissão	Principalmente por lambedura e afago mútuo Também ocorre transmissão vertical	Principalmente por mordedura
Prevalência da infecção no Reino Unido	Gatos doentes: 11 – 17% Gatos saudáveis: 1 – 2%	Gatos doentes: 13 – 19% Gatos saudáveis: 2 – 3%
Neoplasia	Cerca de 20 vezes maior, em comparação com gatos não infectados	Cerca de 5 vezes maior, em comparação com gatos não infectados
Imunossupressão	Comum, frequentemente fatal	Comum; com frequência não é fatal quando as infecções são tratadas
Anemia	Muito comum em gatos infectados (no mínimo tão comum quanto neoplasia) e, com frequência, muito grave	Geralmente discreta – apenas cerca de 18% dos gatos infectados
Diagnóstico	Teste para pesquisa de antígeno ou vírus total	Pesquisa de anticorpos
Prevenção	Vacina; método do "teste e remoção"	Não há vacina; apenas método do "teste e remoção"
Prognóstico	85% dos gatos com infecção persistente morrem dentro de 3 anos	Pode viver durante anos. Quando os sinais clínicos se tornam graves ou recidivantes, o prognóstico é ruim

Tabela 5.6 – Testes para vírus da imunodeficiência felina

Tipo de teste	O que é detectado	Comentários
Ensaio imunoabsorvente ligado à enzima	Anticorpo contra p24 e gp41 do vírus da imunodeficiência felina (FIV)	Procedimento rápido e fácil Possibilidade de resultado falso-positivo – o resultado positivo deve ser confirmado por *Western blot* ou imunoprecipitação
Teste imunomigratório rápido	Anticorpo contra gp41 do FIV	Procedimento rápido e fácil Possibilidade de resultado falso-positivo – o resultado positivo deve ser confirmado por *Western blot* ou imunoprecipitação
Isolamento de vírus	Multiplicação do vírus infectante em cultura de leucócitos do gato	Não facilmente disponível. É comum resultado falso-negativo
Imunofluorescência	Anticorpo contra todos os epítopos do FIV	Anticoagulante influencia o resultado; recomenda-se esfregaço seco ao ar
Western blot (Immunoblot)	Anticorpos contra p24, gp41 e gp120	Padrão-ouro, se realizado por laboratório especializado

de PCR. Este teste recentemente se tornou disponível no mercado. Como alternativa, o vírus pode ser detectado mediante o seu isolamento em alguns laboratórios especializados.

Tratamento e Controle

Com a ampla disponibilidade de testes para FIV, vários gatos infectados por esse vírus são identificados antes que induzam linfopenia e neutropenia graves ou outros marcadores de imunossupressão. Com frequência, estes gatos respondem à terapia apropriada para quaisquer infecções. Preferencialmente, os gatos infectados por FIV devem ser mantidos separados de animais não infectados. Isto evita a disseminação do vírus e reduz o risco do gato infectado ser exposto a potenciais patógenos secundários. Quando o isolamento não é possível, recomenda-se "toque de recolher noturno": a colocação dos gatos em ambiente fechado desde o anoitecer até o amanhecer diminui muito o risco de interações entre os gatos e, assim, reduz a propagação da doença. Em machos castrados a agressão territorial pode ser menor. Não há disponibilidade de vacina contra FIV. O método de "teste e remoção" pode ser empregado em domicílios com vários gatos (Fig. 5.7).

O controle a longo prazo da imunodeficiência associado ao FIV depende de vários fatores, dentre eles:

* Ambiente onde o animal vive.
* Boa vontade dos proprietários em cuidar de seus animais de estimação.

O cuidado a longo prazo de um animal com imunossupressão não é claramente adotado. O animal deve ser exposto a poucos microorganismos infecciosos, quando possível. De modo ideal, deve ser isolado ou, pelo menos, mantido em um pequeno grupo estável de gatos. Deve-se evitar a exposição a parasitas, como pulgas e carrapatos, porque eles podem atuar como vetores de outros microrganismos infecciosos como, por exemplo, *Bartonella* spp. e, talvez, *Haemobartonella*. Como o estresse exacerba a disfunção imune, deve-se minimizar a exposição a situações estressantes.

A saúde dos gatos com imunossupressão deve ser monitorada regularmente. Deve-se examinar com atenção especial a boca, a pele e o peso corporal. Quando se verifica infecção secundária deve-se identificar o patógeno causador. O tratamento apropriado deve começar precocemente e de modo agressivo. Os medicamentos antimicrobianos devem ser cuidadosamente escolhidos, com base nos resultados de cultura microbiológica e antibiograma. Os gatos infectados por FIV imunocomprometidos podem responder mais lentamente, mesmo quando se administra terapia apropriada. A presença de infecção por FIV não necessariamente impede recuperação bem-sucedida, pelo menos a curto prazo. Pode ser necessário tratamento prolongado ou intermitente. Alguns medicamentos que causam imunossupressão, por exemplo, griseofulvina, devem ser evitados (pode-se utilizar itraconazol em um gato com dermatofitose e infectado por FIV). Embora o uso de corticosteroides possa parecer contraindicado, a administração deste medicamento em gatos infectados por FIV quase sempre resulta em melhora clínica. É possível que isso se deva a sua ação anti-inflamatória nas infecções secundárias. Deve-se considerar o uso de anti-inflamatórios não esteroides em tais gatos. Quando se utilizam corticosteroides, eles devem ser administrados em dose anti-inflamatória durante o menor tempo possível.

Há disponibilidade de vários medicamentos antivirais específicos. Relata-se que o tratamento com zidovudina

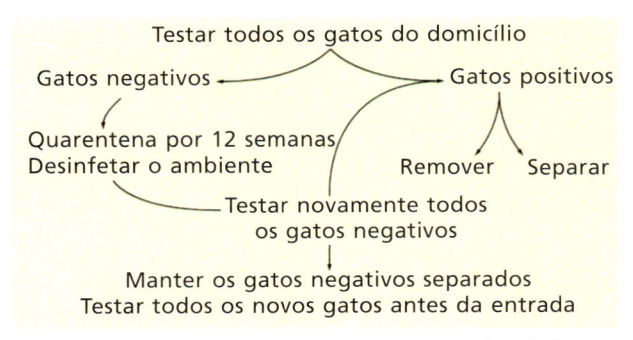

Figura 5.7 – Esquema de "teste e remoção" para vírus da imunodeficiência felina.

978-85-7241-841-6

ou fosfonil metoxietiladenina (PMEA, *phosphonyl methoxyethyladenine*) melhora tanto os sinais clínicos quanto a condição imune de vários gatos infectados. No entanto, estes medicamentos são caros e podem provocar graves efeitos colaterais, em especial anemia. Quantidade cada vez maior de medicamentos imunomoduladores está sendo disponibilizada. Imunoestimulantes como interferon-alfa, acemanana e *Propionibacterium acnes* podem propiciar resultados benéficos, porém é comum a ocorrência de efeitos colaterais.

Considera-se que vários suplementos alimentares melhoram a condição imune (por exemplo, *NN*-dimetilglicina), porém seus efeitos benéficos foram comprovados em gatos infectados por FIV.

Fator estimulante de colônia de granulócito humano recombinante tem sido utilizado em gatos com neutropenia e pode ser benéfico no controle a curto-prazo desta condição em gatos positivos ao FIV. O uso a longo prazo está associado ao desenvolvimento de neutropenia em razão da produção de anticorpos contra esta proteína heteróloga. Não se recomenda o tratamento por período superior a 3 semanas.

Gatos com hipoglobulinemia podem ser tratados a curto prazo com transfusão de plasma, *pool* de imunoglobulinas humanas ou antissoro específico (se disponível). O efeito terapêutico é transitório e há baixo risco de reação anafilática quando são utilizadas repetidas transfusões. Tem-se utilizado eritropoetina (epoetinas alfa e beta) em alguns gatos com anemia arregenerativa. A produção de anticorpo e o alto custo limitam o seu uso.

Deve-se ter cuidado ao vacinar animais com imunossupressão. Animais clinicamente acometidos não devem ser vacinados. Como as vacinas com microrganismos vivos atenuados podem ocasionar doença clínica em pacientes imunocomprometidos, elas não devem ser administradas. Caso a exposição a doenças infecciosas não possa ser evitada, recomenda-se o uso de vacinas com microrganismos mortos, com doses de reforço regulares. Para evitar exposição a vírus vivo atenuado, os animais em contato também devem ser vacinados com vacinas com vírus mortos.

Não há informação específica sobre tratamento de neuropatias ou linfomas associados ao FIV.

Prognóstico

Apesar de o prognóstico a longo prazo para um gato infectado por FIV ser reservado, alguns destes animais sobrevivem vários anos após o diagnóstico. Um resultado positivo ao FIV não é necessariamente uma indicação para eutanásia, mesmo em gatos doentes, pois alguns deles sobrevivem durante muitos anos com tratamento apropriado. Os testes atualmente disponíveis não permitem saber o estágio da doença no gato. Entretanto, em geral, é verdade a afirmação de que quanto mais graves e crônicos os sinais clínicos, pior o prognóstico.

Outras Causas Infecciosas de Imunossupressão

Vírus da Cinomose Canina

O vírus da cinomose canina (CDV, *canine distemper virus*) causa lesão de tecido linfoide, resultando em supressão da imunidade mediada por célula. Infecções na vida intrauterina e na fase neonatal podem resultar em imunodeficiência permanente. Os cães acometidos apresentam linfopenia, hipogamaglobulinemia e hipoplasia do timo. Isto é notado como maior suscetibilidade às infecções por protozoários, vírus e fungos. Quando neonatos de mais idade são infectados pelo CDV, a supressão da imunidade mediada por célula pode ser transitória. Ver Capítulo 6 para informações adicionais.

Parvovírus Canino e Vírus da Panleucopenia Felina

Como o parvovírus canino e o parvovírus felino se replicam em células de rápida divisão, eles causam linfopenia grave e supressão da imunidade mediada por célula em neonatos. Os animais acometidos podem desenvolver infecção sistêmica grave, causada por bactérias intestinais. O parvovírus canino predispõe os filhotes de cães não vacinados à infecção por CDV. Ver Capítulo 8 para informações adicionais.

Adenovírus Canino Tipo 1

O adenovírus canino tipo 1 (CAV-1, *canine adenovirus type-1*) causa leucopenia grave, resultando em imunodeficiência. Isto pode predispor a infecções oportunistas que interferem negativamente no prognóstico. A leucopenia regride após a cura. Ver Capítulo 11 para mais detalhes a respeito do CAV-1.

Vírus da Leucemia Felina

O FeLV provoca profunda supressão da imunidade mediada por célula, induzindo linfopenia, neutropenia e hiperglobulinemia. Infecções latentes podem resultar em neutropenia persistente. Acredita-se que pode ocorrer maior número de mortes de gatos positivos ao FeLV em decorrência da imunossupressão do que da neoplasia (ver anteriormente).

Demodex *spp.*

Há dúvida se a doença causada por *Demodex* provoca imunossupressão ou se resulta dela. Lesão à barreira cutânea pode predispor à piodermite e supressão imune secundária (ver Cap. 13).

978-85-7241-841-6

Toxoplasma

Embora seja mais comum a constatação de leucocitose generalizada, é possível notar grave leucopenia generalizada em indivíduos gravemente acometidos (ver Cap. 15).

Sepse

Endotoxemia grave pode prejudicar a imunidade mediada por célula, influenciar a função dos neutrófilos e diminuir a concentração de complemento (ver Cap. 7).

Infecções Associadas às Doenças Imunomediadas

Algumas doenças infecciosas estão associadas à produção de anticorpos contra antígenos do próprio hospedeiro. Estes anticorpos ocasionam a destruição imunomediada de tecidos corporais, frequentemente mais grave do que a lesão real provocada pelos microrganismos infecciosos. As manifestações clínicas desta anormalidade incluem:

- Poliartrite.
- Anemia hemolítica.
- Trombocitopenia.
- Glomerulonefrite.
- Uveíte.
- Dermatopatia imunomediada.

A participação de mecanismos imunomedidados na indução de anemia e de outros sinais listados anteriormente quase sempre é exacerbada pela lesão direta mediada pelo patógeno. Além disso, pirexia, perda de peso e linfodenopatia reativa são sinais clínicos inespecíficos comuns em tais casos. Na Tabela 5.7 há uma lista de causas de doenças imunomediadas.

A presença de um ou mais sinais clínicos listados anteriormente alerta o clínico quanto à possibilidade de neoplasia ou doença infecciosa primária. O diagnóstico de doenças autoimunes primárias (ou seja, idiopáticas), como lúpus eritematoso sistêmico, se baseia na exclusão de causas primárias de doenças imunomediadas.

Histórico e Exame Físico

Como várias doenças infecciosas associadas à doença imunomediada não são enzoóticas no Reino Unido, um histórico de viagem em uma região endêmica pode ser útil. A visita a uma região endêmica pode ter ocorrido vários anos antes do aparecimento dos sinais clínicos. Algumas infecções podem ter longo período de incubação ou pode ocorrer recidiva da doença vários anos após a infecção inicial.

Tabela 5.7 – Causas de doença imunomediada

Causa infecciosa	Manifestação
Vírus	
Coronavírus felino	Vasculite imunomediada (ver Cap. 9)
Vírus da leucemia felina	Trombocitopenia, anemia
Calicivírus felino	Poliartrite (ver Cap. 14)
Bactérias (inclusive rickéttsias)	
Ehrlichia	Trombocitopenia, anemia, poliartrite
Haemobartonella	Anemia*
Brucella canis	Uveíte, glomerulonefrite, endoftalmite
Febre Maculosa das Montanhas Rochosas	Trombocitopenia?*
Borrelia spp.	Poliartrite (ver Cap. 14)
Fungos	
Coccidioidomicose	Poliartrite
Protozoários	
Leishmania	Dermatite, poliartrite, panoftalmite, glomerulonefrite, anemia
Babesia	Trombocitopenia, anemia, poliartrite
Helmintos	
Dirofilaria immitis	Anemia (ver Cap. 7)*
Causa não infeciosa	
Idiopática	Qualquer uma das anteriores
Neoplasia	Qualquer uma das anteriores
Medicamentos, por exemplo, sulfonamidas	Qualquer uma das anteriores

* Neste caso, a participação da lesão imunomediada é incerta. Lise direta de eritrócitos ou plaquetas pode ser mais importante.

Deve-se realizar exame físico minucioso, a fim de avaliar a extensão do envolvimento do órgão. Em particular, devem-se inspecionar cuidadosamente as membranas mucosas, as articulações, os olhos e os linfonodos.

Testes Laboratoriais

Neutrofilia e hiperglobulinemia são comuns e podem ser marcantes. Deve-se realizar urinálise em todos os casos suspeitos de doença imunomediada. Constatando-se proteinúria, o exame do sedimento urinário e a verificação da proporção proteína:creatinina são úteis para avaliar a gravidade e a origem da perda proteica.

Deve-se realizar aspiração do linfonodo em todos os casos de linfadenopatia. Embora o exame citológico costume revelar apenas reação inespecífica (caracterizada por uma população mista de células, com maior quantidade de neutrófilos e plasmócitos), ele pode mostrar:

- Microrganismos, como Leishmania spp.
- Neoplasia (particularmente linfoma).

Aspirados de articulações podem mostrar fluido sinovial menos viscoso que o normal, com maior contagem celular ($> 3 \times 10^9$/L; ver Cap. 14). Dependendo da manifestação clínica, devem-se realizar teste de Coombs, teste antiplaquetário e pesquisa de anticorpos antinucleares. Qualquer um destes testes pode ser

978-85-7241-841-6

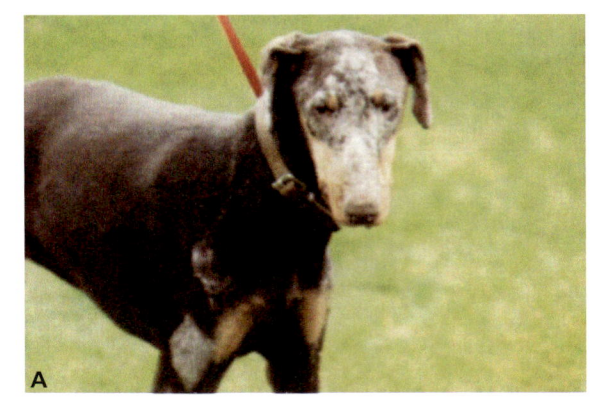

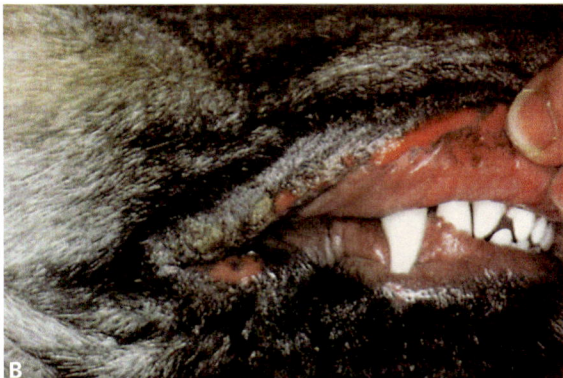

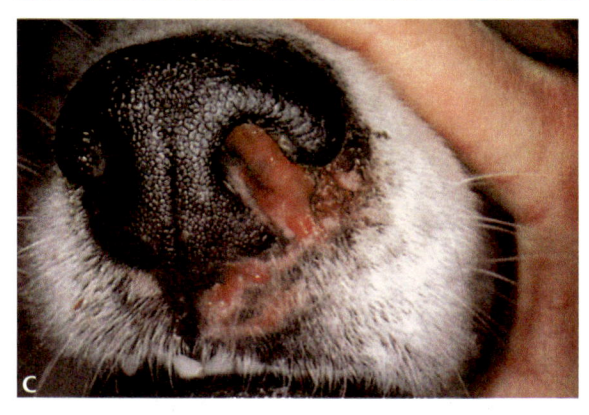

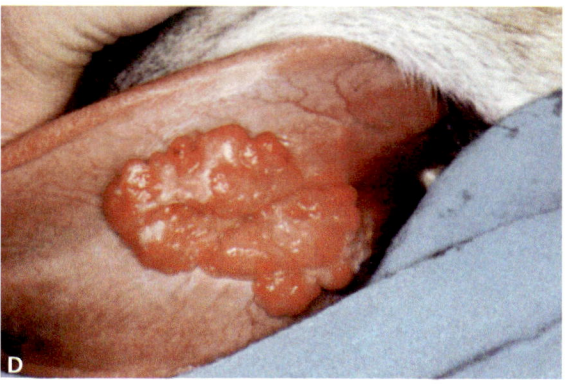

Figura 5.8 – Manifestações clínicas de leishmaniose: (*A*) dermatite esfoliativa ("prateada") característica. (*B*) Ulceração mucocutânea bucal. (*C*) Ulceração mucocutânea nasal. (*D*) Granuloma na língua. (*B*, *C* e *D*: Fotografias gentilmente cedidas pelo Dr. Artur Font.)

positivo (e indicar alto título), visto que não distinguem as causas primárias e secundárias da doença imunomediada.

978-85-7241-841-6

Leishmaniose

É uma importante doença de cães, endêmica em áreas do Mediterrâneo europeu, Oriente Médio e várias regiões de clima tropical e subtropical em todo o mundo. Na Europa, o agente etiológico da leishmaniose canina é *Leishmania infantum*. Outras espécies de *Leishmania* infectam cães da América do Sul e do Oriente Médio. O microrganismo é transmitido por mosquito-pólvora (*Phlebotomus* spp.). Atualmente, no Reino Unido, a constatação de leishmaniose se restringe aos cães importados de regiões endêmicas (ou que tiveram estreito contato com estes cães). No entanto, com o surgimento de locais de quarentena e maior migração dos proprietários e de seus cães, a taxa de prevalência desta doença no Reino Unido possivelmente está aumentando. O longo período de incubação da doença (até 6 anos ou mais) pode dissociar o início da doença clínica do histórico de quarentena ou viagem à região endêmica. O vetor não é encontrado no Reino Unido, porém com o aumento da temperatura global é provável que o vetor se propague até que inclua o sul da Inglaterra. Há relato de transmissão da doença de um cão importado infectado para um outro que nunca esteve fora do Reino Unido.

Sinais Clínicos

Em regiões endêmicas, os cães são expostos à infecção em idade muito precoce. Alguns desenvolvem imunidade protetora, outros apresentam infecção subclínica com possível recidiva posterior, enquanto outros manifestam a síndrome clínica clássica. O parasita estimula uma resposta excessivamente ativa e ineficiente de célula B, ao mesmo tempo em que suprime a ativação de macrófagos. Isto permite a propagação sistêmica dos parasitas diante da produção maciça de imunoglobulinas e complexos imunes. São produzidos anticorpos específicos contra *Leishmania*, além de inespecíficos (inclusive autoanticorpos).

A doença tem um curso que melhora e piora e geralmente há histórico inespecífico de letargia, polidipsia e anorexia. No exame físico comumente constatam-se:

- Pirexia.
- Perda de peso.
- Linfadenopatia generalizada.
- Palidez de membranas mucosas (em decorrência de anemia).
- Dermatite esfoliativa.
- Alopecia periocular.
- Hiperceratose de coxim plantar.
- Crescimento excessivo das unhas.

978-85-7241-841-6

- Dermatites ulcerativa e nodular (em consequência de vasculite e inflamação granulomatosa).
- Claudicação (em razão da poliartrite imunomediada).
- Panoftalmite.

Estes sinais sistêmicos refletem amplamente a lesão orgânica mediada por imunocomplexo (Fig. 5.8). Os sintomas cutâneos são muito comuns e a dermatite esfoliativa é acompanhada de escamas prateadas, proeminentes no dorso do nariz, na região periocular e no pavilhão auricular.

Diagnóstico

Um achado clinicopatológico evidente é a hiperglobulinemia marcante devido à produção maciça de gamaglobulina. Pode-se notar gamopatia monoclonal ou biclonal no traçado eletroforético das proteínas séricas. Com frequência, os cães infectados são positivos à pesquisa de anticorpos antinucleares e ao teste de Coombs. É possível notar proteinúria grave em razão da nefropatia com perda proteica.

O diagnóstico se baseia na detecção do parasita em aspirados de medula óssea e de linfonodos corados por Giemsa ou Leishman (Fig. 5.9), juntamente com os sinais clínicos típicos. Os parasitas também podem ser vistos em amostras obtidas por meio de biópsia de pele, coradas pelo Giemsa ou Leishman e o uso de imunoistoquímica aumenta a sensibilidade. O exame sorológico com emprego de testes como imunofluorescência indireta para anticorpos (IFAT, *indirect immunofluorescent antibody test*), ELISA, dot-ELISA ou aglutinação sustentam o diagnóstico da doença em áreas não endêmicas. Em consequência do período de incubação da doença relativamente longo, é possível que os casos clínicos sejam positivos ao teste de pesquisa de anticorpos. Foi desenvolvido um teste PCR para leishmaniose, disponível no Reino Unido. Em regiões endêmicas é comum a ocorrência de erliquiose concomitante e deve-se ter cuidado para eliminar a coinfecção, em especial, em cães que com tendência à hemorragia.

Tratamento e Prevenção

O potencial zoonótico do microrganismo é baixo, mas sempre deve ser considerado, particularmente se há um indivíduo imunocomprometido no domicílio. A extensão da doença sistêmica deve ser minuciosamente avaliada antes do início do tratamento. Deve-se administrar tratamento de suporte apropriado para cada sistema orgânico acometido.

A base do tratamento é o antimônio pentavalente em combinação com alopurinol. Na Europa, o medicamento à base de antimônio mais comumente utilizado em cães é o antimoniato de meglumina. Caso se

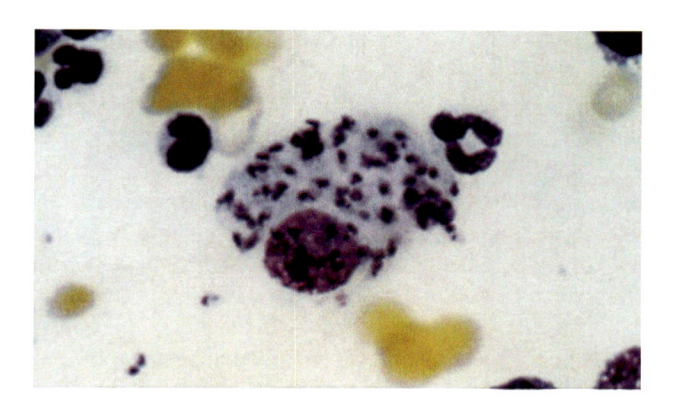

Figura 5.9 – *Leishmania infantum* em aspirado de medula óssea corado pelo Giemsa. (Fotografia geltilmente cedida pelo Prof. Andrew Nash.)

utilize exclusivamente o medicamento, é habitual a recidiva clínica e são necessários vários períodos de tratamento para manter a remissão dos sintomas. Este problema melhorou muito com o uso concomitante de alopurinol durante indução da terapia e seu uso continuado após o término da terapia antimonial. O alopurinol foi utilizado "profilaticamente" em cães jovens que sabidamente haviam sido expostos a *Leishmania*. O medicamento é barato e não há relato de efeito colateral com terapia de longa duração. Estibogliconato sódico é uma alternativa ao antimoniato de meglumina, porém há menor disponibilidade na Europa. Os casos que se tornam resistentes aos antimoniais podem ser tratados com anfotericina B, porém sua toxicidade renal e a carência de doses bem definidas limitam seu uso. Não há disponibilidade de vacina para leishmaniose.

Pode ser necessário tratamento concomitante para erliquiose, pois a infecção simultânea é comum na Itália, no sul da França e na península Ibérica.

O prognóstico depende da gravidade da disfunção orgânica por ocasião do diagnóstico. Se o cão é um candidato a tratamento, o prognóstico quanto à cura é reservado, embora o prognóstico quanto ao controle da manifestação clínica da doença seja bom.

Leishmaniose em Gatos

É rara a ocorrência de infecção natural e doença clínica causada por *L. infantum* em gatos. Há relato de um caso em gato importado, na Inglaterra. O equivalente à síndrome canina raramente tem sido relatado; a infecção está associada principalmente a lesões cutâneas nodulares.

Erliquiose

Erliquiose canina e erliquiose felina são causadas por rickéttsias intracelulares do gênero *Ehrlichia*. Em cães, as espécies de erliquia específicas foram vistas parasitando monócitos, granulócitos e plaquetas. Erliquiose monocítica é importante doença de cães do sul da Europa e de outras regiões da bacia do Mediterrâneo, ainda que sua distribuição esteja se expandindo para o norte. Na Europa, a doença canina é causada principalmente por *E. canis* e transmitida pelo carrapato *Rhipicephalus sanguineus*. No Reino Unido, foi relatada exclusivamente em cães que viajaram para regiões endêmicas. No entanto, como o desenvolvimento de *R. sanguineus* não depende da temperatura e sua prevalência está aumentando, é possível a instalação de infecção por *E. canis*.

Foram descritas síndromes aguda, subclínica e crônica para erliquiose monocítica canina. A forma aguda tem período de incubação que varia de 8 a 20 dias, seguido de cura clínica. Contudo, a infecção subclínica é comum e pode persistir durante anos. Caso ocorra exacerbação da ineficácia da resposta imune, instala-se erliquiose crônica, associada à grave lesão da medula óssea em animais suscetíveis. É comum a ocorrência de infecção simultânea por *Babesia* spp. e *Leishmania infantum*.

Nos últimos 5 anos, tem-se relatado erliquiose granulocítica de ocorrência natural em cães da Suécia (Egenvall *et al.*, 1997). A espécie de erliquia envolvida pertence ao grupo *E. phagocytophila*, estreitamente relacionada, se não idêntica, a *E. equi* e ao agente granulocítico humano de erliquiose. É transmitida por espécies de carrapatos *Ixodes*, inclusive o carrapato comum que infecta cães no Reino Unido, *Ixodes ricinus*. Apesar de haver relato de infecção por *E. phagocytophila* na Escócia, a importância desta infecção na população de cães do Reino Unido ainda precisa ser determinada.

Sinais Clínicos

Nos casos agudos de erliquiose monocítica e granulocítica notam-se, com frequência, sinais inespe-

cíficos da doença como febre, anorexia e linfadenomegalia, juntamente com secreção oculonasal, uveíte e sintomas nervosos (convulsões, estupor). Vasculite, trombocitopenia imunomediada e disfunção plaquetária, causando petéquias e epistaxe, são marcantes na infecção por *E. canis*; também, notam-se leucopenia e anemia de graus variáveis (Fig. 5.10). Na erliquiose granulocítica são mais evidentes claudicação, tumefação articular e edema de membros. Infecção crônica por *E. canis* causa pancitopenia em virtude destruição de medula óssea. Constatam-se graus variáveis de anemia arregenerativa, trombocitopenia e leucopenia que, se não tratados, ocasionam morte por hemorragia e/ou infecção secundária. Hiperglobulinemia marcante é uma característica. A erliquiose crônica é mais grave em algumas raças (por exemplo, em cães da raça Pastor Alemão) e em animais mais jovens. A gravidade também depende da cepa de *Ehrlichia* spp. envolvida. Os sinais clínicos podem ser desencadeados por doença concomitante, como leishmaniose, babesiose ou infecções transmitidas por carrapatos. Esta pode se manifestar como uma doença multissistêmica complexa.

Diagnóstico

O diagnóstico se baseia nos achados clínicos compatíveis e na detecção de mórulas de erliquia (Fig. 5.11) em leucócitos ou plaquetas em esfregaços da camada de leucócitos ou de sangue obtido de capilares. Aspirados de baço, pulmão ou linfonodos também podem ser utilizados. O diagnóstico sorológico se baseava principalmente em teste de imunofluorescência direta ou *immunoblotting*, mas atualmente há disponibilidade de testes PCR, no Reino Unido.

Tratamento e Prevenção

Fluidoterapia de suporte e/ou transfusão de sangue podem ser necessárias. Se há trombocitopenia com risco de morte, justifica-se a terapia com glicocorticoide em razão da patogênese imunomediada. Os glicocorticoides também são úteis nos casos de artrite imunomedida, meningite e vasculite da erliquiose granulocítica.

O uso de doxiciclina ou oxitetraciclina é o tratamento de escolha para erliquiose. Além disso, o imidocarb pode ser administrado nas infecções resistentes.

Não há disponibilidade de vacina. Para cães que viajam, o uso oral de tetraciclina tem efeito profilático, na dose de 6,6mg/kg, diariamente, em combinação com o controle de carrapatos. O tempo necessário para transmissão pelos carrapatos não é conhecido, mas pode ser de 1 a 2 dias. Caso seja, os métodos atuais de controle de carrapatos podem não eliminar o risco de contrair a doença.

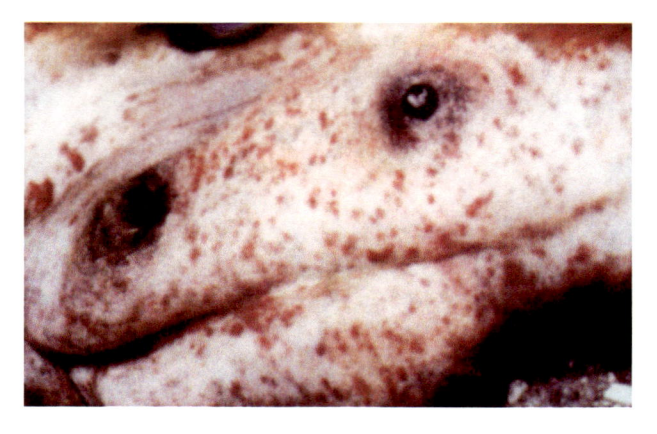

Figura 5.10 – Hemorragias petequiais extensas no abdômen ventral em decorrência de trombocitopenia causada por *Ehrlichia platys*. (Fotografia gentilmente cedida por Johanes Schoeman.)

978-85-7241-841-6

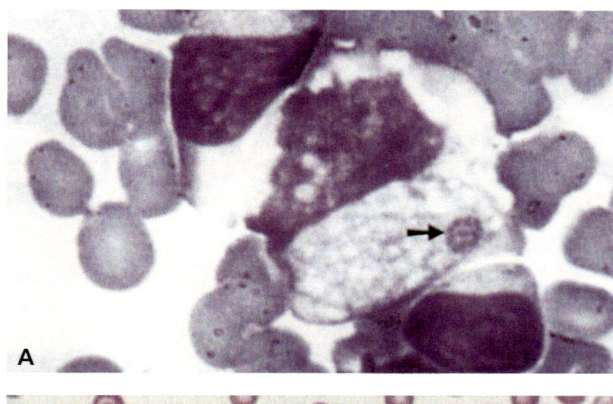

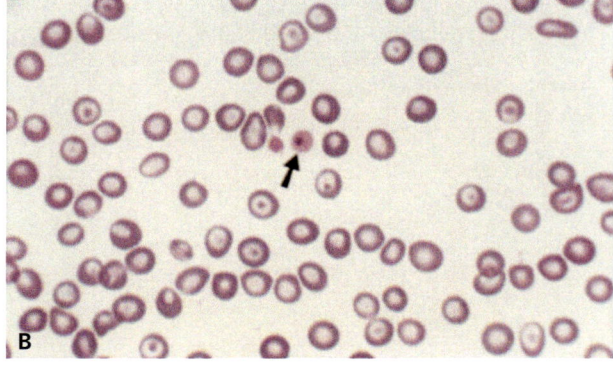

Figura 5.11 – (*A*) Mórula de *Ehrlichia canis* no interior de um monócito corado por Giemsa. (*B*) *E. platys* no interior de uma plaqueta. (Fotografia gentilmente cedida por Johanes Schoeman.)

Erliquiose em Gatos

As espécies de *Ehrlichia* que infectam gatos domésticos e selvagens não foram caracterizadas, porém corpúsculos semelhantes a *Ehrlichia* foram vistos em gatos doentes, em vários países, inclusive na França. Nestes gatos, os sinais clínicos incluem febre, dor articular, anemia, dispneia e linfadenomegalia.

Outras Infecções

Febre Maculosa das Montanhas Rochosas

É uma doença grave associada à vasculite disseminada. É causada por *Rickettsia ricketsii*, transmitida por carrapatos do gênero *Dermacentor*. Os sinais clínicos iniciais incluem grave depressão, anorexia, linfadenopatia e edema de extremidades. Trombocitopenia é comum e provavelmente se deva mais aos efeitos diretos dos microrganismos do que à destruição imunomediada. Equimose e petéquias em membranas mucosas são verificadas em cerca de 20% dos casos. Sequelas em cães que sobrevivem à doença aguda incluem sintomas nervosos generalizados, uveíte, desprendimento de tecidos periféricos acometidos por vasculite e poliartrite. A participação de mecanismos imunomediados na forma crônica da doença é incerta. A doença se manifesta principalmente nos estados do sudoeste dos Estados Unidos; não ocorre no Reino Unido.

Doenças Virais

Constatou-se que grande número de gatos com doença imunomediada encontra-se infectado com FeLV ou FIV, ou desenvolveram PIF (ver anteriormente e Cap. 9).

REFERÊNCIAS E LEITURA COMPLEMENTAR

Barnes A, Bell SC, Isherwood DR, Bennett M and Carter SD (2000) Evidence of *Bartonella henselae* infection in cats and dogs in the United Kingdom. *Veterinary Record* **147**, 673-677

Berent LM, Messick JB and Cooper SK (1998) Detection of *Haemobartonella felis* in cats with experimentally induced acute and chronic infections using a polymerase chain reaction assay. *American Journal of Veterinary Research* **59**, 1215-1220

Bobade PA, Nash AS and Rogerson P (1995) Feline haemobartonellosis: clinical, haematological and pathological studies in natural infections and the relationship to infection with feline leukaemia virus. *Veterinary Record* **122**, 32-36

Breitschwerdt EB, Kordick DL, Malarkey DE, Keene B, Hadfield TL and Wilson K (1995) Endocarditis in a dog due to infection with a novel Bartonella subspecies. *Journal of Clinical Microbiology* **33**, 154-160

Ciaramella P, Oliva G, de Luna R, Gradoni L, Ambrosio R, Cortese L, Scalone A and Persechino A (1997) A retrospective clinical study of canine leishmaniasis in 150 dogs naturally infected by Leishmania infantum. *Veterinary Record* **141**, 539-543

Cotter SM (1998) Feline viral neoplasia. In: *Infectious Diseases of the Dog and Cat, 3rd edn*, ed. CE Greene, pp. 71-84. WB Saunders, Philadelphia

Court EA, Watson AD and Peaston AE (1997) Retrospective study of 60 cases of feline lymphosarcoma. *Australian Veterinary Journal* **75**, 424-427

Egenvall AE, Hedhammer ÅA and Bjöersdorff AI (1997) Clinical features and serology of 14 dogs affected with granulocytic ehrlichiosis in Sweden. *Veterinary Record* **140**, 222-226

Foley JE, Chomel B, Kikuchi Y, Yamamoto K and Pedersen NC (1998) Seroprevalence of Bartonella henselae in cattery cats: association with cattery hygiene and flea infestation. *Veterinary Quarterly* **20**, 1-5

Giger U and Greene CE (1998) Immunodeficiencies and infectious disease. In: *Infectious Diseases of the Dog and Cat, 3rd edn*, ed. CE Greene, pp. 673-682. WB Saunders, Philadelphia

Harrus S, Aroch I, Lavy E and Bark H (1997) Clinical manifestations of infectious canine cyclic thrombocytopenia. *Veterinary Record* **141**,247-250

Hartmann K, Werner RM, Egberink H and Jarrett O (2001) Comparison of different in-house tests for rapid diagnosis of feline immunodeficiency and feline leukaemia virus infection. *Veterinary Record* (in press)

Hosie MJ, Robertson C and Jarrett O (1989) Prevalence of feline leukaemia virus and antibodies to feline immunodeficiency virus in cats in the United Kingdom. *Veterinary Record* **128**, 293-297

Jarrett O and Ganiere J (1996) Comparative studies of the efficacy of a recombinant feline leukaemia virus vaccine. *Veterinary Record* **138**, 7-11

Lane SB, Kornegay JN, Duncan JR and Oliver JE Jr (1994) Feline spinal lymphosarcoma: a retrospective evaluation of 23 cats. *Journal of Veterinary Internal Medicine* **8**, 99-104

978-85-7241-841-6

O'Dair HA, Hopper CD, Gruffydd-Jones TJ, Harbour DA and Waters L (1994) Clinical aspects of Chlamydia psittaci infection in cats infected with feline immunodeficiency virus. *Veterinary Record* **134**,365-368

Ramsey IK and Gould S (1999) Feline anaemia. *In Practice* **21**, 411-415, 507-517

Robinson A, DeCann K, Aitken E, Gruffydd-Jones TJ, Sparkes AH, Werret G and Harbour DA (1998) Comparison of a rapid immunomigration test and ELISA for FIV antibody and FeLV antigen testing in cats. *Veterinary Record* **142**, 491-492

Sellon RK (1998) Feline immunodeficiency virus. In: *Infectious Diseases of the Dog and Cat, 3rd edn,* ed. CE Greene, pp. 84-96. WB Saunders, Philadelphia

Shelton GH, Grant CK, Linenberger ML and Abkowitz JL (1990) Severe neutropenia associated with griseofulvin therapy in cats with feline immunodeficiency virus infection. *Journal of Veterinary Internal Medicine* **4**, 317-319

Sparkes AH, Gruffydd-JonesTJ and Harbour DA (1991) Feline infectious peritonitis: a review of clinicopathological changes in 65 cases and a critical assessment of their diagnostic value. *Veterinary Record* **129**,209-212

Sparkes AH, Hopper CD, Millard WG, Gruffydd-Jones TJ and Harbour DA (1993) Feline immunodeficiency virus: clinico-pathologic findings in 90 naturally occurring cases. *Journal of Veterinary Internal Medicine* **7**, 85-90

Sparkes AH (1997) Feline leukaemia virus: a review of immunity and vaccination. *Journal of Small Animal Practice* **38**, 187-194

Swenson CL, Kociba GJ, Mathes LE, Hand PJ, Neer CA, Hayes KA and Olsen RG (1990) Prevalence of disease in nonviremic cats previously exposed to feline leukemia virus. *Journal American Veterinary Medical Association* **196**, 1049-1052

Trees A and Shaw S (1999) Imported diseases in small animals. *In Practice* **21**, 482-491

Zeidner NS, Mathiason-DuBard CK and Hoover EA (1995) Reversal of feline leukemia virus infection by adoptive transfer of activated T lymphocytes, interferon alpha, and zidovudine. *Seminars in Veterinary Medicine and Surgery (Small Animal)* **10**, 256-266

978-85-7241-841-6

6

Trato Respiratório

Kim Willoughby • Susan Dawson

Introdução

As infecções do trato respiratório são comuns em cães e gatos, particularmente naqueles mantidos em grupos. Infecções concomitantes e com manifestações clínicas similares são observadas com frequência na clínica de pequenos animais, tais como "tosse dos canis" e "complexo respiratório felino". Os agentes infecciosos geralmente afetam uma única área do trato respiratório, embora muitos tenham potencial para envolver áreas adjacentes. A apresentação clínica das enfermidades respiratórias depende, em especial, da disseminação do agente causal pelo trato respiratório.

Mecanismos de Defesa do Trato Respiratório

Os agentes infecciosos quase sempre atingem o trato respiratório pelas vias aéreas. A defesa contra estas infecções depende das respostas imunes celular e humoral e dos mecanismos físicos (tais como a conformação nasal dos ossos turbinados e um mecanismo de defesa mucociliar). O mecanismo de defesa mucociliar está presente em toda a extensão do epitélio respiratório até a região dos brônquios. É composto por uma cobertura de muco que adere nas partículas inaladas, transportando-as em direção à faringe, pela movimentação ciliar. Dessa forma, o muco poderá ser engolido ou expelido pela tosse. A tosse movimenta o muco através da faringe e auxilia a limpeza das vias aéreas, permitindo a eliminação do excesso de muco. Partículas estranhas de pequena dimensão que atingem os alvéolos são eliminadas por macrófagos pulmonares e pela drenagem linfática. Situações que comprometem os mecanismos físicos de defesa e que podem predispor o aparecimento de infecções oportunistas incluem:

- Infecções primárias do trato respiratório, multissistêmicas ou imunossupressoras.
- Terapia imunossupressora (por exemplo, quimioterapia antineoplásica, corticosteroides).
- Trauma torácico ou cirúrgico.

- Doenças anatômicas e funcionais (por exemplo, síndrome braquicefálica, hipoplasia traqueal, discinesia ciliar).
- Doenças do trato gastrintestinal que resultem em disfagia, regurgitação ou vômito.
- Perda de consciência.
- Doenças metabólicas debilitantes (por exemplo, *diabetes mellitus*, síndrome de Cushing, insuficiência renal crônica, doença hepática).
- Fatores iatrogênicos (por exemplo, sedação, sonda nasogástrica ou endotraqueal, traqueostomia, ventilação assistida, cirurgia torácica ou abdominal, cateter intravenoso, soluções de infusão contaminadas).

Etiologia das Infecções do Trato Respiratório

Infecções primárias do trato respiratório são comuns e possuem alta morbidade, mas raramente aumentam a mortalidade. Infecções oportunistas são quase exclusivamente limitadas às bactérias que conseguem superar os mecanismos de defesa de hospedeiros comprometidos. Pequeno número de bactérias pode ser considerado normal no trato respiratório até o nível dos brônquios principais, podendo ser eliminadas em até 50% dos animais saudáveis. Numerosas espécies têm sido isoladas, algumas associadas a doenças oportunistas ou ocasionalmente relacionadas como agentes primários de infecção (Tabela 6.1). Os microrganismos isolados do trato respiratório inferior costumam ser os mesmos da orofaringe, reforçando a hipótese de aspiração para as porções distais do trato respiratório.

Diagnóstico das Infecções do Trato Respiratório

A confirmação do diagnóstico das infecções do trato respiratório depende da localização da doença em uma ou mais áreas, das imagens e do material obtido de forma adequada e da utilização de um ou mais testes de diagnóstico.

Localização da Doença

A região do trato respiratório envolvida pode ser determinada pelo histórico e pelas informações clínicas:

- Excreção nasal, espirro, dor e deformidade das narinas indicam doença nasal.
- Tosse é uma evidência de envolvimento de laringe, traqueia ou brônquios, mas não é um achado nos casos de doença alveolar ou de pneumonia intersticial.
- Dispneia e taquipneia são achados associados a obstrução respiratória e doenças pleural e pulmonar.
- A auscultação ajuda a diferenciar as doenças do trato respiratório superior (TRS) e trato respiratório inferior (TRI), e permite a detecção de efusões pleurais.
- Pirexia é mais comumente associada à doença multissistêmica ou pulmonar.

Tabela 6.1 – Bactérias que podem ser isoladas do trato respiratório

Microrganismo	Local	
	Cães	Gatos
Staphylococcus spp.	Cavidade nasal, orofaringe, traqueia/pulmões	Orofaringe, traqueia/pulmões
Streptococcus spp.	Cavidade nasal, orofaringe, traqueia/pulmões	Orofaringe, traqueia/pulmões
Corynebacterium	Cavidade nasal, orofaringe, traqueia/pulmões	Orofaringe
Micrococcus		Orofaringe, traqueia/pulmões
Haemophilus felis		Traqueia, pulmões
Bacillus spp.	Cavidade nasal, orofaringe	
Neisseria	Cavidade nasal, orofaringe	
Escherichia coli	Cavidade nasal, orofaringe	Orofaringe, traqueia/pulmões
Enterobacter	Cavidade nasal, orofaringe	Orofaringe, traqueia/pulmões
Pasteurella multocida	Cavidade nasal, orofaringe, traqueia/pulmões	Orofaringe
Moraxella	Cavidade nasal, traqueia/pulmões	Orofaringe
Proteus	Cavidade nasal, orofaringe	Orofaringe, traqueia/pulmões
Pseudomonas	Cavidade nasal, orofaringe	Orofaringe, traqueia/pulmões
Alcaligenes	Cavidade nasal, orofaringe	
Bordetella bronchiseptica	Cavidade nasal, orofaringe, traqueia/pulmões	Cavidade nasal, orofaringe
Clostridium spp.	Cavidade nasal	
Klebsiella pneumoniae	Orofaringe, traqueia e pulmão	Orofaringe, traqueia/pulmões
Bacteroides spp.	Orofaringe	
Propionibacterium spp.	Orofaringe	
Peptostreptococcus	Orofaringe	
Fusobacterium	Orofaringe	
Mycoplasma spp.	Cavidade nasal, orofaringe, traqueia/pulmões	Cavidade nasal

978-85-7241-841-6

Imagens do Trato Respiratório

Radiografia

Permite a localização do processo de doença nas narinas, traqueia, pulmão e cavidade pleural, mas raramente permite um diagnóstico definitivo. Padrões específicos de imagens radiológicas associados a distúrbios específicos serão discutidos para cada agente infeccioso.

Cavidade Nasal

As projeções lateral, dorsoventral e intraoral (filmes sem cobertura reforçada aumentam a definição) da cavidade nasal e rostrocaudal frontal dos seios são usuais, embora outras abordagens possam ser úteis.

Trato Respiratório Inferior

As imagens laterais e ventrodorsais do tórax são úteis, exceto nos casos de suspeita de efusão pleural, quando a primeira tomada deve ser dorsoventral.

Endoscopia

A endoscopia é utilizada para a inspeção do meato nasal ventral, nasofaringe, traqueia e brônquio principal e para obtenção de amostras apropriadas. O exame pode mostrar inflamação, neoplasia, pólipos, placas fúngicas e parasitas, mas em muitos casos eles não permitem um diagnóstico definitivo.

Cavidade Nasal

Pode ser examinada com auxílio de endoscópio, de preferência pediátrico, inserido através das narinas. Artroscópios e otoscópios podem ser utilizados, embora raramente permitam uma boa visualização.

Nasofaringe

Pode ser examinada pela inserção do endoscópio pela orofaringe e retroflexão do endoscópio sobre o palato mole.

Traqueoscopia/Broncoscopia

Permitem o exame de TRI e TRS. É preferível passar o broncoscópio através do lúmen de um tubo endotraqueal (ET), mantendo a passagem de ar. Se isto não for possível, o uso de agentes anestésicos intravenosos pode ser necessário, com oxigênio ou anestesia inalatória através do canal da biópsia ou via cateter urinário inserido junto ao broncoscópio.

Tomografia Computadorizada e Ressonância Magnética

Quando as instalações permitirem o uso de imagens digitalizadas pela tomografia computadorizada (TC) ou ressonância magnética (RM), a detecção de lesões em seios nasais e seio frontal será mais precisa.

O valor do diagnóstico para as demais porções do trato respiratório é limitado, em decorrência dos movimentos respiratórios.

Obtenção de Material para Diagnóstico

Muitos métodos são disponíveis para a obtenção de material do trato respiratório para exames citológicos e bacteriológicos.

Swabs de Trato Respiratório

Swabs obtidos diretamente da cavidade nasal, laringe e traqueia são utilizados como amostras para exames microbiológicos. Swabs protegidos ou um sistema de escovas (uma escova com um cateter) devem ser utilizados para prevenir a contaminação de amostras de cavidade oral por bactérias comensais. A laringe e a traqueia devem ser pinceladas antes da introdução do tubo endotraqueal, pois isto pode introduzir microrganismos provenientes da cavidade oral.

Lavados para Citologia e Microbiologia

Alíquotas de lavado de trato respiratório devem ser acondicionadas em frascos contendo ácido etilenodiaminotetracético (EDTA, *ethylenediamine tetraacetic acid*). Alternativamente, esfregaços podem ser realizados para citologia e mantidos em potes estéreis ou com meio de cultura; o EDTA é bacteriostático e não é recomendado para conservação de amostras destinadas à cultura bacteriológica.

Lavado Nasal

O lavado nasal é realizado da seguinte maneira:

1. O animal é anestesiado.
2. O cateter é inserido no meato ventral, mas não acima do canto medial dos olhos. Um tampão na faringe e um tubo endotraqueal com manguito são essenciais para prevenir a inalação de fluidos.
3. A solução salina estéril aquecida é introduzida no nariz.
4. O material é aspirado.

Aspirado Transtraqueal

Pode ser realizado em animais conscientes, mas não é recomendado para animais nervosos ou agitados. É mais difícil de ser realizado em gatos. Sedativos que interfiram com o reflexo da tosse (por exemplo, butorfanol) devem ser evitados. A aspiração traqueal pode ser realizada da seguinte maneira:

1. Contenha o animal delicadamente em uma posição vertical normal ou em decúbito esternal.
2. Remova o pelo acima da área da laringe e realize a limpeza esfregando o local. Localize as cartilagens tireóidea e cricóidea – entre estas se localiza o ligamento cricotireoide.
3. Infiltre um anestésico local na pele sobre o ligamento cricotireóideo. Introduza um cateter com agulha na pele, passando sobre o ligamento em direção ao lúmen da traqueia.
4. Passe o cateter através da traqueia (o animal pode apresentar tosse, talvez violenta, neste estágio). Remova a agulha e aplique o protetor para prevenir secção inadvertida do cateter.
5. Utilizando uma seringa de 20mL (cães) ou 5mL (gatos), infunda 2 a 4mL (cães) ou 1 a 2mL (gatos) de solução salina estéril (não deve conter agentes bacteriostáticos) na traqueia. O animal tossirá. Aplique uma sucção para recuperar o fluido ou muco. Se o conteúdo for preenchido de ar, remova a seringa, expulse o ar e repita o procedimento, respeitando o volume máximo de 1mL de salina/kg de peso.
6. Uma vez obtido um volume suficiente de material, remova o cateter e pressione um algodão ou uma gaze para prevenir sangramentos ou enfisema subcutâneo, complicações frequentes deste tipo de procedimento. Raramente podem ocorrer infecções localizadas, hemorragia endotraqueal e arritmias cardíacas.

Lavado Endotraqueal

É uma técnica simples que requer o mínimo de equipamentos e quase nunca produz efeitos adversos, embora o uso de anestesia seja necessário. A principal desvantagem é o risco de contaminação pela microbiota da orofaringe. O procedimento é o seguinte:

1. Anestesie o animal.
2. Introduza um tubo endotraqueal estéril.
3. Coloque o animal em decúbito lateral e, tomando cuidado para prevenir a contaminação do cateter com secreções orais, introduza o cateter estéril no tubo endotraqueal no lúmen e avance até o nível da carina.
4. Lave o cateter com salina estéril (5 a 10mL para cães e 2mL para os gatos) e aspire imediatamente. O procedimento pode ser repetido uma vez deste lado. Se nenhuma amostra for obtida, o animal pode ser colocado do outro lado e a lavagem repetida.
5. Se a sucção for possível, o uso de um coletor de muco é o método considerado mais eficiente e resultará em uma grande recuperação de fluido.

Lavado Broncoalveolar

Este método requer um broncoscópio estéril, rígido ou flexível (preferível), embora algumas adaptações com o uso de sonda endotraqueal tenham sido descritas. A Figura 6.1 mostra o equipamento necessário para realizar lavado broncoalveolar (LBA). A técnica é realizada da seguinte maneira:

1. Passe o broncoscópio pelo lado esquerdo ou direito em direção ao pulmão, no nível mais baixo possível; em gatos este pode ser o brônquio principal, enquanto nos cães as amostras podem ser obtidas da região lobar ou segmentar, dependendo do tamanho do animal e do broncoscópio. Alternativamente, um tubo endotraqueal estéril pode ser colocado bem próximo da região cranial da carina, e a lavagem será realizada "às cegas".
2. Introduza cerca de 5mL/kg (20 a 100mL para os cães e o máximo de 20mL para os gatos) de solução salina morna e estéril (alíquotas de 5 a 10mL) na via aérea através de um cateter introduzido por biópsia e aspire imediatamente.

978-85-7241-841-6

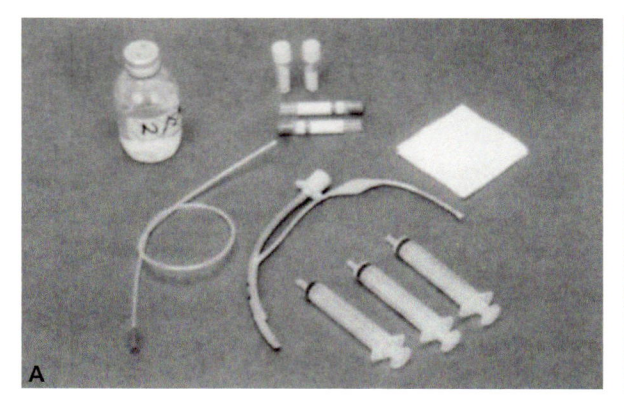 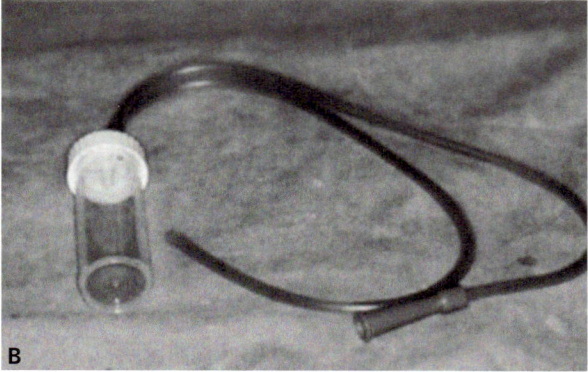

Figura 6.1 – (*A*) Equipamentos necessários para a realização da lavagem broncoalveolar (LBA): solução salina estéril, três seringas de 5 ou 10mL, sonda endotraqueal, cateter urinário para uso em cães e tubos para acondicionamento das amostras. Um broncoscópio e um cateter endoscópico podem ser utilizados (não ilustrados). (*B*) Coletor de muco utilizado para a LBA.

978-85-7241-841-6

3. Forneça oxigênio puro através de um novo cateter colocado ao lado do broncoscópio por, no mínimo, 5min após a coleta da amostra.

4. Para ajudar na recuperação do fluido, pode ser útil inclinar o animal. Esta técnica, em especial, se realizada às cegas, possui risco de perfuração das vias aéreas pelo cateter, além de chance maior de propagação da infecção do trato respiratório e até de possível broncoespasmo agudo.

Biópsia de Material para Exame Histopatológico ou Citológico

Biópsia

A biópsia da mucosa do trato respiratório pode ser realizada sem o endoscópio. A cavidade nasal pode ser biopsiada "às cegas" utilizando um fórceps crocodilo introduzido pelo lado externo das narinas; não inserir além do canto medial dos olhos, senão poderá haver uma perfuração da placa cribiforme. Esta técnica resulta em uma hemorragia moderada a grave; é essencial inserir um tampão na faringe e usar uma sonda endotraqueal com manguito. Recomenda-se a realização de um teste de coagulação sanguínea, com a medição do tempo de coagulação do sangue total e tempo de coagulação ativada. Em animais com epistaxe, outros testes podem ser necessários, como a medição do tempo de sangramento da mucosa bucal. A epistaxe pode estar associada à doença de von Willebrand e a realização de biópsia em animais com coagulopatias não é recomendada.

Aspiração com Agulha Fina

Esta técnica é utilizada para a obtenção de material do pulmão ou de massas nasais. Se utilizada no pulmão pode causar hemotórax e pneumotórax iatrogênico. A aspiração com agulha fina nos pulmões deve ser realizada apenas para os casos em que houve falha de colheita de amostras por outros métodos, e reservada para uso em centros de diagnóstico com experiência no procedimento, instalações apropriadas e com capacidade de manejar as complicações decorrentes do procedimento. O uso de ultrassom como guia auxilia na localização de massas, pois a posição na radiografia pode variar em função da respiração.

Testes de Diagnóstico

Bioquímica Sérica e Hematologia

A bioquímica sérica e a hematologia possuem pouco valor no diagnóstico específico nas infecções do trato respiratório. Achados inespecíficos como uma leucocitose pode sugerir um distúrbio inflamatório, enquanto uma leucopenia pode ser observada em algumas condições virais (por exemplo, cinomose).

Microbiologia
Bacteriologia

A cultura bacteriana e os testes de sensibilidade são indicados para o diagnóstico de infecções bacterianas primárias e também apontam a existência de processos bacterianos secundários. Como bactérias comensais podem ser isoladas do trato respiratório de animais saudáveis, a importância do isolado deve ser atribuída com base nos achados clínicos; a ausência de manifestações clínicas ou a presença de outros processos (por exemplo, rinites fúngicas) sugerem que o microrganismo tenha pouca importância clínica. O crescimento em abundância ou em cultura pura de um microrganismo é mais importante que o crescimento raro de culturas mistas.

Micologia

A cultura fúngica possui valor de diagnóstico nas micoses nasais, de traqueia e de pulmão. O isolamento de qualquer fungo de amostras nasais deve ser interpretado com cuidado, pois os fungos podem estar presentes nas narinas de cães e gatos normais.

Virologia

O isolamento viral confirma um diagnóstico. Alguns vírus como o herpesvírus felino e o calicivírus felino crescem rapidamente em culturas de células enquanto outros, como o vírus da cinomose e da *parainfluenza*, são difíceis de serem isolados.

Citologia/Histopatologia

A citologia possui grande valor na demonstração de bactérias, fungos e neoplasias (Tabela 6.2), mas valor limitado na confirmação de infecções virais. Esfregaços de exsudatos podem ser verificados diretamente no microscópio, enquanto as amostras de lavado podem ser centrifugadas para a observação do sedimento. O esfregaço seco ao ar deve ser corado com um corante de Romanowsky, ou pelos métodos de Ziehl-Neelsen ou Gram. Tipo de célula evidente e presença ou ausência de bactérias podem ser úteis para a classificação do processo de doenças. O exame histopatológico é útil para confirmar certas infecções.

Sorologia

Frequentemente apresenta valor limitado. A demonstração de um aumento do título de anticorpos em amostras de soro pareadas pode ser utilizada para confirmar infecções agudas. A sorologia para *Aspergillus* é útil, embora a sensibilidade dos testes disponíveis possa variar, resultando em exames falso-negativos.

Parasitologia

As infecções parasitárias podem ser documentadas pelo encontro de ovos dos parasitas ou de larvas nas fezes ou no lavado nasotraqueal.

Tabela 6.2 – Classificação das amostras de lavado respiratório

Classificação	Muco	Citologia	Bactérias (cultura)	Etiologia
Normal	Pequena quantidade	Baixa celularidade. Na maioria das vezes macrófagos, algumas células cuboides ciliadas ou de epitélio colunar. Raros neutrófilos	Ausentes ou esparsas em população mista	Normal
Seroso	Ausente	Baixa celularidade	Ausentes ou esparsas em população mista	Doença nasal alérgica, doença viral do trato respiratório superior, parasitas nasais
Mucopurulento	Abundante	Neutrófilos em grande número. Podem apresentar degeneração ou bactérias intracelulares. Algumas células epiteliais e macrófagos. Ocasionalmente eosinófilos. Bactérias ausentes ou presentes no espaço extracelular. Hifas de fungos podem estar presentes	Ausentes ou esparsas para crescimento misto e denso ou puro. Pode ser positivo na cultura, mas não observado no esfregaço	Doenças infecciosas (primárias ou secundárias), causadas por bactérias, fungos, protozoários. Rinite/sinusite crônica. Pólipos na nasofaringe. Neoplasia nasal
Muco-hemorrágico	Suave a profuso	Predomínio de eritrócitos, com presença de células inflamatórias. Hifas de fungos podem ser observados	Ausentes ou esparsas para crescimento misto e denso	Micose nasal. Neoplasia nasal. Corpo estranho. *Linguatula serrata*
Epistaxe verdadeira	Ausente	Predomínio de eritrócitos	Ausentes ou esparsas	Trauma. Distúrbios hemorrágicos. Neoplasia nasal. Micose nasal. Pólipos na nasofaringe
Não-purulenta	Variável. Pode conter estrias de muco	Tipos mistos de células, com predomínio de uma. Eosinófilos e macrófagos são comuns. Células epiteliais, talvez em agregados hiperplásicos. Ocasionalmente mastócitos e neutrófilos. Larvas de parasitas	Ausentes ou esparsas	Traqueobronquite alérgica (asma felina). Doença pulmonar obstrutiva crônica (pode ser secundária). Doença parasitária
Neoplásica		Células neoplásicas são observadas raramente, em geral, apenas no carcinoma pulmonar		Neoplasia primária ou metástase

978-85-7241-841-6

Infecções Nasais

Etiologia

O Quadro 6.1 lista as causas infecciosas de doença nasal. As infecções nasais com potencial de disseminação serão discutidas posteriormente (em Infecções do Trato Respiratório Superior e Infecções do Trato Respiratório Inferior).

Histórico Geral e Manifestações Clínicas

As enfermidades nasais podem ser classificadas em agudas ou crônicas. As enfermidades nasais crônicas ocorrem de maneira diferente nos cães e nos gatos: nos primeiros pela presença de sinais clínicos por mais de 10 dias, e nos últimos pela presença de descarga nasal intermitente ou persistente por mais de 4 semanas.

Os sinais clínicos da rinite aguda ou crônica são variáveis e inespecíficos (Quadro 6.2) e podem ser facilmente confundidos com os sinais observados em doenças não infecciosas.

Doença Nasal Aguda

O Quadro 6.1 lista as causas infecciosas de doença nasal aguda. O principal diagnóstico diferencial não infeccioso inclui corpo estranho, doença alérgica (em particular em animais jovens) e menos comumente, neoplasias (animais de meia-idade ou idosos). As infecções nasais agudas nos cães são reconhecidas normalmente em conjunto com doenças do trato respiratório superior generalizado (por exemplo, tosse dos canis; ver Infecções do Trato Respiratório Superior) ou doenças multissistêmicas (cinomose; ver Infecções do Trato Respiratório Inferior); as infecções que apresentam somente sinais nasais agudos são raras. Infecções nasais agudas nos gatos são observadas, com mais frequência como parte do complexo respiratório felino (ver Infecções do Trato Respiratório Superior).

Para estabelecer um diagnóstico definitivo são necessárias amostras microbiológicas. Como as infecções nasais agudas quase sempre fazem parte de uma ampla variedade de síndromes clínicas, ver Infecções do Trato Respiratório Superior para futura discussão.

Doença Nasal Crônica

As causas não infecciosas de doença nasal crônica que devem ser diferenciadas das causas infecciosas (ver Quadro 6.1) são:

- Neoplasia: animais idosos ou de meia-idade, cães dolicocefálicos e gatos orientais e siameses são mais suscetíveis a neoplasias nasais.
- Rinite alérgica: mais frequente em animais jovens.
- Doença imunomediada.
- Defeitos do palato.
- Pólipos na nasofaringe (gatos).

Rinite/Sinusite

A rinite ou sinusite crônica ocorre após infecções agudas bacterianas ou virais, embora o mecanismo exato ainda não esteja claro. Lesão crônica da mucosa resulta em hiperplasia da mucosa e comprometimento dos mecanismos de defesa local, seguido de colonização por bactérias comensais que causam doenças. Hiperplasia das células caliciformes e hipersecreção resultam em excreção nasal serosa e crônica. Tem-se demonstrado necrose dos ossos turbinados em gatos após a infecção por herpesvírus felino (FHV, *feline herpesvirus*) e apontada como possível explicação para os casos de rinite crônica. Tem-se postulado que a rinite do Irish Wolfhound possui etiologia similar, embora não se tenham isolado os agentes específicos dos casos de forma consistente. Infecções virais latentes (por exemplo, herpesvírus felino tipo 1[FHV-1, *feline herpesvirus type* 1]) podem se mostrar recrudescentes (ver Infecções do Trato Respiratório Superior) e apresentar-se como casos de rinites crônicas.

Apesar de histórico, sinais clínicos (Quadro 6.2) e natureza da excreção nasal serem úteis para um diagnóstico presuntivo, testes auxiliares são necessários para que se estabeleça diagnóstico definitivo:

- Cultura bacteriana (*swabs* ou lavado nasal) possui valor limitado em função do isolamento de bactérias comuns na cavidade nasal, ainda que o crescimento puro ou exagerado de uma única espécie possa ser importante.
- Isolamento viral pode ter valor na confirmação da rinite crônica associada ao herpesvírus felino tipo 1 (FHV-1, *feline herpesvirus type-1*), posto que pelo tempo em que a infecção crônica se desenvolveu, o FHV-1 pode estar em estágio latente e a identificação de gatos infectados pode falhar.

Quadro 6.1 – Causas infecciosas de doença nasal
Cães
• Vírus da cinomose (A)
• *Bordetella bronchiseptica* (A)
• Vírus da *parainfluenza* canina (A)
• *Aspergillus* (C)
• *Penicillium* (C)
• Rinite/sinusite crônica (C)
• *Pneumonyssoides caninum* (C)
• *Rhinosporidium* (C)
• *Linguatula serrata* (C)
Gatos
• Herpesvírus felino (A, C)
• Calicivírus felino (A)
• *Bordetella bronchiseptica* (A, C)
• *Chlamydophila felis* (anteriormente *Chlamydia psittaci* var. *felis*) (A)
• *Mycoplasma* spp. (A)
• Reovírus (A)
• *Haemophilus felis* (A)
• *Cryptococcus neoformans* (C)
• Rinite/sinusite crônica (C)

A = doença aguda; C = doença crônica.

978-85-7241-841-6

- O exame citológico dos fluidos obtidos da narina costumam mostrar resposta inflamatória e bactérias, mas raramente servem para diagnóstico definitivo.
- Radiografia quase sempre apresenta apenas um aumento de fuso e não específico na opacidade de tecidos moles da cavidade e dos seios nasais (Tabela 6.3 e Fig. 6.2).
- A sorologia possui pouco valor de diagnóstico nos casos crônicos de rinite bacteriana e viral, exceto nas triagens para o retrovírus (vírus da leucemia felina [FeLV, *feline leukaemia virus*] e vírus da imunodeficiência felina [FIV, *feline immunodeficiency virus*]) em gatos com suspeita de imunodeficiência.

A rinite/sinusite crônica pode responder à terapia antimicrobiana por 6 a 8 semanas, mas invariavelmente ela recidiva. Com frequência é necessária terapia antimicrobiana prolongada intermitente. Procedimentos cirúrgicos, tais como a remoção dos ossos turbinados, podem

Quadro 6.2 – Manifestações clínicas associadas às infecções nasais
• Espirro forte – mais comum
• Excreção nasal – serosa, mucopurulenta ou serossanguinolenta
• Deformidade
• Edema nasal
• Despigmentação
• Ulceração – plano nasal e narinas
• Tosse
• Respiração bucal
• Halitose
• Dor e irritabilidade

Tabela 6.3 – Observações radiológicas de doença nasal

Doença	Observações radiológicas
Neoplasia	Discreta opacidade de tecidos moles
	Perda do padrão turbinado
	Desvio do septo nasal
	Lesões osteolíticas
Doença fúngica	Destruição dos ossos turbinados e aumento da radioluscência (especialmente na região caudal)
	Lise de aspecto puntiforme
	Opacidade de tecidos moles (placas fúngicas)
	Opacidade de um ou ambos os seios frontais
Rinite/sinusite crônica	Radiografias inconclusivas
	Aumento da opacidade de tecidos moles
	Difícil visualização dos turbinados
	A destruição dos ossos turbinados pode ser observada nos gatos

ser tentados, mas geralmente levam o animal a um quadro crônico de excreção nasal serosa e promovem pequena melhoria. A curetagem dos seios e a ablação com grande enxerto autólogo apresentam bons resultados.

Micoses Nasais

São raras em cães e gatos, mas existem muitas espécies de fungos que podem estar associadas à doença nasal crônica em pequenos animais (Tabela 6.4).

Aspergilose/Penicilinose

Aspergillus spp. e *Penicillium* spp. são fungos saprofíticos e ubiquitários com distribuição universal. O *Aspergillus fumigatus* é o fungo mais comumente envolvido nas micoses nasais. A doença disseminada é rara tanto nos cães como nos gatos; *A. terreus*, *A. deflectus* e *A. flavipes* são, em geral, envolvidos.

Aspergillus spp. pode ser isolado da narina de cães saudáveis. Fatores desconhecidos, talvez imunossupressão ou trauma da mucosa nasal, podem predispor

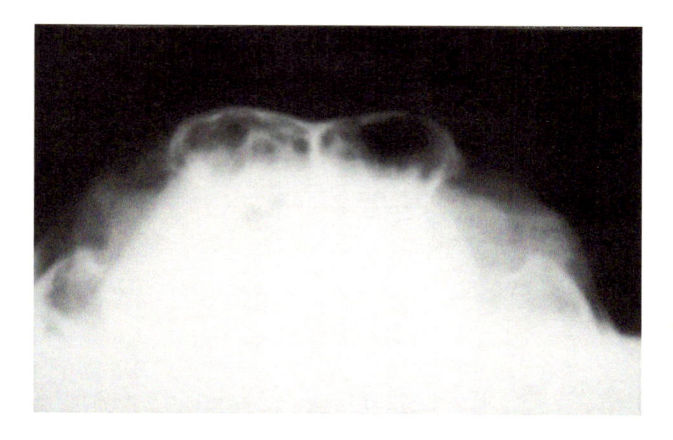

Figura 6.2 – Radiografia do seio frontal de um cão com sinusite crônica. O seio direito apresenta aumento da densidade óssea.

978-85-7241-841-6

a infecção patogênica; entretanto, de modo contrário, a aspergilose nasal é habitualmente observada em cães saudáveis, sem evidência de imunossupressão ou histórico de trauma nasal. Alguns trabalhos têm reportado supressão da resposta blastogênica de linfócitos em cães com aspergilose nasal como consequência e não causa da doença. A doença é mais comum em cães jovens ou de meia-idade, com metade dos cães afetados possuindo menos de 3 anos de idade e a maioria deles menos de 7 anos. Ela é observada em raças dolicocefálicas e mesocefálicas; os braquicefálicos, com frequência, são resistentes.

A aspergilose quase sempre se apresenta como excreção nasal purulenta unilateral, que pode se tornar bilateral, comumente com presença de sangue. Em alguns casos, verdadeiros episódios de epistaxe são relatados. A excreção é, em geral, profusa, mas pode não ser óbvia se o cão lamber o nariz com constância. Ulceração e despigmentação das narinas (Fig. 6.3), dor facial ou evidência de dor ao se alimentar estão frequentemente presentes. A passagem de ar pela cavidade nasal afetada pode, às vezes, tornar-se reduzida, embora isto não seja tão comum como nas neoplasias.

A aspergilose é rara em gatos e quando ocorre nos cães costuma causar doença sistêmica, apesar de existirem relatos de infecções nasais. A maioria dos gatos com aspergilose é imunossuprimida (por exemplo, infecção concomitante com FeLV).

Penicillium spp. apresenta padrão clínico similar ao da aspergilose e a diferenciação do agente causal é realizada por métodos laboratoriais. O tratamento de ambos os microrganismos é o mesmo.

Criptococose

Cryptococcus neoformans, uma levedura saprofítica, causa doença em cães, gatos e seres humanos. É um fungo comum na cavidade nasal dos gatos. Possui distribuição mundial, sendo encontrado em elevadas concentrações nas fezes de pombos de outras aves (guano) e pode persistir no ambiente por muitos anos. A infecção em seres humanos ocorre principalmente em pacientes imunossuprimidos (por exemplo, pacientes com síndrome da imunodeficiência adquirida [AIDS, *acquired immunodeficiency syndrome*]). A patogenia da doença é incerta, mas os gatos imunossuprimidos parecem ser mais suscetíveis. A simples presença do fungo na cavidade nasal de um gato não é suficiente para o diagnóstico, pois este pode ser isolado em cães e gatos saudáveis e assintomáticos. As manifestações clínicas da criptococose incluem:

- Sinais respiratórios, principalmente associados à cavidade nasal, lesões de pele, do sistema nervoso central (SNC) e doença ocular.
- Excreção nasal crônica e deformidade de focinho nos casos de infecção da cavidade nasal (Fig. 6.4).

Tabela 6.4 – Fungos associados à infecção nasal

| Fungos | Principal apresentação clínica | | Incidência no Reino Unido | Diagnóstico |
	Cães	Gatos		
Aspergillus spp.	Doença nasal	Doença gastrintestinal Doença sistêmica Doença nasal	Micose mais comum dos cães e rara nos gatos	Citologia, radiografia e sorologia
Penicillium spp.	Doença nasal	Doença nasal Doença gastrintestinal	Menos comum que a aspergilose	Citologia, radiografia e sorologia
Rhinosporidium seeberi	Doença nasal	Não relatada	Não relatada	Citologia, histopatologia
Cryptococcus neoformans	Doença do sistema nervoso central Doença ocular	Doença respiratória e especialmente nasal Doença cutânea Doença do sistema nervoso central	Micose mais comum dos gatos e rara nos cães	Citologia, cultura, biópsia e sorologia

978-85-7241-841-6

- Ocasionalmente observa-se lesão com formato de pólipos protuberantes nas narinas.
- Podem ocorrer lesões nodulares ou ulcerativas em outros locais da pele e linfadenopatia.
- Perda de peso e letargia, quando a doença torna-se crônica.

Nos cães, a criptococose é rara e, como as demais micoses nasais, tem maior tendência em afetar os animais jovens. As doenças nasal e cutânea são similares à doença dos gatos, mas os cães apresentam sinais neurológicos, alterações oculares, perda de peso e letargia com maior frequência.

Rinosporidiose

Rhinosporidium seeberi pode causar doença nasal nos cães, mas não está presente no Reino Unido. Este fungo ocorre de forma esporádica em algumas áreas, incluindo a América do Norte, sendo endêmica na Índia, no Sri Lanka e na Argentina. A doença clínica é semelhante a outras micoses nasais, e a formação de pólipos é um achado comum.

Diagnóstico de Micoses Nasais

O diagnóstico definitivo das micoses nasais requer resultados positivos em vários testes (por exemplo, achados clínicos e radiológicos; cultura de fungos). O diagnóstico destas micoses não deve se basear em um único teste.

- A radiografia pode mostrar mudanças, mas estas devem ser distinguidas de outras condições. A radiografia deve preceder a endoscopia, pois esta pode resultar em hemorragia, aumentando, assim, a densidade do tecido mole. A Tabela 6.3 compara as características radiológicas de micose nasal com as de neoplasia. As características de aspergilose estão ilustradas na Figura 6.5.
- A endoscopia pode revelar placas fúngicas.
- A citologia pode evidenciar hifas de fungos. *Cryptococcu*s spp. quase sempre estão presentes em grandes quantidades e são identificados, com faci-

lidade, pelas suas características de brotamento, com uma cápsula fina que é produzida quando há crescimento em tecidos.
- A cultura de fungos de amostras nasais deve ser interpretada com cautela, pois a cavidade de cães e gatos saudáveis pode conter fungos.
- A sorologia pode demonstrar a exposição aos fungos *Aspergillus* spp. e *Penicillium* spp. (ver Cap. 1). A sensibilidade dos testes disponíveis é bastante variável e todos podem resultar em falso-negativos. Embora a presença de anticorpos não possa distinguir uma infecção presente de uma infecção prévia, teste positivo em animal que apresenta lesões clínicas é importante. Ensaio imunoabsorvente ligado à enzima (ELISA, *enzyme-linked immunosorbent assay*) e aglutinação em látex são testes disponíveis para detecção de antígenos de *Cryptococcus*. A sorologia é positiva na maioria dos casos de criptococose.

Tratamento de Micoses Nasais

É difícil e, com grande frequência, resulta em insucesso. Nenhum agente antifúngico para esta finalidade é licen-

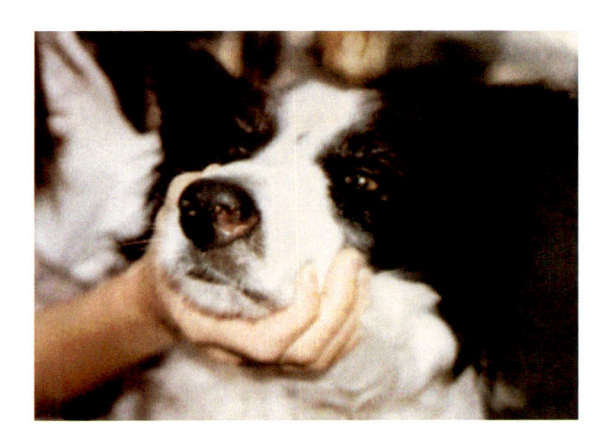

Figura 6.3 – Despigmentação e ulceração das narinas de um cão com aspergilose nasal.

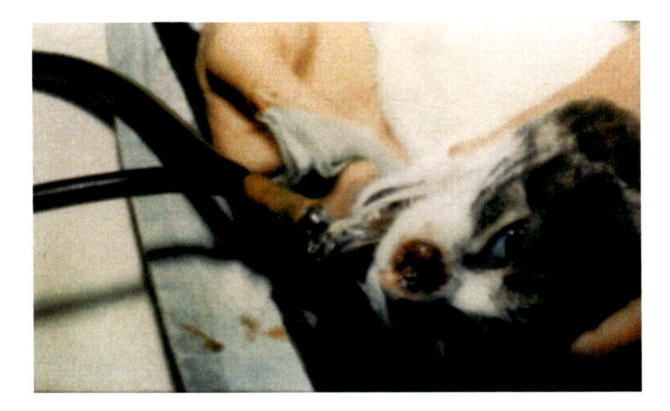

Figura 6.4 – Gato com inchaço nasal ulcerado associado à infecção por *Cryptococcus*. (© G. Walton.)

ciado para uso em pequenos animais no Reino Unido. Para a micose nasal canina, a instilação tópica na cavidade nasal e no seio frontal com enilconazol ou clotrimazol é atualmente a melhor forma de tratamento, e as chances de sucesso são maiores que as dos tratamentos sistêmicos. A ausência de resposta em consequência da disseminação do fungo para ossos e tecidos moles adjacentes é indicativo para a adoção de terapia sistêmica com cetoconazol ou fluconazol. A terapia sistêmica requer o uso prolongado de medicamentos e a recidiva é um problema bastante comum.

Dois protocolos de tratamento foram descritos para a instilação tópica. Em ambas as técnicas o seio frontal deve ser trepanado. A técnica envolve a passagem de tubos bilaterais (sondas alimentares são, em geral, utilizadas) pelo interior da cavidade nasal e do seio frontal (Fig. 6.6). Invariavelmente, os dois lados são afetados, ainda que os sinais clínicos possa ser evi-

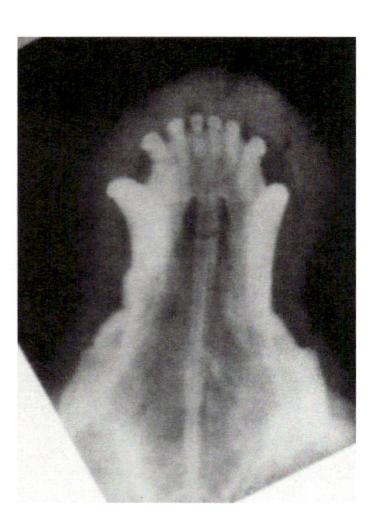

Figura 6.5 – Radiografia do nariz de um cão com aspergilose. O lado direito apresenta perda do padrão turbinado, aumento da radioluscência (especialmente na região caudal) e áreas de lise de aspecto puntiforme.

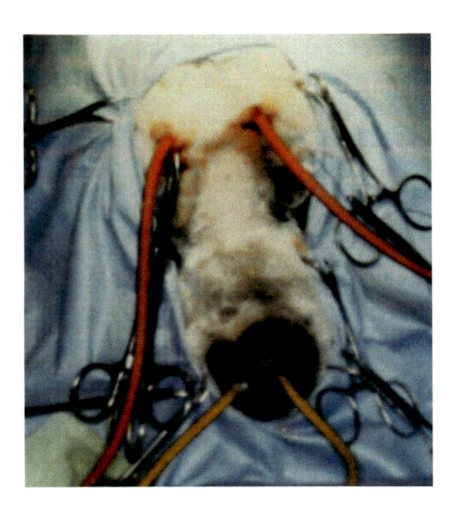

Figura 6.6 – Cão com orifícios trepanados no seio frontal. Notar os tubos inseridos para o tratamento tópico contra aspergilose. (© Sr. John Williams.)

978-85-7241-841-6

dentes em apenas um dos lados. Os dois medicamentos utilizados são:

- *Enilconazol*: 10mg/kg instilados na cavidade nasal a cada 12h por 7 a 10 dias. Dilua a solução de enilconazol (100mg/mL) 50:50 em água (ver Apêndice 3). O volume instilado deve ser pequeno (<10mL) para reduzir o risco de inalação, e os tubos devem ser lavados com volume de ar equivalente. O preparo de uma solução fresca é necessário. O animal deve permanecer hospitalizado.
- *Clotrimazol*: uma simples administração de solução de clotrimazol a 1% diluída em base de polietelenoglicol é infundida continuamente na cavidade nasal por 1h (ver Apêndice 3). A taxa de sucesso do tratamento pode aumentar com a repetição do tratamento após 6 a 8 semanas (J. Williams, comunicação pessoal). Antes de infundir o medicamento, a passagem nasal e os seios nasais devem ser lavados com solução salina estéril e as narinas e a nasofaringe devem ser fechadas. Após o tratamento, os tubos são removidos e o local de trepanação deve ser suturado de forma incompleta, a fim de reduzir o risco de enfisema subcutâneo. Os efeitos colaterais potenciais incluem eritema lingual, megaesôfago transiente e enfisema subcutâneo. Para reduzir estes riscos, é necessário garantir que:

- As narinas permaneçam abaixo da nasofaringe durante a instilação.
- A nasofaringe esteja totalmente fechada.
- Os orifícios trepanados sejam largos somente o suficiente para permitir a passagem dos tubos.
- Pressão seja aplicada na área adjacente enquanto o medicamento é administrado.

Após o tratamento tópico, deve haver melhora no prazo de 7 dias. Se doença persistir ou recidivar, é necessário reavaliar o cão. Se o fungo ainda estiver presente, terapia sistêmica ou novo tratamento tópico deve ser considerado. Em alguns casos, a terapia pode não ser bem-sucedida em decorrência do envolvimento dos tecidos adjacentes. Como os fungos causam graves prejuízos aos cornetos, leve excreção nasal mucopurulenta crônica serosa pode permanecer.

Para os gatos com aspergilose, tratamento sistêmico com cetoconazol ou fluconazol deve ser empregado. O itraconazol e o cetoconazol podem ser utilizados para os gatos com criptococose; o primeiro possui menos efeitos colaterais (ver Cap. 2).

Doença Nasal Parasitária

Muitos parasitas podem afetar a passagem nasal (ver Quadro 6.1). A incidência destes parasitas no Reino Unido é desconhecida, embora eles sejam reportados em outras áreas da Europa, incluindo a Escandinávia.

Pneumonyssoides caninum

O ácaro nasal dos cães é encontrado na porção caudal da cavidade nasal e no seio frontal. A infestação é usualmente subclínica, apesar de que ele possa estar associado a espirros invertidos e epistaxe. A movimentação dos ácaros na cavidade nasal pode causar irritação facial, e os cães afetados podem ficar batendo as patas contra a face.

Linguatula serrata

Este parasita pertence ao filo Pentastomida, infesta a cavidade nasal de cães e é conhecido como "verme língua" em razão de sua aparência. A infestação é rara e normalmente subclínica. Quando a doença ocorre, os cães apresentam espirro e episódios repetidos de epistaxe. Cães afetados podem perder o faro.

Capillaria aerophila

Ver Infecções do Trato Respiratório Superior.

Diagnóstico

As infestações parasitárias podem ser diagnosticadas pelo encontro de ovos ou de ácaros no lavado nasal ou de ovos de *Capillaria* spp. e *Linguatula* spp. nas fezes. Os parasitas nasais podem ser visualizados pela endoscopia.

Tratamento

Pode não ser necessário, como a infestação subclínica é comum. O fembendazol e a selamectina são igualmente efetivos contra *Capillaria aerophila*. Notar que a ivermectina não é licenciada para uso em cães e gatos no Reino Unido e que diversas reações adversas, incluindo o óbito, são reportadas nestas espécies.

Infecções do Trato Respiratório Superior

O Quadro 6.3 lista os agentes infecciosos que podem causar infecções do trato respiratório superior (ITRS). Duas síndromes específicas incorporam as infecções mais comuns do trato respiratório superior, a tosse dos canis e o complexo respiratório felino.

Informações históricas relacionadas ao contato com outros animais e o histórico de vacinação são importantes. Muitas ITRS são adquiridas quando os animais são agrupados, como em canis e gatis, e os animais mais jovens são mais suscetíveis em decorrência da falta de imunidade protetora.

O Quadro 6.4 lista as manifestações clínicas associadas às ITRS. Elas variam em função do agente e da área mais gravemente afetada (por exemplo, disfonia na doença da laringe; tosse nos envolvimentos de traqueia). A apresentação clássica nos cães consiste, em particular, em tosse, com outros sinais clínicos em diversos graus. Nos gatos, excreção nasal, conjuntivite e hipersalivação são mais comuns; a tosse não é um achado frequente.

A natureza da tosse pode ser um indicativo sobre a patologia envolvida. Tosse produtiva é encontrada em distúrbios inflamatórios, ao passo que tosse não produtiva é mais comum nas doenças das grandes vias aéreas e frequentemente está associada a doenças de etiologia não infecciosa.

Sons de sibilo ou ruídos respiratórios estão associados ao estreitamento das vias aéreas em consequência de espasmos musculares ou acúmulo de exsudatos em condições como bronquiectasia, doença obstrutiva crônica e algumas doenças alérgicas. Alguns agentes infecciosos também envolvem tecidos extrarrespiratórios, como cavidade oral, olhos, trato intestinal, pele ou SNC.

O diagnóstico presuntivo de ITRS pode se basear somente no histórico e nas manifestações clínicas, embora muitas vezes seja difícil atribuir um quadro clínico a uma etiologia específica, em razão das características

978-85-7241-841-6

Quadro 6.3 – Microrganismos que podem infectar o trato respiratório superior

Cães	Gatos
• *Bordetella bronchiseptica*	• Calicivírus felino
• Vírus da cinomose canina	• Herpesvírus felino
• Vírus da *parainfluenza* canina	• *Bordetella bronchiseptica*
• Adenovírus canino tipos 1 e 2	• *Mycoplasma* spp.
• *Oslerus osleri*	• *Aelurostrongylus abstrusus*
• Herpesvírus canino	• *Capillaria aerophila*
• *Mycoplasma* spp.	• *Mycobacterium* spp.
• *Mycobacteria* spp.	• Reovírus
• Reovírus	• *Poxvírus*
• *Malassezia pachydermatis*	

Quadro 6.4 – Manifestações clínicas das doenças do trato respiratório superior

- Espirro
- Excreção nasal
- Tosse
- Ânsia de vômito
- Linfadenopatia submandibular
- Pirexia
- Hipersalivação
- Excreção ocular
- Conjuntivite
- Disfonia

associadas a infecções sobrepostas com etiologias não infecciosas, e porque doenças produzidas por diferentes agentes etiológicos podem apresentar sintomatologia similar. A identificação precisa de um agente infeccioso específico deve ser realizada quando um animal suscetível tiver contato com um animal afetado; o diagnóstico específico de cada um dos agentes é discutido a seguir.

Tosse dos Canis

É uma síndrome comum entre os caninos, caracterizada pela elevada morbidade e baixa mortalidade, sendo observada com maior frequência, apesar de não exclusivamente, em cães mantidos em grupos como nos canis. Os principais agentes infecciosos envolvidos na tosse dos canis são:

- *Bordetella bronchiseptica.*
- Vírus da *parainfluenza* canina.
- Adenovírus canino (CAV, *canine adenovirus*) tipos 1 e 2.
- Herpesvírus canino.
- Reovírus canino.

Bordetella bronchiseptica

É um cocobacilo Gram-negativo que pode atuar como agente primário respiratório para muitas espécies. Originalmente trata-se de um patógeno oportunista, sendo, hoje em dia, reconhecido como um agente primário para os caninos e um dos principais responsáveis pelo aparecimento da tosse dos canis. A bactéria adere ao epitélio respiratório ciliado, causando cilioestase. A *B. bronchiseptica* talvez seja responsável pela gravidade da manifestação clínica da tosse dos canis. Os cães são infectados por muitas semanas, possivelmente por meses, e permanecem como fontes de infecção após a recuperação clínica.

Vírus da Parainfluenza Canina

É um *paramyxovirus* implicado na síndrome da tosse dos canis e é comumente isolado nos casos de doença do TRS. Ele replica nas células epiteliais do trato respiratório e nos linfonodos regionais, e não infecta outros tecidos, exceto nos cães imunocomprometidos. Embora o vírus possa estar associado às lesões de pulmão, estas não possuem importância clínica. A infecção ocorre após o contato com secreções oronasais infectadas por meio de aerossóis. O vírus da *parainfluenza* canina (CPiV, *canine parainfluenza virus*) sozinho causa uma tosse leve, às vezes acompanhada de excreção nasal serosa.

Adenovírus Canino

O adenovírus canino tipo 1 (*canine adenovirus type 1*) e o adenovírus canino tipo 2 (*canine adenovirus type 2*) são associados à bronquite, bronquiolite e necrose focal dos ossos turbinados e das tonsilas, ainda que o CAV-2 seja predominantemente associado à doença do TRS; CAV-1 e CAV-2 são sorologicamente relacionados. CAV-1 está associado à doença multissistêmica (ver Cap. 11), e o CAV-2 pode ser isolado do epitélio do trato intestinal, apesar de não estar associado à doença neste tecido. O vírus é excretado por oito a nove dias após a infecção e, embora ele possa persistir na mucosa respiratória por muitas semanas, a importância epidemiológica desta persistência é incerta.

Herpesvírus Canino

É conhecido por afetar apenas os membros dos canídeos e é um componente incomum da síndrome da tosse dos canis. Os filhotes podem infectar-se no útero, durante o nascimento, ou pelo contato com a saliva das cadelas. Em filhotes com menos de duas semanas de idade, o vírus pode generalizar e causar a síndrome do definhamento do filhote (ver Cap. 12). Em filhotes mais velhos ou em cães adultos, o vírus normalmente fica restrito à membrana mucosa externa do TRS e do trato genital, posto que lesões suaves (necrose focal) possam ser encontradas em qualquer local da mucosa nasal até o epitélio dos brônquios. As manifestações clínicas são geralmente suaves e restritas à excreção nasal serosa. Assim como em outras infecções por herpesvírus, a infecção latente ocorre nos cães recuperados e a reativação do vírus pode ocorrer.

Reovírus Canino

Este vírus pode ser isolado de cães não afetados e também naqueles com doença respiratória, e existem evidências sorológicas de que os três sorotipos de reovírus de mamíferos possam afetar os cães. Atualmente não existem evidências indicando que este vírus seja um patógeno de importância. Os reovírus persistem no tecido linfático canino e costumam ser isolados em associação a outros agentes infecciosos.

978-85-7241-841-6

Este fato sugere, embora ainda não esteja provado, que ele facilita a infecção com outros agentes infecciosos em razão de seu efeito imunossupressor.

Vírus da Cinomose Canina

O vírus da cinomose canina (CDV, *canine distemper virus*) está envolvido no complexo da tosse dos canis, sem causar sinais clássicos da cinomose. Ver Infecções do Trato Respiratório Inferior para discussão sobre o vírus da cinomose.

Vírus da Influenza

Este vírus é isolado de cães com doença leve do trato respiratório superior, mas o seu envolvimento como patógeno em cães ainda não foi comprovado. A infecção é provavelmente adquirida de seres humanos infectados.

Manifestações Clínicas

Os diferentes agentes causam manifestações clínicas similares variando de tosse suave e excreção nasal serosa até tosse grave, engasgos e ânsia de vômito. A tosse pode ser espontânea ou induzida e quase sempre é exacerbada por exercício, excitação ou pressão ao redor da traqueia ou da laringe. Esforço terminal pode ser percebido pelo proprietário como "algo preso na garganta". Linfadenopatia submandibular, pirexia e excreção ocular podem ser evidentes. A gravidade do quadro clínico depende de:

- Agente presente: *Bordetella bronchiseptica* é associada à doença mais grave que os agentes virais.
- Infecções múltiplas provavelmente causam doença mais grave.
- As áreas do trato respiratório envolvidas.
- Estado imunológico: a imunidade preexistente evita alguns ou todos os sinais clínicos.
- Infecções bacterianas oportunistas (ver Tabela 6.1) que se aproveitem dos danos causados aos mecanismos de defesa orgânica.

Diagnóstico

O diagnóstico das infecções virais necessita que o vírus seja isolado ou então que o genoma seja identificado por técnicas moleculares sofisticadas ou pelo uso de técnicas de imunoistoquímica (por exemplo, reação em cadeia de polimerase [PCR, *polymerase chain reaction*], imunocoloração) de material proveniente de cavidade nasal, orofaringe ou traqueia, ou da evidência sorológica de exposição aguda pela comparação de títulos pareados; os títulos vacinais devem ser considerados quando a sorologia for realizada. Nem todos os vírus podem ser demonstrados por estas técnicas, e muitas delas não estão disponíveis comercialmente.

Bordetella bronchiseptica e bactérias oportunistas podem ser isoladas de *swabs* de orofaringe ou de cavidade nasal, armazenados em meios de transporte com carvão para a manutenção da viabilidade da bactéria. A identificação de infecções causadas por bactérias oportunistas permite a seleção adequada de antibacterianos apropriados.

Tratamento

Não existem medicamentos antivirais efetivos para o manejo de ITRS virais. Como parte dos sinais de ITRS é causada por bactérias secundárias, os antibióticos de amplo espectro devem ser prescritos.

- Antibacterianos (amoxicilina potencializada pelo clavulanato, tetraciclinas e sulfonamidas potencializadas) são geralmente efetivos *in vitro* contra os isolados caninos de *B. bronchiseptica*.
- Antitussígenos não são indicados, pois a tosse é um mecanismo de eliminação do excesso de muco e não deve ser evitada.
- Expectorantes e mucolíticos podem ser úteis.
- Broncodilatadores de metilxantina (por exemplo, teofilina) podem prevenir o broncoespasmo.
- Nebulização ou inalação de vapor também pode ser benéfica.
- Descanso é uma terapia adjuvante útil.

Prevenção

O controle baseia-se na vacinação e nos procedimentos de manejo. As vacinas contra CDV e CAV-2 são utilizadas rotineiramente, e muitas vacinas polivalentes agora incluem o CPiV. Os regimes de vacinação devem seguir as recomendações da bula. A vacinação contra a bordeteliose é recomendada quando os cães são introduzidos em canis, e pode ainda ser utilizada nos momentos de surtos.

Nas situações em que somente a vacinação é insuficiente para controlar as doenças respiratórias infecciosas, seja porque as vacinas não estão disponíveis, seja pela presença de animais portadores em ambientes com muitos animais, as medidas de manejo devem ser utilizadas em conjunto com os programas vacinais (ver Cap. 4).

Complexo Respiratório Felino

É uma síndrome comum envolvendo vários agentes infecciosos. Ele frequentemente causa uma elevada morbidade, mas baixa mortalidade. Os principais agentes etiológicos envolvidos são:

- FHV-1.
- Calicivírus felino (FCV, *feline calicivirus*).

978-85-7241-841-6

- *Bordetella bronchiseptica*.
- *Chlamydophila felis* (anteriormente *Chlamydia psittaci* var. *felis*).

Juntos, FHV-1 e FCV representam cerca de 80% dos casos de complexo respiratório felino. A participação de outros agentes como reovírus, coronavírus, vírus *influenza*, *Haemophilus felis* e *Mycoplasma felis* é incerta.

Herpesvírus Felino Tipo 1

O FHV-1 é capaz de infectar apenas os felídeos, embora esporadicamente sejam relatados casos de infecção por vírus semelhantes ao FHV-1 em cães. Casos de doença grave e fatal podem ocorrer em animais muito jovens ou nos gatos bem velhos. A evolução longa da doença consiste em excreção nasal crônica (ver Infecções Nasais) e doença ocular recorrente (ver Cap. 16). A morbidade é alta em populações suscetíveis.

A transmissão ocorre principalmente por contato direto. A transmissão indireta por fomitos e pelo contato com secreções infectantes é possível. Os herpesvírus possuem um envelope que é rapidamente destruído pela ação de desinfetantes e dessecação; o vírus persiste por cerca de 18h no ambiente. A transmissão indireta é importante apenas por curto período e tende a acontecer quando os gatos são mantidos agrupados e confinados. Quando expostos ao vírus selvagem, os gatos vacinados e aqueles protegidos pela presença de anticorpos maternos podem desenvolver doença suave (em especial espirros) e se tornam portadores.

De modo independente do desenvolvimento da doença crônica, talvez todos os gatos infectados agudamente pelo FHV-1 tornem-se portadores por toda a vida (Fig. 6.7). Assim como nas demais infecções causadas por

herpesvírus-alfa, este estado de portador é caracterizado pela latência viral intercalada por episódios de excreção viral após períodos de estresse. O vírus permanece em latência no gânglio trigêmeo e possivelmente em outros tecidos; o mecanismo envolvido na excreção viral após momentos de estresse não é conhecido. A excreção viral inicia-se em torno de uma semana após o estresse, permanecendo por até dez dias. Em alguns gatos, isto causa a recidiva da doença. A vacinação de portadores não elimina a latência viral.

Calicivírus Felino

O FCV é capaz de infectar apenas os felídeos, embora um vírus semelhante ao calicivírus dos felinos já tenha sido isolado de vesículas genitais de cães. Existe apenas um sorotipo, mas muitos isolados são antigenicamente distintos, alguns dos quais não são protegidos pela vacina contra os isolados clássicos.

Historicamente, FHV-1 e FCV são isolados com a mesma frequência nos casos de doença do TRI, mas na atualidade tem-se relatado o aumento do número de casos de FCV. Isto pode ser decorrente do grande número de isolados diferentes do FCV, com antigenicidade e patogenicidade variáveis. A ulceração oral observada nas infecções por FCV é mais comum na superfície da língua (Fig. 6.8), mas pode acometer qualquer local da boca ou do nariz (Fig. 6.9) ou ainda outras áreas. O FCV está associado à síndrome de claudicação que embora seja rara, pode ser observada em filhotes.

Muitos gatos permanecem infectados pelo FCV (Fig. 6.7) e são fontes de infecção do vírus para os gatos suscetíveis. A maioria é capaz de eliminar o vírus por poucos meses e para a maioria dos animais o estado de portador não dura a vida toda. Gatos vacinados ou

978-85-7241-841-6

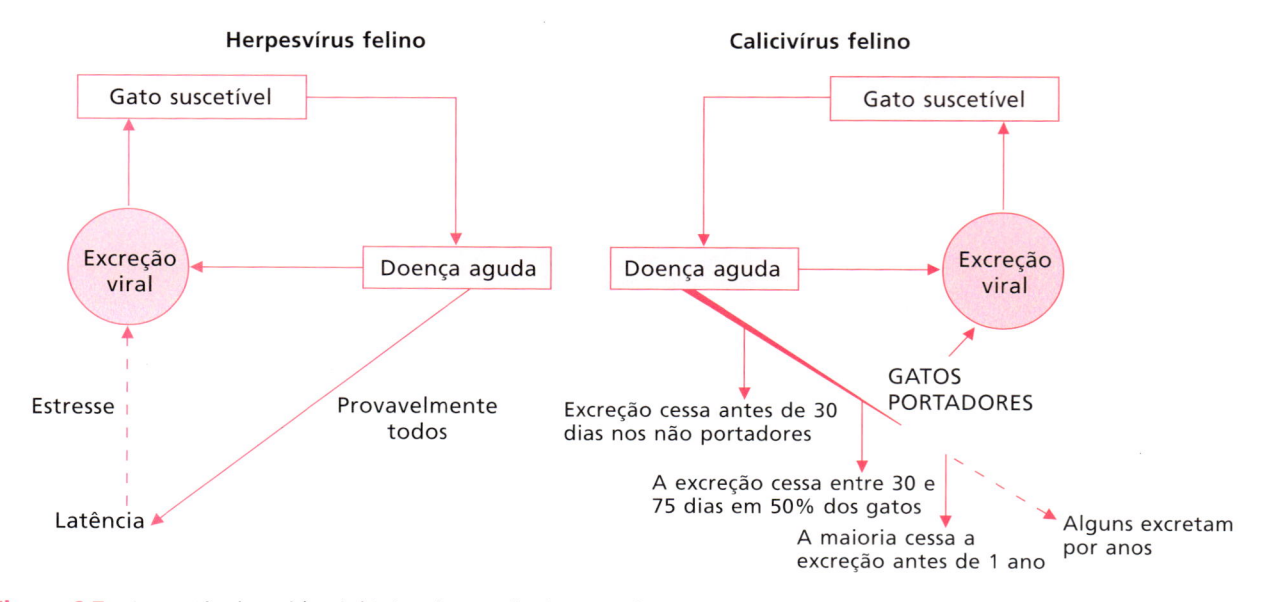

Figura 6.7 – Importância epidemiológica do estado de portador associado ao herpesvírus felino e ao calicivírus felino.

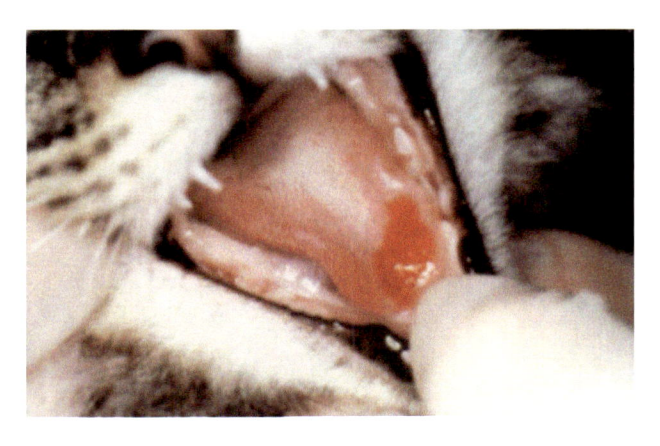

Figura 6.8 – Ulceração na língua de um gato infectado pelo calicivírus felino.

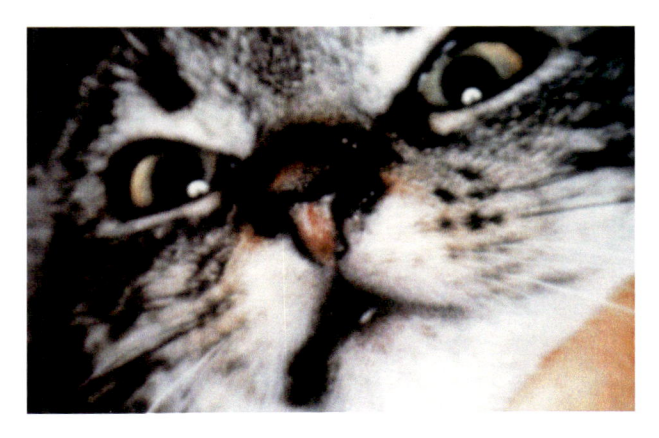

Figura 6.9 – Ulceração no plano nasal de um gato infectado pelo calicivírus felino.

978-85-7241-841-6

aqueles que possuem proteção por anticorpos maternos também se tornam infectados e portadores; os portadores nem sempre possuem histórico da doença.

O vírus é excretado pela secreção oronasal e o principal modo de transmissão é o contato direto. O FCV pode sobreviver por até uma semana no ambiente, mas é suscetível a pH baixo e aos desinfetantes a base de hipocloreto ou amônia quaternária. Assim como nas infecções por FHV, a vacinação de animais sabidamente portadores não elimina o vírus e nem previne a sua excreção. Recentemente, a taxa de animais que excretam o vírus foi reportada em 25% dos gatos e 19% das populações de animais em hospitais veterinários, de modo similar aos dados encontrados entre os portadores antes do advento da vacinação.

Reovírus Felino

Este vírus é considerado causa de doença do TRS em gatos nos Estados Unidos; entretanto, é improvável a sua participação como patógeno de importância no Reino Unido, pois os inquéritos em gatos com doença do TRS e conjuntivite falham no isolamento deste agente.

Coronavírus Felino

É um agente comum nas infecções de gatos, usualmente associado a infecções subclínicas, diarreias e peritonite infecciosa felina (ver Cap. 9). Em raras ocasiões este vírus está associado a quadros suaves de doença do trato respiratório superior.

Bordetella bonchiseptica

Pode ser um patógeno primário para os gatos. As manifestações clínicas estão resumidas na Tabela 6.5. A tosse não é uma manifestação clínica de destaque como ocorre nos cães. Broncopneumonia pode ocor-

rer, resultando em óbito, principalmente no caso de filhotes, em consequência da colonização do TRI. Outros patógenos (por exemplo, FCV, FHV) podem favorecer a ocorrência da broncopneumonia. Como os gatos tornam-se infectados por *B. bronchiseptica* por muitos meses, eles permanecem por longos períodos como fontes de infecção para os outros animais. Em pesquisas de campo, 11% dos gatos são infectados por *B. bronchiseptica*, mas taxas maiores de infecção são relatadas para gatos procedentes de centros de recuperação, gatis ou de alojados em locais que permitem o contato com cães que apresentam problemas respiratórios. Este fato sugere a possibilidade de transmissão da bactéria entre cães e gatos.

Chlamydophila felis (anteriormente Chlamydia psittaci var. felis)

É um patógeno predominantemente associado aos quadros de conjuntivite persistente nos gatos, acompanhado em alguns casos por sinais suaves de acometimento do TRS (Fig. 6.10). Ver Capítulo 16 para mais discussão sobre este agente.

Manifestações Clínicas

A apresentação clássica do complexo respiratório felino consiste em excreção nasal (ver Fig. 6.10), espirro, conjuntivite, pirexia, anorexia, embora cada cepa apresente manifestação distinta (ver Tabela 6.6). As manifestações clínicas e o desenvolvimento da doença são frequentemente modificados pela infecção por bactérias oportunistas.

Diagnóstico

A Tabela 6.5 lista os achados clínicos específicos a serem considerados na determinação das causas do complexo

Tabela 6.5 – Características do complexo respiratório felino, causadas por vários agentes

Agente	Manifestações clínicas	Diagnóstico	Considerações especiais
Herpesvírus felino	Comum: anorexia, pirexia, espirros, excreções ocular e nasal, conjuntivite e hipersalivação Menos comuns: tosse, ceratite ulcerativa Raro: doença sistêmica	Estágio agudo: *swab* de orofaringe em meio de transporte para o isolamento viral Portadores: não pode ser detectado com segurança em razão da latência	Gatos clinicamente recuperados tornam-se portadores latentes por toda a vida, com episódios esporádicos de excreção
Calicivírus felino	Comum: doença respiratória leve, ulceração oral (muito comum), excreções ocular e nasal, febre baixa Menos comum: claudicação	Estágio agudo e portador: *swab* de orofaringe em meio de transporte para o isolamento viral	Portadores excretam o vírus continuamente pela orofaringe. A maioria dos gatos é portador por pouco tempo, mas alguns gatos tornam-se portadores por períodos prolongados
Bordetella bronchiseptica	Doença do trato respiratório superior leve com espirro, excreção nasal e possível tosse. Linfadenopatia submandibular, ruídos pulmonares adventícios	*Swab* nasal ou de orofaringe em meio de transporte com carvão para cultura em ágar seletivo	Excreção prolongada pode ocorrer em animais recuperados
Chlamydophila felis (anteriormente *Chlamydia psittaci* var. *felis*)	Comum: conjuntivite persistente. Menos comum: doença respiratória leve antígeno, reação em cadeia	*Swab* ocular para: isolamento (*swab* em meio de transporte para clamídias), detecção do persistentemente infectados de polimerase	Microrganismo se dissemina de forma sistêmica e os gatos podem permanecer

respiratório felino. O diagnóstico de infecções virais requer o isolamento dos vírus ou a identificação do genoma viral pela PCR, a partir de *swabs* de orofaringe (em meio de transporte se for para isolamento viral). A sorologia não é usualmente útil para o diagnóstico de FHV e FCV, pois muitos gatos são vacinados ou foram previamente expostos.

O isolamento do FCV deve ser interpretado com cuidado, pois elevado percentual de gatos saudáveis é portador (ver a seguir). A identificação dos gatos portadores para o FHV-1 nem sempre pode ser realizada pelo isolamento viral, pois a eliminação do vírus é esporádica. É possível colher um *swab* de um animal portador suspeito cerca de uma semana após episódio natural de estresse, como a parição ou a mudança de ambiente, mas a ausência de isolamento não significa que o animal não seja um portador. O uso de corticosteroides para induzir estresse não é recomendado, pois alguns portadores podem desenvolver a doença, que pode se manifestar de forma bastante grave.

Bordetella bronchiseptica e bactérias oportunistas podem ser isoladas a partir de *swabs* de cavidade nasal ou orofaringe, mantidos em meios de transporte com carvão para garantir a viabilidade da bactéria. A identificação de bactérias oportunistas permite a seleção de antibacterianos apropriados.

Tratamento

Não existem medicamentos antivirais sistêmicos efetivos para o manejo de infecções virais do TRS. Como muitos sinais de ITRS são causados por infecções bacterianas secundárias, por *Chlamydophila felis* (anteriormente *Chlamydia psittaci* var. *felis*) ou *Mycoplasma* spp., recomenda-se o uso de antimicrobianos de amplo espectro selecionados com base nos resultados de testes de sensibilidade *in vitro*. *C. felis* e *Mycoplasma* spp. são sensíveis à ação de tetraciclina e doxiciclina e *B. bronchiseptica* é normalmente sensível à ação de tetraciclina, doxiciclina e enrofloxacino. O uso de mucolíticos (por exemplo, bromexina) pode ser útil em alguns casos. Manter os gatos em salas quentes com vapor é uma forma de realizar terapia por inalação. Cuidados médicos e medidas de suporte são importantes. Manejo alimentar e fluidoterapia podem ser necessários.

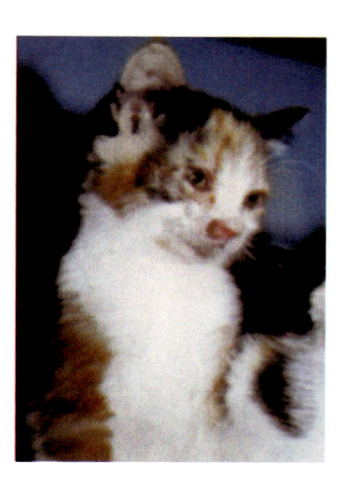

Figura 6.10 – Excreções nasal e ocular em um filhote de gato com complexo respiratório felino. O herpesvírus felino foi isolado deste filhote.

978-85-7241-841-6

Prevenção

O controle de infecções respiratórias em gatos baseia-se em vacinação e procedimentos de manejo. As vacinas contra FHV-1 e FCV estão disponíveis no Reino Unido. Os protocolos de vacinação devem seguir as recomendações fornecidas pelo fabricante. Em alguns países (mas não no Reino Unido), a vacina contra *B. bronchiseptica* é licenciada para uso em felinos.

Nas situações em que a vacinação sozinha não é suficiente para controlar a ocorrência de doenças respiratórias, seja porque a vacina não está disponível, seja porque existem gatos portadores no local, a adoção de medidas de manejo deve ser empregada em conjunto com os programas vacinais. Ver o Capítulo 4 para mais detalhes sobre a discussão relacionada ao controle de doenças em ambientes com agrupamentos de animais.

Infecções Parasitárias

Oslerus osleri

O nematoide metaestrongiloide *Oslerus osleri* (anteriormente chamado *Filaroides osleri*) causa a traqueobronquite nos cães. A infecção é mais comum em situações em que grande quantidade de cães é mantida em um mesmo local. A infestação quase sempre afeta os animais jovens, embora o parasita possa persistir em cães mais velhos. O verme adulto forma nódulos na área proximal da carina traqueal, ocasionalmente envolvendo a mucosa de revestimento do brônquio principal. Regiões mais baixas do trato respiratório raramente são afetadas.

A fêmea adulta faz a postura de ovos no trato respiratório e os ovos se transformam em larvas de primeiro estágio (L1). Estas são eliminadas por um reflexo de engasgo e podem ser expectoradas ou engolidas, passando então pelas fezes. Os filhotes, em geral, se infestam após a ingestão da larva L1, que muda para L2 no intestino, migrando para o trato respiratório através da circulação sanguínea, onde o adulto se desenvolve.

Na maioria dos casos, a infestação é subclínica. Alguns cães apresentam sinais de doença respiratória crônica suave e não progressiva, com inspiração asmática leve a grave, dispneia e tosse. O material expectorado é frequentemente escasso, mas pode estar tingido por sangue e apenas, às vezes, aparece em grande quantidade. Ocasionalmente observam-se sensibilidade na traqueia, intolerância ao exercício e, quase nunca, debilidade. Muito raramente o parasita pode causar perfuração na traqueia ou no brônquio principal, resultando em pneumomediastino e pneumotórax.

A infestação por *Oslerus osleri* pode ser diagnosticada por:

- Broncoscopia, que pode revelar nódulos de coloração creme, com 1 a 5mm de diâmetro, contendo vermes visíveis (Fig. 6.11).

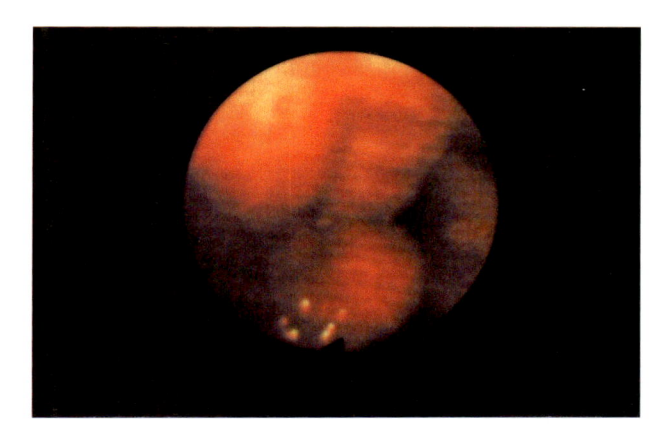

Figura 6.11 – Aparência endoscópica de nódulos na traqueia de um cão infestado por *Oslerus osleri*. Os parasitas são evidentes nos nódulos. (© Dr. Bryn Tennant.)

- Radiografia, que mostra saliência com densidade de tecidos moles no lúmen da traqueia.
- Observação da larva em amostras aspiradas ou em biópsias dos nódulos.
- Detecção da larva nas fezes ou das larvas e dos ovos no esputo.

Lavados traqueais ou outras amostras do trato respiratório devem ser mantidas à temperatura ambiente e as fezes frescas ou preservadas com formalina a 10%. A técnica de Baermann pode ser utilizada para identificar a larva (ver Cap. 1). Os ovos possuem 50 a 80µm de comprimento, casca fina, sem cor e contêm a larva; a larva livre possui 230µm de comprimento, com a cauda distintiva torcida. A citologia dos lavados traqueais geralmente apresenta eosinófilos.

Capillaria aerophila

É um nematoide de 2 a 4cm que infesta cavidade nasal, traqueia, brônquios e bronquíolos de cães e gatos. Os ovos são cuspidos e engolidos e passam para as fezes. O ciclo de vida é direto. A maioria das infecções é assintomática. Quando a doença ocorre, consiste em tosse leve e excreção nasal se a região nasal for afetada. Broncopneumonia secundária raramente se desenvolve. O diagnóstico é confirmado pela presença de ovos (duplo opérculo com tampões assimétricos, 60×35µm) no lavado traqueal ou nas fezes; excreção é intermitente. A radiografia pode mostrar padrão bronquial suave ou intersticial.

Tratamento

Os benzoimidazóis (tais como o fembendazol) costumam ser efetivos contra os parasitas respiratórios. Todos os cães contatantes em canis devem ser tratados simultaneamente. Cadelas e filhotes devem ser tratados

978-85-7241-841-6

com regularidade. A cirurgia para *O. osleri* é indicada ocasionalmente para a remoção dos nódulos grandes que causam obstrução grave.

Infecções do Trato Respiratório Inferior

A Tabela 6.6 lista os microrganismos que podem infectar o TRI. Em geral, as infecções do TRI são caracterizadas por tosse, dispneia e, às vezes, pirexia. Animais dispneicos devem ser examinados com cuidado para minimizar o estresse que pode precipitar crise respiratória, não devendo ser contidos durante o exame. O exame físico primário deve avaliar vias aéreas respiratórias superior e inferior, parênquima pulmonar, cavidade pleural (efusões, tumores), parede torácica, diafragma e anemia. A causa da dispneia deve ser identificada e, se possível, alívio da aflição respiratória deve ser realizado antes de exame mais invasivo. Tratamento de emergência deve ser instituído em animais com dispneia grave, antes de se investigar a causa.

Tabela 6.6 – Microrganismos que podem causar doença do trato respiratório inferior em cães e gatos

Cães	Gatos
Vírus	
Cinomose canina	Herpesvírus felino tipo 1
Herpesvírus canino	Calicivírus felino
Adenovírus canino tipo 2	*Poxvirus*
Parainfluenza canina	Leucemia felina (neoplasia e efusão pleural)
	Coronavírus felino (efusões, granulomatas)
Bactérias	
Bordetella bronchiseptica	*Bordetella bronchiseptica*
Mycobacterium spp.	*Mycobacterium* spp.
Bactéria oportunista (ver Fig. 6.1)	*Haemophilus felis*
	Yersinia pestis
	Bactéria oportunista (ver Tabela 6.1)
Micoplasma	
Mycoplasma canis	*Mycoplasma felis*
Outros	Outros
Fungos	
Cryptococcus neoformans	*Cryptococcus neoformans*
Aspergillus spp.	*Aspergillus* spp.
Histoplasma capsulatum	*Histoplasma capsulatum*
Blastomyces dermatitidis	*Blastomyces dermatitidis*
Coccidioides immitans	*Coccidioides immitans*
Penicillium spp.	
Protozoários	
Toxoplasma gondii	*Toxoplasma gondii*
Pneumocystis carinii	*Pneumocystis carinii*
Parasitas	
Oslerus osleri	*Aelurostrongylus abstrusus*
Filaroides milksii, F. hirthii	*Capillaria aerophila*
Capillaria aerophila	*Paragonimus kellicotti*
Crenosoma vulpis	
Toxocara canis (*larva migrans*)	
Paragonimus kellicotti	

Tratamento de suporte geral aplicado contra muitos agentes infecciosos inclui:

- Fluidoterapia intravenosa ou por outra via: a desidratação interfere com o sistema de limpeza mucociliar. Inalação de vapor ou uso de nebulizador deve ser considerado. Estes adicionam água diretamente no TRI e auxiliam a manutenção do sistema mucociliar.
- A nebulização de agentes antimicrobianos permite que estes penetrem nas ramificações menores das vias respiratórias e é considerada benéfica por muitos autores.
- Fisioterapia, como a indução da tosse com percussão do tórax ou a manipulação da traqueia após a nebulização, pode ajudar a mobilizar as secreções.
- Oxigenoterapia: é necessária nos casos mais graves e pode ser executada pela simples oferta de atmosfera rica em oxigênio em espaço fechado, como numa incubadora, ou colocando-se um cateter nasal ou, ainda, utilizando-se um parafilme sobre um colar elisabetano. Os dois últimos são recomendados.
- Em níveis extremos de dependência, a ventilação ou o uso de um cateter intratraqueal pode ser considerado.

Infecções Virais

Cinomose Canina

Etiologia

A cinomose canina é uma doença multissistêmica que afeta os cães, causada pelo CDV, um morbilivírus da família Paramyxoviridae. Ele possui um envelope lipoproteico e é suscetível a inativação por desinfetantes comuns, luz ultravioleta, aquecimento e dessecação. Pode sobreviver no ambiente em condições favoráveis (0 a 4°C) por algumas semanas. A 20°C em tecidos infectados ele mantém sua infectividade por apenas algumas horas. Embora a cinomose seja considerada uma doença dos cães domésticos, muitos outros animais são suscetíveis, como os *ferrets* e os texugos. Existem relatos de suspeitas de infecção por CDV em felídeos exóticos (leões), causando alterações do SNC, apesar de a infecção experimental em gatos domésticos ser autolimitante e não provocar nenhuma manifestação clínica.

A via de transmissão para o CDV é por aerossóis/gotas disseminadas pelas membranas respiratórias (Fig. 6.12). O vírus se dissemina para o tecido linfoide, onde afeta os linfócitos T e B, causando leucopenia. O vírus também invade o epitélio tecidual, com destaque para pele e tratos respiratório e gastrintestinal. A gravidade da doença depende da velocidade de desenvolvimento da resposta imunológica. Se o CDV destruir o tecido linfoblástico antes do desenvolvimento de anticorpos e da resposta imune mediada por células, uma doença grave deve ocorrer.

978-85-7241-841-6

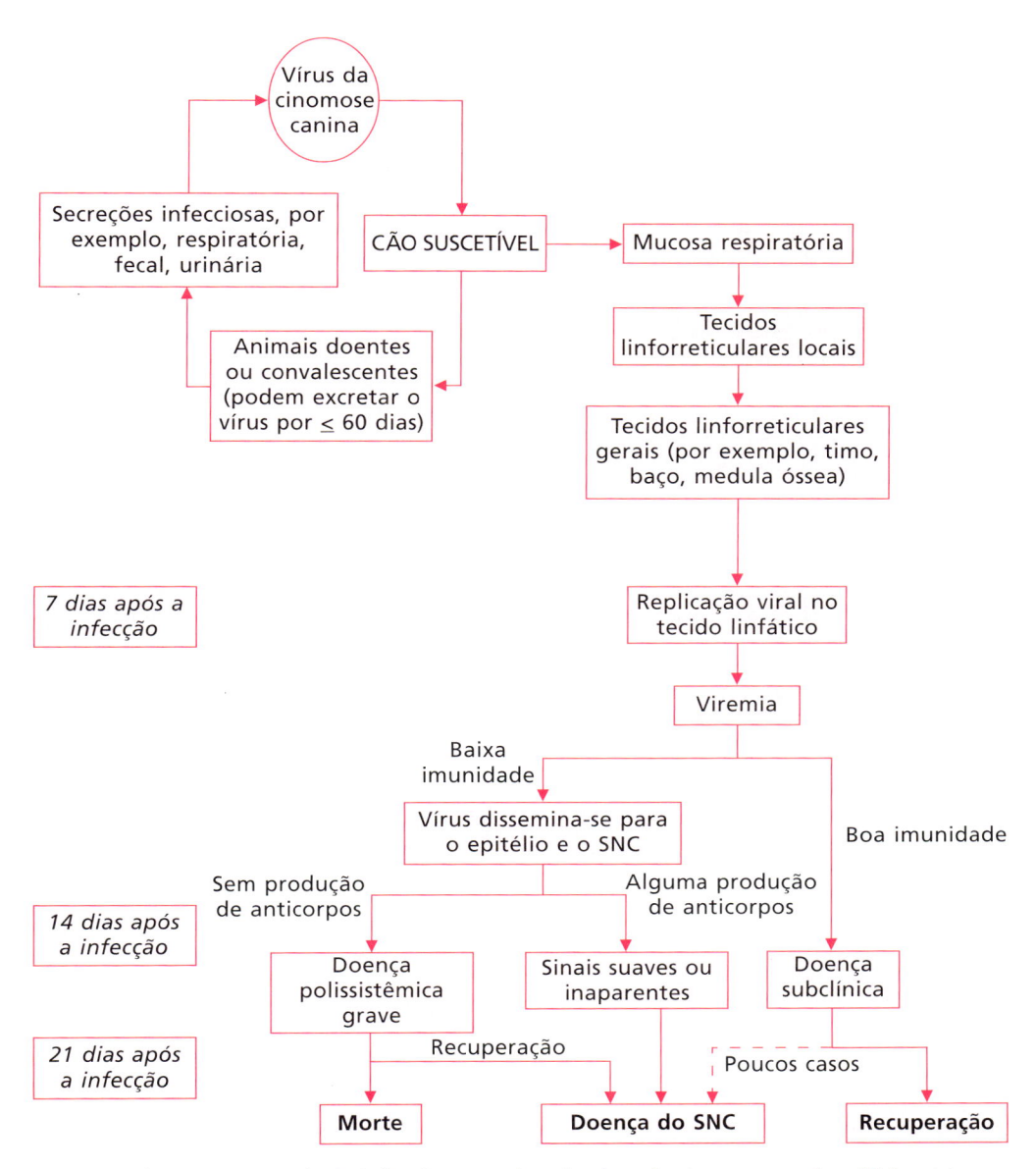

Figura 6.12 – Transmissão e patogenia da infecção causada pelo vírus da cinomose canina. SNC = sistema nervoso central.

Todos os animais afetados excretam o vírus, alguns por até 60 dias. O vírus é eliminado dos tecidos quando ocorre aumento dos níveis de anticorpos, embora ele possa permanecer em locais protegidos (tecido neurológico, olhos e coxim plantar). Após a recuperação, a imunidade é válida para a vida toda, embora em indivíduos imunossuprimidos um desafio com alta carga de cepa virulenta ou episódios de estresse possam ultrapassar a imunidade adquirida.

Manifestações Clínicas

A maioria dos cães é afetada aos 3 a 6 meses de idade, quando a proteção materna de anticorpos diminui. Estima-se que pelo menos 50% das infecções sejam subclínicas e ocorrem de forma suave. As manifestações clínicas se referem aos tecidos afetados e variam na dependência da virulência da cepa, idade do animal, estado imunológico e condições ambientais.

Nos casos "clássicos" de cinomose, a conjuntivite costuma ser o primeiro sinal, seguida pelo aparecimento de tosse seca. A tosse progride até se tornar produtiva, acompanhada de excreção nasal mucopurulenta e rinite, com crostas de exsudato ao redor dos olhos e das narinas. A auscultação frequentemente revela sons respiratórios intensos e ruídos adventícios em razão da produção de secreções respiratórias. Animais afetados, em geral, apresentam-se febris (> 40°C, 104°F), quietos e anoréticos. O início dos sinais respiratórios pode ser acompanhado de sinais gastrintestinais e de infecções oportunistas. Lesões oculares são raras (uveíte, neurite óptica e necrose de retina). Cicatrizes de retina podem estar presentes em cães que se recuperaram da

978-85-7241-841-6

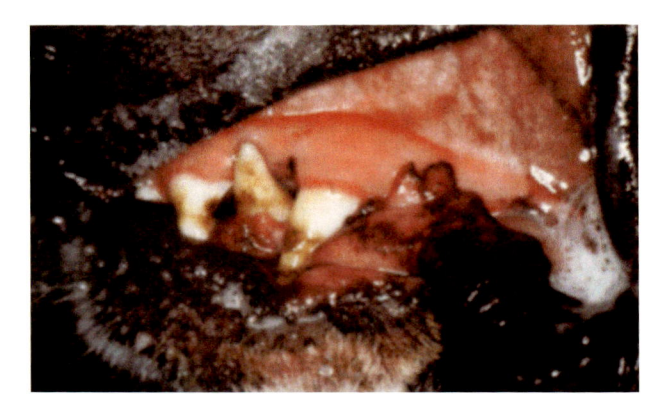

Figura 6.13 – Hipoplasia de esmalte dentário em um cão com cinomose. (© Dr. Ian Ramsey.)

infecção (ver Cap. 16). Os animais podem morrer na fase aguda da doença, mas muitos sobrevivem com terapia de suporte adequada.

A hiperceratose do plano nasal e dos coxins plantares é quase sempre observada entre 3 e 6 semanas após a infecção, sendo bom indicador de diagnóstico. O CDV ataca as células formadoras de esmalte, resultando em hipoplasia de esmalte dentário, outro indicativo para o diagnóstico (Fig. 6.13). Alguns animais, incluindo aqueles afetados de forma subclínica, desenvolvem sinais neurológicos cerca de 3 semanas após a infecção. Embora os sinais neurológicos sejam mais comuns após episódios graves da doença, não existe uma forma de determinar quais os animais serão afetados. Eles incluem convulsões epiléticas, ataxia, paresia, paralisia e mioclonias, que podem aparecer de forma súbita ou insidiosa, evoluindo de forma progressiva. As mioclonias podem se restringir a um grupo muscular ou atingir a musculatura de forma extensiva, sendo incompatível com boa qualidade de vida. As convulsões nos casos menos graves podem ser evitadas, de

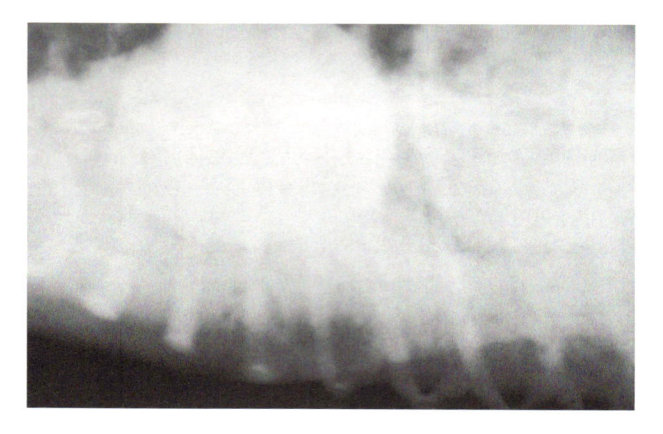

Figura 6.14 – Radiografia mostrando broncopneumonia em cão infectado pelo vírus da cinomose canina. (© Dr. Bryn Tennant.)

forma satisfatória, com o uso de terapias anticonvulsivantes (por exemplo, fenobarbitúricos, primidona), mas se a doença neurológica for considerada grave, muitos proprietários preferirão a eutanásia.

Outras manifestações de CDV incluem:

- Abortamento, nascimentos prematuros ou de filhotes fracos e com comprometimento do sistema imune (se o feto for afetado pela via transplacentária).
- Infecção neonatal em < 7 dias de idade é experimentalmente associada a cardiomiopatia e insuficiência cardíaca < 3 semanas após a infecção, em decorrência de degeneração miocárdica, calcificação e necrose.
- Osteopatia de metáfise e osteodistrofia hipertrófica são associadas à infecção por CDV, embora não se tenha comprovado a participação destes agentes.

Diagnóstico

Baseia-se em manifestações clínicas, histórico de vacinação, dados de incidência da doença no local e exame pós-morte. A investigação laboratorial de animais vivos pode não ser elucidativa. A hematologia geralmente mostra trombocitopenia inespecífica e linfopenia. Corpúsculos de inclusão podem ser, às vezes, detectados em pequeno número de leucócitos ou eritrócitos (ver Cap. 1). Alterações bioquímicas não específicas são encontradas, apesar de filhotes infectados por via transplacentária apresentarem hipoglobulinemia. A radiografia aponta pneumonia intersticial no início da infecção, evoluindo para padrão de pneumonia alveolar ou mista conforme a pneumonia progride (Fig. 6.14).

A análise do fluido cefalorraquidiano (CSF, *cerebrospinal fluid*) é, muitas vezes, normal durante a fase aguda da doença. Quando os sinais neurológicos estão presentes, o CSF mostra aumento na contagem celular (largamente linfócitos) e concentração proteica (primariamente imunoglobulina G [IgG]), típico nas doenças inflamatórias. A detecção de anticorpos anti-CDV no CSF para diagnóstico é indicada, desde que a amostra não esteja contaminada com sangue. Se a contaminação ocorrer, o título sorológico deve ser comparado com o CSF; um título maior no CSF sugere infecção ativa no SNC.

As técnicas de imunofluorescência ou imunoperoxidase para CDV podem ser realizadas em preparações citológicas de conjuntiva, tonsilas, epitélio respiratório, leucócitos e plaquetas, células do CSF, medula óssea ou sedimento urinário. O vírus, com frequência, não é evidente, e os resultados positivos nos testes geralmente são obtidos apenas no início da infecção, antes da produção de anticorpos neutralizantes. Alguns laboratórios são capazes de detectar o antígeno viral em células do CSF por meio de testes de imunofluorescência indireta. Outros testes, como coloração imunoistoquímica, detecção de IgM e IgG e estudos de transformação de linfócitos, não estão disponíveis comercialmente no Reino Unido. O diagnóstico definitivo baseia-se no

978-85-7241-841-6

isolamento viral; entretanto, o vírus não é de fácil cultivo a partir de tecidos ou secreções infectadas.

A TC do cérebro de um animal com encefalite crônica por cinomose pode apresentar-se normal ou mostrar lesão focal ou multifocal com baixa densidade, de contraste uniforme ou em forma de anel. Existe predileção pela substância branca e pode estar associada a edema ou efeito de massa. Com RM, as imagens ponderadas T1 podem mostrar lesões com baixa intensidade e as imagens ponderadas T2 apresentam lesões hiperintensas.

Tratamento e Prevenção

Não existe nenhum antiviral efetivo para o tratamento das infecções pelo CDV. O tratamento baseia-se na terapia de suporte (expectorantes, mucolíticos, fluidos e antieméticos) e na administração profilática de antibióticos. Convulsões devem ser controladas com medicamentos anticonvulsivantes. Os corticosteroides são usados, com frequência, para os casos crônicos se houver evidência de inflamação, resultando em resposta satisfatória; no entanto, existe o risco de que a imunossupressão previna o combate ao vírus nos casos agudos. O uso de substâncias que combatem os radicais livres e antioxidantes, como as vitaminas E e C, também podem ser úteis. O uso de procainamida ou clonazepam é descrito, embora geralmente resulte em insucesso (Tipold *et al.*, 1992). Apesar de a eutanásia poder ser indicada para os casos de doença neurológica grave, muitos cães podem levar uma vida quase normal com o controle de convulsões ou mioclonias. No Reino Unido, o CDV está amplamente controlado pela vacinação.

Prognóstico

Cães afetados apresentam prognóstico reservado.

Poxvírus Felino

A infecção por poxvírus em gatos é quase sempre uma doença cutânea autolimitante (ver Cap. 13). Raramente, ocorre disseminação viral, em particular em animais imunossuprimidos (incluindo aqueles que recebem terapia à base de glicocorticoide para lesões de pele), resultando em pneumonia fatal.

Outros Vírus

Ver anteriormente os detalhes da infecção por CHV, CAV-2, CPiV, FHV-1 e FCV.

Infecções Bacterianas

Grande variedade de bactérias e micoplasmas implicada na doença do TRI (ver Tabela 6.6). A maioria atua como patógenos secundários ou oportunistas afetando o TRI por obter vantagens dos danos provocados nos mecanismos de defesa, embora isto seja menos comum que nas ITRS. Elas são, quase sempre, mais evidentes em associação a distúrbios inflamatórios crônicos ou doenças imunossupressoras. Apesar de as infecções bacterianas do TRI geralmente não serem contagiosas, a transmissão pelo contato com animais é possível com indutor de doenças por *Bordetella bronchiseptica*, infecções por micobactérias, *Streptococcus zooepidemicus* e *Mycoplasma*.

As bactérias podem atingir os pulmões por inalação, disseminação hematógena ou inoculação direta (por exemplo, trauma por mordedura), embora esta via usualmente também provoque infecção do espaço pleural. Doenças preexistentes (infecciosas e não infecciosas) predispõem a invasão bacteriana secundária. Uma vez que uma bactéria tenha colonizado o TRI, uma série de mecanismos contribui para o desenvolvimento da doença:

- Fagocitose da bactéria pelos macrófagos alveolares, com ou sem a participação de neutrófilos.
- Aderência bacteriana por adesinas e ligantes aos tecidos epiteliais.
- Falência do mecanismo de limpeza mucociliar.
- Interferência no movimento ciliar, por exemplo, *B. bronchiseptica*, *Pseudomonas aeruginosa*, *Staphylococcus* spp., *Streptococcus* spp., *Mycoplasma* spp.
- Dano ciliar, por exemplo, CDV, CPiV, CAV-2.
- Aumento na produção e na viscosidade do muco, dificultando a remoção da camada de muco pelas células ciliadas.

Os agentes mais comuns – e que ocasionalmente podem atuar como agentes primários – são discutidos a seguir.

Bordetella bronchiseptica

Ver Infecção do Trato Respiratório Superior.

Streptococcus *spp.*

Pode ser isolado de lavados traqueais de até 47% dos cães com pneumonia. *Streptococcus equi* subesp. *zooepidemicus* (grupo C) e *S. canis* (grupo G) beta-hemolíticos são os patógenos de maior importância.

Streptococcus do grupo C podem ser veiculados por cães e gatos, embora a doença seja relatada apenas nos cães. Diferentes cepas mostram variação de virulência, possivelmente relacionadas a diferenças entre endotoxinas e exotoxinas produzidas. A doença é mais comum quando muitos cães são mantidos juntos. Tosse, dispneia, fraqueza e pirexia são as manifestações principais; hematoêmese e hematúria também podem ser observadas. Altas morbidade e mortalidade podem ser relatadas. A disseminação hematógena do agente para os pulmões pode provocar infecção de outros tecidos, notavelmente

978-85-7241-841-6

978-85-7241-841-6

articulações, válvulas cardíacas, meninges, rins, linfonodos e baço. Fatores relacionados ao desenvolvimento da pneumonia estreptocócica ou sepse permanecem desconhecidos. O microrganismo pode atuar como patógeno primário ou como oportunista nos casos de imunossupressão ou incompetência.

A infecção de cães e gatos pelo *Streptococcus canis* (grupo G) está implicada em:

- Síndrome do definhamento do filhote (ver Cap. 12).
- Linfadenite cervical em gatos jovens, após a infecção oportunista do TRS.

O *S. canis* (grupo G) está presente na superfície da mucosa do TRS e do trato genital e pode invadir outros órgãos após trauma, cirurgia, infecção viral ou imunossupressão. Lesões supurativas iniciais podem resultar em sepse e doença embólica, causando pneumonia.

Micobactérias

São bactérias ácido-resistentes, aeróbias, não formadoras de esporos e que podem sobreviver no meio ambiente por períodos prolongados. Diferentes espécies apresentam grande variação na afinidade por seus hospedeiros e no potencial em causar doença. Elas são classificadas como:

- Micobactérias da tuberculose: *Mycobacterium tuberculosis* (bacilo dos humanos), *M. bovis* (bacilo dos bovinos), *M. microti* (bacilo das ratazanas) e recentemente reconhecidas a variante semelhante ao *M. microti* e *M. avium* (bacilo das aves).
- Micobactérias não tuberculosas ou lepromatosas (ver Cap. 13).
- Micobactérias oportunistas (ver Cap. 13).

A suscetibilidade de cães e gatos a infecções por *M. tuberculosis*, *M. bovis*, *M. microti*, *M. avium* e seme-

lhantes ao *M. microti* é variável. Gatos são naturalmente resistentes ao *M. tuberculosis*. A maioria dos casos de tuberculose é provavelmente subclínica. A tuberculose clássica é causada primariamente pelo *M. bovis* ou, às vezes, por *M. tuberculosis, M. microti* e semelhantes ao *M. microti*. Microrganismos podem estar associados à doença sistêmica em gatos, mas isolados com maior frequência de lesões cutâneas (ver Cap. 13). As infecções por *M. tuberculosis* ou *M. bovis* são quase sempre adquiridas pelo contato com seres humanos. Todos os membros do grupo da tuberculose possuem potencial para riscos zoonóticos; *M. microti* e espécies semelhantes são microrganismos cujo potencial zoonótico é desconhecido. O microrganismo é excretado no esputo ou nas fezes na micobacteriose respiratória ou intestinal, respectivamente. A infecção pode ser adquirida pela ingestão de leite não pasteurizado, carne crua ou miúdos de bovinos infectados, ou ainda, pelo contato com os microrganismos presentes no meio ambiente.

As manifestações clínicas refletem (ou variam de acordo com) o local de formação do granuloma. A imunidade do hospedeiro determina se o microrganismo está contido no local da lesão ou disseminado sistematicamente. Falhas de competência imunológica promovem a disseminação.

A formação de granulomas no pulmão e nos linfonodos mediastínicos resulta em tosse com intensidade variável. Perda de peso, pirexia e anorexia podem estar presentes. Ocasionalmente, se desenvolvem efusões pleurais e pericárdicas. Granulomas na orofaringe causam disfagia, aumento de salivação e ânsia de vômito. A infecção respiratória é mais comum nos cães que nos gatos, os quais têm maior predisposição aos quadros de doença intestinal ou cutânea. A micobacteriose disseminada (rara) causa esplenomegalia, hepatomegalia, efusões pleurais ou pericárdicas, linfadenopatia generalizada, perda de peso e febre.

Alterações clinicopatológicas não específicas incluem hiperglobulinemia e/ou hipercalcemia. A radiografia pode revelar massas pulmonares, hepatomegalia ou esplenomegalia, massas abdominais, linfadenopatia, calcificação de linfonodos e brônquios, osteoproliferação no esqueleto e efusão pleural ou peritoneal (Fig. 6.15).

O diagnóstico definitivo baseia-se na demonstração de bacilos ácido-resistentes em leucócitos ou amostras de biópsia e da cultura do microrganismo. O teste intradérmico de tuberculina e a determinação de anticorpos específicos são impraticáveis em cães e gatos e não são recomendados.

Antes da terapia, considerar:

- Dado o risco zoonótico potencial, todos os membros da residência do animal afetado devem ser envolvidos na tomada de decisão.
- Nas residências habitadas por pessoas infectadas por vírus da imunodeficiência humana (HIV, *human*

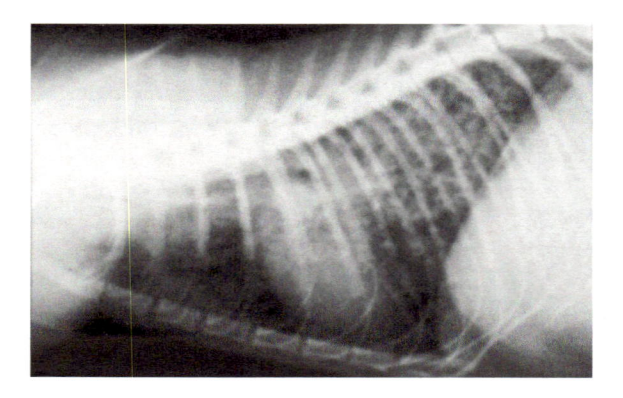

Figura 6.15 – Radiografia de tórax de um gato com tuberculose (*Mycobacterium bovis*). Note infiltrado pulmonar difuso e aumento dos linfonodos carinal, mediastínico e peri-hilar. (© Dra. Danièlle Gunn-Moore.)

immunodeficiency virus) ou submetidas a tratamentos quimioterápicos ou outras terapias imunossupressoras, é extremamente recomendável que o tratamento não seja uma opção considerada.

O tratamento é longo e pode ser dificultado pela necessidade de administrar o medicamento, pela toxicidade inerente de alguns medicamentos e pelos custos envolvidos. O ideal é que o tratamento seja executado em duas fases:

- *Fase inicial do tratamento*: ao menos três medicamentos são utilizados por, no mínimo, 2 meses; isto aumenta a chance de controle e minimiza o desenvolvimento de micobactérias resistentes.
- *Fase de continuidade*: dois medicamentos são utilizados por, pelo menos, 4 a 6 meses adicionais, dependendo da extensão da doença; em gatos, nos quais a terapia tripla não é viável, o tratamento deve envolver dois medicamentos, administrados por 6 a 9 meses.

A combinação de rifampicina-isoniazida-etambutol utilizada para o tratamento de tuberculose humana é extremamente hepatotóxica para cães e gatos. As micobactérias são suscetíveis a fluoroquinolonas e a suscetibilidade variável a alguns macrolídeos (claritromicina e azitromicina). Claritromicina, rifampicina e enrofloxacino na fase inicial formam provavelmente a combinação mais segura. Rifampicina e mesmo enrofloxacino ou claritromicina são sugeridos para a fase de continuidade. Nos casos de desenvolvimento de resistência, combinação de medicamentos alternativos é recomendada (Gunn-Moore e Shaw, 1997). Para a tuberculose clássica, o prognóstico é mau ou reservado. Se tratamento não for prescrito, a eutanásia deve ser realizada em função do risco zoonótico.

Enterobacteriaceae

Enterobacteriaceae (por exemplo, *Escherichia coli, Klebsiella* spp.) geralmente entram no TRI após a colonização da cavidade oral/TRS, embora seja possível a disseminação por via hematógena. A produção de endotoxinas pode complicar o quadro de pneumonia, causando lesão grave do pulmão e insuficiência respiratória aguda. Além da pneumonia, pode ocorrer disseminação da infecção para outros órgãos ou a coagulação intravascular disseminada (CID).

Pasteurella *spp.* e *Fermentadores Eugônicos 4*

Pasteurella spp. (cocobacilos Gram-negativos anaeróbios facultativos) são comumente isolados de cães e gatos com e sem doença respiratória. Como parte da microbiota normal, eles podem ser isolados, com frequência, da cavidade oral. Ao infectar o TRI pode causar pneumonia de difícil tratamento e prolongar o estado de doença do animal, causando abscedação pulmonar.

Microrganismos semelhantes a *Pasteurella*, agrupados como fermentadores eugônicos 4 (EF-4, *eugonic fermenter-4*), são descritos como comensais em cães e gatos. Podem provocar doença grave como invasores secundários, associados a surtos de pneumonia bacteriana infecciosa em gatos, após a inalação ou a disseminação hematógena. Os microrganismos também são isolados de outros locais (em geral próximos da cabeça) e podem estar associados à imunossupressão.

Haemophilus felis

Haemophilus felis (cocobacilo Gram-negativo) pode ser isolado da nasofaringe de gatos saudáveis ou de gatos com infecção respiratória e conjuntivite, em cultura pura ou associado a outros agentes. Parece provável que embora o *H. felis* seja uma espécie comensal, ele é capaz de causar doença em algumas circunstâncias.

Yersinia pestis *(Praga)*

Não foi descrita infectando pequenos animais no oeste da Europa nos últimos anos, mas pode ser encontrada em outras regiões do mundo. O microrganismo é mantido em espécies de roedores silvestres e transmitido por pulgas. A doença é branda nos cães, mas 50% dos gatos afetados morrem de forma aguda. Existem três formas clínicas da doença: bubônica, septicêmica e pneumônica. A forma pneumônica pode ocorrer como sequela de qualquer uma das duas primeiras formas. Os sinais clínicos da forma pneumônica se caracterizam por pneumonia de caráter hemorrágico. Gatos infectados apresentam risco zoonótico decorrente da disseminação de gotículas de secreções respiratórias, apesar de maior risco de transmissão ser representado pelas pulgas infectadas. O diagnóstico é realizado pela demonstração do microrganismo em aspirados, sangue ou tecidos por cultura ou PCR. A sorologia pode ser realizada utilizando-se amostras pareadas. O tratamento e o controle envolvem o uso de aminoglicosídeos e o imediato controle de pulgas de animais afetados, de contatantes e do meio ambiente. Casos suspeitos representam risco de saúde pública e devem ser notificados às autoridades responsáveis. Um quarto dos casos de praga humana nos Estados Unidos afeta veterinários ou seus técnicos.

978-85-7241-841-6

Mycoplasma *spp.*

As espécies de micoplasmas de interesse para os pequenos animais são:

- *M. felis* e *M. gatae* (gatos).
- *M. cynos* (cães).

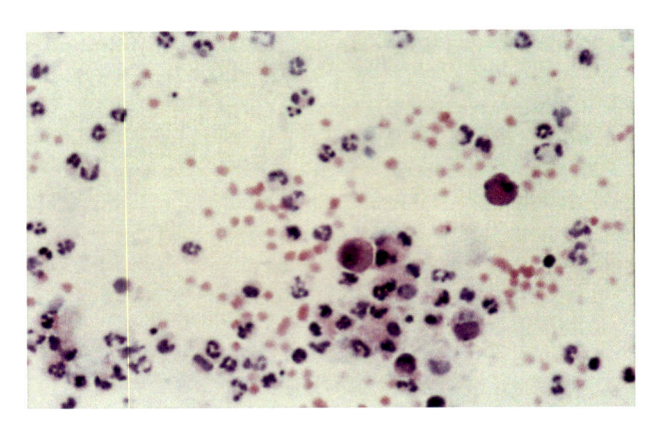

Figura 6.16 – Fluido de lavado broncoalveolar de um gato com pneumonia bacteriana. A amostra contém muitos eritrócitos e neutrófilos. (© Dra. Danièlle Gunn-Moore.)

Os micoplasmas são isolados de até 25% dos gatos com conjuntivite, e ainda que o *M. gatae* pareça ser um agente comensal, *M. felis* pode ser considerado patogênico. Alguns estudos sugerem o envolvimento destes agentes em conjuntivites e ITRS, mas estudos posteriores são necessários para determinar quando ele atua como agente primário ou secundário.

Os micoplasmas não são isolados do TRI de gatos normais, mas o *M. felis* é isolado em cerca de 25% dos gatos com doença brônquica crônica. Nos isolamentos de *M. felis*, observa-se tendência à infecção supurativa prolongada, com desenvolvimento inicial de bronquiectasias. Por esta razão, o tratamento antimicrobiano é recomendado se houver isolamento de *M. felis* do TRI.

Os micoplasmas são comumente isolados do TRI de cães normais e quase nunca estão envolvidos em casos de doença, exceto em filhotes jovens ou naqueles com doença do sistema mucociliar, como a discinesia ciliar.

Diagnóstico de Infecções Bacterianas

Infecções bacterianas são diagnosticadas pela demonstração de bactérias em lavados colhidos assepticamente ou aspirados com agulha fina e em fluido com aparência inflamatória (Fig. 6.16).

Tratamento de Pneumonias Bacterianas e Secundárias

A terapia antibacteriana deve se basear nos resultados de isolamento e sensibilidade. Um regime inicial fundamentado em tratamento de amplo espectro é aconselhável quando a citologia sugerir infecção bacteriana, até que os testes de sensibilidade sejam concluídos. O uso intravenoso pode ser indicado nos casos graves ou quando se suspeitar de doença com risco de óbito. Se a presença de bastonetes Gram-negativos for evidente, o uso de sulfonamidas com trimetoprima, fluorouinolona ou cloranfenicol provavelmente será efetivo. Sulfonamidas com trimetoprima, cloranfenicol ou cefalosporinas são indicadas para o tratamento de coccus Gram-positivos. Muitos antibacterianos não possuem boa penetração nas vias aéreas, e podem ser necessárias doses mais elevadas por períodos mais prolongados. O cloranfenicol só deve ser utilizado na terapêutica de cães ou gatos se isto for absolutamente necessário.

Infecções Fúngicas

Exceto a criptococose e a aspergilose (ver Infecções Nasais), as infecções fúngicas do trato respiratório (coccidioidomicose, histoplasmose e blastomicose) não são reportadas no Reino Unido.

Coccidioides immitans

É um microrganismo do solo encontrado em áreas desérticas da América do Norte. Em áreas endêmicas, a maioria das pessoas e dos animais é infectada, frequentemente de forma subclínica. A doença restringe-se a uma lesão subpleural pulmonar em cães, causando sinais respiratórios leves; lesões cutâneas são observadas nos gatos. A doença disseminada grave pode ocorrer, com pirexia e letargia. O diagnóstico baseia-se na citologia ou na sorologia, mas somente em altas taxas de exposição, sendo difícil de ser confirmado.

Histoplasma capsulatum

É uma levedura encontrada na América do Norte. Em cães e gatos, é um agente primário de doença sistêmica e particularmente nos gatos causa insuficiência respiratória, com dispneia e taquipneia; a tosse não é um achado comum. O diagnóstico é realizado pela citologia de amostras de lavado respiratório ou exame histopatológico dos tecidos afetados. Teste intradérmico é utilizado, mas este é impraticável para uso em pequenos animais.

Blastomyces dermatitidis

É uma levedura saprófita do solo, encontrada principalmente na América do Norte e é mais comum em cães do que em gatos. Após a inalação e a infecção primária do pulmão, ocorre disseminação hematógena e linfática, causando sinais generalizados que incluem pirexia, letargia, lesões de pele e doença ocular. O diagnóstico é realizado por citologia ou histopatologia.

Infecções por Protozoários
Pneumocystis carinii

Pneumocystis carinii, atualmente classificado como um protozoário, é um microrganismo saprofítico co-

978-85-7241-841-6

nhecido por infectar animais domésticos e não domésticos, incluindo o homem. Em cães, a pneumonia por *P. carinii* provavelmente reflete a presença de outros agentes ou de imunossupressão. A doença é reportada em Cavalier King Charles Spaniels, no Reino Unido, e em Dachshunds de pelo longo na África do Sul e em outros locais. O quadro se apresenta com dispneia grave e deve ser distinguido de insuficiência cardíaca congestiva e de fibrose pulmonar idiopática. O diagnóstico é realizado por radiografia (Fig. 6.17) e citologia. Coloração de prata de preparações citológicas de amostras de LBA são recomendadas.

Toxoplasma gondii

Pode causar pneumonia em casos graves ou complicados, embora esta manifestação seja rara. Para mais detalhes, ver o Capítulo 15.

Neospora caninum

Pode manifestar-se como doença disseminada, envolvendo o pulmão como parte de uma infecção multissistêmica. Os sinais clínicos relativos ao dano pulmonar não são tão proeminentes. Para mais detalhes, ver o Capítulo 15.

Infestações Parasitárias

Uma variedade de infestações parasitárias está associada a doenças do TRI.

Aelurostrongylus abstrusus

O verme pulmonar dos gatos, *Aelurostrongylus abstrusus*, possui distribuição mundial. Os adultos são pequenos (< 1cm de comprimento) e encontram-se nos bronquíolos. Os ovos são depositados em nódulos no parênquima pulmonar e as larvas de primeiro estágio (L1) são expelidas pela tosse, deglutidas e eliminadas pelas fezes. Os hospedeiros intermediários são as lesmas e os caracóis, e os hospedeiros paratênicos (pequenos mamíferos ou pássaros) provavelmente desempenham papel na infecção dos gatos. As infecções assintomáticas são comuns. Em infecções intensas, a inflamação das vias aéreas principais resulta na formação de nódulos pulmonares e na pleura, que podem estar presentes por cerca de seis meses. Os sinais clínicos são semelhantes aos observados na "asma felina", com tosse branda a chiado intenso.

Tecido mole nodular com densidade mal definida assemelha-se a imagens obtidas em metástases ou infecções micóticas e são evidentes na radiografia. Padrões bronquial misto, alveolar e intersticial podem ser evidentes. A citologia do lavado traqueal pode evidenciar um processo inflamatório eosinofílico, oca-

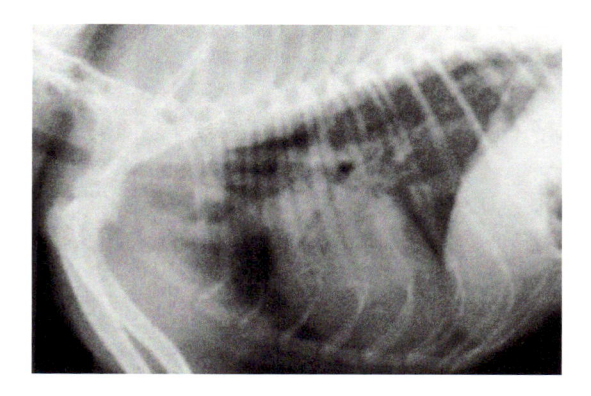

Figura 6.17 – Radiografia de pneumonia causada pelo *Pneumocystis carinii*. Com evidente padrão intersticial denso. (© Dr. Ian Ramsey.)

sionalmente presente também na hematologia sistêmica, ainda que a infecção bacteriana secundária quase sempre resulte em alterações inflamatórias mistas. O diagnóstico definitivo é feito pela identificação das larvas L1 em amostras de lavado traqueal ou fezes; as larvas L1 são reconhecidas pela presença de espinhos na cutícula dorsal e ventral de suas caudas. O tratamento é indicado para todos os gatos que apresentarem manifestações clínicas sugestiva.

Filaroides spp.

Além do *Oslerus osleri* (ver anteriormente), outros vermes filaroides dos caninos (*Filaroides milksii*, *F. hirthi*) são, por vezes, encontrados nos alvéolos e bronquíolos terminais. A infestação geralmente é assintomática, apesar de nódulos miliares poderem ser observados no exame *post-mortem*. Raramente, a infestação por *F. hirthi* resulta em taquipneia, tosse e insuficiência respiratória, em especial, em animais imunossuprimidos. A radiografia pode mostrar padrão intersticial miliar difuso ou nodular focal. O diagnóstico é confirmado pela demonstração das larvas ou dos ovos pelo método de flutuação em sulfato de zinco (ver Cap. 1).

Crenosoma vulpis

É primariamente um agente que infesta espécies selvagens (raposas e gambás) e é importante em matilhas; cães domésticos raramente são afetados. O parasita é encontrado em traqueia, brônquios e bronquíolos. As larvas são tossidas e eliminadas pelas fezes. Moluscos são hospedeiros intermediários. Manifestações clínicas relacionadas ao desenvolvimento de traqueobronquite e broncopneumonia incluem tosse, espirro e excreção nasal. A radiografia torácica pode demonstrar um padrão pulmonar misto. O diagnóstico é realizado pela identificação das larvas em amostras de lavado traqueal pelo uso da técnica de Baermann.

978-85-7241-841-6

978-85-7241-841-6

Angiostrongylus vasorum e Dirofilaria immitis

Residem nas artérias pulmonares e no átrio direito. Eles podem causar manifestações respiratórias (ver Cap. 7).

Migração de Parasitas Intestinais

Em infestações intensas, a migração das larvas de *Toxocara canis* pelo pulmão pode provocar tosse e taquipneia em filhotes (< 6 semanas de idade). Os sinais são secundários e geralmente o tratamento é desnecessário. Durante este estágio, nenhum ovo está presente nas fezes, mas uma eosinofilia pode ser evidente. *Ancylostoma caninum* e *Strongyloides stercoralis* também migram através do pulmão para completar o seu ciclo de vida, potencialmente causando tosse.

Paragonimus kellicotti

O parasita pulmonar *Paragonimus kellicotti* acomete cães e gatos na América do Norte e ocasionalmente causa doença. A infecção é seguida da ingestão de lagostas, hospedeiros intermediários. O parasita adulto migra para os pulmões, onde os cistos preenchidos de ar se desenvolvem ao redor do parasita. Os sinais estão relacionados ao processo inflamatório causado pela presença do parasita, além de infecções secundárias ou pneumotórax ou hemotórax como consequência da ruptura do cisto. O diagnóstico é realizado pela identificação de ovos com formato ovoide (80 a 10μm de comprimento) e um opérculo único, em amostras de lavado traqueal ou de fezes.

Tratamento de Infestações Parasitárias do Trato Respiratório Inferior

As infestações por *Aelurostrongylus abstrusus, Filaroides hirthi* e *F. milksi* são normalmente autolimitantes ou assintomáticas e não costumam ser tratadas. Casos sintomáticos podem ser tratados com benzoimidazóis (por exemplo, fembendazol).

Infecções de Pleura e Mediastino

A cavidade pleural é afetada por muitas doenças, a maioria das quais de natureza não infecciosa. As condições infecciosas mais frequentes são piotórax e peritonite infecciosa felina (ver Cap. 9). Outras infecções podem raramente causar efusão pleural, incluindo infecções pulmonares, efusão parapneumônica, piometra e parasitas. O mediastino pode ser envolvido, às vezes, nas condições infecciosas.

Piotórax

Etiologia

O piotórax se desenvolve quando uma bactéria atinge a cavidade pleural a partir de infecção pulmonar ou extrapleural (por exemplo, perfuração de esôfago, migração de corpo estranho, perfuração da parede torácica e osteomielite – Fig. 6.18).

O Quadro 6.5 lista as bactérias comumente isoladas da pleura de cães ou gatos com piotórax, embora algumas bactérias listadas na Tabela 6.1 possam estar presentes e as infecções podem ser mistas. Infecções anaeróbias são frequentes, em particular nos gatos. Em muitos casos, as bactérias não são isoladas.

Manifestações Clínicas

As manifestações clínicas do piotórax incluem pirexia aguda ou subaguda, depressão, anorexia, perda de peso, dispneia e taquipneia. Pode haver histórico de trauma (mordedura ou cirurgia recente) ou infecção. Sons cardíacos ou pulmonares podem ser hipofonéticos na auscultação, em especial na posição ventral e talvez unilateralmente. Dispneia grave é um achado comum, com marcado esforço inspiratório.

Diagnóstico

A radiografia mostra efusão pleural, geralmente bilateral; piotórax unilateral pode ocorrer (Fig. 6.19), em particular se o mediastino estiver espessado. Raramente, gás livre associado a infecções anaeróbias ou fuga de ar proveniente do pulmão necrosado pode estar em evidência. Na hematologia, espera-se resposta inflamatória. Grosseiramente, espera-se que o fluido esteja espesso, turvo, amarelado ou marrom, hemorrágico

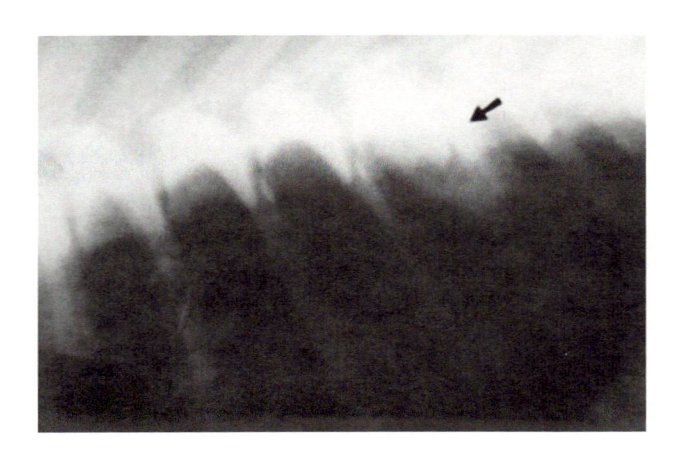

Figura 6.18 – Aparência da radiografia consistente com osteomielite na costela. O cão foi tratado anteriormente para piotórax. A extensão da infecção da costela para a cavidade pleural é considerada provável. (© Dr. Bryn Tennant.)

Quadro 6.5 – Bactérias que podem ser isoladas da pleura em cães ou gatos com piotórax

Cães	Gatos
• *Fusobacterium*	• *Fusobacterium*
• *Actinomyces*	• *Actinomyces*
• *Arcanobacterium*	• *Arcanobacterium*
• *Corynebacterium*	• *Corynebacterium*
• *Streptococcus*	• *Streptococcus*
• *Bacteroides*	• *Bacteroides*
• *Peptostreptococcus*	• *Peptostreptococcus*
• *Pasteurella*	• *Pasteurella*
• *Nocardia*	• *Nocardia*
• *Escherichia coli*	• *Mycoplasma*
• *Klebsiella*	• Outras bactérias aeróbias e anaeróbias
• Outras bactérias aeróbias e anaeróbias	

978-85-7241-841-6

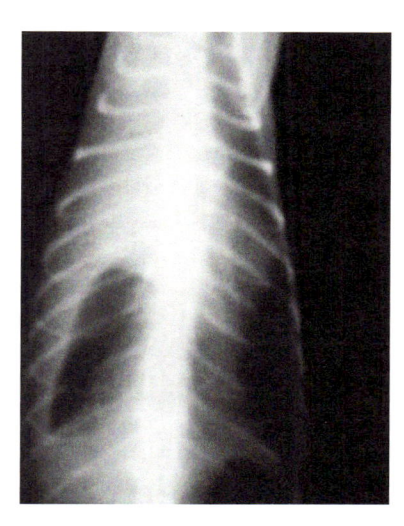

Figura 6.19 – Radiografia de um gato com efusão pleural unilateral, confirmada como piotórax por toracocentese.

ou escurecido, contendo coágulos fibrinosos. Nos casos de nocardiose, grânulos sulfúricos podem aparecer (Fig. 6.20). O exame citológico do fluido demonstrará um exsudato purulento (Fig. 6.21). O material deve ser enviado para cultura anaeróbia e aeróbia. A identificação de microrganismos no fluido pelo método de Gram ou por coloração ácido-resistente pode auxiliar na identificação.

Tratamento

O piotórax não pode ser resolvido somente com terapia antibacteriana. O sucesso do tratamento requer terapia antibacteriana sistêmica e da drenagem efetiva da cavidade pleural. A lavagem pleural unilateral com tórax fechado com um dreno torácico sistema de sucção contínua com cerca de 20cm, após infusão de solução hipertônica são dois procedimentos recomendados. O último método é preferível porque promove recuperação mais rápida e completa dos sinais clínicos. A toracocentese múltipla não é recomendada como primeira escolha, mas é uma alternativa se a admissão em um hospital e a supervisão noturna não forem possíveis.

A reposição do déficit de fluido antes da drenagem é recomendada para reduzir a probabilidade de hipotensão ou apneia. Em muitos cães, o tubo pode ser colocado com o auxílio de anestesia local, sem sedação. Se a sedação for necessária, deve-se ter em mente o risco de desenvolvimento de hipóxia em consequência da redução da função respiratória. A anestesia geral pode ser mais segura que a sedação nos cães, pois a intubação permite maior controle da respiração; a anestesia geral é considerada essencial nos gatos.

Tubos de toracostomia são colocados no terço ventral da parede torácica, pelo espaço intercostal (geralmente no espaço 7/8), com incisão caudal na pele, correspondente a, no mínimo, 2 costelas. O dreno é fixado pela sutura chinesa com padrão *finger-trap*. Todo fluido possível deve ser drenado e o animal radiografado para

colocação de um segundo tubo no lado oposto, se for necessário, para promover drenagem total; raramente a colocação de tubos bilaterais é necessária. O dreno deve ser então (a) fixado e uma torneira de três vias colocada na extremidade livre do dreno e fechado para prevenir a formação de pneumotórax iatrogênico (isto deve ser monitorado com frequência; no mínimo a cada 3h) ou (b) adaptado ao aparelho de sucção contínua; a monitoração permanente é necessária nestes casos.

Após a drenagem, se o uso do sistema de sucção contínua for ineficaz, a solução de Hartmann estéril e na temperatura corpórea (10mL/kg de peso) é introduzida no dreno, delicadamente aplicada no tórax e o fluido é removido; o uso de salina predispõe ao desenvolvimento da hipocalemia, particularmente nos gatos. Realizar este procedimento duas vezes ao dia, durante, no mínimo, 7 a 10 dias, até que a citologia e os esfregaços corados pelo Gram apontem que a in-

Figura 6.20 – Fluido pleural de um cão com piotórax causado pela infecção por *Nocardia* spp. Notar a presença de grânulos sulfúricos amarelos com um fluido espesso e vermelho. (© Dra. Danièlle Gunn-Moore.)

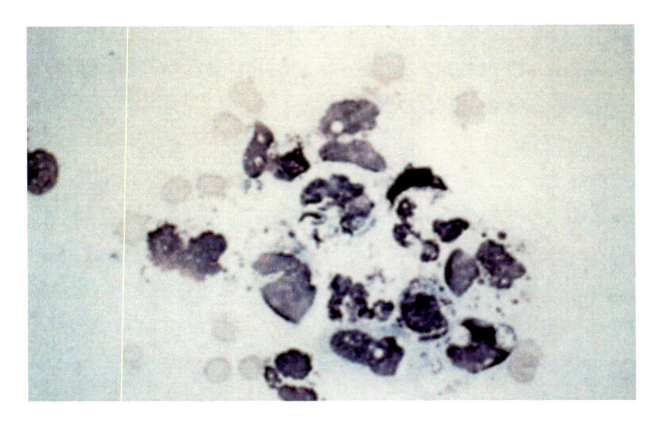

Figura 6.21 – Fluido pleural de um gato com piotórax. Notar a aparência tóxica e altamente degenerada dos neutrófilos. (© Dra. Danièlle Gunn-Moore.)

fecção está resolvida, isto é, presença de neutrófilos não degenerados, redução do número de células e ausência de bactérias (as bactérias geralmente estão ausentes após o terceiro dia). Se a sucção contínua estiver disponível, a drenagem intermitente e a lavagem da cavidade pleural são desnecessárias. Se a hospitalização não for possível, a toracocentese sob anestesia geral combinada com a lavagem deve ser repetida a cada 2 ou 3 dias. A toracocentese intermitente é muito menos eficaz que o uso de cateter vesical, e a decisão deve ser considerada no início do curso da doença.

A terapia antibacteriana parenteral é essencial por 6 a 8 semanas. Os testes de sensibilidade devem ajudar na escolha do medicamento:

- A maioria dos microrganismos é sensível a penicilinas sintéticas, ampicilinas, amoxicilinas/clavulanato, e estes podem ser combinados com metronidazol ou clindamicina.
- Se houver suspeita ou evidências de nocardiose, a combinação de sulfonamidas com trimetoprima seria de primeira escolha, seguida de aminoglicosídeos e tetraciclinas.
- Quando houver evidência de septicemia ou desenvolvimento de choque séptico, particularmente se houver envolvimento de bactérias Gram-negativas, indica-se o uso de aminoglicosídeos intravenosos (por exemplo, gentamicina, amicacina) administrados com penicilinas, cefalosporinas de segunda ou de terceira geração, ou fluoroquinolonas.

Uma terapia de suporte frequentemente é necessária, incluindo administração de fluido e suporte nutricional adequado (sonda nasal ou tubo de gastrostomia) para compensar a acentuada perda de nutrientes que ocorre nestes pacientes. O uso de enzimas proteolíticas e de antibióticos intrapleural é desnecessário no fluido de lavagem.

O insucesso em resolver esta condição requer a realização de exames mais aprofundados para doenças subjacentes (por exemplo, vírus da leucemia felina (FeLV, *feline leukamia virus*), vírus da imunodeficiência felina [FIV, *feline immunodeficiency virus*] e corpo estranho), ou para a evidência de formação de abscesso encapsulado no pulmão ou na pleura, podendo resultar em falha imediata de tratamento, mesmo que este tenha sido bastante agressivo. Abscessos necessitarão de remoção por meio de toracotomia.

Peritonite Infecciosa Felina

As infecções por coronavírus felinos serão discutidas no Capítulo 9. A peritonite infecciosa felina pode causar dispneia em decorrência de efusão pleural ou pericárdica.

978-85-7241-841-6

Vírus da Leucemia Felina

O FeLV foi apresentado no Capítulo 5 e é mencionado aqui somente como referência ao linfoma tímico em animais positivos para FeLV. Estima-se que até 80% dos gatos com linfoma tímico são positivos para FeLV. A dispneia é a principal manifestação clínica em razão da efusão pleural e da compressão de estruturas intratorácicas pela massa tímica. O diagnóstico baseia-se em radiografia, análise da efusão e demonstração do antígeno no sangue ou isolamento viral.

Infecção Pulmonar/Efusão Parapneumônica

Efusão pleural exsudativa inflamatória e estéril pode se desenvolver em pacientes com pneumonia; o fluido é mais seroso ou hemorrágico do que purulento. Embora este tipo de efusão possa ser observado em qualquer pneumonia bacteriana, ele é reportado com maior frequência associado a quadros de infecção por *Klebsiella* spp. ou *Streptococcus* spp. As efusões podem regredir espontaneamente se a pneumonia for tratada.

Outras Efusões

Pequenas efusões podem ser observadas em pacientes com piometra. A fisiopatologia é incerta, e a efusão é de resolução espontânea. Efusões pleurais com elevada contagem de eosinófilos são ocasionalmente encontradas e, em alguns casos, são atribuídas a distúrbios parasitários (sem o envolvimento de um parasita específico), o de hipersensibilidade ou imunológicas.

Dosagens de Medicamentos

Ver Apêndice 3.

Agradecimentos

Os autores são gratos à Dra. Danièlle Gunn-Moore por ter escrito a respeito das doenças causadas por micobactérias.

REFERÊNCIAS E LEITURA COMPLEMENTAR

Anderson GI (1987) The treatment of chronic sinusitis in six cats by ethmoid conchal curettage and autologous fat graft sinus ablation. *Veterinary Surgery* **16**, 131-134

Angus JC, Jang SS and Hirsch DC (1997) Microbiological study of transtracheal aspirates from dogs with suspected lower respiratory tract disease: 264 cases (1989-1995). *Journal of the American Veterinary Medical Association* **210**, 55-58

Blunden AS and Smith KC (1996) A pathological study of a mycobacterial infection in a cat caused by a variant with cultural characteristics between *Mycobacterium tuberculosis* and *M. bovis. Veterinary Record* **138**, 87-88

Bourdoiseau G, Cadore JL, Fournier C and Gounel JM (1994) Canine oslerosis. *Parasite* **1**, 369-378

Cobb MA and Fisher MA (1992) *Crenosoma vulpis* infection in a dog. *Veterinary Record* **130,** 452

Dawson S and Willoughby K (1999) Feline upper respiratory tract disease – an update. *In Practice* **21**, 232-237

Gartrell CL, O'Handley PO and Perry RL (1995) An update on canine nasal disease: Part I. *Compendium on Continuing Education for the Practicing Veterinarian* **17**, 323-326

Gartrell CL, O'Handley PO and Perry RL (1995) Canine nasal disease: Part II. *Compendium on Continuing Education for the Practicing Veterinarian* **17**, 539-547

Georgi JR (1987) Parasites of the respiratory tract. *Veterinary Clinics of North America: Small Animal Practice* **17**, 1421-1442

Gunn-Moore D and Shaw S (1997) Mycobacterial disease in the cat. *In Practice* 493-501

Keil DJ and Fenwick B (1998) Role of *Bordetella bronchiseptica* in infectious tracheobronchitis in dogs. *Journal of the American Veterinary Medical Association* **212**, 200-207

Marks SL, Moore MP and Rishniw M (1994) *Pneumonyssoides caninum* – the canine nasal mite. *Compendium on Continuing Education for the Practicing Veterinarian* **16,** 577-583

O'Brien RT, Evans SM, Wortman JA and Hendrick MJ (1996) Radiographic findings in cats with intranasal neoplasia or chronic rhinitis: 29 cases (1982-1988). *Journal of the American Veterinary Medical Association* **208,** 385-389

Olsson E and Falsen E (1994) *"Haemophilus felis":* a potential pathogen? *Journal of Clinical Microbiology* **32**, 858-859

Padrid PA, Feldman EF, Funk K, Samitz EM, Reil D and Cross CE (1991) Cytologic, microbiologic and biochemical analysis of bronchoalveolar lavage fluid obtained from 24 healthy cats. *American Journal of Veterinary Research* **52**, 1300-1307

Randolph JF, Moise NS, Scarlett JM, Shin, SJ, Blue JT and Bookbinder PR (1993) Prevalence of mycoplasmal and ureaplasmal recovery from tracheobronchial lavages and prevalence of mycoplasmal recovery from pharyngeal swab specimens in dogs with or without pulmonary disease. *American Journal of Veterinary Research* **54**, 387-391

Randolph JF, Moise NS, Scarlett JM, Shin, SJ, Blue JT and Corbett JR (1993) Prevalence of mycoplasmal and ureaplasmal recovery from tracheobronchial lavages and of mycoplasmal recovery from pharyngeal swab specimens in cats with or without pulmonary disease. *American Journal of Veterinary Research* **54**, 897-900

Rebar AH, Hawkins EC and DeNicola DB (1992) Cytologic evaluation of the respiratory tract. *Veterinary Clinics of North America: Small Animal Practice* **22**, 1065-1085

Sharp NJH, Harvey CE and Sullivan M (1991) Canine nasal aspergillosis and penicillinosis. *Compendium on Continuing Education for the Practicing Veterinarian* **13,** 41-47

Smith SA, Andrews G and Biller DS (1998) Management of nasal aspergillosis in a dog with a single, non-invasive intranasal infusion of clotrimazole. *Journal of the American Animal Hospital Association* **34**, 487-492

Sparkes A, Wotton P and Brown P *(1997)* Tracheobronchial washing in the dog and cat. *In Practice* **19**, 257-259

Speakman AJ, Dawson S, Binns SH, Hart CA and Gaskell RM (1999) *Bordetella bronchiseptica* infection in the cat: a review. *Journal of Small Animal Practice* **40**, 252-256

Thrusfield NV, Aitken CGG and Muirhead RH (1991) A field investigation of kennel cough: incubation and clinical signs. *Journal of Small Animal Practice* **32**, 215-220

Tipold A, Vandevelde A and Jaggy A (1992) Neurological manifestations of canine distemper virus infection. *Journal of Small Animal* Practice 33, 466-470

Willoughby K and Coutts A (1995) Differential diagnosis of nasal disease in cats. *In Practice* **17**, 154-161

978-85-7241-841-6

7

Sistema Cardiovascular

Clive Elwood

Introdução

As infecções do sistema cardiovascular são raras, se comparadas, por exemplo, às dos sistemas respiratório e gastrintestinal. O sistema cardiovascular é anatomicamente protegido contra mudanças externas produzidas por patógenos e contém sangue com elevadas concentrações de fatores protetores, tais como complemento, imunoglobulinas e células fagocíticas. Em regiões de clima temperado, como no Reino Unido e no norte da Europa, certas infecções primárias do sistema cardiovascular são mais raras se comparadas às regiões tropicais e subtropicais. Isto provavelmente reflete a ausência de artrópodes vetores de doenças.

Sinais de infecções cardiovasculares variam de acordo com o local da infecção. As infecções cardiovasculares podem resultar em disfunção da área envolvida e/ou causar doenças em órgãos distantes do ponto de infecção. Deste modo, endocardite bacteriana pode provocar insuficiência valvular bem como infarto embólico e acometer artérias de tecidos distantes como nos rins.

Infecções do Pericárdio

As infecções bacterianas do pericárdio são raras em cães e gatos e provavelmente ocorrem, com mais frequência, como resultado da penetração por corpo estranho. As infecções usualmente permanecem restritas ao saco pericárdico e evoluem para pericardite fibrótica com acúmulo de fluido que, em última instância, evolui para quadro de doença pericárdica restritiva. Nesses casos há aumento da pressão pericárdica até que o preenchimento ventricular seja prejudicado (tamponamento cardíaco). Infecções no pericárdio também podem se desenvolver como extensões de infecções pleurais ou em consequência da falha de rigor nos procedimentos de assepsia durante a pericardiocentese. Infecções virais podem causar doença vascular e serosite, e, também, produzir acúmulo significativo de líquido no espaço pericárdico (por exemplo, peritonite infecciosa felina [PIF] e infecção pelo herpesvírus canino tipo 1).

Histórico e Manifestações Clínicas

O histórico clínico pode incluir mal-estar, anorexia, perda de peso, edema abdominal proveniente da insuficiência cardíaca congestiva direita e dispneia em decorrência de efusão pleural. No exame clínico, os achados podem incluir febre, ascite (aumento de volume abdominal, com consistência flutuante), pulsação proeminente da veia jugular, taquicardia, pulso periférico fraco e diminuição do batimento apical.

A auscultação cuidadosa do coração pode revelar sons cardíacos abafados com "pancadas", que ocorrem como resultado de rápida desaceleração do sangue diastólico, devido à doença pericárdica restritiva, e "atrito pericárdico", resultante do contato das superfícies pericárdicas visceral e parietal, irregulares e espessadas, durante os batimentos cardíacos.

978-85-7241-841-6

Quadro 7.1 – Diagnósticos diferenciais de efusão pericárdica
• Pericardite idiopática primária
• Neoplasia
– Hemangiossarcoma
– Quimiodectoma
– Linfossarcoma
– Mesotelioma
• Insuficiência do miocárdio (especialmente em gatos)
• Insuficiência cardíaca congestiva direita
– Doença cardíaca congênita
– Endocardite bacteriana
– Endocardiose
– *Cor pulmonale*

Microrganismos

Nocardia asteroides e *Actinomyces* spp. são comuns nos cães, enquanto *Pasteurella* spp. são mais frequentes nos gatos. Alguns fungos são isolados de efusões pericárdicas. Causas de etiologia viral são raras, embora o vírus da PIF possa ocasionar pericardite clinicamente importante.

Diagnóstico Diferencial

O Quadro 7.1 lista os diagnósticos diferenciais da efusão pericárdica. Outras causas de acúmulo de fluido pericárdico incluem coagulopatias, uremia e trauma. Entretanto, sinais clínicos não associados ao coração são geralmente predominantes nestes casos.

Protocolo de Diagnóstico

Patologia Clínica

A hematologia pode revelar leucocitose neutrofílica, possivelmente com desvio à esquerda. Aumento da concentração de enzimas hepáticas pode ser observado como resultado de insuficiência cardíaca congestiva direita. A insuficiência pré-renal pode resultar no aumento das concentrações de ureia e creatinina, com urina hiperestenúrica. A análise abdominal do fluido ascítico revela um transudato modificado.

Radiografia

A radiografia torácica pode revelar uma silhueta cardíaca arredondada com contornos não visíveis e bordos pericárdicos bem demarcados. Na doença restritiva avançada, a silhueta cardíaca pode estar bem menos alargada. Fluido abdominal livre na cavidade, resultante de insuficiência cardíaca congestiva direita, pode tornar obscuros os detalhes da serosa.

Eletrocardiografia

Eletrocardiograma (ECG) pode exibir taquicardia (resultante da febre e da diminuição do débito cardíaco) e baixa voltagem do PQRS. Pode haver também alterações elétricas (variação no comprimento das ondas R e batimentos alternados).

Ultrassonografia

O ecocardiograma prontamente apontará o acúmulo de fluido pericárdico. É um exame importante na busca de lesões tumorais e neoplásicas, e na avaliação da função cardíaca. Espessamento fibrótico do pericárdio pode ser visto no ecocardiograma e deve alertar o veterinário para a possibilidade de infecção. O ecocardiograma também pode ser utilizado para ajudar a guiar a pericardiocentese, embora não seja essencial (ver a seguir). O tamponamento cardíaco pode resultar em fluido abdominal livre, que será facilmente visível na ultrassonografia abdominal.

Análise do Fluido Pericárdico

O diagnóstico definitivo de pericardite bacteriana requer a coleta de amostras para citologia e cultura de fluido pericárdico. A pericardiocentese é uma técnica relativamente simples (Fig. 7.1), mas deve ser realizada somente em casos de efusão pericárdica confirmada. A avaliação citológica e microbiológica do fluido pericárdico deve ser realizado sem demora. Grandes quantidades de neutrófilos, frequentemente degenerados, estarão presentes no exame citológico. Menor número de macrófagos pode ser evidente e ambos os tipos de células podem conter bactérias intracelulares. Nos casos associados à PIF, o fluido pode conter população mista de leucócitos e neutrófilos, sem alterações degenerativas.

Tratamento

Infecções do pericárdio são raras em pequenos animais que faltam recomendações detalhadas sobre o assunto. O tratamento da pericardite infecciosa requer o uso de altas doses de antibacterianos apropriados por via intravenosa, com base nos resultados de testes de cultura e sensibilidade, e uma pericardectomia subtotal, com subsequente lavagem torácica via dreno. Enquanto se aguarda os resultados dos testes de cultura e sensibilidade, recomenda-se o uso de antibacterianos de amplo espectro, que atuem contra microrganismos aeróbios e anaeróbios. Se existir complicação resultante da fibrose do pericárdio visceral, a função diastólica pode ser comprometida. Em seres humanos, a tentativa de se destacar as placas epicárdicas pode ser considerada nos casos de epicardite fibrótica, mas não existem relatos deste tipo de tratamento em pequenos animais.

978-85-7241-841-6

Equipamentos necessários

Luvas cirúrgicas, escovas cirúrgicas, anestésico local, cateteres longos (10cm) com agulhas de diversos tamanhos (calibres 10 a 16G) ou agulhas de pericardiocentese. Alguns autores introduzem um cateter urinário estéril para guiar a agulha do cateter longo para evitar que este fique retorcido.

Método

1. O animal (consciente ou sedado) é posicionado em decúbito lateral esquerdo. Um acesso intravenoso é colocado por precaução. A região ventral direita do peito é assepticamente preparada no espaço entre a 4ª e a 6ª costela.
2. O anestésico local é infiltrado na pele e na musculatura intercostal, em cerca de dois terços do espaço entre o esterno e a junção costocondral.
3. A agulha de pericardiocentese é introduzida lentamente através da musculatura intercostal, cranialmente à costela, após incisão cutânea de 1 a 2cm.
4. A agulha deve avançar, preferencialmente guiada pelo ultrassom e com um traçado de eletrocardiograma simultâneo, até que a imagem do cateter penetre no pericárdio, ou que sejam detectados batimentos ventriculares ectópicos. É possível sentir a ponta da agulha arranhando o epicárdio visceral.
5. A penetração no pericárdio fibrosado pode requerer uma força considerável e deve ser realizada de modo cuidadoso.
6. Após a penetração, a agulha é retirada e uma suave sucção é aplicada com uma seringa de 50mL, conectada a uma tubulação com três vias. O fluido é aspirado e pode ser recuperado de forma estéril para os exames de cultura e antibiograma, contagem de células e citologia.
7. As amostras devem ser mantidas na horizontal e com ácido etilenodiaminotetracético. Uma pequena alíquota deve ser mantida em pé; se houver coagulação, indica que o fluido contém sangue e o procedimento deve ser interrompido.
8. O procedimento de drenagem deve ser realizado por completo para minimizar os riscos potenciais de derrame do fluido purulento para a cavidade pleural, aliviar a compressão cardíaca e melhorar o rendimento cardíaco.

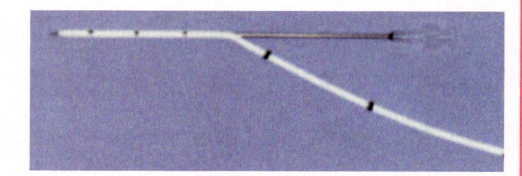
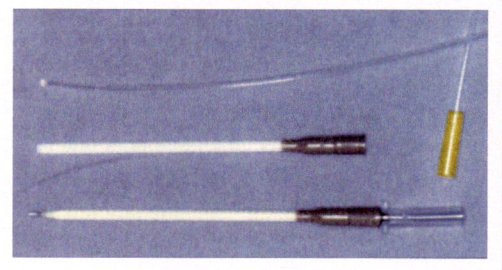

Vários tipos de cateteres utilizados para realização da pericardiocentese. (Fotografia gentilmente cedida pelo Dr. Ian Ramsey.)

Figura 7.1 – Pericardiocentese.

978-85-7241-841-6

Infecções do Miocárdio

A miocardite infecciosa é raramente diagnosticada em cães e gatos adultos no Reino Unido, mas pode ser um problema em outros locais do mundo, por exemplo, na América Central e América do Sul e no sul dos Estados Unidos, onde existe a tripanossomíase americana (doença de Chagas).

Histórico e Manifestações Clínicas

As manifestações clínicas de miocardite apontam para disfunção do miocárdio. A doença do miocárdio pode causar anormalidades no ritmo cardíaco associadas a fraqueza, colapso intermitente e morte súbita. A redução do débito cardíaco pode ocorrer como resultado de disritmias, redução da contratibilidade cardíaca e aumento da rigidez cardíaca. Isto pode provocar choque cardiogênico, com taquicardia, pulso fraco, baixa perfusão periférica, hipotermia, mucosas pálidas e/ou insuficiência cardíaca congestiva com retenção de fluido, acarretando edema pulmonar e/ou ascite.

Microrganismos

A miocardite viral ocorre com mais frequência em fetos infectados no útero ou em filhotes infectados em período imediato após o nascimento por parvovírus canino. Esta condição é considerada rara. Outras causas virais, como herpesvírus canino (CHV-1, *canine herpesvirus type 1*) em neonatos, também são raras. Várias espécies de bactérias podem causar abscesso em miocárdio. *Borrelia burgdorferi* é implicada como causa de miocardite canina, embora não existam comprovações. Microrganismos protozoários que podem causar miocardite específica incluem *Toxoplasma gondii, Neospora caninum, Trypanosoma cruzi* e *Hepatozoon canis*. Microrganismos fúngicos, como *Cryptococcus neoformans* e *Aspergillus* spp., também podem infectar o miocárdio.

Diagnóstico Diferencial

O Quadro 7.2 lista o diagnóstico diferencial das disfunções do miocárdio decorrentes da miocardite infecciosa. Outras causas de distúrbios de ritmo cardíaco súbito incluem trauma ou hipóxia do miocárdio, medicamentos e doenças metabólicas.

> **Quadro 7.2** – Diagnóstico diferencial de disfunções do miocárdio decorrentes da miocardite infecciosa
> - Cardiomiopatia idiopática (mais comum)
> - Cardiomiopatia nutricional (deficiência de taurina e carnitina)
> - Miocardite imunomediada

Protocolo de Diagnóstico

Patologia Clínica

Em geral, os valores hematológicos de uma miocardite infecciosa são baixos. A miocardite bacteriana pode produzir leucocitose neutrofílica. A miocardite por parvovírus pode estar associada à linfopenia, embora isto não seja comum nas infecções entéricas. Os valores bioquímicos podem refletir os efeitos da insuficiência cardíaca e o envolvimento de outros órgãos na doença primária, sem contribuir muito para o diagnóstico.

Radiografia

A miocardite aguda pode não estar associada à dilatação cardíaca. Doença crônica, no entanto, pode revelar cardiomegalia na radiografia torácica.

Eletrocardiografia

ECG pode produzir uma variedade de disritmias, incluindo complexos supraventriculares prematuros, taquicardias supraventriculares, bloqueio atrioventricular, complexos ventriculares prematuros (uni e multifocal) e taquicardia ventricular. Outras mudanças possíveis no ECG incluem baixa amplitude das ondas QRS, anormalidades no segmento ST e inversão de onda T.

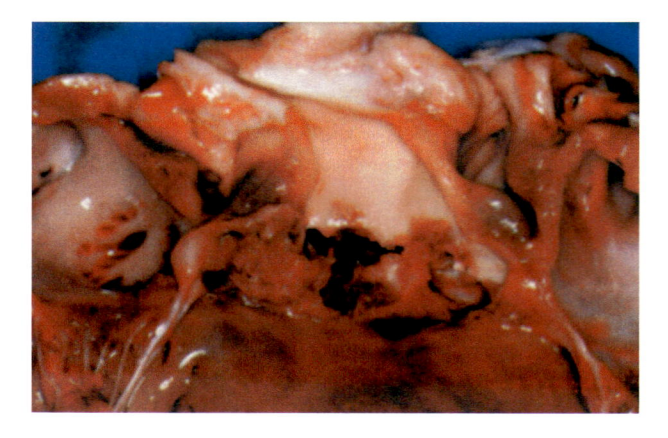

Figura 7.2 – Endocardite vegetativa na válvula aórtica de um Boxer macho de 4 anos, com endocardite bacteriana. (Fotografia gentilmente cedida pelo Dr. Ian Ramsey.)

Ultrassonografia

O ecocardiograma pode mostrar redução do débito e da contratibilidade e alterações na espessura cardíaca. Abscessos e granulomas também podem ser evidenciados por este exame.

O diagnóstico definitivo de miocardite requer exame histopatológico de uma biópsia endomiocárdica, técnica raramente utilizada na clínica de cães e gatos. Exames sorológicos podem ser utilizados para comprovar os diagnósticos de toxoplasmose, neosporose, criptococose, aspergilose ou tripanossomíases.

Tratamento

O tratamento da miocardite deve incluir medicamentos contra a disritmia e/ou mantendo o ritmo cardíaco apropriado. Na disfunção aguda grave do miocárdio seguida de insuficiência, suporte inotrópico com dobutamina e posterior redução com nitroprussiato sódico podem ser necessários. A insuficiência cardíaca congestiva pode ser manejada com combinação de diuréticos, seguida de redução (por exemplo, inibidores da enzima conversora de angiotensina [ECA]) e suporte inotrópico (por exemplo, digoxina, pimobendana) conforme necessário. Se um microrganismo específico estiver envolvido, deve-se indicar antibioticoterapia apropriada.

Infecções do Endocárdio

A endocardite bacteriana é uma causa incomum, mas bem reconhecida de infecção do endocárdio, incluindo as válvulas cardíacas (Fig. 7.2). Pode ser extremamente difícil de diagnosticá-la. Ela se desenvolve como resultado de bactérias no sangue afetando a superfície das válvulas. As bactérias são mais frequentes na circulação sanguínea de animais imunocomprometidos, com infecções concorrentes (por exemplo, infecções do trato urinário) e animais submetidos a procedimentos cirúrgicos não estéreis (por exemplo, procedimentos dentais). Defeitos cardíacos congênitos podem predispor o indivíduo ao desenvolvimento de endocardite como resultado de dinâmicas vasculares alteradas. Endocardite bacteriana é rara em gatos.

Infecção do endomiocárdio pode causar distúrbio do ritmo cardíaco, insuficiência valvular, bacteremia, septicemia, tromboembolia e doença imunomediada. A endocardite bacteriana é uma causa de "febre de origem desconhecida", que será descrita adiante.

Histórico e Manifestações Clínicas

A endocardite bacteriana pode apresentar ampla gama de manifestações clínicas, que incluem:

- Febre.
- Mal-estar.

978-85-7241-841-6

- Claudicação.
- Efusão articular.
- Anormalidades homeostáticas (incluindo epistaxe e equimoses).
- Choque séptico.
- Disfunção neurológica.
- Sopros cardíacos (que podem mudar de característica e/ou posição).
- Arritmias cardíacas (bloqueios de condução e ritmos prematuros).
- Insuficiência cardíaca congestiva (direita ou esquerda).

Outras manifestações clínicas podem estar presentes no foco primário da bacteremia (por exemplo, doença prostática, doença dental). As manifestações clínicas também podem se desenvolver secundariamente à doença imunomediata ou distúrbios embólicos (por exemplo, infarto renal, pneumonia embólica). Deve existir uma história crônica de sinais associados a defeito cardíaco congênito, tais como episódios de colapso e sopros cardíacos.

Microrganismos

Várias bactérias podem causar endocardite bacteriana, incluindo *Staphylococcus intermedius*; *Streptococcus* spp. (particularmente os beta-hemolíticos), *Escherichia coli, Pseudomonas aeruginosa, Propionibacterium acnes, Erysipelothrix rhusiopathiae, Pasteurella* spp. e *Corynebacterium* spp.

Diagnóstico Diferencial

O diagnóstico diferencial de endocardite bacteriana varia de acordo com a apresentação clínica, mas geralmente inclui as muitas causas de febre de origem desconhecida (ver adiante). A endocardite bacteriana pode ainda apresentar sinais sugestivos de outra enfermidade cardíaca.

Embora os sinais sejam produzidos diretamente pela endocardite bacteriana, os sinais relacionados às causas predisponentes mencionados anteriormente também podem ser reconhecidos.

Protocolo de Diagnóstico

A maioria dos casos de endocardite bacteriana apresenta sinais relacionados à febre e muitos testes de diagnóstico podem ser necessários para excluir outras condições (ver Quadro 7.5).

Patologia Clínica

Exames hematológicos, bioquímicos e urinálise devem ser realizados rotineiramente nos casos de suspeita de endocardite bacteriana. A hematologia pode demonstrar neutrofilia com diversos graus de desvio à esquerda, monocitose e linfocitose. Testes bioquímicos podem demonstrar hipoalbuminemia, aumento nas concentrações de enzimas hepáticas, hipoglicemia (se houver sepse associada), azotemia, hipercolesterolemia e hiperglobulinemia. A urinálise pode evidenciar infecção do trato urinário e insuficiência renal.

Hemocultura

Deve ser realizada em todos os casos de suspeita de endocardite. Duas ou três amostras de sangue devem ser colhidas em intervalos de aproximadamente 1h entre cada amostra (Fig. 7.3). O isolamento de microrganismos do sangue não é um indicativo de endocardite bacteriana, entretanto, o isolamento de qualquer um dos agentes listados anteriormente pode ser considerado importante. Contaminação bacteriana de outras fontes (ver a seguir), contaminação da pele e microrganismos não patogênicos podem ser isoladas ocasionalmente. *Staphylococcus* coagulase-negativos, *Streptococcus* não hemolíticos, *Micrococcus* spp. e *Acinetobacter* spp. são contaminantes frequentes da pele. A importância do isolamento de *Clostridium* spp. é incerta, pois o agente pode ser isolado de cães saudáveis.

Antibioticoterapia prévia pode reduzir as taxas de isolamento e resultar em exames falso-negativos. Em geral, suspender a terapia antibacteriana por 24 a 48h é suficiente (dependendo da farmacocinética do medicamento).

Cultura de Urina

Deve ser realizada nos casos de suspeita de endocardite bacteriana. A infecção do trato urinário pode predispor, ou tornar-se secundária, às endocardites bacterianas. Os microrganismos isolados são os mesmos isolados no sangue, embora as chances de isolamento sejam baixas. A urina deve ser colhida por cistocentese.

Radiografia

Na maioria dos casos, a radiografia torácica não demonstra alterações típicas de endocardite. Entretanto, a radiografia torácica pode evidenciar cardiomegalia, pneumonia embólica (Fig. 7.4), insuficiência cardíaca e efusão articular.

Aspirado de Fluido Articular

O aspirado do fluido articular pode mostrar um processo de inflamação séptica aguda ou doença imunomediada.

Eletrocardiografia

O ECG pode revelar uma série de disritmias associadas aos danos primários no sistema de condução car-

Equipamentos necessários

Luvas cirúrgicas, escova cirúrgica, duas agulhas hipodérmicas calibre 21G, seringa de 20mL, pisseta e frascos coletores apropriados para cultura em aerobiose e em anaerobiose.

Método

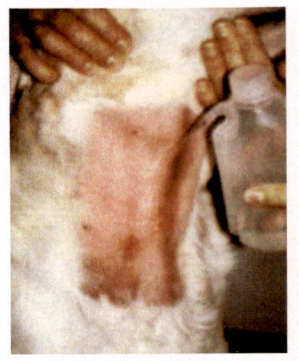 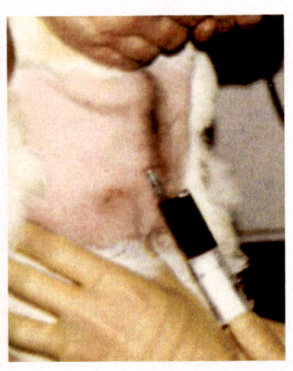

1. Uma área sobre a veia jugular é exposta e limpa, esfregando-se um antisséptico com a escova cirúrgica. O local é enxaguado com o auxílio de uma pisseta.

2. Com uma luva estéril e sem tocar o local, são colhidos 20mL de sangue da veia jugular.

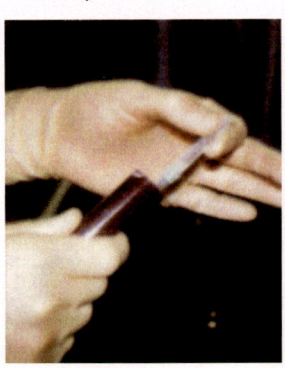 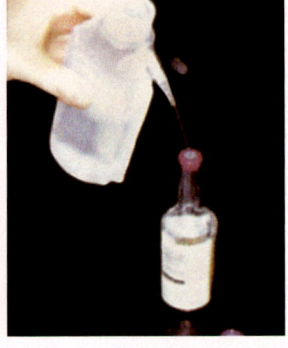

3. Para evitar contaminação cruzada, uma nova agulha é acoplada à seringa.

4. A superfície de borracha do frasco é lavada com o auxílio da pisseta.

5. O volume de sangue necessário é transferido para o frasco.

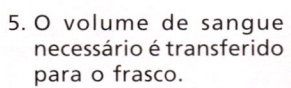 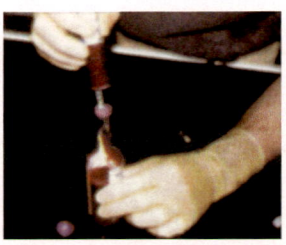

6. Duas ou três amostras para cultura devem ser obtidas com intervalo mínimo de 1h entre cada coleta. Os frascos com sangue são mantidos à temperatura ambiente e depois transportados ao laboratório o mais rapidamente possível.

Notas:
- É útil ter um assistente para ajudar a garrotear a veia jugular.
- A veia cefálica é inadequada para este procedimento.

Figura 7.3 – Hemocultura.

díaco, resultantes da infecção endocardíaca, como embolia da artéria coronária, alterações metabólicas e outros efeitos da insuficiência cardíaca e sepse.

Ecocardiograma

Ecocardiograma convencional bidimensional pode ser extremamente útil na identificação de massas sobre as válvulas cardíacas ou em outros locais do endocárdio. O Doppler pode ajudar a identificar e quantificar estenose e insuficiência valvular associada. Este exame pode ser utilizado para avaliar as consequências da endocardite bacteriana sobre as funções cardíaca e valvular e, ainda, para avaliar a predisposição à doença cardíaca de origem congênita (Fig. 7.5).

Outros Testes

Os testes para as infecções predisponentes (por exemplo, vírus da leucemia felina [FeLV, *feline leukaemia virus*], vírus da imunodeficiência felina [FIV, *feline immunodeficiency virus*] e coronavírus felino) devem ser realizados quando necessário.

978-85-7241-841-6

Tratamento

O tratamento da endocardite bacteriana deve ser realizado com suportes cardiovascular e de fluido intensivos, indicados pela presença de sepse e/ou insuficiência cardíaca. Altas doses de antibióticos por via intravenosa são necessárias para atingir a concentração adequada do medicamento na lesão valvular. O medicamento deve ser administrado por, no mínimo, 5 dias, de preferência com base nos resultados de cultura e antibiograma. Quando não for possível realizar os exames de cultura e de sensibilidade aos antimicrobianos, recomenda-se o uso combinado de cefalosporina de segunda geração (por exemplo, cefuroxima) e um aminoglicosídeo (por exemplo, amicacina) ou uma fluoroquinolona (por exemplo, enrofloxacino) de uso parenteral. A amoxicilina com clavulanato é uma alternativa, mas deve ser administrada por via intravenosa. Existem poucos medicamentos adequados nestas categorias licenciados para uso veterinário.

A toxicidade e os efeitos da interação medicamentosa, associados às consequências da endocardite bacteriana e à tromboembolia, justificam a necessidade de monitoração constante do paciente. O choque séptico e a coagulação intravascular disseminada (CID) são complicações frequentes da endocardite bacteriana. O tratamento intravenoso deve ser seguido por longa antibioticoterapia por via oral (4 a 6 semanas, no mínimo). A dimensão e a natureza das vegetações podem ser controladas durante o tratamento com auxílio do ecocardiograma.

Bacteremia e Septicemia

Definições

- Bacteremia é a presença de bactérias no sangue.
- Endotoxemia é a presença de endotoxinas no sangue (podendo causar o choque endotóxico).
- Septicemia é uma doença sistêmica associada à presença de bactéria ou suas toxinas no sangue.

A bacteremia pode ser assintomática e afetar animais saudáveis (por exemplo, durante procedimentos dentários) e a bactéria pode ser efetivamente eliminada pela ação do sistema complemento, sistema monocítico fagocitário e anticorpos. A bacteremia crônica (por exemplo, endocardite bacteriana) pode causar uma série de infecções ou doenças imunomediadas (Fig. 7.6). Septicemias graves causadas por bactérias Gram-negativas podem desencadear uma endotoxemia ou choque endotóxico. Isto ocorre quando endotoxinas são liberadas na corrente sanguínea a partir de outros locais (por exemplo, piometra; comprometimento do trato gastrintestinal).

Histórico e Manifestações Clínicas

Os sinais clínicos da bacteremia crônica são similares aos da endocardite bacteriana crônica. O choque séptico ou endotóxico causa febre, vasodilatação periférica, extravasamento de sangue para o espaço extravascular, ativação da coagulação sanguínea, do sistema imunológico e de outros sistemas críticos. Com a evolução do quadro ocorre depressão do miocárdio, hipotensão e CID. Quadros de hipoglicemia podem ocorrer em alguns casos. As manifestações clínicas incluem:

- Febre e tremores (distúrbios termorregulatórios) seguidos de hipotermia.
- Taquicardia (em resposta a vasodilatação periférica e hipotensão).
- Pulso fraco (hipovolemia).
- Congestão das membranas mucosas (vasodilatação).
- Diarreia (particularmente nos cães).
- Insuficiência respiratória aguda (particularmente nos gatos).
- Hemorragias espontâneas ou excessivas (CID).
- Convulsões (hipoglicemia).

Microrganismos

A bacteremia crônica pode ser ocasionada pelos mesmos microrganismos que causam a endocardite bacteriana. *Salmonella* spp. são comumente isolados nas hemoculturas de gatos (Dow *et al.*, 1989). Os microrganismos responsáveis por bacteremia e endo-

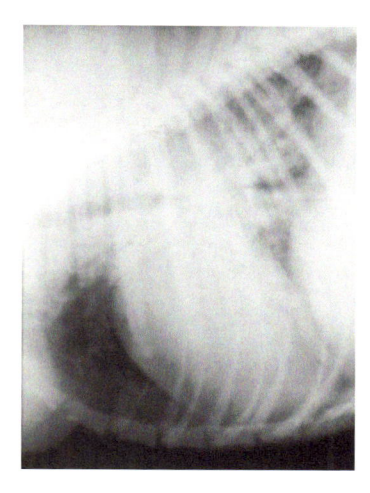

Figura 7.4 – Radiografia lateral de pneumonia embólica, resultante de endocardite bacteriana. (Fotografia gentilmente cedida pelo Dr. Ian Ramsey.)

toxemia incluem *Escherichia coli*, *Klebsiella pneumoniae*, *Enterobacter* spp., *Pseudomonas aeruginosa* e *Proteus* spp.

978-85-7241-841-6

Diagnóstico Diferencial

A bacteremia crônica apresenta manifestações semelhantes a várias neoplasias e doenças primárias imunomediadas (ver Febre de Origem Desconhecida, adiante).

O choque endotóxico deve ser diferenciado dos choques hipovolêmicos e cardiogênicos, com base no histórico do paciente e no início das manifestações clínicas. Como o choque é uma consequência terminal, a distinção entre os diversos tipos de choques pode ser difícil em estágios mais avançados. Entretanto, o

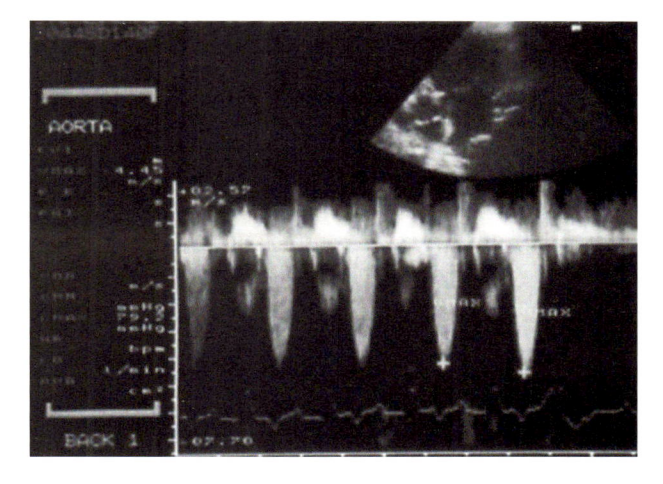

Figura 7.5 – Ondas contínuas no ecocardiograma com Doppler da aorta de um cão Curly Coated Retriever, com 3 anos de idade, que apresentava endocardite bacteriana. Observa-se jato sistólico por estenose aórtica e decremento do jato diastólico decorrente da insuficiência aórtica.

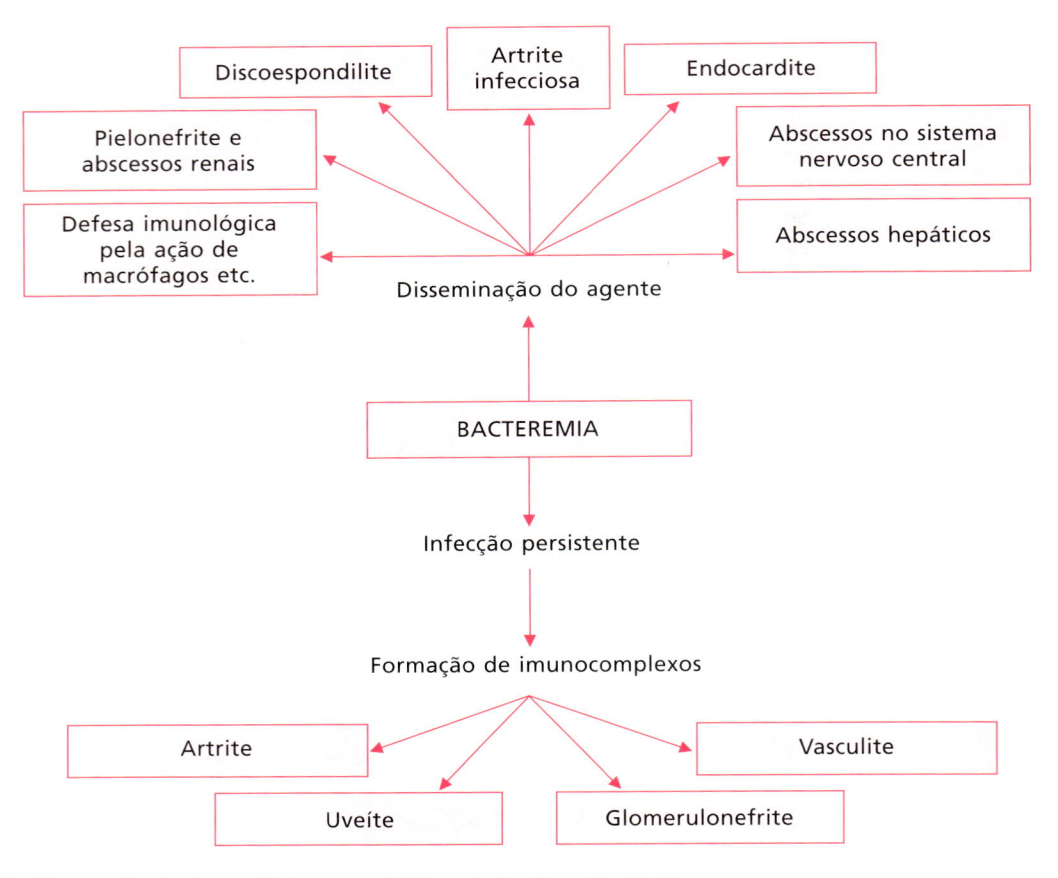

Figura 7.6 – Consequências imunológicas e embólicas da bacteremia crônica.

978-85-7241-841-6

exame clínico deve tentar identificar a causa primária que produziu a infecção e/ou a endotoxemia.

Protocolo de Diagnóstico

Para a bacteremia crônica, torna-se necessário solicitar diversos exames, incluindo-se hemograma e testes bioquímicos, urinálise e cultura de urina, hemocultura, pesquisas radiográfica e ultrassonográfica, ecocardiograma e testes imunológicos. Nas sepses por bactérias Gram-negativas e na endotoxemia, todos os testes anteriormente devem ser considerados e, muitas vezes, tornam-se necessários outros exames para avaliar sérios distúrbios metabólicos (por exemplo, gasometria, tempo de coagulação e degradação da fibrina).

Tratamento

A causa da bacteremia crônica ou da endotoxemia deve ser identificada e tratada ou removida.

A terapia do ínterim deve incluir:

- Fluidoterapia intravenosa.
  - Doses de choque devem ser administradas para manter o volume de sangue circulante.
  - Soluções coloides podem ser administradas precocemente.
  - Sangue total fresco ou plasma fresco congelado podem ser valiosos.
  - Solução salina hipertônica (7,5%) em *bolus* (cães: 4 a 8mL/kg, gatos: 2 a 6mL/kg) são benéficas.
- Altas doses de antibacterianos intravenosos.
  - Como nas endocardites bacterianas.
- Outros.
  - Suporte nutricional oral deve ser administrado para ajudar a manter integridade da mucosa gastrintestinal.
  - Antiendotoxinas podem melhorar o sistema cardiovascular e permitir uma terapia de intervenção para tratar o problema primário.
  - Existem muitas terapias adicionais para o choque endotóxico, com muitas controvérsias sobre os riscos potenciais e os efeitos benéficos. Duas delas são:
    - Succinato sódico de metilprednisolona (SSM, 30mg/kg, via endovenosa, em dose única) é empregado para o tratamento de choque e considerado benéfico em certos modelos de choque endotóxico canino quando administrado precocemente. Não existem benefícios clínicos comprovados e seu uso pode aumentar o risco

de infecções secundárias. O uso de outros glico-corticoides não específicos em baixas doses administrados por diferentes vias para o tratamento de qualquer forma de choque, mas particularmente no choque endotóxico, deve ser evitado.

■ Terapia precoce com antiprostaglandinas (por exemplo, flunixino meglumina) pode promover um benefício transitório, mas deve ser utilizada com cautela devido aos riscos de insuficiência renal e ulceração de mucosa gastrintestinal, especialmente diante de hiperperfusão tecidual e administração prévia de corticoide, respectivamente. Existem poucas informações sobre o uso de caprofeno e outros medicamentos antiprostaglandinas no choque endotóxico.

Parasitas Intravasculares

Angiostrongylus vasorum

Angiostrongylus vasorum ("verme francês do coração") é um parasita metaestrongilídeo de canídeos que tem sido documentado na Inglaterra, no País de Gales e em muitas áreas do continente europeu. Nenhum caso foi reportado na Escócia. O verme adulto vive na artéria pulmonar (Fig. 7.7) e causa pneumonia verminótica granulomatosa. Hemorragias nos pulmões e nos tecidos subcutâneos resultam do baixo consumo dos fatores de coagulação (Ramsey *et al.*, 1996). A angioestrongilose tem sido associada à glomerulonefrite (D. Connolly, comunicação pessoal). *Angiostrongylus* necessita de um molusco terrestre (caramujos ou lesmas) como hospedeiro intermediário. Os cães que têm acesso a tais invertebrados (por exemplo, animais de canis) apresentam maior risco de infestação.

Histórico e Manifestações Clínicas

A angioestrongilose é mais comum em cães jovens que apresentam alguns dos sinais a seguir:

• Hemoptise.
• Tosse.
• Dispneia.
• Perda de peso ou falha de crescimento.
• Hemorragias subcutâneas.
• Fraqueza.
• Colapso.

Paralisia de membros posteriores e outras manifestações também já foram descritas como consequência de hemorragia generalizada. O histórico de ingestão de caracóis e lesmas ou o compartilhamento de território com raposas selvagens é sugestivo desta enfermidade.

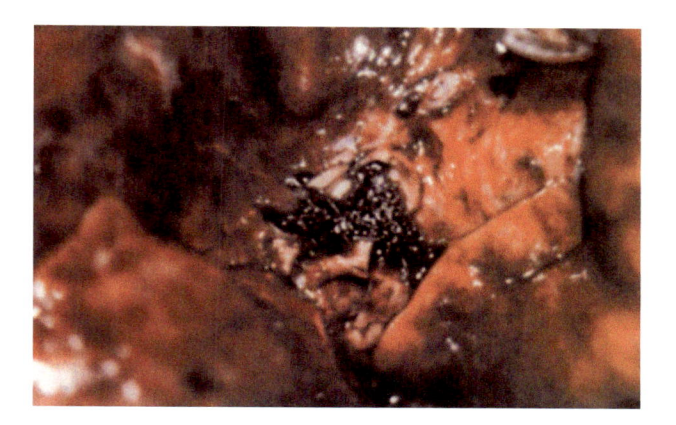

Figura 7.7 – Infestação da artéria pulmonar em cão da raça Boxer, com 2 anos de idade, afetado pelo *Angiostrongylus vasorum*. O animal morreu de forma súbita, com sinais neurológicos, presumivelmente devido à migração aberrante das larvas ou hemorragias.

978-85-7241-841-6

Diagnóstico

A hematologia demonstra eosinofilia. Os testes de coagulação sanguínea, tais como o tempo de coagulação com sangue total e tempo de coagulação sanguínea parcial ativado, indicam problemas de hemostasia, em muitos casos. Os testes mais específicos usualmente empregados para os casos de coagulopatias revelam a deficiência de vários fatores de coagulação. Os produtos de degradação da fibrina geralmente encontram-se aumentados.

A radiografia torácica na angioestrongilose evidencia padrão típico broncointersticial localizado na porção dorsocaudal do pulmão, algumas vezes acompanhado de dilatação cardíaca do lado direito (Fig. 7.8). A traqueobroncoscopia exibe principalmente hemorragia intrabronquial (Fig. 7.9). A confirmação definitiva do diagnóstico se dá pela demonstração das larvas em lavados bronquiais (Fig. 7.10) ou nas fezes, pelo método

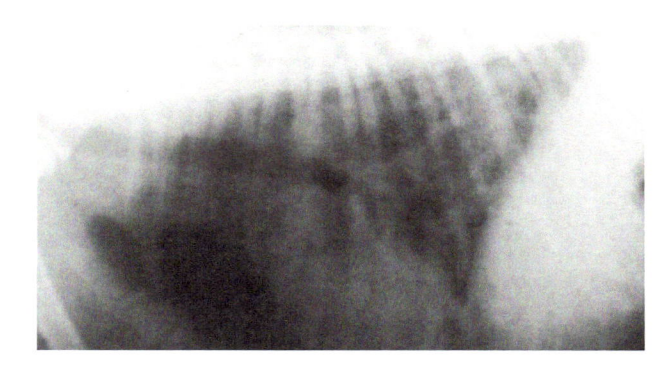

Figura 7.8 – Radiografia torácica lateral direita de uma fêmea da raça Border Collie, com 6 anos de idade, e histórico de dispneia, hemoptise e perda de peso. Observa-se padrão intersticial difuso. Este cão tinha pneumonia verminótica causada pelo *Angiostrongylus vasorum*, confirmada pela citologia do lavado de traqueia e pela presença de larvas nas fezes.

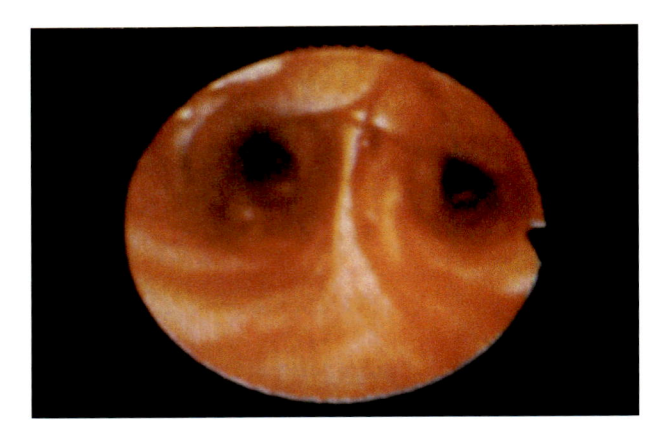

Figura 7.9 – Vista broncoscópica da carina de um cão da raça Irish Wolfhound, com 8 meses de idade, e que apresentava hemoptise em decorrência da infestação por *Angiostrongylus vasorum*. Sangue fresco pode ser visualizado no lúmen das vias aéreas.

de Baermann. A identificação das espécies de parasitas deve ser realizada por especialistas com experiência.

Diagnóstico Diferencial

O Quadro 7.3 lista os diagnósticos diferenciais para angioestrongilose.

Tratamento

O fembendazol é efetivo. O uso prolongado com doses baixas reduz o risco de tromboembolia pulmonar consequente da morte maciça dos parasitas. Outros tratamentos, embora sejam efetivos, na maioria das vezes apresentam riscos de complicações.

Dirofilaria immitis

Dirofilaria immitis ("verme de coração") é um helminto endêmico em áreas tropicais e subtropicais do planeta, incluindo o sul da Europa e grande parte do território

Quadro 7.3 – Diagnósticos diferenciais de angioestrongilose
- Pneumonia infecciosa
- Bronquite eosinofílica
- Imunodeficiência congênita (por exemplo, discinesia ciliar)
- Coagulopatias adquiridas (incluindo intoxicações por rodenticidas)
- Coagulopatias hereditárias

dos Estados Unidos. Os adultos medem 10 a 35cm de comprimento, sendo as fêmeas mais largas que os machos. Eles são encontrados predominantemente nos cães e a infestação de felinos ocorre apenas ocasionalmente. Casos de dirofilariose no Reino Unido foram confirmados apenas em animais importados. Embora a espécie de mosquito transmissora da doença exista no Reino Unido, a média de temperatura ambiental é muito baixa para permitir a multiplicação do parasita no vetor. É pouco provável que a doença torne-se endêmica no Reino Unido, em um futuro próximo.

A *D. immitis* causa arterite pulmonar proliferativa, pneumonia eosinofílica, hipertensão pulmonar e *cor pulmonale* com insuficiência cardíaca congestiva direita. O fluxo de sangue normal ajuda o verme a manter-se em posição nas artérias pulmonares. O aumento da pressão pulmonar é normalmente leve, como a dilatação do lúmen arterial. Em infestações maciças, ocorre obstrução do átrio direito, causando refluxo grave na válvula tricúspide ("síndrome cava"). A Figura 7.11 ilustra o ciclo de vida do parasita *D. immitis*.

Histórico e Manifestações Clínicas

A dirofilariose acomete cães adultos e a infestação branda costuma ser assintomática. As manifestações clínicas incluem:

- Tosse.
- Letargia.
- Perda de peso.

978-85-7241-841-6

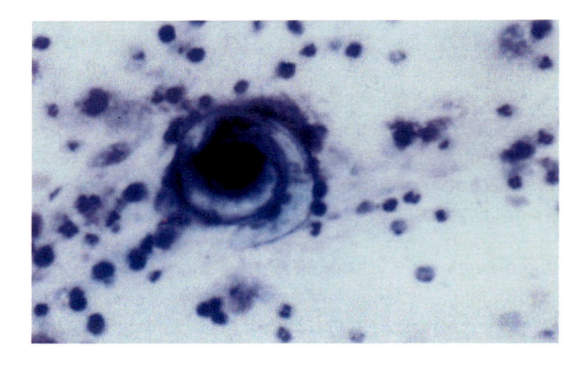

Figura 7.10 – Larva de *Angiostrongylus vasorum* em coloração direta de amostra de lavado bronquial, colhida de um Shih Tzu de 4 meses de idade com histórico de tosse.

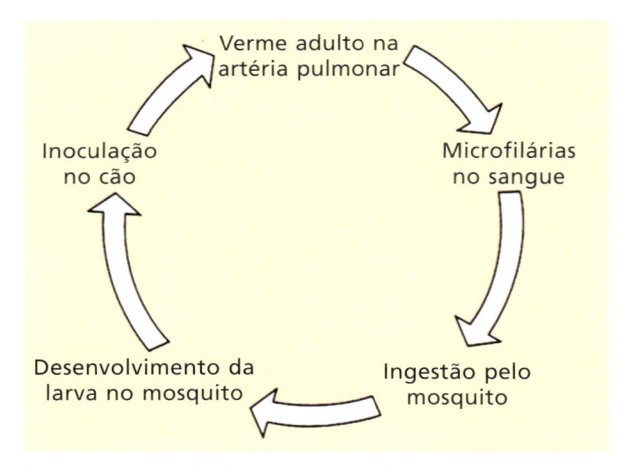

Figura 7.11 – Ciclo de vida da *Dirofilaria immitis*.

- Dispneia.
- Distensão abdominal.
- Morte súbita (por embolia).

Nos gatos, a dirofilariose pode manifestar-se por vômitos, tosse, dispneia e anorexia. A migração de larvas imaturas pode ocorrer em qualquer localização e, particularmente nos gatos, produz manifestações clínicas atípicas. A dirofilariose tem sido associada a quadros de glomerulonefrite (devido à deposição de imunocomplexos nos rins).

Diagnóstico Diferencial

O Quadro 7.4 lista os diagnósticos diferenciais da dirofiariose. Nos gatos, a asma felina (bronquite alérgica felina) é o principal diagnóstico diferencial.

Diagnóstico

Nos casos de dirofilariose sintomática, a radiografia torácica tipicamente apresenta uma dilatação da artéria pulmonar, com áreas de tortuosidade e um padrão pulmonar intersticial. O ecocardiograma pode identificar os vermes em infestações mais graves. Eosinofilia, basofilia e anemia moderada não regenerativa são frequentes na hematologia.

A infestação pelo verme do coração pode ser demonstrada pela identificação das microfilárias, com o emprego de testes de concentração (por exemplo, teste de Knott modificado) ou pela identificação de antígenos do parasita adulto utilizando ensaio imunoabsorvente ligado à enzima (ELISA, *enzyme-linked immunosorbent assay*). Os testes sorológicos apresentam baixa sensibilidade e especificidade. Colorações de sangue podem ser examinadas para a presença de microfilárias, mas com baixa sensibilidade, pois 20 a 30% dos cães infectados não apresentam microfilaremia. Futuramente, novos estudos são necessários para distinção das microfilárias de um helminto não patogênico, *Dipetalonema reconditum*.

Tratamento

O tratamento da dirofilariose apresenta quatro vertentes:

1. Manejo das consequências da infestação (por exemplo, aspirina para arterite pulmonar, corticosteroides para a pneumonia eosinofílica, terapia para a falência cardíaca congestiva).

Quadro 7.4 – Diagnósticos diferenciais da dirofilariose
- Doença cardíaca adquirida
- Doença cardíaca congênita
- Pneumonia inalatória bacteriana
- Bronquite crônica
- Bronquite eosinofílica
- Discinesia ciliar

2. Terapia adulticida (tiacetarsamida ou melarsomina).
3. Tratamento microfilaricida (levamisol, ivermectina ou milbemicina).
4. Profilaxia (ivermectina, milbemicina, moxidectina).

A terapia adulticida sozinha é insuficiente para impedir a reinfestação. Após o tratamento adulticida, aconselha-se repouso absoluto para evitar complicações decorrentes de tromboembolias. Muitos destes medicamentos não são disponíveis no Reino Unido e a regulamentação atual para importação deve ser obtida no Veterinary Medicines Directorate. Se possível, o uso da ivermectina deve ser evitado em cães, especialmente nas raças Collie, pois a dose terapêutica é menor que a de outras espécies. O uso de adulticidas pode resultar em maiores complicações para os gatos e, como o verme não sobrevive por muito tempo nesta espécie, uma terapia sintomática pode ser adotada até que o verme adulto morra (cerca de 2 anos).

A profilaxia é adotada como rotina em áreas endêmicas. Notar que a dose de ivermectina para a profilaxia é menor que a dose terapêutica. A profilaxia deve ser continuada após a importação, pois apenas alguns estágios do ciclo de vida podem ser tratados por medicamentos. A dietilcarbamazina não é mais amplamente utilizada e só deve ser administrada em animais não infectados. Gatos devem receber somente a ivermectina como medicação profilática.

O tratamento da síndrome cava requer remoção urgente do verme adulto do lado direito do coração. Isto é usualmente obtido por venotomia jugular e remoção gentil com auxílio de um fórceps. O índice de complicações é alto e muitos cães morrem de CID ou tromboembolia pulmonar.

Febre de Origem Desconhecida

A febre é o sinal clínico mais comum nas doenças infecciosas. Ela está associada a depressão e inapetência presentes em muitas situações descritas neste manual. Febre deve ser sempre diferenciada de hipertermia, que é o aumento de temperatura corpórea sem nenhuma alteração na região hipotalâmica. Febre, ao contrário da hipertermia, não requer terapia de emergência para reduzir a temperatura corpórea. A febre apresenta uma série de efeitos benéficos, pois a letalidade pode ser maior em animais com sepse que não desenvolvem resposta febril. O uso de anti-inflamatórios não esteroides para tratar febre leve ou moderada é desnecessário e potencialmente perigoso. Embora a febre seja um indicativo comum de doença infecciosa, ela também pode ser um sinal clínico de doenças imunomediadas, neoplasias e condições inflamatórias. Quando a febre persiste por mais de 3 semanas e a causa não

978-85-7241-841-6

Quadro 7.5 – Condições associadas à febre de origem desconhecida

Doenças infecciosas
- Endocardite bacteriana
- Bacteremia (de qualquer natureza)
- Infecções localizadas em tecidos moles (por exemplo, pulmão, pleura, peritônio, fígado, rim, próstata)
- Discoespondilite
- Peritonite infecciosa felina
- Hemobartonelose
- Leptospirose
- Infecções secundárias à imunossupressão (por exemplo, vírus da imunodeficiência felina)
- Infecções por fungos, protozoários ou rickéttsias, infecções fúngicas disseminadas (animais importados)
- Doença de Lyme

Doenças imunomediadas
- Anemia hemolítica imunomediada
- Trombocitopenia imunomediada
- Poliartrite imunomediada (vários tipos)
- Doenças polissistêmicas imunomediadas (por exemplo, lúpus eritematoso sistêmico)

Doenças neoplásicas
- Doenças linfoproliferativas, particularmente leucemias, mielomas de células plasmáticas e doenças associadas ao vírus da leucemia felina
- Doença mieloproliferativa
- Tumores sólidos grandes ou necrosados

Outras doenças
- Osteopatia metafisária
- *Shunt* hepático portossistêmico (bacteremia)
- Panosteíte
- Pansteatite (gatos)

Tabela 7.1 – Aplicabilidade dos testes de diagnóstico para a investigação de febre de origem desconhecida

Teste	Informação diagnóstica
Predisposição	Doenças associadas à raça (por exemplo, deficiência na adesão de leucócitos observada em cães da raça Irish Setter)
	Doenças relacionadas ao sexo (por exemplo, piometra)
Histórico	Início e curso da doença
	Manifestações clínicas
	Doença em animais "contatantes"
	Exposição
	Respostas ao tratamento
Exame físico (incluindo exames oftalmológico e retal)	Localização dos sinais clínicos
	Evidência de dor/disfunção
	Evidência de tumores/linfadenopatia
Hematologia	Investigação de alterações hematológicas malignas e distúrbios na medula óssea
	Evidência de respostas à infecção/inflamação
Bioquímico	Localização de danos orgânicos
	Investigação de efeitos orgânicos graves
Urinálise	Investigação de doença urinária e auxílio na avaliação da função renal
Relação creatinina/proteína na urina	Investigação de proteinúria importante
Cultura de urina	Investigação de infecção urinária
Cultura de fezes	Investigação de infecção entérica
Cultura de sangue	Investigação de bacteremia
Radiografia torácica	Investigação de pneumonia, efusão pleural, massas intratorácicas
Radiografia abdominal	Investigação de organomegalia, ascite, doença peritoneal e tumores
Radiografia esquelética	Evidência de discoespondilite, panosteíte, osteopatia metafisária, osteodistrofia hipertrófica, osteomielite, poliartrite, mestástases ósseas, mieloma múltiplo
Ecocardiograma	Investigação de massas endocárdicas
Ultrassonografia abdominal	Exame de fígado, vesícula biliar, trato gastrintestinal, peritônio, trato urogenital e pâncreas
Ultrassonografia torácica	Investigação de tecido torácico extracardíaco
Aspirado de efusão/massas	Cultura e citologia
Aspirado de linfonodos	Investigação de linfossarcoma
	Evidencia outras doenças
Punção articular	Investigação de artrite
Biópsia de medula óssea	Investigação das doenças da medula óssea
Sorologia	Examina infecções (por exemplo, vírus da leucemia felina, vírus da imunodeficiência felina, peritonite infecciosa felina, toxoplasmose, neosporose, leptospirose, criptococose, borreliose) e doenças autoimunes (por exemplo, artrite reumatoide, lúpus eritematoso sistêmico, anemia hemolítica imunomediada, trombocitopenia imunomediada)

é diagnosticada após vários exames clínicos e exames laboratoriais, esta condição é referida como febre de origem desconhecida.

Diagnóstico Diferencial

O Quadro 7.5 listas as condições associadas à febre de origem desconhecida.

Protocolo de Diagnóstico

Diante de casos de febre em que não existe uma causa aparente, é válido efetuar uma série (bastante extensa) de testes diagnósticos (Tabela 7.1). As manifestações clínicas servem para direcionar a sequência mais apropriada de testes a serem realizados.

Dosagem de Medicamentos

Ver Apêndice 3.

REFERÊNCIAS E LEITURA COMPLEMENTAR

Anderson CA and Dubielzig RR (1984) Vegetative endocarditis in dogs. *Journal of the American Animal Hospital Association* **20**, 149-152

Bennett D, Gilbertson EMM and Grennan D (1978) Bacterial endocarditis with polyarthritis in two dogs associated with circulating autoantibodies. *Journal of Small Animal Practice* **19**, 185-196

Boswood A (1996) Resolution of dysrhythmias and conduction abnormalities following treatment for bacterial endocarditis in a dog. *Journal of Small Animal Practice* **37**, 327-331

BSAVA Scientific Committee (1998) Heartworm disease. *Journal of Small Animal Practice* **39**, 407-409

Calvert CA (1982) Valvular bacterial endocarditis in the dog. *Journal of the American Veterinary Medical Association* **180**, 1080-1084

Calvert CA (1983) Treatment of heartworm in dogs. *Canine Practice* **18**, 13-28

Calvert CA, Greene CE and Hardie EM (1985) Cardiovascular infections in dogs: epizootiology, clinical manifestations and prognosis. *Journal of the American Veterinary Medical Association* **187**, 612-616

Cobb MA and Fisher MA (1990) *Angiostrongylus vasorum:* transmission in south east England. *Veterinary Record* **126**, 529

Dow SW, Curtis CR, Jones RL and Wingfield WE (1989) Bacterial culture of blood from critically ill dogs and cats: 100 cases (1985-1987). *Journal of the American Veterinary Medical Association* **195**,113-117

Dow SW and Jones RL (1989) Bacteraemia: pathogenesis and diagnosis. *Compendium on Continuing Education for the Practicing Veterinarian* **11**, 432-443

Dunn JK and Gorman NT (1987) Fever of unknown origin in dogs and cats. *Journal of Small Animal Practice* **28**, 167-181

Elwood CM, Cobb MA and Stepien RL (1993) Clinical and two-dimensional echocardiographic findings in 10 dogs with vegetative bacterial endocarditis. *Journal of Small Animal Practice* **34**, 420-427

Martin MWS, Ashton G, Simpson VR and Neal C (1993) Angiostrongylosis in Cornwall: clinical presentations of eight cases. *Journal of Small Animal Practice* **34**, 20-25

Murdoch DB (1984) Heartworm in the United Kingdom. *Journal of Small Animal Practice* **25**, 299-305

Patteson MW, Gibbs C, Wotton PR and Day MJ (1993) *Angiostrongylus vasorum* infection in seven dogs. *Veterinary Record* **133**, 565-570

Ramsey IK, Littlewood JD, Dunn JK and Herrtage ME (1996) The role of chronic disseminated intravascular coagulation associated with a case of canine angiostrongylosis. *Veterinary Record* **138**, 360-363

Thomas WP, Reed JR, Bauer TG and Breznock EM (1984) Constrictive pericardial disease in the dog. *Journal of the American Veterinary Medical Association* **184**, 546

978-85-7241-841-6

8

Trato Digestório

Bryn Tennant

Introdução

As infecções da cavidade oral, esôfago, estômago e trato entérico destacam-se como as doenças infecciosas e zoonóticas mais importantes que afetam os animais domésticos de pequeno porte. Elas são comuns, principalmente em animais mantidos em grupos ou em populações com um grande número de susceptíveis.

Alguns agentes que causam sinais clínicos similares serão discutidos em uma categoria geral (por exemplo, faringites). Outros agentes, particularmente os que afetam o estômago e o trato entérico, serão discutidos individualmente quanto aos aspectos de patogenia, manifestações clínicas e de diagnóstico. A maioria dos agentes infecciosos descritos a seguir afeta apenas o trato digestório, causando infecção restrita a esta área. Alguns agentes, no entanto, podem causar infecções envolvendo outros sistemas, ou têm potencial para atuar em infecções sistêmicas.

Mecanismos de Defesa do Trato Digestório

Os agentes infecciosos podem atingir o trato digestório por ingestão de alimentos ou via hematógena. Os mecanismos de defesa contra essas infecções dependem de:

- Respostas imunes celular e humoral (produção local e sistêmica de anticorpos) efetivas.
- Mecanismos físicos: motilidade gastrintestinal, ácido gástrico, secreções biliares e pancreáticas, camada de muco, reposição constante das células da mucosa e presença da microbiota normal.

Existem algumas condições ou situações que comprometam estes mecanismos de defesa e podem predispor ao aparecimento de infecções. Estas condições incluem:

- Redução da motilidade intestinal.
- Terapia imunossupressora (por exemplo, terapia com antineoplásicos e corticosteroides).
- Falhas da imunidade local (por exemplo, deficiência de secreção de imunoglobulinas A [IgA]).
- Cirurgia gastrintestinal.
- Doenças anatômicas e funcionais (por exemplo, insuficiência pancreática exócrina, distúrbios obstrutivos, falhas de absorção e de digestão).

- Ingestão de corpo estranho que afete a mucosa.
- Doenças metabólicas debilitantes (por exemplo, *diabetes mellitus*, hiperadrenocorticismo, insuficiência renal crônica, doença hepática).
- Carências de proteínas e energia, resultando em atrofia de vilosidades e comprometimento da imunocompetência.

Cavidade Oral, Faringe e Glândulas Salivares

Histórico e Manifestações Clínicas

As doenças da cavidade oral, causadas por agentes infecciosos ou por distúrbios não infecciosos, podem resultar em apreensão anormal do alimento, falta de vontade de comer, disfagia, movimentação excessiva da língua, mastigação anormal, dor, ulceração e aumento de salivação. Ocasionalmente, a saliva pode se apresentar sanguinolenta. O envolvimento dos dentes frequentemente resulta em dor. Doença infecciosa das glândulas salivares pode estar presente, com aumento de volume glandular e, se a glândula zigomática for afetada, observam-se epífora e exoftalmia.

Diagnóstico

Se não houver evidência de doença sistêmica, o exame da cavidade oral deverá ser realizado após a anestesia geral. É fundamental que toda a cavidade oral e a superfície da mucosa da faringe sejam examinadas. A confirmação do diagnóstico baseia-se na demonstração da presença de agentes infecciosos e nas alterações histopatológicas dos tecidos afetados. *Swabs* obtidos para cultura bacteriana raramente possuem valor de diagnóstico, devido ao crescimento de bactérias comensais normais presentes no local. É importante descartar as causas não infecciosas de inflamação oral (ver adiante).

Causas e Tratamento de Infecções

A inflamação da cavidade oral e a formação de granulomas podem se desenvolver como consequências de muitos processos, incluindo as doenças autoimunes, insuficiência renal, endocrinopatias, granuloma eosino-

fílico felino, neoplasias, traumas e uma variedade de condições infecciosas primárias (Quadro 8.1). Dentre todas estas causas, apenas a infecção por calicivírus felino (FCV, *feline calicivirus*) é observada com frequência (ver Cap. 6). Infecções secundárias são muito comuns. As infecções sistêmicas que podem predispor a infecções secundárias da cavidade oral incluem vírus da leucemia felina (FeLV, *feline leukaemia virus*), vírus da imunodeficiência felina (FIV, *feline immunodeficiency virus*), vírus da cinomose canina (CDV, *canine distemper virus*) e vírus da panleucopenia felina. O tratamento dessas infecções depende do manejo da infecção primária e das doenças não infecciosas. A resolução da causa primária deve acarretar solução da infecção secundária. O uso de antibióticos para controle de infecções secundárias raramente se justifica, exceto nos casos de infecções crônicas ou debilitantes, e quando a doença dental é considerada causa primária.

Candidíase

Candida spp. são leveduras que fazem parte da microbiota de mucosas. Das cerca de 200 espécies de *Candida* existentes, apenas algumas podem, às vezes, atuar como patógenos oportunistas, sendo as mais importantes *C. albicans* e *C. tropicalis*. A candidíase é principalmente uma doença de epitélios queratinizados, observada com maior frequência em animais imunossuprimidos ou com doenças crônicas preexistentes na cavidade oral e doenças mucocutâneas ulcerativas. Placas brancas pseudomembranosas ou acinzentadas de consistência mucoide se desenvolvem sobre a superfície das mucosas, com úlceras irregulares e inflamação (Fig. 8.1). Candidíases cutânea, sistêmica e intestinal são raramente descritas nos cães e gatos, com sinais de febre, efusão pleural, uveíte anterior, osteomielite, diarreia e dermatite. *Candida albicans* pode ser reconhecida pela morfologia da levedura, com pseudo-hifas ou hifas

---

Quadro 8.1 – Agentes infecciosos associados à inflamação da cavidade oral

- Calicivírus felino
- Vírus da imunodeficiência felina
- Papilomavírus (cães)
- *Candida albicans* (cães e gatos)
- Vários gêneros bacterianos (por exemplo, micobactérias)

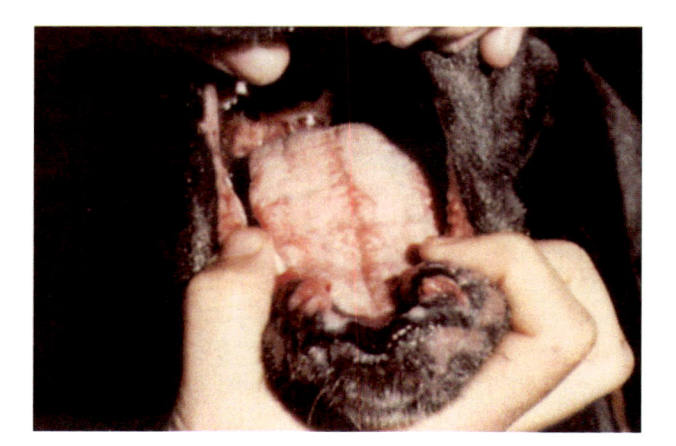

Figura 8.1 – Lesões na cavidade oral de um cão afetado por *Candida* spp. (© Dr. Susan Shaw.)

verdadeiras em exames citológicos ou histopatológicos. A candidíase cutânea ou mucocutânea pode ser tratada com antifúngicos de uso tópico (por exemplo, miconazol, clotrimazol e anfotericina B). Lesões da cavidade oral são tratadas com a administração sistêmica de anfotericina B, cetoconazol ou itraconazol.

Estomatite Viral

A estomatite ou gengivite viral em gatos é associada principalmente à coinfecção por FCV (ver Cap. 6) e FIV (ver Cap. 5). Ocorrem ulceração e hiperplasia da mucosa oral (Fig. 8.2). O calicivírus felino pode ser cultivado a partir de *swabs* de orofaringe, enviados ao laboratório em meio de transporte. Tem-se isolado calicivírus de cães com glossite, embora o significado desta associação ainda seja desconhecido.

Papilomatose

O papilomavírus induz a formação de fibropapiloma(s) único ou múltiplos e placas displásicas, usualmente maiores que 1cm de diâmetro, em qualquer local do corpo, incluindo a cavidade oral (Fig. 8.3). A confirmação do papilomavírus requer a demonstração do agente pela técnica de imunoistoquímica (não disponível comercialmente) ou pela microscopia eletrônica. Os papilomas podem ser removidos cirurgicamente, mas existe forte tendência de recidiva. Não existe tratamento específico disponível. Os papilomas em animais jovens podem regredir espontaneamente com o crescimento do animal.

Agentes Infecciosos e Doença Odontológica

O papel dos agentes infecciosos no desenvolvimento de doença dental é complexo. A formação de placa bacteriana é considerada como a principal responsável pelo desenvolvimento de gengivites e periodontites. As bactérias presentes na cavidade oral ainda não foram totalmente caracterizadas, e não existe ainda correlação direta entre a presença de determinadas espécies e a ocorrência de doenças odontológicas. A presença de placas maduras reduz a tensão de oxigênio na margem da gengiva e nos sulcos, favorecendo a colonização por bactérias anaeróbias que produzem enzimas e toxinas. A presença destas dá início a um processo inflamatório nos tecidos em contato. A gengivite se desenvolve e, se não diagnosticada, evolui para uma periodontite. Com o desenvolvimento da doença periodontal, porções mais profundas do sulco gengival e as bolsas periodontais formadas resultam no desenvolvimento de um ambiente anaeróbio, favorecendo o crescimento de bactérias móveis, anaeróbias e Gram-negativas, com predomínio de *Bacteroides* spp., *Fusobacterium* spp. e *Peptostreptococcus anaerobius*, em contraste com a microbiota oral composta por cocos imóveis, aeróbios e Gram-positivos. Outros fatores podem influenciar o desenvolvimento de doenças periodontais, incluindo eficácia da resposta imune local, presença de doenças sistêmicas (por exemplo, insuficiência renal, endocrinopatias como *diabetes mellitus*), distúrbios imunossupressores e fatores físicos que influenciam a formação da placa bacteriana (por exemplo, excesso de dentes, redução da produção de saliva, dietas pastosas e anormalidades dos dentes).

O uso de antibióticos é indicado no manejo de doença periodontal por algumas horas para controlar bacteremia iatrogênica, após procedimento odontológico; ou cronicamente (por alguns dias ou semanas), para tratar doenças periodontais específicas e mais graves. Os antibióticos de escolha incluem ampicilina, amoxicilina, clindamicina e metronidazol.

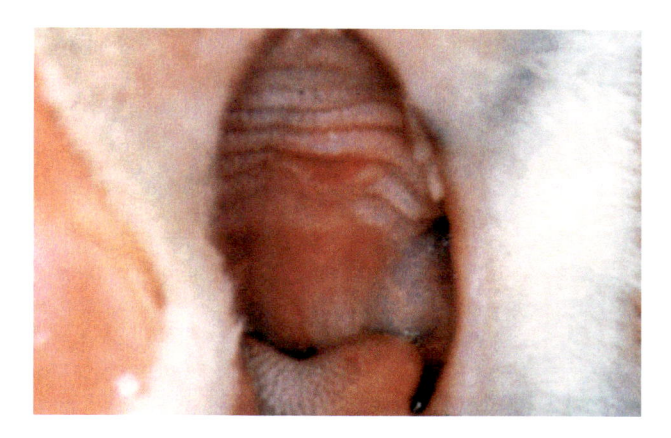

Figura 8.2 – Ulceração na cavidade oral de um gato, associada à infecção pelo calicivírus felino. (Fotografia gentilmente cedida por Dr. Ian Ramsey.)

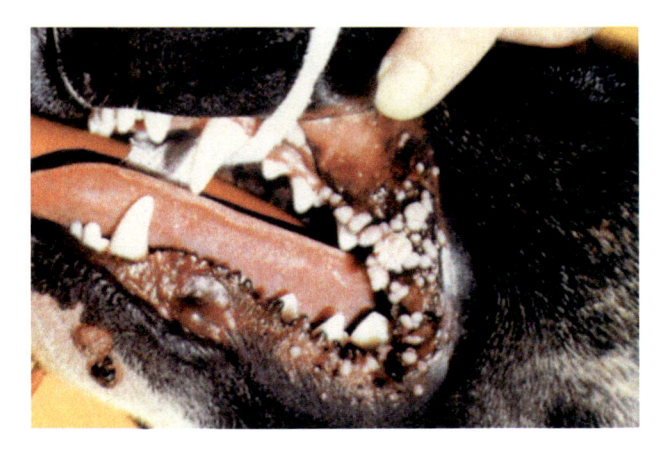

Figura 8.3 – Papilomas na cavidade oral de um cão acometido pelo papilomavírus. (© Dr. Susan Shaw.)

978-85-7241-841-6

Sialoadenite

Pode se desenvolver como uma extensão de uma infecção em estruturas adjacentes. A abscedação da glândula salivar já foi descrita, mas é extremamente rara. A cinomose causa inflamação de glândulas salivares, embora em geral não seja clinicamente evidente. Condições não infecciosas frequentes envolvendo as glândulas salivares incluem mucocele, infarto e neoplasia.

Tonsilite/Faringite

A tonsilite/faringite é diagnosticada ocasionalmente em cães jovens. A etiologia é incerta. As causas sugeridas incluem regurgitação crônica, vômito, doença periodontal, doenças crônicas do trato respiratório (por exemplo, rinite e sinusite), corpo estranho e síndrome de obstrução braquicefálica. A tonsilite, com ou sem faringite, pode se desenvolver em cães jovens sem o envolvimento de qualquer outra área do trato respiratório e apresentar tosse e ânsia de vômito. Agentes infecciosos não são considerados como causas primárias do desenvolvimento de tonsilites, embora as bactérias possam desempenhar papel secundário.

Esôfago

Histórico e Manifestações Clínicas

As condições infecciosas que afetam o esôfago podem resultar em processos de esofagite e/ou megaesôfago. Os sinais de inflamação esofágica são variáveis; danos moderados podem ser autolimitantes e clinicamente inaparentes, ao passo que os danos graves resultam em anorexia, disfagia, excesso de salivação e regurgitação. A saliva regurgitada pode conter sangue. A palpação do esôfago cervical pode evidenciar dor. A presença de glossite ou faringite alerta para a possibilidade de traumas ou ingestão de material cáustico, causando esofagite.

Causas de Infecção

Têm-se reportado infecções primárias da mucosa esofágica, mas são extremamente raras como causas de esofagites sintomáticas (Quadro 8.2). Infecções oportunistas, entretanto, podem atingir a submucosa como resultado de uma esofagite resultante da ingestão de materiais irritantes (por exemplo, ácidos, álcalis, substâncias corrosivas) ou traumáticos (por exemplo, corpo estranho), ou após procedimentos de anestesia, endoscopia ou uso de sondas nasoesofágicas.

As causas infecciosas de megaesôfago estão listadas no Quadro 8.3. Esses agentes causam várias alterações sistêmicas que são discutidos em outros locais; raramente o megaesôfago é considerado a principal

---

Quadro 8.2 – Agentes infecciosos associados à esofagite
- *Candida albicans*
- Papilomavírus
- *Phycomyces*
- Calicivírus felino (ver Cap. 6)
- Infecção bacteriana secundária

Quadro 8.3 – Agentes infecciosos associados ao megaesôfago
- *Clostridium botulinum* (ver Cap. 15)
- *Clostridium tetani* (ver Cap. 15)
- *Trypanosoma cruzi* – não existe no Reino Unido
- Vírus da cinomose (ver Cap. 6)

manifestação clínica destas infecções. Manifestações extraesofágicas de doenças infecciosas podem comprimir o esôfago causando regurgitação (por exemplo, linfossarcoma do timo, induzido pelo FeLV).

Diagnóstico

A endoscopia permite confirmar a esofagite. Achados específicos como a presença de placas fúngicas, vesículas múltiplas na mucosa ou ulcerações são sugestivos de infecção por calicivírus. Exames de cultura a partir de material colhido por *swab* e histopatológico de biópsia da mucosa esofágica ajudam a estabelecer um diagnóstico.

978-85-7241-841-6

Tratamento

A necessidade de medicamentos antibacterianos no tratamento de infecções secundárias oportunistas depende da gravidade dos danos causados. Terapia com antibióticos de amplo espectro deve ser indicada, se os danos forem graves e atingirem a mucosa de forma extensa, ou resultarem em ulceração de mucosa e/ou pneumonia por aspiração. Para a maioria dos casos de esofagite, descanso da mucosa (alimentação por sonda gástrica) e uso de protetores de mucosa (por exemplo, surfactantes e bloqueadores-H_2, como a ranitidina para combater os efeitos do refluxo gastroesofágico) são indicados. Se houver presença de *Candida*, o uso de anfotericina B, itraconazol ou cetoconazol deve ser considerado.

Estômago

Histórico Geral e Manifestações Clínicas

O histórico e as manifestações clínicas associadas aos distúrbios gástricos de natureza infecciosa e não infecciosa são inespecíficos e incluem vômito (crônico ou agudo), anorexia, depressão, dor abdominal cranial, hematoemese, hipersalivação, perversão do apetite e perda de peso. Não existem sinais patognomônicos de gastrites que permitem diferenciar os casos infecciosos dos não infecciosos.

Causas de Infecção

A maioria dos distúrbios gástricos não está associada a agentes infecciosos (Quadro 8.4).

Helicobacteriose

Helicobacter spp. são bactérias espiroquetas Gram-negativas, uréase-positivas, encontrada no estômago e no intestino delgado. *H. pylori* causa gastrite crônica persistente e ulceração gástrica em seres humanos, sendo associado ao desenvolvimento de adenocarcinoma gástrico. Outras espécies de microrganismos espiroquetas gástricos (GSO, *gastric spiral organisms*) são isolados de animais, incluindo *H. felis* (cães e gatos) e *H. mustelae* (*ferrets*). As informações sobre a importância do *Helicobacter* para cães e gatos são escassas. A demonstração de infiltrado com células inflamatórias concomitantes à presença de GSO na mucosa gástrica de cães e gatos não é comum no Reino Unido. Nos cães, *Helicobacter* spp. são capazes de causar gastrite, embora a infecção assintomática seja mais provável. GSO podem ser isolados de gatos, mas as taxas de recuperação independem da presença de sinais gastrintestinais. As transmissões oral-oral e oral-fecal são possíveis.

A endoscopia é a modalidade de escolha para o diagnóstico, seguida da inspeção de mucosa e da biópsia para exames de citologia e cultura. O diagnóstico presuntivo de helicobacteriose pode ser realizado pela demonstração de GSO ou pela atividade da uréase em material de biópsia da mucosa gástrica e também pela presença de inflamação no exame histológico. A presença de GSO na ausência de processo inflamatório é insuficiente para fechar o diagnóstico, pois GSO são comensais no estômago normal. O diagnóstico definitivo de helicobacteriose requer o isolamento e a caracterização da bactéria do material gástrico, pois nem todos os GSO pertencem ao gênero *Helicobacter* spp. O histórico de terapias medicamentosas, ingestão de alimentos inapropriados ou estragados ou sinais consistentes de distúrbios sistêmicos, como insuficiência renal, hepática ou de adrenal, é sugestivo de causas não infecciosas. A bioquímica sérica raramente possui valor na identificação de distúrbios que afetam o estômago. Resposta inflamatória pode ser evidenciada pela hematologia, mas as alterações geralmente estão ausentes neste exame.

Quadro 8.4 – Condições que podem resultar em sinais de doença gástrica

Condições infecciosas
- *Helicobacter* spp.
- *Pysaloptera* spp.
- Infecções virais (parvovírus canino, cinomose – ver Intestino)
- Pitiose: não existe no Reino Unido
- Vermes nematoides (ver Intestino)
- *Ollulanus tricuspis*
- *Cyathospirura* spp.
- *Gnathostoma* spp.

Condições não infecciosas
- Dieta: alergia/intolerância, alimento deteriorado, corpo estranho, toxinas bacterianas
- Ingestão de toxinas
- Medicamentos: anti-inflamatórios não esteroides, corticosteroides
- Neoplasias: mastocitoma, gastrinoma, tumores gástricos primários
- Insuficiência hepática
- Insuficiência renal
- Doença inflamatória do intestino
- Hipoadrenocorticismo
- Hipovolemia
- Gastropatia pilórica

O uso de um único antibiótico é inefetivo para a eliminação de *H. pylori* em seres humanos. Terapia tripla com o uso combinado de dois antibacterianos com compostos à base de bismuto ou bloqueadores ácidos, como cimetidina, ranitidina ou omeprazol, é indicada. A combinação de antibióticos mais frequentemente empregada é amoxicilina/metronidazol ou tetraciclina/metronidazol. A recomendação para o uso de terapia tripla para infecções por *Helicobacter* em cães e gatos tem sido extrapolada de infecções humanas e pode não ser necessária ou efetiva.

Gastrite Parasitária

Nematoides podem infestar o estômago, mas são causas raras de doença:

- *Ollulanus tricuspis* é um pequeno tricoestrongilídeo que habita o estômago de gatos e porcos. A larva de terceiro estágio é excretada pelo vômito. O parasita se fixa na camada de muco e nas glândulas gástricas. A infecção está associada a um aumento do número de folículos linfoides, tecido conectivo e leucócitos na mucosa. Infestações maciças resultam em metaplasia da mucosa e hiperplasia das glândulas gástricas, provocando espessamento das pregas na superfície do estômago, semelhante aos quadros de gastrite hipertrófica idiopática dos cães. O problema mais comum em gatis é o contato íntimo entre os gatos, pois o parasita é transmitido pelo vômito.

- *Physaloptera* spp., que infectam o estômago, incluem *P. praeputialis* (gatos), *P. rara* (cães, gatos, canídeos e felídeos selvagens) e *P. canis* (cães). Estes nematoides utilizam artrópodes como hospedeiros intermediários. Assemelham-se a pequenos ascarídeos e podem ser encontrados livres no lúmen ou aderidos à mucosa. A presença do parasita pode induzir infiltração de linfócitos/plasmócitos ou causar ulceração. A infecção é frequentemente assintomática, embora infestações maciças possam causar danos maiores, com perda de proteínas. Não existem relatos de ocorrência deste agente no Reino Unido.
- *Cycliospirura felineus* do estômago de felídeos. É encontrado usualmente em nódulos da submucosa. A sua patogenicidade é baixa e não existem relatos de sua ocorrência no Reino Unido.
- *Cyathospirura* spp. são descritos como parasita do estômago de felídeos. São encontrados quase sempre livre no lúmen gástrico. A sua patogenicidade é baixa e não existem relatos de sua ocorrência no Reino Unido.
- Ascarídeos e vermes chatos podem ocasionalmente migrar do intestino delgado para o estômago, causando irritação e náuseas.
- *Capillaria putorii* é reportado no estômago de gatos. Provavelmente esta localização se deve à migração a partir do intestino, sem grande significado clínico.
- Gnatostomíase é um problema raro em certas partes dos Estados Unidos, mas comum em algumas áreas da Ásia e da Austrália. A presença deste parasita não é documentada na Europa. *Gnathostoma* spp. provocam a formação de massa gástrica que pode ser assintomática, causar gastrite moderada ou até em perfuração gástrica. Podem ser observados em cães em muitas regiões de clima temperado ou em animais importados de áreas endêmicas.
- Pseudomiíases ocorrem quando os animais ingerem larvas de insetos alados, sendo um problema muito raro.

P. rara pode ser identificado por endoscopia, embora o parasita imaturo possa ser visto com facilidade devido ao seu tamanho (2 a 3mm de comprimento). *O. tricuspis* pode ser observado em exame microscópico de vômito ou suco gástrico/intestinal pelo método direto ou após concentração pela técnica de Baermann (ver Cap. 1). O exame de fezes possui valor limitado para a demonstração das infestações por *Physaloptera* ou *Ollulanus*.

Physaloptera pode ser tratado com pirantel ou fembendazol. O tratamento do *Ollulanus* é difícil, mas o fembendazol pode ser efetivo. Um único verme do gênero *Physaloptera* e larvas de moscas podem ser removidos na endoscopia. Para a gnatostomíase recomenda-se a remoção cirúrgica das massas de parasitas.

Intestino

Histórico e Manifestações Clínicas

Os sinais das enterites infecciosas são variáveis e similares aos das enterites não infecciosas; não existem sinais patognomônicos indicativos de distúrbios infecciosos. As manifestações clínicas incluem:

- Diarreias: este é achado invariável. Pode ser aguda ou crônica, aquosa, mucosa ou hemorrágica.
- Vômito, desidratação, pirexia, inapetência, depressão, aumento da vocalização, dor abdominal e sinais de choque podem ser evidentes.

A doença do intestino grosso costumam ser menos grave se comparada às doenças do intestino delgado. Tipicamente, observam-se tenesmo e diarreia mucoide, que pode conter sangue vivo.

978-85-7241-841-6

Enterites Bacterianas

Muitas espécies de bactérias podem causar quadros de enterite (Quadro 8.5). Elas representam algumas das principais zoonoses, pois cães e gatos podem atuar como reservatórios da infecção humana. Existem quatro mecanismos reconhecidos pelos quais as bactérias podem causar doença intestinal:

- Bactérias enterotoxigênicas (por exemplo, cepas enterotoxigênicas de *Escherichia coli* [ETEC, *enterotoxigenic strains of Escherichia coli*]) produzem enterotoxinas que estimulam a secreção e causam danos diretos nas membranas celulares dos enterócitos. Pode haver discreta inflamação. Ocorre diarreia secretória, com grande perda de líquido e eletrólitos.
- Bactérias citotoxigênicas (por exemplo, *Clostridium* spp.; cepas de *Escherichia coli* produtoras de shiga-toxinas [STEC, *Shiga-toxin producing strains of E. coli*]), produzem toxinas que causam lesão de enterócitos, resultando em inflamação e danos celulares. Clinicamente o quadro se assemelha aos patógenos enteroinvasivos, embora estes agentes não promovam adesão e invasão).
- Bactérias enteropatogênicas, conhecidas pela capacidade de causar lesão em pedestal (por exemplo, cepas de *Escherichia coli* enteropatogênicas [EPEC, *enteropathogenic strains of E. coli*]), promovem uma aderência íntima à superfície celular, alterando a conformação das microvilosidades, sem invadir a célula epitelial. Algumas cepas podem produzir citotoxinas. A redução da superfície das vilosidades intestinais produz má-digestão e má-absorção).
- Bactérias enteroinvasivas (por exemplo, *Salmonella* spp., *Campylobacter* spp., *Yersinia* spp., cepas ente-

Quadro 8.5 – Microrganismos que podem infectar o intestino de cães e/ou gatos

Bactérias	Vírus	Helmintos
• *Salmonella* spp.	• Parvovírus canino tipo 2	• *Toxocara canis*
• *Campylobacter* spp.	• Vírus da cinomose canina	• *Toxocara cati*
• *Clostridium difficile*	• Adenovírus canino	• *Toxascaris leonina*
• *Clostridium perfringens*	• Coronavírus canino	• *Ancylostoma* spp.
• *Mycobacterium* spp.	• Rotavírus canino	• *Uncinaria stenocephala*
• *Yersinia enterocolitica*	• Parvovírus canino tipo 1	• *Dipylidium caninum*
• *Yersinia pseudotuberculosis*	• Parvovírus felino	• *Taenia* spp.
• *Bacillus piliformis*	• Coronavírus felino	• *Echinococcus* spp.
• *Escherichia coli*	• Rotavírus felino	• *Diphyllobothrium* spp.
• *Aeromonas hydrophila*	• ? Astrovírus felino	• *Spirometra* spp.
• *Plesiomonas shigelloides*	• ? Reovírus	• *Mesocestoides* spp.
• ? *Brachyspira* spp.	• ? Calicivírus	• *Trichuris* spp.
• Intoxicação alimentar estafilocócica	• ? Enterovírus	• *Strongyloides* spp.
• ? *Chlamydophila felis*	• ? Torovírus	• *Alaria* spp.
• ? *Lawsonia intracellularis*	• ? Herpesvírus	• *Heterophyes heterophyes*
Protozoários	**Fungos e leveduras**	• *Metagonimus yokagawi*
• *Isospora* spp.	• *Aspergillus* spp.	• *Echinochasmus perfoliatus*
• *Cryptosporidium parvum*	• *Pythium* spp.	**Rickéttsias**
• *Toxoplasma gondii*	• Mucoraceae	• *Neorickettsia helminthoeca*
• *Caryospora* spp.	• Entomophoracetes	• *Neorickettsia elokominica*
• *Neospora caninum*	• *Candida* spp.	
• *Hammondia* spp.	• *Histoplasma capsulatum*	
• *Eimeria* spp.	• *Prototheca* spp.	
• *Besnoitia* spp.		
• *Sarcocystis* spp.		
• *Frenkelia* spp.		
• *Giardia intestinalis*		
• *Pentatrichomonas hominis*		

? = o agente não foi comprovado como causa de doença intestinal em cães e/ou gatos.

978-85-7241-841-6

roinvasivas de *Escherichia coli* [EIEC, *enteroinvasive strains of E. coli*]) invadem a superfície do epitélio intestinal causando danos diretos à mucosa. O quadro de enterocolite aguda é caracterizado por inflamação, exsudação, hipersecreção e diarreia mucoide ou hemorrágica. Esta manifestação é acompanhada de dor abdominal e pirexia. Alguns microrganismos invadem a submucosa, disseminando-se sistemicamente pelas vias linfática e sanguínea. Estas bactérias podem produzir enterotoxinas.

Salmonelose

Salmonella spp. são bastonetes Gram-negativos de distribuição mundial. A infecção pode ocorrer em todos os animais e é considerada zoonose de importância. Existem muitos sorotipos de *Salmonella* com diferenças de patogenicidade. A infecção pode ser adquirida pelo contato com água ou alimento contaminado ou por meio da exposição a materiais contaminados por fezes. O microrganismo se multiplica rapidamente na maioria dos gêneros alimentares armazenados à temperatura ambiente ou cozidos de forma inadequada. *Salmonella* pode sobreviver no ambiente por longos períodos, especialmente em condições de temperatura e umidade elevadas. Prevalências elevadas da doença são documentadas em canis e estabelecimentos de reprodução animal. Os fatores predisponentes associados incluem falta de higiene ambiental e densidade elevada, que facilitam a disseminação por manuseio dos animais e equipamentos contaminados, tais como botas, vestimentas e vasilhames de água e comida.

Salmonella spp. podem ser isoladas de forma intermitente de fezes de animais não diarreicos por períodos prolongados e da mucosa de cólon e linfonodos mesentéricos de animais assintomáticos, indicando a existência de animais portadores. A verdadeira incidência da doença clínica é desconhecida. A transmissão ocorre pela via fecal-oral. *Salmonella* é uma bactéria invasiva e que se dissemina por linfonodos mesentéricos. Se os linfonodos não forem capazes de conter a infecção, ocorre septicemia e a infecção atinge outros tecidos (incluindo placenta, conjuntiva, articulações e meninges). A septicemia pode ocorrer na ausência de sinais de gastroenterite. Animais portadores podem apresentar sinais gastroentéricos quando submetidos a estresse ou na presença de outras doenças associadas. Animais muito jovens, idosos ou doentes apresentam maior susceptibilidade.

978-85-7241-841-6

A gastroenterite aguda é a manifestação mais comum de animais com salmonelose:

- Diarreia, anorexia e depressão, associadas ou não a episódios de vômito, são evidentes.
- A desidratação pode ocorrer como consequência da perda de água e eletrólitos.
- Animais com septicemia frequentemente apresentam pirexia e sinais de pneumonia, meningite, abortamento, nascimentos prematuros e infecção vaginal.
- A mortalidade é alta para os casos de septicemia, mas é rara nos casos de gastroenterite (principalmente após início da terapia de suporte).

A infecção por *Salmonella* é confirmada a partir de exame de cultura de fezes. Se possível, as amostras de alimento devem ser cultivadas para determinar a origem da infecção. A hemocultura pode ser um exame útil para os pacientes com sinais de sepse e, no caso de morte do animal, amostras de intestino delgado, fígado, rins e pulmão devem ser enviadas para exame bacteriológico. Todas as amostras de *Salmonella* devem ser encaminhadas para laboratórios de referência para a identificação de sorotipo e a avaliação do potencial zoonótico implicado. O médico veterinário tem a obrigação ética de discutir com o proprietário do animal os riscos de saúde pública implicados, após a confirmação do diagnóstico de salmonelose em cães e gatos.

O tratamento de animais afetados depende da gravidade da infecção:

- Animais com septicemia necessitam de tratamento rápido e efetivo, com fluidoterapia intravenosa e antibioticoterapia com base nos resultados do antibiograma. *Salmonella* spp. podem apresentar resistência múltipla aos antibióticos.
- Salmonelose entérica é autolimitante e não existe necessidade de antibioticoterapia nos casos agudos descomplicados. A antibioticoterapia oral não reduz gravidade dos sinais clínicos, taxa de excreção do agente ou probabilidade de desenvolvimento do estado de portador. As fluoroquinolonas são exceção a esta regra (ver adiante). Quando existirem evidências de ulceração gastrintestinal, o uso sistêmico de antibioses é indicado.
- Terapia de suporte com hidratação oral ou fluidoterapia intravenosa é necessária (ver Tratamento Geral das Enterites Bacterianas e Virais mais adiante).

Após a resolução do quadro clínico, exames de cultura em várias ocasiões são recomendados para garantir que o animal não continue espalhando a bactéria. Animais convalescentes podem excretar o agente nas fezes por vários meses, representando risco para seres humanos e para outros animais. As fluoroqui-nolonas são úteis na eliminação do estado de portador, embora o uso rotineiro não seja recomendado em alguns casos. No caso de administração, é necessária terapia longa (semanas), o que pode favorecer o desenvolvimento de resistência da microbiota intestinal e da própria *Salmonella*.

O prognóstico da doença é bom nos casos descomplicados, mas reservado se houver evidência de sepse. Apesar de *Salmonella* spp. serem agentes com potencial zoonótico, a infecção humana advinda do contato com pequenos animais é rara e, quando ocorre, resulta da contaminação ambiental causada por animais de estimação com quadros de diarreia. Uma vez que crianças são mais frequentemente afetadas em decorrência da fragilidade dos hábitos de higiene, elas devem ser mantidas longe de áreas abrigadas por animais com diarreia e atenção especial deve ser dada à lavagem periódica das mãos, em particular, antes da alimentação. Por vezes, os animais são afetados concomitantemente a outros membros da residência devido à ingestão de alimento contaminado. Roupas protetoras devem ser utilizadas para a manipulação dos animais, e estas roupas devem ser lavadas após a manipulação do animal ou de materiais infectados. Nos locais onde ocorreu surto da doença, recomendam-se a incineração de fezes, camas e outros materiais infectados, e a adoção de medidas de desinfecção. *Salmonella* é rapidamente inativada pela dessecação e pela ação de desinfetantes, tais como os compostos fenólicos ou a água sanitária 1:32.

Campilobacteriose

Campylobacter spp. são vibriões móveis, delgados e Gram-negativos, que podem ser visualizados na coloração de Gram como bactéria em forma de S, como longo espiral ou como bactéria cocoide. Muitas espécies são comensais de cavidade oral, trato genital e intestino, ao passo que outras espécies não patogênicas são saprófitas no meio ambiente. O papel deste patógeno como agente primário em infecções nos animais de companhia ainda não foi totalmente elucidado. *C. jejuni*, *C. coli*, *C. laridis* e *C. upsaliensis* podem ser isolados de cães e gatos com e sem diarreia. *C. jejuni* é encontrado com maior frequência em animais com diarreia. É um agente oportunista e provavelmente atua de forma sinérgica com outras causas infecciosas e não infecciosas de enterites. Qualquer desequilíbrio da microbiota intestinal pode favorecer a colonização por *Campylobacter* spp. e contribuir para o desenvolvimento da doença. Por exemplo, *C. jejuni* é mais comum como causa de doença em animais jovens, mantidos em condições de estresse como superlotação e falhas de higiene.

Campylobacter spp. se disseminam por via fecal-oral, ou contato com alimento cru ou mal-cozido (fígado de galinha, tripas e leite não pasteurizado), água contaminada, fezes de animais infectados e utensílios contaminados (vasilhames de água e alimento, etc.). A infecção é mais prevalente em animais de canis. O agente pode sobreviver na água por longos períodos, resistindo ao resfriamento e ao congelamento.

Dados precisos sobre a incidência das infecções assintomáticas por *Campylobacter* em animais de estimação não estão documentados. Em colônias, até 100% dos cães podem ser excretores assintomáticos de *Campylobater* spp. A prevalência em colônias de gatos não foi estabelecida.

Campylobacter spp. estão associados a quadro de diarreia aquosa ou mucoide, ocasionalmente hemorrágica, tenesmo fecal, perda de massa corpórea e inapetência. A doença acomete com maios frequência os animais com menos de seis meses de idade. A pirexia reflete a invasão sistêmica e o vômito é raramente relatado. *C. jejuni* expressa adesinas, produz citotoxinas e toxina termolábil, sendo os dois últimos fatores, responsáveis pelos sinais clínicos. A infecção é geralmente autolimitante e os animais afetados se recuperam em 10 dias. Após a infecção, a secreção de IgA promove proteção que impede a colonização subsequente. A campilobacteriose pode causar abortamento como consequência de sepse fetal, embora esta situação seja rara.

O diagnóstico da campilobacteriose baseia-se nos sinais clínicos e na demonstração do microrganismo:

- *Campylobacter* spp. podem ser detectados pela microscopia de campo escuro, contraste de fase ou ainda pela coloração de Gram do material fecal. Esses testes apresentam baixa sensibilidade e não são capazes de identificar a espécie.
- O isolamento de microrganismo de fezes frescas (com menos de 24h) e o raspado de mucosa retal são métodos válidos de diagnóstico. Meios seletivos são necessários.
- A detecção do *Campylobacter* pode ser realizada por técnicas moleculares, como a reação em cadeia de polimerase (PCR, *polymerase chain reaction*); entretanto, estes testes precisam ser validados para uso em pequenos animais.
- Todas as espécies de *Campylobacter* spp. isoladas de animais podem ser consideradas como agentes zoonóticos potenciais e devem ser identificadas.
- Em consequência da existência do estado portador, o isolamento do agente não é suficiente para diagnosticar a campilobacteriose.

Como a campilobacteriose é considerada autolimitante e raramente evolui para infecção sistêmica, a terapia não afeta o resultado clínico. O tratamento com antimicrobianos reduz a gravidade e a duração da diarreia, diminuindo o risco de infecção para os seres humanos e para outros animais. Eritromicina, cloranfenicol e fluoroquinolonas são medicamentos efetivos. A administração oral de eritromicina por 10 dias é o tratamento de escolha e o uso de fluoroquinolonas deve ser reservado para os casos de resistência. Os exames de rotina para avaliação de sensibilidade aos antimicrobianos, como o método de difusão em ágar, não são confiáveis para o *Campylobacter*, pois a atividade dos antibacterianos pode ser afetada pelas altas concentrações de dióxido de carbono, necessárias para o crescimento deste microrganismo. A maioria das espécies de *Campylobacter* produz betalactamases e são, portanto, resistentes à ação das penicilinas e cefalosporinas.

Algumas espécies de *Campylobacter* são agentes de zoonoses e as seguintes recomendações devem ser adotadas:

- Materiais infectados devem ser incinerados ou enterrados após desinfecção.
- A lavagem e a desinfecção das mãos devem ser realizadas após a manipulação dos animais infectados e das camas; o organismo é sensível à maioria dos desinfetantes.
- Animais afetados não devem ser misturados com outros.
- Cães com diarreia devem ser mantidos longe de crianças e de locais de preparo de alimentos. Medidas de higiene e de desinfecção rigorosas devem ser adotadas.

Clostridiose

Clostridium spp. são bactérias Gram-positivas anaeróbicas e formadoras de esporo. São microrganismos comensais do trato intestinal. As duas espécies de maior preocupação são *C. perfringens* e *C. difficile*, ambas implicadas em casos de doenças intestinais. Infecções mistas, causadas pela associação de *C. piliforme* e vírus da panleucopenia felina, já foram descritas em filhotes de gatos que apresentavam enterocolite.

Em seres humanos, casos graves de colites foram documentados após a administração de certos antibióticos (por exemplo, clindamicina, lincomicina, ampicilina e cefalosporinas) e ocorrem devido à colonização do cólon com produção de citotoxinas, particularmente por *C. difficile*. Casos graves de colite ulcerativa são descritos em cães. A presença do microrganismo não está relacionada à ocorrência da doença. Nos casos de suspeita de colite causada por *C. difficile*, o diagnóstico requer:

- Demonstração de citotoxinas nas fezes (disponível em hospitais humanos).
- Isolamento do microrganismo.

978-85-7241-841-6

Casos de gravidade moderada respondem à ação da colestiramina (agente quelante de toxinas), ao passo que os casos clínicos mais graves necessitam de tratamento com metronidazol ou tetraciclinas.

C. perfringens é associado a enterite hemorrágica necrotizante hiperaguda, diarreia mucoide crônica ou diarreia nosocômica. Ele pode agir como um patógeno oportunista, agravando enfermidades causadas por outros patógenos como a enterite por parvovírus. Existem cinco tipos toxigênicos de *C. perfringens* (tipos A a E). Muitos deles causam quadros de clostridiose entérica em herbívoros. A diferenciação das cepas baseia-se na produção de toxinas do tipo alfa, beta, épsilon e iota. As cepas de *C. perfringens* associadas à enterite hemorrágica necrotizante hiperaguda nos cães não são tipáveis. Cepas do tipo A (toxina alfa) são identificadas em cães com diarreia recorrente. Múltiplos sorotipos de clostrídios estão associados a infecções hospitalares, usualmente não fatais, causando enterite nos cães.

Os achados da enterite hemorrágica necrotizante hiperaguda incluem rápido desenvolvimento dos sinais clínicos e morte súbita. Perda maciça de fluido extracelular para o lúmen intestinal resulta em choque hipovolêmico grave e aumento do hematócrito (Ht). Os sinais de perda de fluido intracelular (por exemplo, perda do turgor da pele) costumam ser inaparentes na fase aguda da doença. A bioquímica sérica e outras variáveis hematológicas permanecem inalteradas na maioria das vezes, diferindo dos casos de enterites causadas por parvovírus.

O quadro de diarreia crônica mucoide associada ao *C. perfringens* se caracteriza pela diarreia típica com muco, sangue vivo e aumento da frequência de defecação. Dor e dificuldade em evacuar podem estar presentes. A perda de peso não é achado frequente. Não existem sinais patognomônicos associados à manifestação das clostridioses. O aspecto das fezes obtidas de casos de diarreias nosocômicas causadas por enterotoxinas de *C. perfringens* varia de aquoso a mucoide, e raramente torna-se hemorrágico. A diarreia dura apenas alguns dias.

O diagnóstico presuntivo das clostridioses depende de:

- Isolamento da bactéria.
- Demonstração de grandes bacilos Gram-positivos esporulados na coloração de material fecal.
- Demonstração da presença de enterotoxinas de *C. perfringens* nas fezes (embora *C. perfringens* possa ser isolado de animais sintomáticos e assintomáticos, a enteroxina estará presente apenas nos animais com diarreia); testes comerciais estão disponíveis para a detecção das toxinas alfa, beta e épsilon.
- Leucócitos são esperados no exame citológico de fezes.

O tratamento da enterite hemorrágica necrotizante hiperaguda inclui:

- O uso de antibióticos sistêmicos para evitar infecções oportunistas secundárias associadas à ulceração da mucosa intestinal. Amoxicilina associada ao clavulanato (antibacteriano de escolha), ampicilina, metronidazol, clindamicina, aminoglicosídeos e/ou cefalosporinas são os medicamentos indicados.
- Reposição de fluido (por exemplo, solução de Hartmann) com alta velocidade de infusão na primeira hora (até 70mL/kg/h podem ser necessários), seguida de taxa menor de infusão para balancear as perdas.
- O desenvolvimento de hipoproteinemia pode ser compensado pela transfusão de plasma.

O tratamento da diarreia mucoide crônica inclui:

- Antibacterianos de uso oral (ampicilinas, metronidazol, clindamicina e tilosina) reduzem o número de clostrídios.
- Dieta rica em fibras altera o microambiente, reduzindo o número de clostrídios.
- Colestiramina pode ser útil.
- Os casos recidivantes necessitam do uso prolongado de tilosina.

Micobacteriose

É descrita em detalhes no Capítulo 6. *Mycobacterium* spp. podem afetar o trato gastrintestinal, resultando em enterite granulomatosa que se manifesta por vômito, diarreia, linfadenopatia e ascite. O diagnóstico baseia-se na demonstração da bactéria ácido-resistente nos fluidos ou em biópsias intestinais.

Yersiniose

Yersinia enterocolitica é um bastonete Gram-negativo móvel que causa enterocolite crônica e, ocasionalmente, bacteremia em seres humanos. Os cães podem atuar como reservatórios do agente e, raramente, a doença se manifesta em cães jovens, com sinais de diarreia mucoide/hemorrágica, aumento da frequência das defecações e tenesmo.

As infecções por *Y. pseudotuberculosis* em gatos resultam em quadro piogranulomatoso disseminado, primariamente envolvendo trato gastrintestinal, linfonodos mesentéricos e fígado. Os sinais clínicos incluem vômito, diarreia, perda de peso, depressão, pirexia e icterícia. A doença geralmente tem evolução fatal.

A infecção por *Yersinia* pode ser confirmada pelo isolamento do agente das fezes. *Y. enterocolitica* costuma ser sensível a sulfonamida-trimetoprima, tetraciclina,

978-85-7241-841-6

cloranfenicol e aminoglicosídeos, embora o perfil de sensibilidade da cultura deva ser estabelecido. O tratamento de gatos afetados por *Y. pseudotuberculosis* quase nunca resulta em sucesso.

Bacillus piliformis *(Doença de Tyzzer)*

É uma bactéria pleomórfica Gram-negativa formadora de esporo e intracelular obrigatória. Os roedores são os principais reservatórios do agente. É causa rara de enterite hemorrágica necrotizante e necrose hepática, e os animais jovens são mais susceptíveis. É enfermidade de rápida progressão e de evolução invariavelmente fatal. A doença pode ocorrer como complicação de outras condições infecciosas (por exemplo, parasitismo, parvovirose canina ou cinomose). O diagnóstico pode ser realizado pelo exame histológico. A bactéria não pode ser isolada em meios de cultura de rotina.

Escherichia coli

As cepas patogênicas de *E. coli* se adequam a um dos 5 grupos principais:

- EPEC: causam doença em filhotes de cães.
- ETEC: causam doença em filhotes de cães.
- EIEC: não foram reportadas em infecções de cães e gatos.
- Cepas *Escherichia coli* produtoras de vero-toxinas (VTEC, *vero-toxins producing strains of E. coli*), ou cepas de *Escherichia coli* produtoras de shiga--toxinas (STEC, *shiga-toxins producing strains of E. coli*): isoladas de cães e gatos saudáveis e diarreicos; o significado destas infecções é incerto.
- Cepas enteroagregativas de *E. coli* (EAggEC, *enteroaggregative strains of Escherichia coli*): não foram reportadas em infecções de cães e gatos.

Os dados relativos ao papel da *Escherichia coli* como agente patogênico para os gatos são escassos.

Os sinais clínicos associados a *E. coli* variam em função da cepa envolvida (ver a classificação das cepas). Comumente observa-se diarreia aguda, que pode se tornar hemorrágica, associada ao vômito. Anorexia, depressão e pirexia podem ocorrer e são indicativos de comprometimento sistêmico. Há desidratação nos casos mais graves e a morte pode ocorrer rapidamente.

E. coli é um agente comensal no trato intestinal e o seu isolamento em exames de cultura é considerado esperado. A diferenciação entre as cepas patogênicas e não patogênicas depende de:

- Demonstração da presença de toxinas. As toxinas produzidas por isolados de cães e gatos não

foram caracterizadas. Entretanto, os métodos utilizados na medicina humana podem ser validados para diagnóstico de infecções em cães e gatos, com valor diagnóstico.
- Detecção de genes que codificam toxinas ou intiminas, responsáveis pela aderência aos enterócitos. Estes testes não estão disponíveis comercialmente.
- Sorotipos. Os sorotipos isolados dos cães são diferentes daqueles isolados de seres humanos e de outros animais e não podem ser identificados em métodos usuais.
- Histologia. A demonstração da lesão em pedestal em amostras de biópsia intestinal é útil. Este procedimento é realizado como parte do exame pós-morte.

Outras Bactérias

Várias outras bactérias podem ser isoladas de animais com diarreia (algumas necessitam de meios de cultura específicos). Estas incluem:

- *Aeromonas hydrophila*: associada à diarreia em intestino delgado nos cães, particularmente nos filhotes, embora o seu papel como agente primário ainda não tenha sido completamente esclarecido.
- *Plesiomonas shigelloides*: pode ser isolada das fezes de cães, sendo mais comum em animais diarreicos. Sua importância clínica ainda não está definida.
- *Brachyspira* spp.: foi descrita recentemente em casos de diarreia canina, embora a sua patogenia seja incerta. Muitos isolados com diferenças morfológicas são definidos. O microrganismo pode ser um espiroqueta comensal e colonizar o intestino em situações de desequilíbrio da microbiota. O agente já foi reconhecido como causa de quadros de colite em suínos e em seres humanos.
- Intoxicação alimentar por *Staphyloccus*: é uma causa bem conhecida de diarreia enterotoxigênica em humanos, mas a sua ocorrência não está bem documentada na clínica de pequenos animais.
- *Chlamydophila felis* (anteriormente *Chlamydia psittacci* var. *felis*): é causa rara de vômito intermitente e diarreia em gatos. Manifestações oculares podem estar presentes (ver Cap. 16).
- *Lawsonia intracellularis*: existe apenas um relato de diarreia em um filhote de cão, causado por este agente. Trata-se de agente causal de diarreia em outras espécies, incluindo cobaias, suínos e equinos.

Enterites Virais

Muitos vírus desempenham papel importante no desenvolvimento das gastroenterites (ver Quadro 8.5), sejam como agentes primários, sejam associados a outras infecções.

978-85-7241-841-6

Parvovírus Canino Tipo 2

Epizootiologia e Patogenia

O parvovírus canino tipo 2 (CPV-2, *canine parvovirus type 2*) foi descrito como agente patogênico em 1978. A cepa original de CPV foi substituída entre 1979 e 1981 pelo CPV tipo 2a, que posteriormente deu origem ao CPV tipo 2b. Embora o CPV-2 seja capaz de infectar apenas os canídeos, os tipos 2a e 2b replicam de forma eficiente em gatos, e cerca de 10% dos isolados de gatos com doença natural são antigenicamente indistinguíveis destas cepas (Truyen *et al.*, 1996). O CPV-2 apresenta distribuição mundial e é mais prevalente que o CPV-1 (ver a seguir). A incidência da infecção por CPV-2 é desconhecida, embora a soroprevalência seja elevada em decorrência do procedimento de vacinação dos animais. A transmissão ocorre após o contato com cães, gatos ou ambientes contaminados com o vírus. CPV-2 pode sobreviver meses ou anos no ambiente. Nos cães, não se observa eliminação fecal persistente ou periódica do vírus. A eliminação fecal desaparece antes de 14 dias após a infecção. CPV infecta todas as células, mas a replicação viral é evidente apenas nos tecidos com altas taxas de replicação (mitoses), como tecido linfoide, medula óssea e as criptas do epitélio intestinal. A infecção pode resultar em depleção de células linfoides, leucopenia e necrose das criptas intestinais. Nos filhotes com menos de 4 semanas de idade o CPV-2 afeta os miócitos, resultando em quadro de miocardite que pode provocar insuficiência cardíaca (embora este evento seja considerado muito raro).

Após a ingestão ou inalação, o CPV atinge a orofaringe e o tecido linfoide do trato entérico, onde ocorre a replicação. A viremia ocorre 3 ou 4 dias após a infecção e promove a disseminação do agente para todos os tecidos. A viremia cessa pela ação de anticorpos neutralizantes, usualmente entre o 5º e o 7º dia após a infecção. Os sinais clínicos se tornam evidentes entre o 4º e o 7º dia de infecção. A excreção do vírus aumenta entre o 5º e o 6º dia após a infecção, com a progressão da doença, e cessa entre o 7º e o 14º dia pós-infecção. Os anticorpos podem ser detectados no soro a partir do 7º dia, atingindo título máximo por volta do 7º a 10º dia. Após a recuperação, altos títulos de anticorpos são mantidos nos cães por, no mínimo, 2 anos.

Manifestações Clínicas

Cães de qualquer idade podem ser infectados, mas a doença é mais prevalente entre os animais com menos de 1 ano de idade. A gravidade da doença depende de vários fatores, incluindo:

- Anticorpos maternos. Estes protegem os filhotes e reduzem a gravidade da doença até 12 semanas de idade (em alguns casos, a proteção materna pode durar 8 semanas ou menos). A incidência de miocardite por CPV em filhotes é baixa, devido à proteção maternal.
- Estado imunológico induzido pela vacinação
- Fatores de estresse como densidade e falhas de higiene.
- Presença de outros patógenos entéricos, tais como coronavírus canino, *Salmonella, Campylobacter, Clostridium* e parasitas intestinais.
- "Estresse intestinal". Alta incidência de filhotes alojados em novo ambiente e que apresentam problemas entéricos pode ser atribuída, em parte, ao "estresse intestinal". Os filhotes apresentam dificuldades em ingerir alimentos no novo ambiente, diminuindo a taxa de renovação do epitélio intestinal. Quando eles começam a ingerir o alimento, a reposição celular aumenta, promovendo uma situação favorável para a infecção por CPV-2.
- Magnitude e duração da viremia.

A enterite por parvovírus pode manifestar-se de forma aguda ou hiperaguda, com anorexia e depressão, seguida por poucas horas de episódios de vômito e diarreia profusa e hemorrágica; ocasionalmente, uma diarreia pouco grave e não hemorrágica é relatada. Pirexia, depressão grave, anorexia e desidratação ocorrem com frequência. A ulceração oral é rara. Os danos da mucosa intestinal permitem a translocação bacteriana e resultam em choque endotóxico, caracterizado por sinais de hipovolemia, coagulação intravascular disseminada (CID) e icterícia. A morte ocorre nos casos mais graves, particularmente em animais jovens, como consequência da desidratação, choque endotóxico, desequilíbrio hidroeletrolítico e infecções bacterianas secundárias. A letalidade é tão alta quanto 7 a 10% para os filhotes tratados, mas não excede 1% na população adulta. Infecções leves ou inaparentes são comuns entre cães com mais de 6 meses de idade.

Diagnóstico

Baseia-se nos sinais clínicos e no histórico de exposição ao agente. A panleucopenia está presente em 85% dos cães afetados cerca de 72h após o início dos sinais gastroentéricos. A neutropenia resulta da necrose de medula óssea e da depleção de neutrófilos maduros circulantes como consequência da migração dessas células para a mucosa intestinal inflamada. O aumento na contagem de células da linhagem branca é indicativo de recuperação. Ocasionalmente observa-se linfocitose reativa. Ligeira redução de Ht ajuda a distinguir a parvovirose da gastroenterite hemorrágica (ver Clostridiose, anteriormente). O exame pós-morte evidencia inflamação intestinal marcante (Fig. 8.4).

Vários testes diagnósticos estão disponíveis para confirmação da infecção por CPV-2:

- O exame histopatológico é útil para confirmar a enterite por parvovírus.

978-85-7241-841-6

- A demonstração do vírus nas fezes utilizando testes de hemoaglutinação, ensaio imunoabsorvente ligado à enzima (ELISA, *enzyme-linked immunosorbent assay*), microscopia eletrônicsa ou isolamento viral. Essas técnicas frequentemente falham devido ao fato da excreção viral ter curta duração.
- Sorologia. Possui valor limitado, pois o aumento dos títulos de anticorpos dificilmente será demonstrado antes do desenvolvimento dos sinais clínicos da doença. Altos títulos de anticorpos frequentemente estarão presentes após 7 dias de infecção, como consequência do desenvolvimento dos sinais clínicos.
- Demonstração de anti-CPV-2-IgM é indicativo de infecção recente (indisponível no Reino Unido).
- Antígenos virais podem ser demonstrados nos tecidos com auxílios de técnicas imunocitoquímicas, embora estas não estejam comercialmente disponíveis.

Tratamento e Prevenção

Não existe um tratamento específico para a infecção por CPV-2. Uma terapia de suporte é necessária (ver Tratamento das Enterites Bacterianas e Virais). As vacinas vivas modificadas são muito efetivas e seguras para prevenção da doença. Elas promovem resposta consistente, com imunidade duradoura. O período ideal para a primovacinação e para o reforço é motivo de debate. Os filhotes de cães são protegidos por apenas algumas semanas pelos anticorpos maternos. A duração da imunidade é muito variável e alguns filhotes se tornam suscetíveis à infecção a partir da 6ª semana de idade, ao passo que outros são protegidos por até 18 semanas. Baixos níveis de anticorpos maternos podem interferir com o vírus vacinal, reduzindo a sua eficácia, sem proteger contra a infecção ou doença. Baseando-se neste fato, a sugestão é de que os filhotes cujo estado imunológico seja desconhecido devam ser vacinados a cada 3 semanas, desde a 6ª até a 18ª semana de idade. Muitas vacinas atuais contêm altos títulos de anticorpos capazes de neutralizar os anticorpos maternos e induzir a imunidade antes que a proteção materna seja perdida. O uso dessas vacinas normalmente requer duas doses. A imunidade após o uso de vacinas vivas modificadas dura de 1 a 3 anos. A revacinação anual é recomendada para garantir que todos os cães sejam protegidos, embora se reconheça que nem todos os cães necessitam de uma revacinação anual. A dosagem dos níveis de anticorpos séricos pode ser utilizada para determinar quando a revacinação é necessária. Títulos maiores ou iguais a 1:80 são considerados protetores.

Animais com suspeitas de infecção por parvovírus devem permanecer isolados. Roupas impermeáveis e botas de proteção devem ser utilizadas por todos os indivíduos que mantenham contato com os animais. Os uniformes devem ser lavados cuidadosamente após a manipulação dos pacientes e de equipamentos contaminados, desinfetados ou eliminados para prevenir a disseminação dos vírus. Todo material contaminado

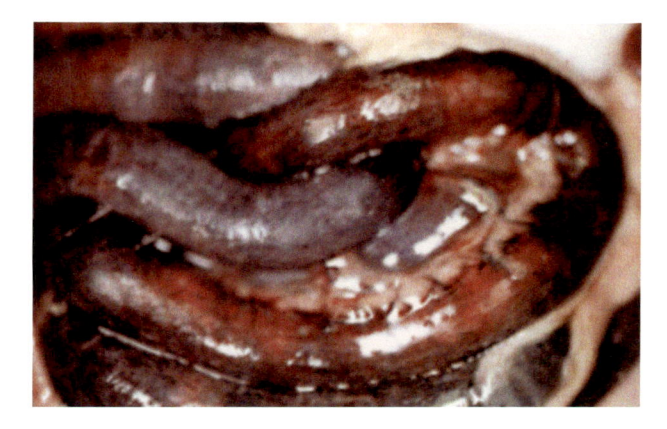

Figura 8.4 – Inflamação acentuada do intestino delgado associada à infecção pelo parvovírus canino. (© Dr. Bryn Tennant.)

(fezes, cama e outros utensílios) deve ser incinerado ou descartado após desinfecção. Muitos desinfetantes comerciais e o hipocloreto de sódio (água sanitária 1:32) são efetivos para a inativação do parvovírus.

Vírus da Cinomose Canina

O CDV afeta superfície do epitélio respiratório, tratos digestório e urogenital, pele e sistema nervoso central. Existe um único sorotipo do vírus, mas as cepas podem apresentar variação quanto ao tropismo por órgãos e a patogenicidade. Os sinais clínicos são variáveis, frequentemente graves, e podem afetar um único sistema ou caracterizarem-se pelo envolvimento multissistêmico. Ver o Capítulo 6 sobre patogenia, diagnóstico e manejo das infecções pelo CDV.

A localização gastrintestinal do CDV resulta em gastroenterite caracterizada por vômito e diarreia de gravidade variável, quase sempre hemorrágica, com evolução de 10 a 20 dias após a infecção. Assim como nos casos de CPV-2, pirexia, choque endotóxico e infecções bacterianas secundárias podem complicar o quadro clínico. Nos casos em que existe predomínio dos sinais gastrintestinais, torna-se difícil diferenciar a cinomose da parvovirose. Com maior frequência, os sinais neurológicos e respiratórios ocorrem de forma concomitante aos sinais entéricos, excluindo o diagnóstico de parvovirose. Não existe tratamento específico para animais com cinomose. Terapia de suporte é necessária (ver adiante). O prognóstico é reservado e depende muito da gravidade dos sintomas e da extensão de órgãos atingidos. A letalidade é de aproximadamente 50%.

Adenovírus Canino

O adenovírus canino tipo 1 (CAV-1, *canine adenovirus type 1*) possui tropismo por hepatócitos e células endoteliais. Quadro de diarreia hemorrágica pode ser observado devido aos danos causados ao endotélio vascular,

978-85-7241-841-6

no intestino. Cepas de adenovírus sorologicamente similares, mas geneticamente distintas (CAV-2), podem ser isoladas de fezes diarreicas. As infecções pelo CAV serão discutidas, em detalhes, no Capítulo 11.

Coronavírus Canino

Epizootiologia e Patogenia

O coronavírus canino (CCV, *canine coronavirus*) apresenta distribuição mundial, com soroprevalência de 54% em cães domiciliados e de 100% em algumas populações de cães alojadas em canis. Cães de todas as idades e raças são susceptíveis à infecção. O vírus pode ser isolado de fezes diarreicas e não diarreicas. A implicação do vírus como agente primário é um equívoco. Embora o CCV seja isolado em associação com outros agentes, principalmente em cães entre 6 e 12 semanas de idade, ele deve ser considerado sempre como um agente secundário.

A lise dos enterócitos infectados pelo CCV causa perda epitelial e atrofia das vilosidades. As células da cripta não são afetadas. O epitélio colônico e alveolar e os linfonodos mesentéricos podem ser infectados, ainda que esta infecção pareça não ter significado clínico. O período de incubação varia de 1 a 7 dias. A excreção viral persiste por, no mínimo, 16 dias após a infecção e os anticorpos neutralizantes podem ser detectados após o 5º dia de infecção.

Manifestações Clínicas

A infecção pelo coronavírus ocorre geralmente como diarreia discreta ou doença subclínica. Quando há diarreia, esta se apresenta aquosa. Ocasionalmente observam-se quadros mais graves, com fase aguda caracterizada por anorexia e depressão, seguida de episódios de vômito e diarreia. Nos casos de coronavirose não são observados quadros de diarreia hemorrágica, pirexia e leucopenia; estes achados refletem a presença de infecções concomitantes. Infecções mistas causadas por CCV e CPV-2 são reportadas com frequência de até 25% entre os animais com enterites (Evermann *et al.*, 1989). CCV pode causar quadro mais grave quando associado ao CPV-2, pois a perda de vilosidades intestinais após a infecção pelo CCV estimula a replicação de células da cripta, aumentando a susceptibilidade ao parvovírus. Recuperação espontânea é esperada entre 7 e 10 dias de evolução, posto que, às vezes, a diarreia possa persistir por algumas semanas. A letalidade é muito baixa e quando ocorre relaciona-se com a infecção de neonatos. O prognóstico é bom, pois a grande maioria dos animais se recupera completamente.

Diagnóstico

Os sinais clínicos são leves e os cães respondem bem ao tratamento de forma que a confirmação do diagnós- tico é desnecessária, na maioria das vezes. Diagnóstico definitivo pode ser realizado da seguinte maneira:

- Demonstração das partículas virais, por isolamento viral ou microscopia eletrônica, de fezes diarreicas frescas ou da cultura com 48h. Resultados falso-negativos são comuns, pois o coronavírus é frágil e as partículas virais podem se romper após estocagem prolongada.
- A sorologia pareada demonstra aumento de no mínimo, quatro vezes entre os títulos iniciais e finais, permitindo diagnóstico retrospectivo. Esses testes não estão disponíveis comercialmente, mas é possível adaptar o teste de coronavírus felino para esta finalidade.

Tratamento e Prevenção

Não existe tratamento específico para CCV. A terapia de suporte pode ser necessária (ver adiante). A proteção contra a infecção por CCV é dependente da secreção de IgA de mucosa, estimulada pela infecção entérica. Anticorpos sistêmicos induzidos pela vacinação parenteral não protegem contra a infecção, provavelmente porque a vacina não estimula a resposta local. A vacinação oral é mais eficiente em induzir resposta protetora, embora o uso da vacina não seja indicado em áreas com baixa prevalência e em casos clínicos caracterizados por manifestações clínicas brandas.

Rotavírus Canino

978-85-7241-841-6

Rotavírus são patógenos importantes para seres humanos e animais de grande porte e podem ser isolados também de cães com diarreia. As taxas de soropositividade são de até 84%, indicando a ampla disseminação deste vírus entre a população canina. Entretanto, o rotavírus canino (CRV, *canine rotavirus*) não é considerado patógeno entérico significante para os cães. A infecção de filhotes com menos de 4 semanas de idade é autolimitante e se caracteriza por um quadro de diarreia aquosa ou mucoide, de intensidade branda. Relatos de casos fatais são raros e apresentam dúvidas quanto à etiologia. A forma clínica da doença ocorre com maior frequência em locais com superpopulação e higiene precária, normalmente em associação a outros patógenos entéricos que agravam o quadro. Os cães com mais de 6 meses de idade apresentam infecção subclínica. O período de incubação varia de 1 a 7 dias.

O diagnóstico baseia-se na detecção do vírus nas fezes utilizando a técnica de eletroforese em gel de poliacrilamida (PAGE, *polyacrylamide gel electrophoresis*), ELISA (detecta apenas alguns rotavírus), microscopia eletrônica ou isolamento viral. Os títulos sorológicos não possuem valor de diagnóstico e os testes não estão disponíveis comercialmente no Reino Unido. Não existe tratamento específico para as infecções por CRV. A terapia de suporte pode ser necessária.

Parvovírus Canino 1

O parvovírus canino tipo 1 (CPV-1, *canine parvovirus type 1*), conhecido também como "vírus de minuto dos caninos", foi considerado por muito tempo não patogênico. Recentemente, ele foi associado a casos brandos ou graves de doenças dos tratos entérico (diarreias), respiratório (bronquite e pneumonia intersticial) e reprodutivo (absorção fetal e abortamento). Uma pesquisa relatou soroprevalência de 50% em cães adultos provenientes dos Estados Unidos. A prevalência no Reino Unido é desconhecida. A confirmação da infecção por este vírus é difícil, pois não existem testes sorológicos disponíveis comercialmente no Reino Unido e as técnicas de isolamento apresentam um sucesso limitado para este agente.

Parvovírus Felino

Epizootiologia e Patogenia

O parvovírus felino (FPV, *feline parvovirus*; vírus da panleucopenia felina) possui alta infectividade para os gatos domésticos e selvagens. A sua distribuição é mundial e ele pode causar enterite, panleucopenia, morte fetal, doença cerebelar, com possibilidades de miocardite e cardiomiopatias idiopáticas. A doença se tornou rara no Reino Unido após o advento da vacinação. Cepas de FPV quase idênticas ao CPV-2 afetam os gatos, causando doença muito similar e que pode ser transmitida aos cães.

A transmissão ocorre por contato direto com gatos infectados ou em ambientes contaminados pelo vírus. Gatos clinicamente recuperados da doença permanecem infectados por muitos meses, ao passo que os filhotes que foram infectados no útero ficam infectados por até um ano. O vírus persiste nas secreções, contaminando o ambiente por semanas ou anos.

Após a ingestão, o vírus replica no tecido linfoide da faringe e do intestino. Após a viremia, o FPV infecta as células e se replica nos tecidos com maior taxa de mitoses, incluindo:

- Criptas do epitélio do trato intestinal, causando necrose das criptas.
- Tecido linfoide (linfonodos, baço e timo) e medula óssea. O vírus destrói as células precursoras de linfócitos e leucócitos. Células precursoras da linhagem vermelha não são afetadas com a mesma intensidade.
- Placenta e tecidos fetais, particularmente cerebelo, causando hipoplasia cerebelar.
- Miocárdio, acarretando miocardite e cardiomiopatia idiopática.

O período de incubação varia de 2 a 10 dias. Gatos de qualquer idade podem ser infectados, mas a incidência é maior entre os animais jovens. A gravidade dos sinais clínicos causados pela infecção por FPV pode ser influenciada por outros fatores e é menos extensa que a infecção por CPV-2:

- Anticorpos maternos podem proteger filhotes de gatos ou reduzir a gravidade da doença até a 8ª semana de idade.
- Estado da vacinação.
- Fatores de estresse, como superpopulação e falta de higiene.
- Presença de outros patógenos entéricos, como coronavírus felino, *Salmonella*, *Campylobacter* e *Clostridium*.
- Magnitude e duração da viremia.
- Desenvolvimento de anticorpos neutralizantes, usualmente por sete dias, limita futura viremia.

Manifestações Clínicas

A doença clínica varia de subclínica a hiperaguda:

- A doença hiperaguda é caracterizada por depressão grave, alterações na temperatura corpórea e morte em 24h.
- A doença aguda é caracterizada por pirexia aguda, anorexia, depressão e dor abdominal. Vômito e diarreia ocorrem 24 a 72h após o início das manifestações clínicas. A diarreia pode ser profusa, aquosa ou hemorrágica (ou pode não ocorrer no início da doença). Os gatos aparentam sede, mas não ingerem a água e tornam-se desidratados. Os danos à mucosa intestinal permitem a multiplicação e a translocação bacterianas, resultando em choque endotóxico. A letalidade varia de 25 a 90%.
- Na doença subaguda observam-se leve depressão, pirexia e enterite. As manifestações clínicas persistem por até 3 dias. A recuperação é rápida e sem complicações. O óbito não ocorre.
- A infecção subclínica é comum, particularmente em gatos adultos. Podem ocorrer pirexia e ligeira leucopenia, normalmente imperceptíveis, sem sinais evidentes de doença.
- A infecção uterina pode resultar em morte fetal e absorção, se a mãe for infectada no primeiro trimestre da gestação. A infecção materna no terço médio da gestação pode causar hipoplasia cerebelar (síndrome da ataxia felina – ver Cap. 15).

Diagnóstico

O diagnóstico baseia-se na suspeita clínica e no histórico de exposição. A panleucopenia estará presente na maioria dos animais afetados. Sete dias após a infecção uma neutrofilia com desvio à esquerda pode tornar-se evidente, indicando o início do processo de recuperação. A confirmação do diagnóstico das infecções por FPV baseia-se em:

- Exame histopatológico de jejuno, íleo, baço e linfonodos mesentéricos.

978-85-7241-841-6

- Demonstração do vírus em fezes, baço, linfonodos mesentéricos ou íleo, utilizando teste de ELISA para CPV (somente das fezes), microscopia eletrônica e isolamento.
- Sorologia – possui valor limitado pela dificuldade de se demonstrar aumento nos títulos de anticorpos durante o curso da doença.

Tratamento e Prevenção

Não existe um tratamento específico para o FPV. Terapia de suporte é necessária (ver adiante). Vacina viva modificada muito eficaz está disponível para a prevenção. As datas de vacinação variam de acordo com a proteção maternal e os riscos de exposição. Os filhotes são protegidos pelos anticorpos maternais nas primeiras semanas de vida. A duração da imunidade passiva é muito variável e alguns filhotes tornam-se susceptíveis à infecção a partir da 6ª semana de idade, enquanto outros podem permanecer protegidos por até 12 semanas.

A duração da imunidade adquirida pelo uso da vacina viva modificada pode alcançar 3 anos ou mais para alguns animais, dispensando a necessidade de revacinação anual. Entretanto, para garantir que todos os filhotes estarão protegidos, programas de revacinação atual são sugeridos em áreas de risco. Os níveis de anticorpos maternos podem ser determinados com a finalidade de se determinar aos intervalos de reforço vacinal. Títulos de 1:80 ou maiores são considerados protetores.

Animais com suspeita de infecção por FPV devem permanecer em isolamento. As precauções adotadas são as mesmas descritas anteriormente em Parvovírus Canino.

Coronavírus Felino

Infecções entéricas por este vírus parecem ser comuns e o agente pode ser excretado por gatos clinicamente saudáveis. Após a infecção, os gatos podem desenvolver diarreia aguda autolimitante, algumas vezes acompanhada de breves episódios de vômito, por até 4 dias. Gastroenterite hemorrágica hiperaguda fatal em gatos pode estar associada à infecção por coronavírus; entretanto, esta é considerada uma forma de apresentação muito rara da doença. O coronavírus é implicado como agente causal de diarreias crônicas em gatos infectados pelo FIV, mas esta associação necessita de novos estudos para comprovação. As infecções por coronavírus felino (FCoV, *feline coronavirus*) será apresentada com maiores detalhes no Capítulo 9.

Fato importante relacionado às cepas de FCoV entéricas é que estas são capazes de induzir imunidade sistêmica com a produção de anticorpos indistinguíveis dos anticorpos formados na peritonite infecciosa felina. A confirmação do diagnóstico das infecções entéricas por coronavírus em gatos raramente é necessária, em função do caráter autolimitante da doença. Não existe um tratamento específico para a coronavirose e recomenda-se apenas a adoção de medidas de suporte (ver adiante).

978-85-7241-841-6

Rotavírus Felino

A presença dos rotavírus pode ser demonstrada em fezes diarreicas e em fezes de filhotes de gatos clinicamente saudáveis e em 28% dos gatos adultos. O significado clínico destas infecções é desconhecido. Diarreia branda autolimitante pode ocorrer em filhotes infectados. O diagnóstico baseia-se na detecção de partículas virais nas fezes por meio de PAGE, ELISA (somente para alguns rotavírus), microscopia eletrônica ou isolamento. A sorologia possui valor diagnóstico limitado e os *kits* de diagnósticos não estão disponíveis comercialmente no Reino Unido. Não existe tratamento específico para a rotavirose. Terapia de suporte pode ser necessária.

Outros Vírus

São detectados em fezes diarreicas e normais, mas a importância destes agentes na patogenia das enterites ainda não foi elucidada:

- Astrovírus felino – está associado à diarreia aquosa com evolução de 4 a 14 dias, acompanhado de vômito, pirexia e depressão.
- Reovírus – é diagnosticado em cães e gatos com uma variedade de manifestações clínicas que incluem diarreia, sinais respiratórios e conjuntivite, mas estão presentes também em animais saudáveis.
- Calicivírus (ver Cap. 6) – é detectado em cães e gatos. O calicivírus entérico felino parece causar quadros crônicos de diarreia.
- Enterovírus.
- Torovírus felino – investigado como possível responsável por síndrome caracterizada por diarreia e prolapso da membrana nictante,
- Herpesvírus felino tipo 1 (ver Cap. 6) – causa lesões no trato digestório, de significado clínico não estabelecido. Um vírus antigenicamente relacionado ao FHV-1 foi isolado de cães com diarreia, mas sem descrição das lesões.
- Herpesvírus canino (ver Cap. 12) – pode causar necrose focal no intestino como parte de síndrome sistêmica.

Tratamento das Enterites Bacterianas e Virais

Em muitos casos de gastroenterites, o diagnóstico definitivo não é realizado. Este fato não se torna necessariamente um problema para o tratamento do indivíduo, uma vez que a maioria dos pacientes evolui para melhora espontânea e necessita apenas de medidas inespecíficas de suporte. A morbidade e a mortalidade das gastroenterites ocorrem como consequência de desidratação, sepse, acidose e desequilíbrio eletrolítico. Vários tratamentos são adequados para o manejo de animais com gastroenterites:

- A modificação da dieta é uma forma efetiva de tratamento, independentemente da causa. A suspensão do trânsito de alimento por até 48h permite regeneração da mucosa, prevenindo diarreia osmótica e reduzindo a perda de líquidos. Após este período, o alimento deve ser reintroduzido, mesmo que a diarreia ainda esteja presente. Apenas em circunstâncias excepcionais, como nos casos de infecção por parvovírus, quando criptas e vilosidades são destruídas e a recuperação é mais demorada, a suspensão da alimentação deverá ser maior que 48h. Quanto mais precoce for a reintrodução do alimento, mais rápida será a recuperação dos danos causados pelo agente. Prolongar a restrição alimentar é desnecessário e pode ser prejudicial nos casos de lesões discretas dos enterócitos. Alimentos adequados incluem itens com baixo teor de gordura e alta digestibilidade, como queijo *cottage*, frango cozido e arroz; ou dietas com proteínas selecionadas.
- Protetores antidiarreicos e adsorventes são prescritos com frequência com a intenção de proteger a mucosa gastrintestinal inflamada e danificada, ligando-se e limitando os efeitos das toxinas e outras substâncias tóxicas. Entretanto, é pouco provável que os volumes administrados sejam eficazes frente a grande superfície e volume do trato gastrintestinal. Estes compostos podem, ainda, aumentar a morbidade em decorrência do aumento da excreção de sódio nas fezes. Deste modo, misturas contendo caolim ou pectina não são indicadas para os casos de enterite. O bismuto pode ser indicado em alguns casos de doença gástrica, devido à sua ação antimicrobiana (o bismuto é ativo contra GSO), sugerindo ainda uma ação anti-inflamatória e antissecretória. O uso prolongado do bismuto não é recomendado em razão de sua toxicidade, a menos que quelantes de bismuto sejam utilizados (por exemplo, dicitratobismutato de tripotássio).
- Medicamentos antidiarreicos opioides (difenoxilato e loperamida) podem ser úteis por reduzirem a perda de água nas fezes e a gravidade da diarreia. Elas atuam reduzindo a excreção de água nas criptas e aumentando a absorção pelas vilosidades. Seu uso como modificador de motilidade não é indicado. Em muitos casos de gastroenterites ocorre hipomotilidade e não hipermotilidade; e a depressão da motilidade intestinal é efeito indesejado desses medicamentos.
- Soluções eletrolíticas balanceadas para uso intravenoso (por exemplo, solução de Hartmann), às vezes com suplementação de potássio (em taxas < 0,5mmol/kg/h) são necessárias quando a perda de fluído e eletrólitos for grave ou a hipovolemia estiver presente. Protocolos de hidratação oral são indicados para os casos leves de perda de fluidos.
- Nos casos em que ocorre hipoglicemia (mas comum nos animais jovens), soluções de glicose a 20% podem ser administradas com auxílio de um cateter intravenoso na jugular.
- Quando a perda de sangue for intensa (por exemplo, parvovirose) ou houver marcada hipoproteinemia (proteínas plasmáticas < 45g/L), transfusões de plasma ou sangue são indicadas, respectivamente.
- O uso de antibióticos orais é indicado apenas nos casos de infecções específicas, como a campilobacteriose. O uso rotineiro de preparações orais contendo neomicina ou sulfonamidas, em associação a agentes para redução de motilidade e adsorventes, não é recomendado para a maioria dos casos de gastroenterites de causas não específicas. A recuperação de cães que receberam essas terapias é apenas coincidência. O uso indiscriminado de antimicrobianos, particularmente de neomicina, ampicilina e eritromicina, pode atrasar a recuperação ou induzir diarreia pelo desequilíbrio da microbiota. A utilização desses medicamentos pode diminuir os ácidos graxos de cadeia curta e aumentar os carboidratos do cólon, potencialmente favorecendo o desenvolvimento de diarreia osmótica. Também existe uma preocupação associada ao favorecimento de bactérias resistentes aos antibióticos.
- Antibióticos sistêmicos são indicados nos casos de infecção bacteriana sistêmica ou se houver pirexia, leucopenia/neutropenia, choque, CID, ou ainda, um comprometimento da mucosa (indicado pela presença de sangue no vômito ou nas fezes). Fluoroquinolonas por via parenteral, cefalosporinas ou amoxicilina com clavulanato, com ou sem aminoglicosídeos, são sugeridos como possibilidades de terapia nos casos confirmados de bacteremia. Quando infecção bacteriana específica (por exemplo, septicemia por *Salmonella*) for identificada, o antibiótico deve ser selecionado com base no microrganismo e nos resultados do antibiograma.
- A terapia com antieméticos como a metoclopramida, ou outros agentes, pode ser indicada nos casos em que o vômito for achado significativo.
- Corticosteroides. Doses de choque de corticosteroides são empregadas no manejo inicial dos casos de choque endotóxico. Nenhuma vantagem deste tratamento foi demonstrada até o momento e o seu uso não é recomendado.
- Anti-inflamatórios não esteroides não são indicados no manejo de nenhuma forma de gastroenterocolites, pois aumentam o risco de ulceração.
- A administração de imunoglobulinas contra CDV, CPV e *Salmonella* spp. pode ser útil para amenizar

978-85-7241-841-6

a gravidade de enfermidades específicas. A sua efetividade é maior quando elas são administradas imediatamente após a infecção. Após a ocorrência de viremia/bacteremia ocorrem alterações em órgãos-alvo e as imunoglobulinas passam a ter ação limitada sobre os efeitos da doença

- Todos os casos de gastrenterite devem ser considerados como infecção, até que se prove o contrário, e os animais devem ser alojados distantes de outros pacientes. Os tratadores devem usar roupas de proteção e adotar desinfetante apropriado, como o hipocloreto de sódio diluído em água na proporção 1:32 (inativa CPV e outros agentes), para a desinfecção das áreas contaminadas.

- Modificadores da motilidade, tais como cisaprida, ranitidina e eritromicina, não são indicados em casos de gastroenterite aguda. Se os distúrbios de motilidade se desenvolverem posteriormente, a terapia poderá ser indicada.

Doenças Parasitárias

Os helmintos que habitam o trato intestinal de cães e gatos estão listados no Quadro 8.5. A maioria deles causa doença apenas em determinadas circunstâncias, e em muitos casos a infecção assintomática é comum.

Ascaridíase

Toxocara canis infesta os cães. A infestação é adquirida no útero. Larvas de *Toxocara* encistadas nos músculos das cadelas são reativadas durante a gestação, migrando pela placenta e invadindo o feto. Os fatores que ativam estas larvas quiescentes são desconhecidos. Os filhotes de cães podem sofrer a infestação pelo leite materno

(migração transmamária). Os ovos do *Toxocara* aparecem nas fezes dos filhotes 3 semanas após o nascimento. A infestação pode ser adquirida após a ingestão de ovos embrionados ou de hospedeiros paratênicos. A larva inicia migração sistêmica (comumente do fígado ao pulmão) até atingir a musculatura. As infecções podem permanecer latentes por muitos meses e a imunidade adquirida pode prevenir o desenvolvimento de futuras infecções. A exposição repetida estimula a imunidade e favorece a formação de cistos em tecidos somáticos, de modo que a infecção latente seja mais frequente que o desenvolvimento da infecção. Nos machos e nas cadelas castradas estas larvas encistadas não possuem importância clínica e esta situação é considerada o estágio final do ciclo. As larvas podem ser transmitidas verticalmente apenas pelas fêmeas em reprodução. A Figura 8.5 ilustra o ciclo de vida do *T. canis*.

Toxocara cati infesta os gatos. A infestação é mais frequentemente adquirida pelo aleitamento. Larvas quiescentes na musculatura da gata são reativadas durante a gestação e migram para a glândula mamária. Os fatores responsáveis pela ativação de larvas em estado quiescente são desconhecidos. Os ovos do *Toxocara* aparecem nas fezes dos filhotes de gatos 3 semanas após o nascimento. A infestação pode ser adquirida pela ingestão de ovos embrionados ou de hospedeiros paratênicos; as larvas iniciam a migração sistêmica (fígado – pulmão) para então estabelecer a infecção patente. Ao contrário dos cães, os gatos não desenvolvem uma imunidade associada à idade e os gatos adultos podem carrear ascarídeos adultos no intestino. A Figura 8.6 ilustra o ciclo de vida de *T. cati*.

Toxascaris leonina infesta cães e gatos. O parasita é adquirido pela ingestão de ovos embrionados,

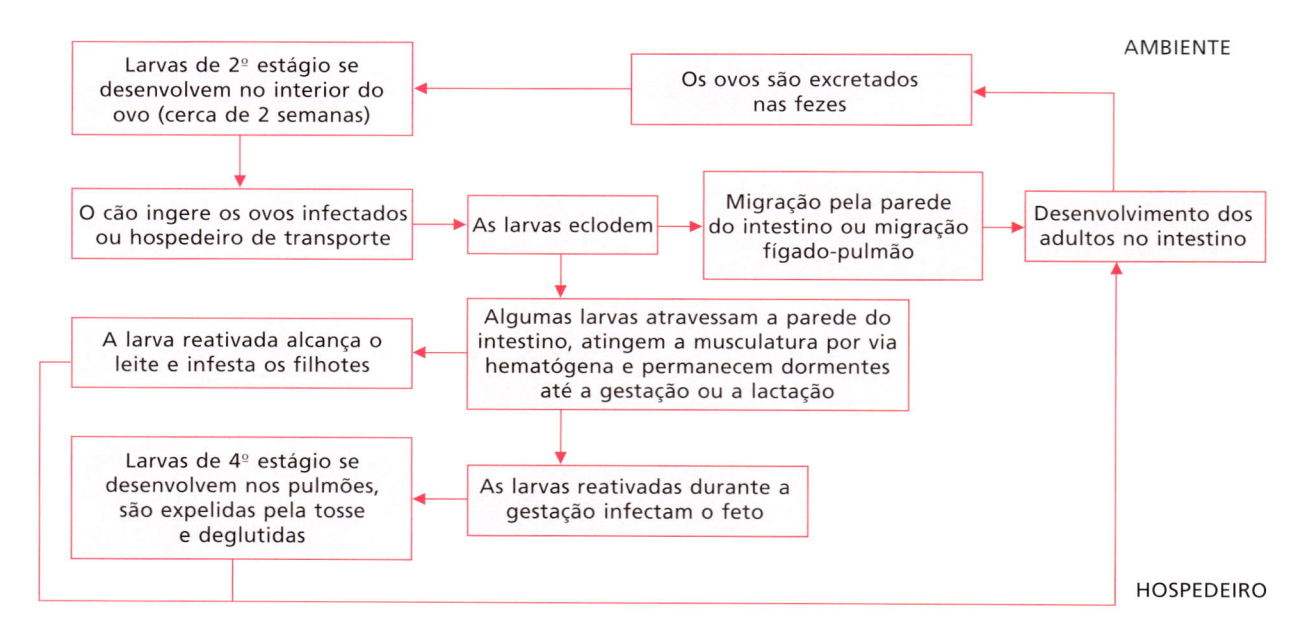

Figura 8.5 – Ciclo de vida do *Toxocara canis*.

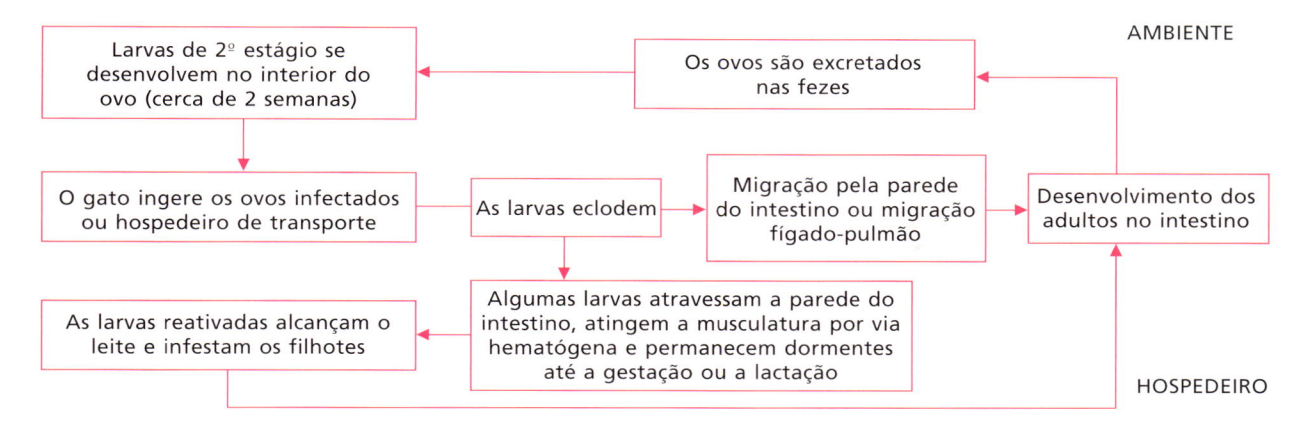

AMBIENTE

```
Larvas de 2º estágio se          Os ovos são excretados
desenvolvem no interior do            nas fezes
ovo (cerca de 2 semanas)

O gato ingere os ovos infectados   As larvas eclodem   Migração pela parede    Desenvolvimento dos
ou hospedeiro de transporte                            do intestino ou migração   adultos no intestino
                                                        fígado-pulmão

As larvas reativadas alcançam o    Algumas larvas atravessam a parede do
leite e infestam os filhotes       intestino, atingem a musculatura por via
                                   hematógena e permanecem dormentes
                                   até a gestação ou a lactação
```

HOSPEDEIRO

Figura 8.6 – Ciclo de vida do *Toxocara cati*.

hospedeiros intermediários ou pequenos mamíferos. A infestação pré-natal não ocorre e a migração das larvas é restrita a parede intestinal, sem que haja migração sistêmica.

Manifestações Clínicas

A infecção inaparente é comum. Em animais jovens, infestação moderada a grave pode resultar em quadros de diarreia, vômito, desconforto abdominal, aparência gorducha, indisposição, letargia, fraqueza e falhas de crescimento. Ocasionalmente pode haver obstrução intestinal parcial ou total, com presença de grandes quantidades de parasitas (Fig. 8.7) que predispõem à ocorrência de casos de intussuscepção e ulceração da mucosa.

Diagnóstico

Baseia-se na demonstração da presença de ovos nas fezes (Fig. 8.8) utilizando-se as técnicas de flutuação (ver Cap. 1) ou pela observação do verme adulto nas fezes ou vômito. Infecções ocultas, como as que estão em período pré-patente, não são detectadas por estas técnicas.

Tratamento e Controle

Muitos anti-helmínticos são efetivos contra os vermes cilíndricos. A escolha de um princípio ativo deve ser determinada por fatores econômicos, necessidade de tratamento de outros parasitas e facilidade em se dosar o medicamento. O tratamento de filhotes de cães e gatos é recomendado a partir de 2 semanas de idade, antes da eliminação dos ovos pelas fezes, e deve ser continuado a cada 2 semanas até completar 8 semanas. O tratamento das mães é recomendado para controle de *T. canis* e *T. cati*. O fembendazol na dose de 50mg/kg a cada 24h desde o 40º dia de gestação até 2 semanas após o parto, reduz a infestação perinatal por nematoides e ancilostomas. Cães neonatos podem ser tratados com fembendazol 100mg/kg por 3 dias para promover a morte de 90% das larvas adquiridas no período pré-natal.

Aspectos de Saúde Pública

T. canis é a causa de *larva migrans* visceral (LMV), considerada distúrbio sério, particularmente importante para as crianças, mas muito raro em seres humanos. A doença resulta da invasão e migração da larva de *T. canis* em tecidos viscerais. Esta enfermidade justifica a necessidade de vermifugação periódica dos cães, embora as taxas de excreção sejam extremamente baixas (menos de 1 em 1.000 amostras de fezes diarreicas evidenciam a infestação por *T. canis*; B. Tennant, dado não publicado).

978-85-7241-841-6

Ancilostomoses

Vários ancilóstomos infestam cães ou gatos:

- *Ancylostoma caninum* é endêmico em áreas tropicais, subtropicais e zonas temperadas da África, Austrália, Ásia e América do Norte. O parasita não é encontrado no Reino Unido. A infestação usualmente é adquirida pela penetração da larva pela pele, ingestão da larva ou de hospedeiros paratênicos, pelo

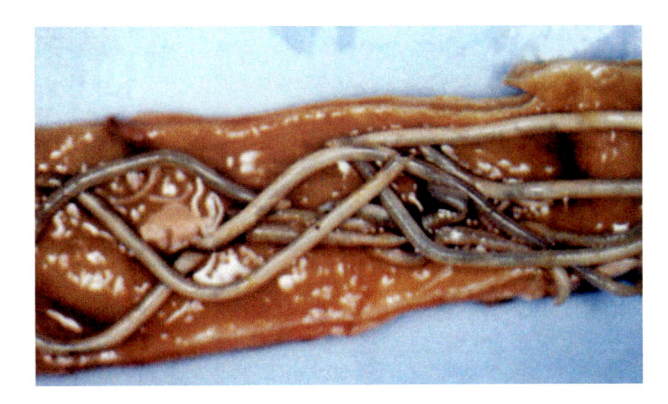

Figura 8.7 – Infestação por ascarídio em cão jovem que morreu por obstrução intestinal sedundária à intussuscepção. (© Dr. Bryn Tennant.)

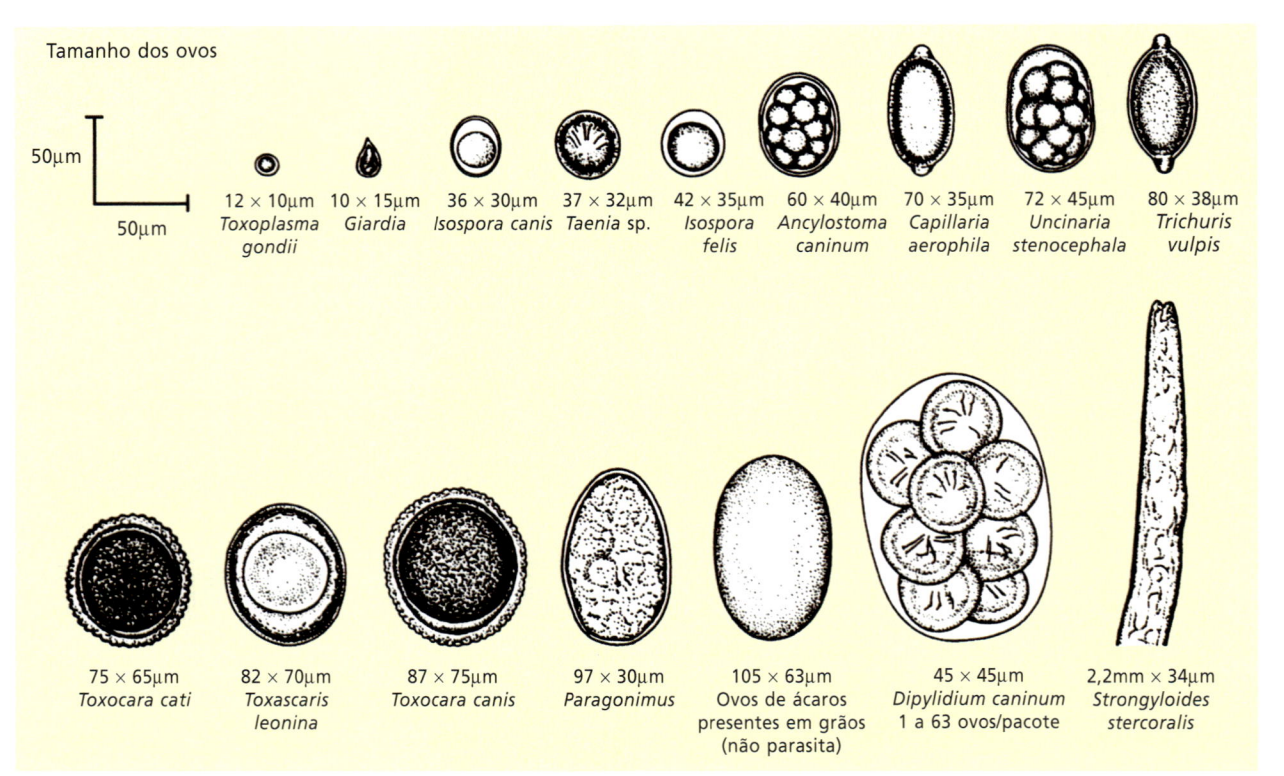

Tamanho dos ovos

50µm

50µm

| 12 × 10µm | 10 × 15µm | 36 × 30µm | 37 × 32µm | 42 × 35µm | 60 × 40µm | 70 × 35µm | 72 × 45µm | 80 × 38µm |
| *Toxoplasma gondii* | *Giardia* | *Isospora canis* | *Taenia* sp. | *Isospora felis* | *Ancylostoma caninum* | *Capillaria aerophila* | *Uncinaria stenocephala* | *Trichuris vulpis* |

| 75 × 65µm | 82 × 70µm | 87 × 75µm | 97 × 30µm | 105 × 63µm | 45 × 45µm | 2,2mm × 34µm |
| *Toxocara cati* | *Toxascaris leonina* | *Toxocara canis* | *Paragonimus* | Ovos de ácaros presentes em grãos (não parasita) | *Dipylidium caninum* 1 a 63 ovos/pacote | *Strongyloides stercoralis* |

Figura 8.8 – Diagrama esquemático indicando o tamanho relativo dos ovos de diversos vermes e dos cistos de protozoários que podem infectar o intestino de cães e gatos. Gentilmente cedido pela Intervet UK Ltd. Reproduzido de BSAVA Manual of Small Animal Clinical Pathology.

978-85-7241-841-6

aleitamento (larvas quiescentes são ativadas e migram para a glândula mamária) e ocasionalmente pela via transplacentária. É o principal agente causal de anemias, debilidade e diarreia hemorrágica.
- *Uncinaria stenocephala* ocorre em regiões de clima temperado frio da Europa (incluindo o Reino Unido) e a América do Norte. A infestação geralmente é adquirida pela penetração da larva pela pele ou ingestão da larva infecciosa. É um agente de baixa patogenicidade.
- *Ancylostoma braziliense* afeta os cães e gatos em áreas tropicais e subtropicais e apresenta baixa patogenicidade.
- *Ancylostoma tubaeforme* infecta os gatos e apresenta patogenicidade muito baixa.
- *Ancylostoma ceylanicum* é encontrado em cães e gatos no sudeste da Ásia.

A larva se desenvolve no intestino delgado, mas pode ser encontrada aderida à mucosa do cólon, em raras ocasiões. Larvas que penetraram pela pele migram para os pulmões antes de colonizar o intestino. Infestações adquiridas pelo leite ocorrem apenas quando as cadelas apresentam migração somática das larvas adquiridas em infestações anteriores. Larvas livres podem sobreviver por até 4 semanas em condições ambientais, mas são inativadas pela dessecação, luz solar ou temperaturas baixas.

Os parasitas habitam o intestino delgado. *A. caninum* pode penetrar em porções profundas da mucosa, causando danos graves e fluxo de sangue persistente (resultado da falha de coagulação). As manifestações clínicas incluem diarreia hemorrágica, vômito, inapetência, palidez devido à anemia, fraqueza, emaciação e desidratação. *U. stenocephala* é relativamente não patogênico, embora grande número de parasitas possa causar diarreia sem anemia. Dermatite solar é achado da infestação por *Uncinaria*.

O diagnóstico baseia-se na demonstração da presença de ovos (Fig. 8.8) pela técnica de flutuação (ver Cap. 1). Infecções ocultas (por exemplo, infecção pré-patente) não serão detectadas por esta técnica. Muitos anti-helmínticos são efetivos. Em filhotes muito jovens, o pirantel é considerado medicamento seguro. Os filhotes devem ser medicados com 2, 4, 6 e 8 semanas em áreas endêmicas. Transfusão de sangue pode ser necessária em pacientes com anemia grave.

Cestoides

Vários cestoides podem parasitar o intestino de cães e gatos:

- *Dipylidium caninum*, o cestoide mais comum no intestino delgado de cães no Reino Unido, é adquirido pela ingestão de pulgas e piolhos infestados com cisticercos do parasita. O quadro clínico é caracterizado pela irritação anal causada pela migração das proglótides na região perineal. O parasita é pouco patogênico.

- *Taenia* spp. são adquiridas pelo consumo de tecidos de hospedeiros intermediários infectados, tais como coelhos, roedores e ovelhas. *Taenia pisiformis*, *T. multiceps*, *T. serialis* e *T. ovis* são encontradas nos cães e *T. taeniaeformis* nos gatos. Elas raramente manifestam sintomas clínicos, embora nos casos de infestação maciça possam causar diarreia leve e obstrução intestinal. A importância principal não se deve aos efeitos do verme adulto nos carnívoros, mas sim aos efeitos das formas larvais ou de metacestoides.
- *Echinococcus granulosus* adotam os cães e alguns outros canídeos como hospedeiros definitivos. Nos hospedeiros intermediários, os metacestoides são encontrados em cistos hidáticos, geralmente nos ovinos, ainda que os seres humanos possam ser afetados. Nos cães, é comum pequena resposta inflamatória que acompanha a infestação, ou mesmo a ausência de inflamação.
- *Echinococcus multilocularis* utiliza principalmente as raposas como hospedeiros definitivos, mesmo que os cães e gatos possam se infectar em áreas endêmicas como a região central e oeste Europeu (não no Reino Unido). A ingestão de ovos pelos hospedeiros intermediários resulta na formação do cisto hidático. Os seres humanos podem ser afetados após o consumo de ovos eliminados por carnívoros infectados. No hospedeiro definitivo, raramente se observam sinais clínicos. Cães que viajam pela Europa devem ser tratados para *E. multilocularis* antes de retornarem ao Reino Unido (ver Apêndice 2).
- Muitas infestações raras, causadas por diversos cestoides, foram documentadas fora do Reino Unido, incluindo *Diphyllobothrium* spp., *Spirometra* spp. e *Mesocestoides* spp. (encontrados na Europa). Cães infestados com *Mesocestoides* podem desenvolver diarreia.

O diagnóstico baseia-se na observação dos segmentos dos cestoides nas fezes (ver Quadro 8.5). Os ovos geralmente não são observados pela técnica de flutuação fecal, por estarem confinados nos segmentos. A exceção é o *Echinococcus* spp., cujo ovo pode ser observado. Infecções ocultas (em período pré-patente) não são detectadas por estas técnicas. O praziquantel é efetivo contra todas as espécies de cestoides e é preferido, se comparado aos medicamentos mais antigos (niclosamida, bunamidina). A prevenção da infecção por *Dipylidium caninum* também envolve o controle de infestações por pulgas e piolhos.

Tricuríase

Trichuris spp. são habitantes do ceco e ocasionalmente do cólon. *T. vulpis* infesta os cães, ao passo que *T. serrata* e *T. campanula* são descritos em gatos. Os dois últimos causam infestações assintomáticas. Os ovos de *T. vulpis* são eliminados, tornando-se embrionados em 10 dias ou mais e, após a ingestão, eclodem no intestino delgado. A larva adere à mucosa intestinal por 2 a 10 dias antes de emergir e aderir aos cecos, podendo ocasionalmente ascender até a mucosa do cólon. Ovos embrionados podem permanecer por muitos anos no ambiente, mas são inativados pela incidência direta de luz solar. A infecção é encontrada com maior frequência em canis ou em cães que costumam praticar exercícios em áreas gramadas.

O desenvolvimento de sinais clínicos está relacionado à formação de túneis na mucosa pelo verme adulto, com consequente inflamação, hiperplasia e, às vezes, desenvolvimento de granulomas. O parasita alimenta-se de fluídos tissulares, sangue e debris celulares. A gravidade das manifestações clínicas depende de:

- Grau de infestação: infestações maciças podem causar hemorragia grave, tiflite e tifocolite.
- Localização no intestino grosso: em infestações intensas o parasita pode deslocar-se dos cecos e afetar o cólon e, às vezes, o reto.
- Extensão do processo inflamatório: infestações limitadas à superfície do epitélio causam pequenas alterações morfológicas na mucosa e nenhuma doença, ao passo que infestações que afetam a lâmina própria podem induzir uma resposta inflamatória mista moderada.
- Grau de anemia e hipoproteinemia que pode se desenvolver.
- Estado nutricional.
- Presença de outros agentes infecciosos.

A manifestação clínica é de natureza intermitente, caracterizada por diarreia com presença de muco e sangue não digerido nas fezes. Ocasionalmente sinais graves como dor abdominal, perda de peso, inapetência, perda excessiva de proteínas, desidratação, azotemia pré-renal, hiponatremia, hipercalemia, hiperglicemia, hipocloremia e hipercalcemia podem ser observados. Os fatores associados ao desenvolvimento de casos mais graves da doença não são conhecidos.

O diagnóstico baseia-se na demonstração da presença de ovos (Fig. 8.8) utilizando-se as técnicas de flutuação fecal. A presença de *T. vulpis* pode ser intermitente e a análise de fezes colhidas em vários dias consecutivos é indicada. Infecções ocultas (em período pré-patente) não são detectadas por esta técnica. Colonoscopia permite a observação do parasita.

978-85-7241-841-6

Muitos medicamentos são ativos contra o verme adulto *T. vulpis*, incluindo oxfendazol, fembendazol, mebendazol, diclorvos e febantel. O tratamento de cães afetados precisa ser repetido após 3 semanas e 3 meses. Como os cães costumam voltar a frequentar as áreas gramadas, a reinfestação é comum, e o tratamento continuado é indicado.

Estrongiloides

Strongyloides spp. são encontrados em áreas de clima tropical (a ocorrência no sudeste da Europa seja incerta) e costumam ser observadas apenas em animais importados nos países de clima temperado. As infecções são adquiridas pela penetração das larvas de terceiro estágio através da pele, ou pela ingestão:

- *S. stercoralis* afeta cães e gatos. Ele adere na mucosa da porção proximal do intestino delgado, causando atrofia grave das vilosidades e a infiltração de células mononucleares. Pode ocorrer enterite hemorrágica.
- *S. felis* pode causar granuloma focal ou uma pneumonia intersticial eosinofílica em resposta à migração pulmonar e hiperplasia adenomatosa local no duodeno. A ocorrência de diarreia é incomum.
- *S. planiceps* afeta o duodeno dos gatos, mas a sua patogenicidade é baixa.
- *S. tumefaciens* infecta o cólon, causando nódulos na submucosa. Ele é raramente associado à diarreia crônica.

O diagnóstico é feito pela demonstração das larvas livres (ver Fig. 8.8) nas fezes pela técnica de Baermann (ver Cap. 1). O fembendazol é efetivo para a eliminação de infestações por estrongiloides.

Trematoides

Vários trematoides podem infestar cães e gatos, incluindo *Alaria* spp. (distribuição mundial, mas não foi relatada no Reino Unido), *Heterophyes heterophyes* (Mediterrâneo), *Metagonimus yokagawi* (Extremo Oriente) e *Echinochasmus perfoliatus* (Eurásia). Infestações por *Alaria* spp. são adquiridas pela ingestão de sapos ou de outros anfíbios. Outras infestações por trematoides podem ser adquiridas pela ingestão de peixes. A infecção é normalmente assintomática, embora *Echinochasmus* e *Alaria* possam ser associados à enterites leves.

Doenças Causadas por Protozoários
Coccidiose

Os coccídeos são parasitas intracelulares. Eles replicam na mucosa intestinal de um hospedeiro definitivo, embora alguns parasitas (por exemplo, *Toxoplasma* e *Neospora* – Cap. 15; e *Caryospora* – Cap. 11) possam infectar outros tecidos em hospedeiros intermediários, causando doenças sistêmicas. Em cães e gatos, as infecções por *Isospora* e *Cryptosporidium* são associadas a doenças entéricas, ao passo que as infecções por *Hammondia*, *Eimeria*, *Besnoitia*, *Sarcocystis* e *Frenkelia* são geralmente assintomáticas. Infecções muito intensas por *Hammondia* estão associadas à diarreia.

Isosporíase

Isospora spp. são coccídeos mais comumente encontrados em cães e gatos. Eles são espécie-específicos:

- *I. canis*, *I. ohioensis* e *I. burrowsi* infectam os cães.
- *I. neorivolta*, *I. felis* e *I. rivolta* infectam os gatos.

A infecção ocorre após a ingestão de oocistos esporulados ou o consumo de hospedeiros paratênicos (por exemplo, camundongos). Os oocistos de *Isospora* (Fig. 8.9) são frequentemente reconhecidos em amostras de fezes de filhotes de cães e gatos com diarreia, apesar de ainda não se ter estabelecido a sua participação como agente primário ainda. Eles podem atuar como agente oportunista na presença de outros agentes primários e nos casos de má nutrição e falha da imunocompetência. Quando os animais são expostos a grande número de oocistos de *Isospora*, o que costuma ocorrer em canis com falhas de higiene, diarreia leve a grave, por vezes hemorrágica, pode ocorrer. A perda de sangue pode ser significativa.

978-85-7241-841-6

Criptosporidiose

É causada por *Cryptosporidium parvum*. A infecção é considerada assintomática na maioria de cães e gatos, embora casos associados a manifestações clínicas sejam

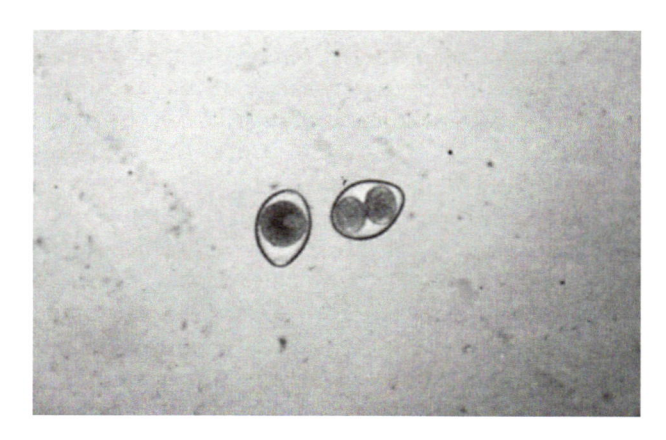

Figura 8.9 – Oocistos de *Isospora felis* de um gato com 8 semanas de idade. (© Dr. Bryn Tennant.)

reportados, principalmente em gatos. A participação do parasita como agente primário ou oportunista ainda não foi determinada. Cepas distintas apresentam patogenicidade variável. As manifestações clínicas associadas à criptosporidiose incluem diarreia aquosa profusa, e diarreia crônica não responsiva. O comprometimento dos linfonodos mesentéricos pode ocorrer. Animais imunocomprometidos, como os jovens ou os infectados com CDV e FeLV, apresentam maior risco de desenvolvimento de criptosporidiose.

Diagnóstico

As técnicas de flutuação e centrifugação (ver Cap. 1) podem detectar os oocistos dos coccídeos (Figs. 8.8 e 8.9). A confirmação do diagnóstico de criptosporidiose é difícil, pois os oocistos de *Cryptosporidium* são pequenos (cerca de um décimo do tamanho do oocisto de *Isospora*) e frequentemente estão presentes em pequena quantidade. O uso das técnicas carbol-fucsina-negativa, ácido-resistente modificado ou de fluorescência (fenol-auramina) é recomendado para a detecção do agente. Teste de ELISA permite a detecção de antígenos de *Cryptosporidium* nas fezes. A técnica de PCR é outro recurso para a detecção do agente nas fezes, mas pode causar problemas de interpretação, uma vez que a infecção nem sempre está associada à ocorrência da doença.

Tratamento

Na maioria das vezes as infecções são autolimitantes. A utilização de sulfonamidas por 3 semanas é geralmente efetiva para o controle de infecções por *Isospora*. O tratamento de cadelas imediatamente após o parto pode prevenir a transmissão do agente para os filhotes. A tilosina pode ser efetiva contra *Cryptosporidium* spp. O prognóstico costuma ser bom, apesar da presença de fatores intercorrentes, incluindo outras doenças, deficiências nutricionais e imunossupressão, possa afetar a recuperação. *Cryptosporidium parvum* não é hospedeiro-específico e pode afetar os seres humanos. Em pessoas com imunossupressão grave, a criptosporidiose pode ser fatal. Boa higiene do ambiente e uso de hidróxido de amônia ou água fervendo reduz o número de oocistos. A água sanitária é inefetiva.

Giardíase

Giardia intestinalis (também denominada *G. lamblia* e *G. duodenalis*) é um parasita protozoário com forma de pera, flagelado e binucleado, que infecta a porção proximal do intestino delgado de cães e gatos. A doença possui distribuição universal. Giárdia causa danos a células da mucosa, interferindo com a função da mucosa e provocando atrofia das vilosidades. Ela também promove alterações na composição dos sais biliares e possivelmente interfere com a motilidade intestinal.

A prevalência varia de 1 a 36%. Embora a *Giardia* seja considerada um parasita do intestino delgado, a infecção pode resultar em alterações do intestino grosso. Duas formas do parasita podem ser encontradas: o trofozoíta móvel que adere à superfície das microvilosidades ou se situa na camada de muco presente no duodeno (cães) ou no jejuno-íleo (gatos); e os cistos. Os trofozoítas podem ser encontrados em amostras de fezes diarreicas, mas não em material fecal consistente, ao passo que os cistos podem ser encontrados em ambos os tipos de fezes. *Giardia* possui um ciclo de vida direto, com a infecção ocorrendo após a ingestão de alimento ou água contaminada. Os cistos podem persistir por longos períodos no ambiente.

A maioria das infecções por *Giardia* é subclínica. Se houver manifestação clínica, o quadro se desenvolve cerca de 1 ou 2 semanas após a infecção e é mais comumente observado entre os animais jovens. Infecções crônicas ou subclínicas podem tornar-se sintomática se houver infecção concorrente por outros patógenos entéricos. A gravidade da doença também é determinada pela presença de outros patógenos. A imunodeficiência predispõe os seres humanos à giardíase, mas para os animais a importância deste fator não é clara.

As manifestações clínicas incluem diarreia pálida de odor fétido, aquosa ou semissólida, esteatorreia e perda de peso. A diarreia pode ser aguda ou crônica, persistente ou autolimitante, contínua ou intermitente. Melena não é achado comum. Sinais de comprometimento do intestino grosso são relatados em casos de giardíase associada a outras infecções concorrentes, presença de alimentos irritantes mal-absorvidos e de ácidos biliares desconjugados no cólon.

O diagnóstico baseia-se na presença de cistos ou trofozoítas. A demonstração do microrganismo não é fácil e o método mais indicado para a pesquisa dos cistos de *Giardia* (Figs. 8.8 e 8.10) é a técnica de flutuação em sulfato de zinco (ver Cap. 1). Como a eliminação do agente é intermitente, o mínimo de três

978-85-7241-841-6

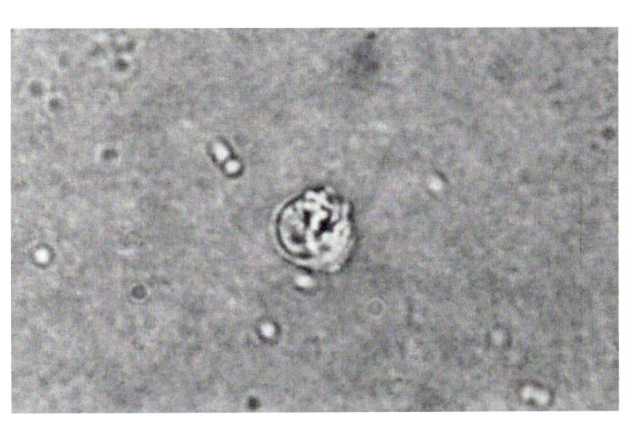

Figura 8.10 – Oocistos de *Giardia intestinalis* (8 a 12 × 7 a 10μm) de cão. (© Dr. Bryn Tennant.)

amostras, colhidas em dias consecutivos, deve ser examinado. Preparações com fezes diarreicas frescas em solução salina são úteis para a pesquisa dos trofozoítas. Existe um teste de ELISA para detecção do antígeno de *Giardia intestinalis*, conquanto sensibilidade e especificidade deste teste em condições clínicas ainda não foram estabelecidas. Citologia de duodeno e lavagens também são úteis para demonstrar *Giardia* spp. Alguns tratamentos empíricos (por exemplo, bário, antibacterianos, antiácidos, laxantes, enemas e antidiarreicos) reduzem a quantidade de parasitas nas fezes. Nos casos em que não foi possível detectar *Giardia*, pode-se instituir medida terapêutica para diagnóstico presuntivo. O tratamento de escolha consiste em administração de fembendazol por 5 dias consecutivos, com efetividade de 100%, superior aos 67% de efetividade observados nos tratamentos com metronidazol. O prognóstico é bom, apesar de algumas infecções necessitarem de terapia prolongada.

Pentatrichomonas hominis

É um protozoário flagelado que infecta o intestino grosso dos cães. Não existe consenso sobre a patogenicidade deste agente para cães e gatos, mas grande número de parasitas pode ser observado em animais com diarreia.

Doenças Causadas por Fungos

A colonização do trato gastrintestinal por fungos é rara e ocorre como sequela de outras doenças ou de lesões que afetam a mucosa. O estabelecimento destas micoses depende da ocorrência de um ou mais dos fatores listados a seguir:

- Desafio causado por grandes quantidades de fungos.
- Alterações da microbiota normal (por exemplo, secundária à antibioticoterapia).
- Lesão primária local que permita o acesso do fungo a porções profundas da parede intestinal.
- Diminuição da resistência do hospedeiro. Os esporos são carregados através da mucosa por macrófagos em hospedeiros normais. Se a função fagocítica ou neutrofílica estiver comprometida, estes esporos podem germinar.

Microrganismos associados a doenças do trato digestório incluem *Aspergillus*, *Pythium*, Mucoraceae (por exemplo, *Absidia*, *Mucor*, *Rhizopus*), entomofitoracetes (por exemplo, *Basidiobolius*, *Coniobulus*), *Candida* spp. e *Histoplasma capsulatum*.

- Ileíte micótica e colite (quase sempre *Aspergillus* spp.), caracterizados por focos de necrose hemorrágica são, por vezes, observadas como sequela da infecção por FPV. Algumas vezes, êmbolos micóticos multifocais podem localizar-se nos pulmões. A enterite mucosa é uma complicação rara da enterite por CPV.
- Pitiose é doença de áreas tropicais e subtropicais; pode causar diarreia em cães e, menos comumente, afetar os gatos.
- Entomofitoromicose gastrintestinal provocando estomatite ulcerativa, gastrite e enterite é descrita em alguns cães.
- Candidíase é causa muito rara de doença do trato gastrintestinal e ocorre com maior frequência na cavidade oral.
- *Histoplasma capsulatum* é causa de doença em áreas dos Estados Unidos, mas não ocorre no Reino Unido. As manifestações incluem diarreia e perda de peso.

Algas

978-85-7241-841-6

Prototheca zopfi e *Prototheca wickhamii* são algas adquiridas do meio ambiente, mas que podem invadir tecidos. O envolvimento do cólon dá origem à colite, que pode ser diagnosticada pela biópsia de cólon. A doença é rara nos Estados Unidos e não foi documentada no Reino Unido.

Doenças Causadas por Rickéttsias

Envenenamento por Salmão

É doença causada por *Neorickettsia helminthoeca* e *N. elokominica*. A doença é geograficamente limitada pela dispersão do hospedeiro intermediário na costa de Washington, Oregon e Califórnia. Caracteriza-se por pirexia, anorexia, vômito, perda de peso, linfadenopatia e esplenomegalia. Excreções nasal e ocular podem ser observadas em alguns cães. A morte de animais não tratados pode ocorrer em 7 a 10 dias. O diagnóstico pode ser realizado pela demonstração de corpúsculos de inclusão intracitoplasmáticos em linfonodos. Tetraciclina é o tratamento de escolha.

Dosagens de Medicamentos

Ver Apêndice 3.

REFERÊNCIAS E LEITURA COMPLEMENTAR

Beutin L (1999) *Escherichia coli* as a pathogen in dogs and cats. *Veterinary Research* **30**, 285-298

Carmichael LE, Schlafer DH and Hashimoto A (1994) Minute virus of canines (MVC, canine parvovirus type-1): pathogenicity for pups and seroprevalence estimate. *Journal of Veterinary Diagnostic Investigation* **6**, 165-174

Cruikshank J (1986) *Salmonella* and *Campylobacter* infections – an update. *Journal of Small Animal Practice* **17**, 673-681

Drolet R, Fairborther JM, Harel J and Helie P (1994) Attaching and effacing of enterotoxigenic *Escherichia coli* associated with enteric colibacillosis in the dog. *Canadian Journal of Veterinary Research* **58**, 87-92

Evermann J, McKiernan A and Eugster A (1989) Update on canine coronavirus infections and interactions with other enteric pathogens of the dog. *Companion Animal Practice* **19**, 6-12

Ford RB and Schultz RD (2000) Vaccines and vaccinations: issues for the 21st century. In: *Current Veterinary Therapy XIII,* ed. RW Kirk, pp. 250-253. WB Saunders, Philadelphia

Hammermueller J, Kruth S, Prescott J and Gyles C (1995) Detection of toxin genes in *Escherichia coli* isolated from normal dogs and dogs with diarrhoea. *Canadian Journal of Veterinary Research* **59**, 265-270

Happonen I, Linden J and Westermarck E (2000) Effect of triple therapy on eradication of canine gastric heliobacters and gastric disease. *Journal of Small Animal Practice* **41**, 1-6

Harrison LR, Stryer EL, Pursell AR, Carmichael LE and Nietfeld JC (1992) Fatal disease in nursing puppies associated with minute virus of canines. *Journal of Veterinary Diagnostic Investigation* **4**, 19-22

Holland RE, Walker RD, Sriranganathan N, Wilson RA and Ruhl DC (1999) Characterisation of *Escherichia coli* isolated from healthy dogs. *Veterinary Microbiology* **70**, 261-268

Ikegami T, Shrota K, Goto K, Takakura A, Itoh T, Kawamura S, Une Y, Nomura Y and Fujiwara K (1999) Enterocolitis associated with dual infection by *Clostridium piliforme* and feline panleucopenia virus in three kittens. *Veterinary Pathology* **36**, 613-615

Meurs KM, Fox PR, Magnon AL, Liu S and Towbin JA (2000) Molecular screening by polymerase chain reaction detects panleucopenia virus DNA in formalin-fixed hearts from cats with idiopathic cardiomyopathy and myocarditis. *Cardiovascular Pathology* **9**, 119-126

Mochizuki M, Horiuchi M, Hiragi H, San Gabriel MC, Yasuda N and Uno T (1996) Isolation of canine parvovirus from a cat manifesting signs of feline panleucopenia. *Journal of Clinical Microbiology* **34**, 2101-2105

Parrish CR, Aquadroa CF, Strassheim ML, Evermann JF, Sgro JY and Mohammed HO (1991) Rapid antigenic-type replacement and DNA sequence evolution of canine parvovirus. *Journal of Virology* **65**, 6544-6552

Quinn P, Carter M, Markey B and Carter L (1994) *Campylobacter* species. In: *Clinical Veterinary Microbiology,* ed. P Quinn *et al.,* pp. 268-272. Wolfe, London

Smith KA, Kruth S, Hammermueller J, Gyles C and Wilson JB (1998) A case control study of verocytotoxigenic *Escherichia coli* infection in cats with diarrhoea. *Canadian Journal of Veterinary Research* **62**, 87-92

Tennant BJ (1989) *Studies on the epizootiology and pathogenesis of canine coronavirus in the dog.* PhD Thesis, University of Liverpool

Tennant BJ, Gaskell RM, Chalmers S and Baxendale W (1990) The development of a vaccine to canine coronavirus in the dog. Clinical Research Abstract, BSAVA Congress

Truyen U, Evermann JF, Vieler E and Parrish CR (1996) Evolution of canine parvovirus involved loss and gain of feline host range. *Virology* **215**, 186-189

Turk J, Fales W, Miller M, Pace L, Fischer J, Johnson G, Kreeger J, Tuunquist S, Pittman L, Rottinghaus A, et al (1992) Enteric *Clostridium perfringens* infection associated with parvoviral enteritis in dogs: 74 cases (1987-1990). *Journal of the American Veterinary Medical Association* **200**, 991-994

Turk J, Maddox C, Fales W, Ostlund E, Miller M, Johnson G, Pace L, Turnquist S and Kreeger J (1998) Examination for heat-labile, heat-stable and Shige-like toxins and for the *ae*A gene in *Escherichia coli* isolates obtained from dogs dying with diarrhoea: 122 cases (1992-1996). *Journal of the American Veterinary Medical Association* **212**, 1735-1736

Wada Y, Kondo H, Nakaoka Y and Kubo M (1996) Gastric attaching and effacing *Escherichia coli* lesions in a puppy with naturally occurring enteric colibacillosis and concurrent canine distemper virus infection. *Veterinary Pathology* **33,** 717-720

Woldehiwet Z, Jones J, Tennant B and Jones D (1990) Serotypes of *Campylobacter jejuni* and *C. coli* isolated from dogs. *Journal of Small Animal Practice* **31**, 382-384

978-85-7241-841-6

9

Cavidade Peritoneal

Danièlle Gunn-Moore • Diane Addie

Introdução

A peritonite caracteriza-se por inflamação de parte ou de toda a cavidade peritoneal. Ela pode estar associada a condições infecciosas ou não infecciosas. As peritonites de causa infecciosas são raras nos cães e gatos, mas quando ocorrem geralmente causam doença grave com elevada letalidade. A cavidade peritoneal não é usualmente um local comum de infecção; as doenças de estruturas ou órgãos adjacentes ou em contato com o peritônio resultam em peritonite. Infecções multissistêmicas que envolvem a cavidade peritonial são abordadas em detalhes em outros locais deste livro.

Etiologia e Fisiopatologia da Peritonite

A peritonite localizada ocorre quase sempre sem a infecção e pode ocorrer depois de:

- Cirurgias abdominais (por exemplo, gastropexia, gastrotomia) (Fig. 9.1).
- Trauma.
- Pancreatite.
- Perfuração de intestino, quando a parede do omento sofre processo inflamatório.

A peritonite generalizada é inflamação difusa que afeta a maior parte da superfície da cavidade peritoneal. Ela deve ser considerada uma emergência e pode se desenvolver:

- Após a liberação de material irritante nas cavidades corpóreas (por exemplo, bile, fluido gástrico, secreções pancreáticas, urina).

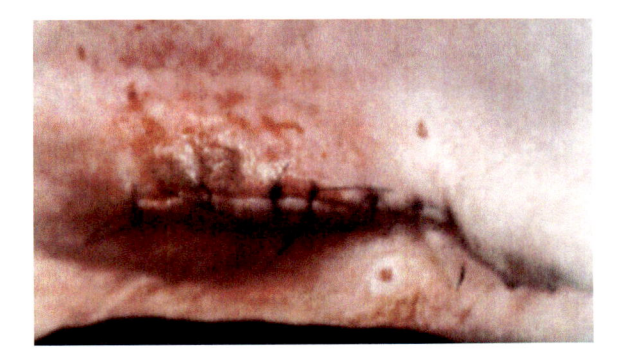

Figura 9.1 – Ferida com deiscência parcial e alguma exsudação associada ao desenvolvimento de peritonite bacteriana em um gato que foi submetido à cirurgia abdominal. (© Dr. Ian Ramsey.)

- Em decorrência de infecção na cavidade peritoneal. A Tabela 9.1 lista os principais agentes infecciosos reconhecidos no Reino Unido. Alguns destes são primariamente associados a doenças em outros órgãos e sistemas e são discutidos em detalhes em outros locais.
- Consequente de inflamações que se estendem a partir de órgãos intra-abdominais ou tecidos (vasculites, pancreatites, colangite linfocítica, peritonite infecciosa felina [PIF]).
- Secundário a neoplasias.
- Quando efusões peritoneais irritantes, mesmo assépticas, causam irritação do íleo e do intestino, dilatação e algumas vezes isquemia do trato intestinal. O último pode resultar em comprometimento da parede intestinal e translocação de bactérias do lúmen intestinal para a cavidade, tornando, assim, um processo inicial asséptico em distúrbio séptico.

Irritação peritoneal ou inflamação resulta em:

- Vasodilatação e aumento da permeabilidade vascular, que promovem afluxo de proteínas e fluidos para a cavidade abdominal, resultando no desenvolvimento de exsudato rico em proteínas.
- Infiltração de leucócitos.
- Estimulação das fibras de dor, causando dor.

Outros fatores que contribuem para o desenvolvimento das manifestações clínicas incluem:

- Hipovolemia, como resultado da perda de fluido para a cavidade peritoneal ou, em casos complicados pelo íleo, com perda de fluido pelo lúmen intestinal.
- Fibrina no exsudato; esta favorece o desenvolvimento de aderências e imobilização de vísceras.
- Bactérias e fatores tóxicos, como toxinas bacterianas, conteúdo gástrico e sais biliares, na cavidade peritonial; isto pode contribuir para o desenvolvimento de bacteremia e endotoxemia, que geralmente complicam a peritonite.
- Acidose metabólica (que pode ser uma sequela da hipovolemia), processo de doença primária e hipóxia.
- Desenvolvimento de hipoglicemia em pacientes com sepse.
- Perfusão renal reduzida e diminuição do débito cardíaco, que resulta em acúmulo de resíduos de nitrogênio, toxinas, íons de hidrogênio e potássio.
- O desenvolvimento de coagulação intravascular disseminada (CID) e tromboembolismo em rins, fígado e pulmão. Este processo é secundário a hipovolemia, aglutinação de células sanguíneas em pequenos vasos como consequência da redução do fluxo de sangue e ativação de placentas por toxinas e *debris* celulares.

Peritonite Séptica

Histórico e Manifestações Clínicas

A suspeita de doença da cavidade peritoneal deve existir em qualquer animal que se apresente com distensão ou dor abdominal. A distensão abdominal pode ser resultante da organomegalia ou do acúmulo anormal de fluido ou gás (Quadro 9.1). A gravidade das manifestações clínicas depende da natureza do processo de doença e da velocidade que esta distensão ocorreu. O histórico do animal não é de grande auxílio, pois não existe predileção de sexo, idade ou raça na peritonite infecciosa. As informações históricas que podem ser úteis incluem:

- Trauma, sugerindo ferimento penetrante.
- Início agudo de vômito e diarreia seguido de colapso, sugerindo perfuração do intestino.
- Doenças infecciosas preexistentes, sugerindo extensão para o peritônio.
- Cirurgia abdominal recente ou ferimento seguido de colapso físico ou mental, sugerindo infecção iatrogênica.

O exame clínico pode revelar:

- Evidência de trauma ou ferida penetrante.
- Dor abdominal, fluido abdominal livre ou gás, uma massa abdominal ou aumento de órgãos (por exemplo, útero, próstata, fígado).
- Temperatura retal aumentada, normal ou diminuída. A hipotermia é ruim, pois costuma ser sinal de fase terminal.
- Membranas mucosas secas ou congestas devido a hemoconcentração e sepse, ou membranas mucosas pálidas devido à hipovolemia. Tempo de preenchimento capilar aumentado sugere perfusão periférica pobre, hipovolemia ou choque.
- Febre e dor abdominal após vômito e diarreia, que podem indicar perfuração gastrintestinal.

O reconhecimento de peritonite séptica como uma complicação cirúrgica é difícil. O desconforto abdominal e o embotamento após a cirurgia são esperados e a rotina de uso de analgésico é conveniente. Nestes casos, a monitoração da hematologia periférica e o uso repetido de ultrassonografia abdominal (ver a seguir) são indicados.

As manifestações clínicas da peritonite séptica dizem respeito a:

- Resposta inflamatória, que resulta na formação de exsudato rico em células, compreendendo macrófagos e neutrófilos.
- Dor decorrente da estimulação de fibras de revestimento de dor na cavidade peritoneal.

978-85-7241-841-6

Tabela 9.1 – Agentes infecciosos encontrados no Reino Unido e que podem causar peritonite

Infecção	Comentários
Adenovírus canino tipo 1 (CAV-1) (hepatite infecciosa canina)	Se houver ascite, será parte de doença multissistêmica (ver Cap. 11 para mais informações sobre o CAV-1) *O fluido ascítico é tipicamente serossanguinolento ou hemorrágico*
Peritonite infecciosa felina (PIF)	Causada pela infecção por coronavírus felino (FCoV). Encontrado principalmente em animais jovens, geralmente de raças definidas, procedentes de gatis *O fluido ascítico é não purulento, rico em proteínas, viscoso, com coloração amarelo-ouro, com presença de coágulos e contendo número de neutrófilos baixo a moderado, caracterizado em segundo plano pela elevada quantidade de proteínas*
Vírus da leucemia felina (FeLV) associado ao linfossarcoma	A infecção persistente pelo FeLV é observada principalmente em gatos jovens. Linfossarcoma induzido pelo FeLV pode estar associado à produção de fluido ascítico, quando as neoplasias afetarem órgãos abdominais (fígado, baço, rins ou linfonodos mesentéricos). Ver o Capítulo 5 para discussão adicional sobre o FeLV *O fluido ascítico pode variar quanto a sua natureza, de um transudato que rapidamente se torna modificado, para quilo ou pseudoquilo, até exsudato serossanguinolento*
Toxoplasmose (mais comum nos gatos que nos cães)	A toxoplasmose pode estar associada à ascite nos filhotes de gatos infectados pela via transplacentária. Isto é observado muito raramente em filhotes jovens. A ascite, quando presente, é parte de doença multissistêmica. Ver o Capítulo 15 para discussão mais detalhada sobre a toxoplasmose *O fluido ascítico é tipicamente serossanguinolento*
Infecção estreptocócica neonatal (mais comum nos gatos que nos cães)	Infecções por estreptococos dos grupos G e B ocasionalmente causam septicemia, pneumonia, hepatite, pielonefrite ou peritonite em filhotes neonatos de cães e gatos. Infecções pelo grupo G em filhotes de gatos são adquiridas pela via umbilical associada a onfaloflebite, peritonite séptica e septicemia. Ver o Capítulo 12 para mais discussões sobre isto *O fluido ascítico é purulento*
Actinomicose (mais comum nos cães que nos gatos)	*Actinomyces* spp. são saprófitas endógenos encontrados no ambiente e na cavidade oral de cães e gatos. O microrganismo causa doença quando inoculado em tecidos com outras bactérias. A actinomicose é encontrada principalmente em cães jovens ou de meia-idade de raças de maior porte e que vivem em áreas externas. A migração de espículas vegetais é possivelmente uma via comum pela qual a infecção se inicia. A infecção é menos frequente nos gatos, nos quais decorre quase sempre de processo secundário a ferimentos por mordedura; nos gatos, raramente ocorre peritonite. Quando a infecção resulta em infecção peritoneal piogranulomatosa, geralmente se deve à migração de material vegetal. Usualmente, a doença aparece como processo crônico *O fluido ascítico varia de serossanguinolento a purulento e comumente é avermelhado ou marrom. Pode conter numerosos grânulos amarelo-queimado (grânulos sulfúricos), que correspondem macroscopicamente a pequenos aglomerados macios de colônias bacterianas*
Nocardiose (mais comum nos cães que nos gatos)	*Nocardia* spp. são saprófitas ubiquitários do solo. A infecção é oportunista, ocorrendo tanto pela inalação como pela inoculação em ferimentos perfurantes. A nocardiose é incomum nos cães e nos gatos. Apenas muito raramente o agente está associado à peritonite. Ela produz um fluido ascítico semelhante ao descrito anteriormente para a actinomicose. Ver o Capítulo 6 para mais informações sobre a nocardiose
Micobacteriose	Raramente, *Mycobacterium* spp. podem disseminar dos locais intestinais, respiratórios ou cutâneos e envolver as cavidades corpóreas. Ver os Capítulos 6 e 13 para mais discussão sobre micobacteriose
Infecções bacterianas intra-abdominais (cães e gatos)	A peritonite bacteriana pode surgir como complicação de perfuração gastrintestinal, gastroenterite ulcerativa grave, migração de corpo estranho, ruptura de abscessos intra-abdominais (por exemplo, prostatite), feridas abdominais penetrantes ou cirurgias (por exemplo, laparotomia, enterotomia, gastrotomia). O fluido ascítico pode tornar-se secundariamente infectado pela migração de bactérias do trato gastrintestinal ou de contaminações iatrogênicas durante a paracentese, pela via hematógena, linfática ou transmural. O tipo de bactéria envolvida depende da fonte, isto é, bactérias entéricas nas perfurações; bactérias Gram-positivas secundárias aos procedimentos cirúrgicos e anaeróbios nos casos de feridas por mordedura. As bactérias anaeróbias predispõem o desenvolvimento de abscessos, enquanto as bactérias aeróbias causam sepse e óbito *O fluido ascítico é purulento*
Yersinia enterocolitica (gatos)	*Y. enterocolitica* é considerada comensal intestinal normal de cães e gatos. Ela pode ser ocasionalmente isolada de casos de peritonite crônica em gatos. Ver o Capítulo 8 para informações adicionais sobre yersiniose *O fluido ascítico é purulento*
Rhodococcus equi (gatos)	*R. equi* é uma bactéria telúrica tipicamente associada a infecções supurativas em animais domésticos. Ela tem sido ocasionalmente isolada de gatos com peritonite, associada a infecções hepáticas e de linfonodos mesentéricos *O fluido ascítico é purulento*

978-85-7241-841-6

Quadro 9.1 – Causas de distensão abdominal

Acúmulo de fluidos (ascite)
- Transudato*
  - Hipoproteinemia: doença glomerular, má absorção intestinal ou perda de proteínas, doença hepática crônica grave
  - Insuficiência cardíaca congestiva
  - Neoplasia: obstrução da drenagem linfática/linfangiectasia
- Transudato modificado
  - Peritonite infecciosa felina (PIF)
  - Insuficiência cardíaca congestiva
  - Hipertensão portal/obstrução da veia cava posterior
  - Doença hepática: cirrose, neoplasia, colangite linfocítica (em gatos)
  - Neoplasia: obstrução de vasos sanguíneos e/ou linfáticos
- Exsudato asséptico
  - Peritonite por bile ou urina
  - Peritonite pancreática
  - Hepatite (particularmente a colangite linfocítica em gatos)
  - Hérnia diafragmática ou pericárdica
  - Esteatite
  - Neoplasia
- Exsudato purulento
  - Extensão da infecção de outro local
  - Perfuração e ruptura intestinais
  - Ruptura de piometra
  - Ferimento perfurante
  - Migração de corpo estranho
  - Disseminação hematógena
- Efusão hemorrágica
  - Ruptura de órgãos ou de grandes vasos sanguíneos; associado a trauma ou secundário à ruptura de neoplasias
  - Perfuração de estômago ou de intestino
  - Distúrbios de coagulação: intoxicação por varfarina, trombocitopenia
  - Torção gástrica ou esplênica
  - Trombose
- Bile
  - Ruptura de trato biliar (porque a bile é irritante e usualmente resulta na formação de exsudato serossanguinolento secundário)
- Urina
  - Ruptura do trato urinário (porque a urina é irritante e usualmente resulta na formação de exsudato serossanguinolento secundário)
- Quilo
  - Ruptura da drenagem linfática
  - Obstrução da drenagem linfática/linfangiectasia
  - Insuficiência cardíaca congestiva (principalmente em gatos)
  - Neoplasia
  - Esteatite

Outras causas abdominais
- Parede abdominal flácida
  - Hiperadrenocorticismo
- Organomegalia
  - Hepatomegalia/renonomegalia/esplenomegalia
  - Linfadenopatia mesentérica
  - Distensão gástrica/distensão de bexiga/obstipação acentuada
  - Prenhez/piometra
  - Neoplasia
  - Obesidade
- Acúmulo de gás (pneumoperitônio)
  - Penetração traumática da parede abdominal
  - Ruptura do estômago ou do intestino
  - Infecção por bactérias produtoras de gás
  - Extensão de pneumomediastino ou pneumotórax

* Quando presente em qualquer intervalo, um transudato se tornará modificado. Ist o é particularmente válido para os transudatos que se desenvolvem de forma lenta, como aqueles associados aos quadros de insuficiência cardíaca congestiva ou hipertensão portal. Os transudatos modificados são, portanto, mais comuns que os não modificados.

978-85-7241-841-6

- Aumento da permeabilidade vascular, que permite grandes mudanças de fluidos e eletrólitos, resultando em distúrbios eletrolíticos graves e influxo de proteínas para a cavidade abdominal.
- Deposição de fibrina, como resultado da aderência de superfícies serosas umas nas outras.

A gravidade da lesão varia de acordo com a intensidade da inflamação (local ou geral), duração e etiologia subjacente. Portanto, as manifestações clínicas podem variar de depressão suave ao choque séptico (por exemplo, membranas mucosas congestas, tempo de preenchimento capilar lento, extremidades fria). Desenvolvimento do choque hipovolêmico e desidratação são precoces nos casos de peritonite generalizada. Isto é consequência da absoluta deficiência de fluido devido a vômito, diarreia, pirexia e perda de sensibilidade, aliados à indisponibilidade funcional de fluidos resultante de sequestro para a cavidade abdominal, desenvolvimento de edemas em tecidos inflamados e hemorragia visceral secundária à endotoxemia.

Diagnóstico

O diagnóstico da peritonite séptica depende da determinação da natureza da efusão e do local de sua origem. O plano de diagnóstico depende dos sinais clínicos:

- Se a distensão abdominal for o problema principal, o primeiro passo é determinar sua causa (por exemplo, esplenomegalia, acúmulo anormal de fluido ou gás ou fragilidade da parede abdominal).
- Se o quadro clínico sugerir um grande comprometimento abdominal (por exemplo, dor abdominal hiperaguda, febre e depressão), é mais importante definir a natureza de qualquer efusão e evitar o dano aos órgãos abdominais.

Embora exame físico, palpação abdominal e percussão possam ser úteis, radiografia, ultrassonografia e paracentese abdominal são as principais ferramentas de acesso. Hematologia de rotina e exames de bioquímica sérica, urinálise e de sorologia podem ser necessários para caracterizar a extensão do envolvimento sistêmico.

Patologia Clínica

Raramente define a causa básica da peritonite, embora ela sempre seja indicada para investigar uma causa oculta ou distúrbios metabólicos secundários que possam agravar o quadro clínico auxiliando, ainda, no monitoramento do paciente.

Bioquímica Sérica

978-85-7241-841-6

É útil para determinar o estado metabólico e o envolvimento de órgãos abdominais. Algumas alterações possuem importância para o prognóstico (por exemplo, aumento da concentração de bilirrubina, azotemia), mas outras são inespecíficas (por exemplo, aumento na concentração de fosfatase alcalina, hiperglobulinemia).

Hematologia

Costuma mostrar profunda neutrofilia com desvio à esquerda, ou neutropenia decorrente do sequestro de neutrófilos da cavidade abdominal. Neutrófilos tóxicos sugerem processo supurativo. Infecções crônicas podem estar associadas a monocitose e neutrofilia. Trombocitopenia, hipofibrinogenemia e a presença de produtos de degradação da fibrina sugerem CID.

Análise Bioquímica

A análise bioquímica do fluido ascítico raramente é útil nas peritonites sépticas. O esperado é que o fluido tenha grande quantidade de proteínas, que possa conter bilirrubina se existir dano ao sistema biliar; amilase em casos de pancreatites e creatinina se o trato urinário for rompido (ainda que os níveis de soro e fluido se equilibre em 24h).

Quando existir preocupação sobre a possibilidade de peritonite séptica iatrogênica, (por exemplo, após cirurgia abdominal) o paciente deve ser monitorado por algumas horas quanto à contagem de leucócitos e por esfregaços de sangue periférico. Nestes pacientes, a rotina de uso analgésico reduz a dor e os sinais clínicos podem estar silenciados.

Tabela 9.2 – Análise de amostras de fluido ascítico

	Transudato	Transudato modificado	Exsudato	Efusão quilosa
Limpidez	Límpido	Límpido – turvo	Variável	Turvo*
Cor	Incolor a amarelo-claro	Amarelo ou rosa	Variável	Branco a rosa-claro
Tipo celular	Predomínio de células mesoteliais	Macrófagos, mesoteliais ± PMN ± células neoplásicas	PMN ± macrófagos ± células neoplásicas	Predomínio de pequenos linfócitos
Contagem celular ($\times 10^6$/L)	< 1.000	< 5.000	> 5.000	Variável
Conteúdo proteico	< 20g/L	20 – 30g/L	> 30g/L	20 – 30g/L
Gravidade específica	< 1,015	1,010 – 1,030	> 1,018	1,010 – 1,030

Os valores servem apenas como referência. Muitas efusões não se enquadram exatamente em determinado grupo.

* Rico em triglicérides sob o ponto de vista bioquímico. Pode ser diferenciado de efusão pseudoquilosa pela medida das concentrações de triglicérides ou pela determinação do teste de liberação do éter. A adição de éter ou clorofórmio usualmente causa clareamento do fluido quiloso, mas não do pseudoquilo. Efusões de pseudoquilos são raras, mas podem ser observadas em neoplasias e ocasionalmente em infecções.

PMN = polimorfonucleares (neutrófilos).

Citologia e Histopatologia

A avaliação do fluido ascítico é essencial e este pode ser classificado como um transudato, transudato modificado, exsudato, efusão quilosa (Tabela 9.2) ou sangue. Coloração, gravidade específica, conteúdo proteico, hematócrito (Ht), contagem de células nucleadas, morfologia das células brancas e presença de bactérias livres ou fagocitadas (Fig. 9.2) e células neoplásicas devem ser determinados.

Bacteriologia

A cultura bacteriana do fluido ascítico é indicada quando existirem evidências de inflamação na citologia. Qualquer bactéria isolada do fluido ascítico é considerada importante, embora seja necessário garantir que comensais da pele não tenham contaminado a amostra. O fluido deve ser avaliado quanto à presença de bactérias aeróbias e anaeróbias. A coleta requer um coletor tansparente e estéril. O tubo deve ser preenchido até a boca e todo ar residual removido, se uma cultura anaeróbica for realizada (o uso de tubos a vácuo é o ideal); a amostra não deve ser armazenada em frascos que contenham anticoagulantes (por exemplo, ácido etilenodiaminotetracético [EDTA, *ethylenediamine tetraacetic acid*], citrato, heparina), pois eles são bactericidas ou bacteriostáticos para muitas bactérias. O ideal é que todo fluido seja analisado para a presença de bactérias aeróbias, anaeróbias e fungos.

Paracentese

A paracentese abdominal é geralmente realizada após a confirmação de ascite por radiografia ou ultrassonografia; em animais saudáveis, a cavidade abdominal possui pouco fluido livre. O Quadro 9.2 descreve a técnica para a realização da paracentese.

Quando nenhum fluido é obtido pela paracentese, alguns autores recomendam o diagnóstico pela lavagem

---

> **Quadro 9.2** – Técnica de paracentese abdominal
>
> 1. Posicione e fixe o paciente em decúbito lateral e prepare assepticamente o abdome ventral acima de toda a área a ser amostrada (ver a seguir)
> 2. Passe um catéter e esvazie a vesícula urinária ou, se não for possível passar o cateter vesical, esvazie a bexiga por cistocentese (este procedimento não é necessário quando se utiliza a ultrassonografia para guiar a agulha)
> 3. Passe uma agulha de calibre 20 ou 22G e de 2,5 a 5cm através da parede corpórea na linha média caudal ao umbigo até acessar a cavidade peritoneal. Transfira o fluido abdominal para um tubo estéril. Ligeira pressão abdominal pode auxiliar o fluxo de fluido. Instilação prévia de anestésico local na parede abdominal raramente é necessária
> 4. Se for necessário, acople uma seringa de 5mL a uma agulha e aplique leve pressão negativa; não aplique pressão negativa excessiva. Alternativamente, um cateter intravenoso pode ser utilizado no lugar da agulha, a porção cortante deve ser removida assim que o cateter for inserido na cavidade abdominal, e a seringa acoplada ao furo do cateter. Este método reduz o risco de laceração iatrogênica do órgão, mas requer cuidados para prevenir que o cateter não sofra torção na parede abdominal
> 5. Um quadrante com quatro pontos de drenagem é recomendado em alguns casos. Este envolve quatro punturas separadas, realizadas nas posições cranial e caudal ao umbigo e nas laterais, próximas à linha media em cada um dos lados; garanta que a área esteja raspada e assepticamente preparada. Se a punção obtida for negativa, altere a posição do animal erguendo-o ou rolando seu corpo, antes de repetir a punção
> 6. Quando for drenar grande volume de fluido, pode ser útil utilizar torneira de três vias acopladas

---

peritoneal; entretanto, outros autores consideram que esta técnica possui pouco valor diagnóstico. É mais seguro identificar pequenas quantidades de líquido livre ou encistado pela ultrassonografia. O Quadro 9.3 descreve a técnica de diagnóstico por lavagem peritoneal.

Imagem da Cavidade Peritoneal

Radiografia, ultrassonografia e tomografia computadorizada (TC) podem ser utilizadas para se obter uma imagem da cavidade peritoneal. A imagem não diagnostica peritonite séptica, mas permite a identificação de fluido livre e auxiliam na identificação de qualquer distúrbio primário.

Radiografia

978-85-7241-841-6

Pode revelar organomegalia ou distribuição anormal de fluido ou gás. O gás pode estar contido dentro do intestino (por exemplo, no íleo, associado à perfuração por corpo estranho ou peritonite inflamatória) ou estar livre na cavidade abdominal (ver Quadro 9.1). Pequenos acúmulos de fluido intraperitoneal podem ser observados em áreas com aparência de "vidro fosco" (Fig. 9.3). Sua presença pode ajudar a localizar a doença, uma vez que a perda dos detalhes da serosa em:

• Terço cranial do abdômen sugere envolvimento hepático.

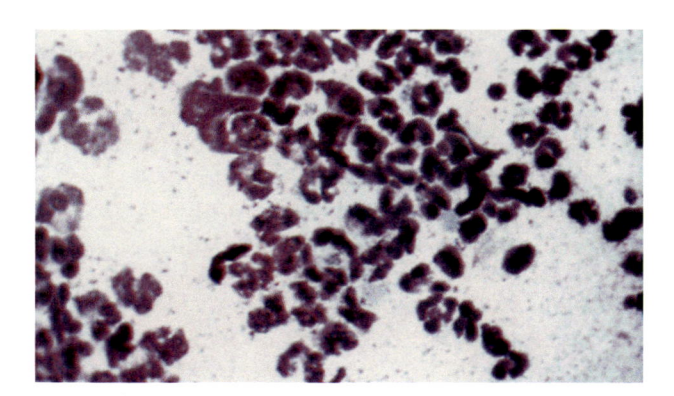

Figura 9.2 – Neutrófilos degenerados com bactérias no interior do citoplasma, de um caso de peritonite associado à ruptura intestinal. (© Elizabeth Villiers.)

Quadro 9.3 – Técnica de diagnóstico por lavagem peritoneal
1. Para o diagnóstico por lavagem peritoneal, o uso de um cateter flexível estéril e de grande diâmetro ou de um cateter humano de diálise é necessário. Se o cateter possuir abertura única, outros furos podem ser realizados ao longo do seu comprimento; estes não devem ser muito grandes, pois o cateter pode torcer
2. Prepare o animal para a paracentese (sedação pode ser necessária) e aplique anestesia local na parede abdominal
3. Faça pequena incisão e insira o cateter na direção caudal; um canal pode ser necessário para realizar dissecação romba através da musculatura abdominal com hemostasia
4. Amostras para análise podem ser coletadas direta ou indiretamente pela lavagem. Esta última requer a instilação de solução salina estéril na dose de cerca de 20mL/kg de peso, seguida de massagem abdominal gentil, com rolamento do animal de um lado para outro. Após a circulação do líquido pelo corpo animal, a amostra pode ser coletada
5. Não é necessária a remoção de todo o fluido que foi instilado
6. Remova o cateter logo após a obtenção da amostra

- Terço médio do abdômen sugere envolvimento dos rins ou do baço.
- Terço caudal do abdômen sugere envolvimento prostático, vesícula urinária ou doença uterina.
- Quadrante cranial direito sugere pancreatite.

Dilatação de íleo e intestino pode ser evidente e estes casos sugerem peritonite generalizada. Devido ao grande acúmulo de fluido, ocorre uma perda extensiva dos detalhes abdominais e a radiografia geralmente é menos útil nos casos de ascite acentuada, embora ela permita avaliação da dimensão do fígado.

Ultrassonografia

O ultrassom pode ser utilizado para determinar o tamanho e a integridade de estruturas intra-abdominais e para determinar a presença de fluido ou gás. Como os órgãos parenquimatosos apresentam diferenças de ecogenicidade, a ultra elularidade e na composição estromal. O ultrassom também mostra a extensão de qualquer acúmulo de fluido e também pode indicar a natureza do fluido. Por exemplo, o padrão eco pode determinar partículas floculentas em exsudato. A ultrassonogafia pode ser útil como guia na obtenção de amostras de fluido ou de tecidos em procedimentos de aspiração com agulha fina ou biópsia com agulha.

Tomografia Computadorizada

A TC pode identificar com grande acurácia as alterações de órgãos e indicar distúrbio primário associado à peritonite séptica.

Tratamento

A resolução das peritonites envolve a correção da causa básica com sucesso, o manejo de infecções e a correção dos distúrbios metabólicos.

Fluidoterapia

Visa à correção da hipovolemia e o manejo da acidose, anormalidades de eletrólitos, hipoglicemia e qualquer redução da perfusão de sangue renal por meio de:

- Infusão intravenosa da solução de Hartmann em taxas de até 150mL/kg/dia.
- Administração intravenosa de potássio e glicose em alguns casos; soluções de potássio concentrado não devem ser dadas rapidamente pela via intravenosa – a taxa máxima de 0,5mmol/kg/h é aconselhável.

Quando existir preocupação sobre o risco de desenvolvimento de peritonite séptica iatrogênica ou se esta já estiver em desenvolvimento, os cuidados com o suporte como a fluidoterapia devem ser instituídos rapidamente.

Terapia Antibacteriana

Quando possível, a terapia antibacteriana deve ser selecionada conforme cultura e sensibilidade. Embora alguns antibacterianos aparentem ser uma boa escolha, podem não atingir concentrações terapêuticas no exsudato purulento (ver Cap. 2). Para tratar efetivamente a peritonite séptica, são necessários medicamentos ativos contra bactérias aeróbias e anaeróbias Gram-positivas e Gram-negativas e que atingem concentrações suficientes na cavidade peritoneal. Deve-se considerar o seguinte para cães e gatos:

- Clindamicina ou amoxicilina com clavulanato, com enrofloxacino, gentamicina ou cefalosporinas de terceira geração (cefoxitina). Se um aminoglicosídeo como a gentamicina for utilizado, a hipovolemia deve ser corrigida antes para reduzir o risco de nefrotoxicidade (ver Cap. 2).
- Metronidazol para o manejo de infecções anaeróbias.
- Uso prolongado e altas doses de ampicilina para actinomicose.

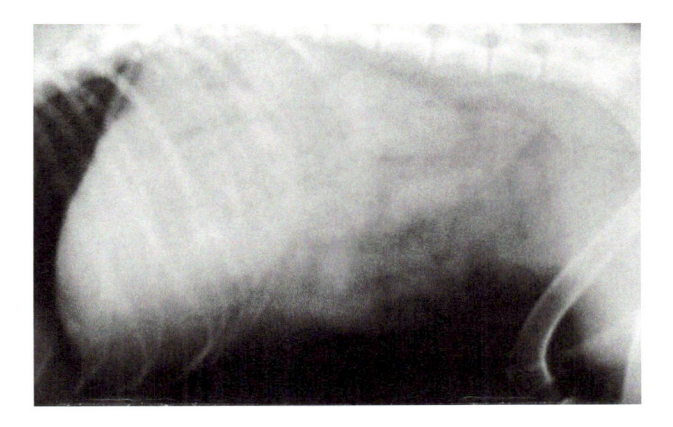

Figura 9.3 – Radiografia abdominal mostrando a perda de contraste consistente com o acúmulo de fluido intraperitoneal.

978-85-7241-841-6

- Ampicilina para infecções por estreptococos.
- Uso prolongado de sulfonamidas com trimetoprima para nocardiose.
- Tetraciclinas, cefalexina ou sulfonamidas com trimetoprima para as infecções por *Yersinia*.

Medicamentos Analgésicos e Anti-inflamatórios

A peritonite séptica é dolorosa e o uso de analgésicos narcóticos como morfina, petidina e buprenorfina geralmente é necessário (ver Apêndice 3). O uso de agentes anti-inflamatórios não esteroides (AINE) e corticosteroides não é indicado, pois o processo inflamatório é necessário para cura, e não existe indicativo de que a resposta inflamatória exacerbada seja um problema. O uso de AINE é mais contraindicado que o uso de analgésicos narcóticos para o controle da dor nos casos de peritonites sépticas, por serem analgésicos menos efetivos e porque todos os AINE têm potencial de causar ulceração na mucosa gastrintestinal ou necrose papilar renal, particularmente em pacientes hipovolêmicos; novos AINE são associados a efeitos adversos menos frequentes.

Alguns autores acreditam que os corticosteroides sejam benéficos, embora estes efeitos não tenham sido comprovados. Outros indicam que o uso de corticosteroides é absolutamente contraindicado devido aos seus efeitos deletérios sobre o sistema imunológico. Sob o ponto de vista do autor e dos editores, os corticosteroides não devem ser utilizados.

Cirurgia

Quando infecção bacteriana resulta em perfuração de intestino ou ruptura de abscessos (por exemplo, piometra, abscessos prostáticos), o órgão danificado deve ser cirurgicamente reparado ou drenado. A lavagem abdominal por laparotomia com solução salina morna isotônica na dose de 200 a 300mL/kg é indicada para remover *debris* e diluir as toxinas. A abertura da cavidade abdominal para drenagem é indicada em alguns casos, embora tais casos necessitem de manejo pós-operatório intensivo. A técnica é descrita em textos de cirurgia geral (por exemplo, Greenfield, 1998). Se não for possível efetuar esta técnica, o encaminhamento urgente do paciente é recomendado. Pacientes manejados com o abdome aberto possuem prognóstico melhor que aqueles manejados com o abdome fechado. Os fatores utilizados na decisão quando a drenagem da cavidade abdominal é necessária incluem:

- Gravidade da doença: quanto mais grave for a doença, maior a necessidade de realizar a drenagem após abertura da cavidade abdominal.
- Extensão da contaminação peritoneal.

- Avaliação de toda a extensão da qual o material contaminado foi removido por lavagem.
- Expectativa de que o processo séptico continuará após a remoção dos *debris*.

978-85-7241-841-6

Peritonite Infecciosa Felina

Etiologia

A peritonite infecciosa felina (PIF) foi primeiramente reconhecida em 1963. O agente causal, um coronavírus, foi inicialmente denominado vírus da peritonite infecciosa felina (VPIF). Posteriormente, foi demonstrado que gatos saudáveis eram soropositivos para este coronavírus e foi postulado que eles estavam infectados por coronavírus não virulento, denominado coronavírus entérico felino (FECV, *feline enteric coronavirus*). Naquele momento acreditou-se que o FECV colonizava somente o intestino e causava apenas diarreia branda em filhotes de gatos; no entanto, estudos posteriores mostraram que muitos gatos saudáveis eram virêmicos, indicando que o FECV não estava limitado ao intestino. Estudos epidemiológicos têm mostrado que a PIF se desenvolve em até 10% dos gatos soropositivos para o coronavírus. Atualmente sabe-se que as cepas virulentas de PIFV surgem de mutações de FECV dentro do organismo de um gato, que pode então desenvolver a PIF. Como o VPIF e o FECV não podem ser considerados como grupos distintos de vírus, o termo mais amplo coronavírus felino (FCoV, *feline coronavirus*) é adotado. Existem muitas cepas de FCoV que diferem amplamente em relação a virulência; entretanto, não existe método confiável para distinguir cepas virulentas e cepas não virulentas.

Prevalência

Muitos gatos, especialmente aqueles alojados em gatis, são infectados pelo FCoV. O percentual de gatos soropositivos para FCoV é:

- 82% dos gatos amostrados.
- 53% de gatos com raça definida.
- 28% de gatos domésticos alojados em ambientes com outros animais.
- Cerca de 15% dos gatos domésticos saudáveis alojados em ambientes sem outros animais.

Até 10% dos gatos infectados pelo FCoV que vivem em ambientes com agrupamento de gatos desenvolvem a PIF; isto raramente acontece com os gatos mantidos sozinhos ou em pequenos grupos estáveis.

Patogenia

A transmissão do FCoV ocorre principalmente por via orofecal. Após a infecção oronasal, o vírus inicia a sua replicação nas células do epitélio da faringe, respiratório ou intestinal. A maioria das infecções neste estágio é assintomática. Manifestações clínicas de enterite branda podem estar presentes, ainda que episódios de diarreia crônica e grave tenham sido reportados. O vírus é então eliminado por muitos gatos que nunca desenvolveram a PIF.

Em alguns gatos, após a replicação nas células epiteliais, ocorre uma viremia, resultando na infecção de células-alvo, os macrófagos. Anticorpos específicos contra o vírus podem aumentar a infectividade do vírus para os macrófagos: gatos com PIF geralmente possuem um alto título de anticorpos contra o vírus FCoV. Os vírus se ligam aos anticorpos formando imunocomplexos. Estes são depositados nas paredes de pequenos vasos, onde ativam o sistema complemento e a cascata de coagulação e estabelecem vasculite imunomediada. Duas situações clínicas podem surgir. Primeiro, o envolvimento de muitos vasos sanguíneos resulta em aumento da permeabilidade vascular e derrame de exsudato rico em proteínas para as cavidades e espaços potenciais, incluindo ocasionalmente o saco pericárdico e a bolsa escrotal. Isto dá origem à forma efusiva ou úmida de PIF. Segundo, quando poucos vasos são afetados, o curso da PIF se torna mais crônico, e discretos piogranulomas são disseminados pelo organismo. Isto dá origem à forma não efusiva ou forma "seca" de PIF.

Fatores que determinam se um gato exposto ao FCoV desenvolverá a doença incluem:

- Cepa – diferentes cepas de FCoV apresentam variação na virulência.
- Dose – exposição a altos títulos aumenta o risco de desenvolvimento de PIF.
- Estresse – gatos que desenvolvem a PIF costumam ter histórico de estresse de 3 a 6 semanas antes do desenvolvimento da PIF efusiva e 3 semanas até vários meses antes do desenvolvimento da PIF não efusiva.
- Susceptibilidade genética – algumas raças de gatos se mostram mais susceptíveis ao desenvolvimento da PIF. Isto sugere que existe uma predisposição genética ao desenvolvimento da PIF, possivelmente relacionada ao *locus* gênico do complexo de histocompatibilidade principal (MHC, *major histocompatibility complex*).

Manifestações Clínicas

Histórico

A PIF efusiva ("úmida") e a PIF não efusiva ("seca") apresentam-se de modos distintos. Como elas representam diferentes finais de um mesmo espectro clínico, alguns casos mostram achados de ambas as formas. O histórico e as manifestações clínicas de PIF são altamente variáveis, dependendo da sua forma de ocorrência. Deste modo, ao proceder um histórico de rotina com informações detalhadas, muitos fatores são particularmente relevantes no diagnóstico de PIF:

- O gato esteve em gatil, clínica veterinária ou possui histórico de viagem nas últimas semanas ou meses? Nestas situações, é mais provável que ele tenha sido exposto ao FCoV.
- O gato passou por episódios de estresse nas últimas semanas (por exemplo, mudança de endereço ou cirurgia)? A PIF efusiva, na sua forma aguda, geralmente ocorre em 3 a 6 semanas após evento de estresse na vida do gato.
- Qual a idade do gato? Embora gatos de qualquer idade possam desenvolver PIF, 80% possuem menos de 2 anos de idade. Ambos os sexos são igualmente afetados.
- Qual é a raça do gato? Embora qualquer raça possa desenvolver PIF, gatos com raça definida são mais amplamente afetados se comparados à proporção de gatos sem raça definida.
- Existe histórico de diarreia, tosse ou espirro nas semanas anteriores? Para ambas as formas, diarreia e doença branda do trato respiratório superior podem preceder o desenvolvimento da PIF fulminante.
- Há histórico de exposição aos gatos afetados pela PIF, particularmente filhotes da mesma ninhada?

Exame Físico

Peritonite Infecciosa Felina Efusiva ou "Úmida"

Os sinais clínicos e físicos predominantes consistentes com a PIF efusiva são:

- Ascite e/ou efusão pleural.
- Animal alerta e se alimentando ou prostrado e com anorexia.
- Pirexia leve em alguns casos; a temperatura tende a variar.
- Dispneia se a efusão pleural estiver presente.
- Perda de peso.
- Linfonodos mesentéricos e fígado aumentados e palpáveis.
- Extensão do processo de doença para envolver outros órgãos abdominais (isto resulta em sinais clínicos relacionados a esta disfunção, por exemplo, hepatopatia, insuficiência renal e doença pancreática).
- Envolvimento ocular e do sistema nervoso central (SNC) – estes podem acompanhar a PIF efusiva, embora eles estejam mais comumente associados à PIF não efusiva.

978-85-7241-841-6

Peritonite Infecciosa Felina Não Efusiva ou "Seca"

As manifestações clínicas geralmente são vagas, inespecíficas e variáveis; esta condição é uma das mais difíceis de ser diagnosticada. Os sinais mais comuns presentes incluem:

- Perda de peso.
- Inapetência.

Outras manifestações clínicas dependem de quais os órgãos foram afetados e da intensidade dos danos causados. Eles incluem:

- Olhos – uveíte, ceratite por precipitados, dilatação aquosa ou vítrea, formação de manguitos nos vasos e de piogranuloma na retina.
- SNC – formação de piogranuloma e desenvolvimento de hidrocefalia resultando em nistagmo, sinais vestibulares (por exemplo, pender de cabeça), convulsões, ataxia cerebelar, disfunção de nervo cranial, paresia, perda proprioceptiva, incontinência urinária ou alterações de sinais comportamentais. Sinais neurológicos ocorrem em 10% dos casos de PIF secas (Kline *et al.*, 1994).
- Intestino – espessamento da parede colônica.
- Linfonodos mesentéricos – aumentado à palpação.
- Fígado – icterícia e hepatomegalia.
- Rins – piogranulomas podem ser palpáveis.

Diagnóstico Diferencial

A Tabela 9.3 lista os principais diagnósticos diferenciais para os casos de PIF efusiva e indica como diferenciá-los da forma de PIF efusiva. A forma efusiva de PIF e a colangite linfocítica inflamatória podem ser particularmente difíceis de serem diferenciadas. Ambas podem apresentar manifestações clínicas semelhantes com sinais de perda de peso, anorexia e ascite. Elas produzem um fluído ascítico similar (ver Tabela 9.2) e ambas mostram mudanças semelhantes na hematologia e na bioquímica sérica, embora gatos com PIF tenham maior probabilidade de desenvolver anemia não regenerativa. Outras manifestações clínicas podem ajudar a diferenciar estas condições (por exemplo, uveíte ou efusão torácica em PIF). Geralmente, gatos com colangite linfocítica são mais ativos que aqueles com PIF, e eles podem ocasionalmente ser polifágicos. Quando a diferenciação não for possível pelas manifestações clínicas, o exame histopatológico por biópsia hepática pode ser necessário.

A Tabela 9.4 lista os principais diagnósticos diferenciais para a PIF não efusiva.

Diagnóstico

Apesar de muitas alegações contrárias, não existe um método simples de diagnosticar PIF em gatos vivos a não ser por biópsia e histopatologia dos tecidos afetados ou granulomas. A maioria dos testes disponíveis demonstra exposição ao FCoV, enquanto a reação em cadeia de polimerase-transcriptase reversa (RT-PCR, *reverse transcriptase-polymerase chain reaction*) detecta coronavírus felino (ver adiante). Nenhum teste é capaz de diferenciar as cepas virulentas das não virulentas do FCoV, mesmo que alguns testes diferenciem isolados laboratoriais. Na maioria dos casos, o diagnóstico de PIF (ambas as formas) em gato com histó-

Tabela 9.3 – Diagnósticos diferenciais da peritonite infecciosa felina (PIF) efusiva e os métodos de diferenciação. As condições estão listadas em ordem; as condições mais comuns para diferenciar de PIF estão em primeiro e as menos comuns por último

Condição	Como diferenciar de PIF
Cardiomiopatias	Transudato com baixo conteúdo proteico (< 35g/L). A radiografia pode revelar coração aumentado ou globular. Ultrassonografia de coração
Doença hepática (colangite linfocítica, colângio-hepatite, cirrose)	Se na ascite houver predomínio de transudato, em vez de exsudato, a PIF é descartada. Entretanto, em algumas condições hepáticas associadas à obstrução vascular pós-hepática, a efusão pode ter conteúdo proteico elevado semelhante aos da PIF. A reação em cadeia de polimerase-transcriptase reversa da efusão é útil; se disponíveis, a laparotomia exploratória e a biópsia podem ser necessárias. O teste de estimulação da bile ácida pode ser útil na documentação da cirrose
Tumor hepático	Como anteriormente, a ultrassonografia pode ajudar a detectar massas
Serosite purulenta	Efusão opaca e mal-cheirosa contendo bactérias e grande quantidade de células brancas com degeneração de neutrófilos
Linfossarcoma (LSA)	Nos casos de LSA, radiografia lateral do tórax pode revelar massa cranial ao coração com possível elevação do esôfago. Se o LSA for abdominal, organomegalia pode ser observada. A análise de fluido tipicamente revela fluido com baixo conteúdo proteico e na população celular observa-se predomínio de linfócitos, em relação aos neutrófilos e macrófagos
Gestação	À palpação abdominal, incapacidade de drenar o fluido ou de realizar a paracentese, filhotes no útero na radiografia ou na ultrassonografia
Obesidade	À palpação abdominal, incapacidade de drenar o fluido ou realizar paracentese, ausência de ascite na radiografia ou ultrassonografia

978-85-7241-841-6

Tabela 9.4 – Diagnósticos diferenciais para várias manifestações clínicas associadas à peritonite infecciosa felina (PIF) não efusiva

Manifestação clínica	Diagnóstico diferencial
Perda de peso crônica, anorexia e febre suave	Vírus da leucemia felina (FeLV), vírus da imunodeficiência felina (FIV), neoplasia, hipertireoidismo em gatos idosos
Sinais intraoculares	FIV (uveíte), FeLV, toxoplasmose, infecção fúngica, idiopática
Icterícia	Colângio-hepatite, *Haemobartonella felis*, obstrução biliar, anemia hemolítica autoimune
Sinais neurológicos	Trauma, desvio portossistêmico, FeLV, FIV, toxoplasmose, neoplasia, encefalopatia espongiforme felina

Tabela 9.5 – Testes laboratoriais que podem ser utilizados para o diagnóstico da peritonite infecciosa felina (PIF) e as amostras recomendadas para cada teste

Teste laboratorial	Amostras necessárias
Teste de imunofluorescência para anticorpos	Sangue total, soro, plasma ou efusão
Reação em cadeia de polimerase-transcriptase reversa	Fezes, *swab* retal, efusão, *swab* de saliva ou sangue
Análise da efusão	Efusão em tubo transparente
Imunoistoquímica	Fragmentos de órgãos, especialmente rins, em formalina 10%
Histopatologia	Fragmentos de órgãos, especialmente rins, em formalina 10%

rico apropriado e com manifestações clínicas requer considerações de vários testes diagnósticos diferentes; em conjunto, eles sugerem a PIF. Estes incluem:

- Patologia clínica para determinar o envolvimento de órgãos específicos.
- Análise de efusões torácicas e abdominais.
- Sorologia para demonstrar a exposição ao vírus.
- RT-PCR para demonstrar a presença do vírus.
- Exame histopatológico dos tecidos afetados; este é o único meio de diagnóstico definitivo de PIF.

A Tabela 9.5 lista os diferentes testes diagnósticos e as amostras indicadas para cada método. A Tabela 9.6 sumariza os testes correntemente disponíveis para a detecção de FCoV e anticorpos anti-FCoV e

indica as situações clínicas para qual cada tipo de teste é indicado.

978-85-7241-841-6

Patologia Clínica

Anormalidades na bioquímica sérica dependem dos órgãos envolvidos e da duração do problema clínico. Hiperglobulinemia (às vezes, com gamopatia monoclonal) e aumento da concentração de glicoproteínas alfa 1 ácidas (AGP, *acid glycoprotein*) são achados consistentes (ver a seguir). Anormalidades hematológicas não específicas que podem estar presentes incluem neutrofilia (geralmente com desvio à esquerda), linfopenia e anemia não regenerativa. Tais alterações são encontradas com maior probabilidade nos casos de PIF não efusiva. Coagulopatia pode ser evidente.

Tabela 9.6 – Lista de testes diagnósticos que podem ser utilizados para demonstrar a exposição ou a infecção pelo coronavírus felino (FCoV), e as situações clínicas em que o uso do teste é recomendado

Teste detecta	Testes disponíveis	Situação clínica em que os testes são indicados
Anticorpos	Teste de imunofluorescência indireta para anticorpos (IFAT)	Diagnóstico da peritonite infecciosa felina (PIF) (em conjunto com outros testes e com as manifestações clínicas)
	ELISA (por exemplo, IDEXX Snap)* Immunocomb®	Triagem de gatos que tiveram contato com gatos que desenvolveram PIF, para determinar se houve ou não a infecção
	Imunomigração rápida*	Triagem de gatos antes do acasalamento
		Triagem de gatis para a presença do FCoV
		Triagem de gatos antes da introdução em abrigos livres de FCoV
Vírus	RT-PCR	Diagnóstico da PIF efusiva quando realizado na efusão
		Triagem de gatos que tiveram contato com gatos que desenvolveram PIF para determinar se adquiriram a infecção; múltiplos testes são necessários
		Triagem de gatis para a presença do FCoV
		Triagem de gatos antes da introdução em abrigos livres de FCoV; múltiplos testes são necessários
Vírus em tecidos	Imunoistoquímica	Técnica de diagnóstico definitivo, especialmente se o resultado do teste histopatológico foi inconclusivo
Alterações patológicas	Histopatológico	Técnica de diagnóstico definitivo

* Não recomendado pelos autores; em suas experiências, os resultados obtidos não possuem correlação com o padrão-ouro de diagnóstico (IFAT).

ELISA = ensaio imunoabsorvente ligado à enzima; RT-PCR = reação em cadeia de polimerase-transcriptase reversa.

978-85-7241-841-6

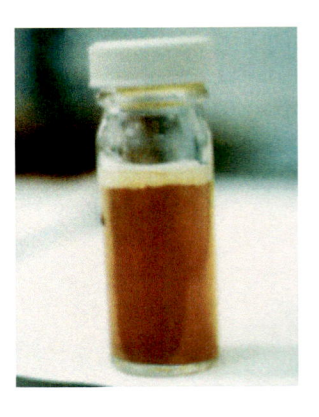

Figura 9.4 – Fluido espumoso de cor palha procedente de um gato com peritonite infecciosa felina. (© Dr. Bryn Tennant.)

Natureza da Efusão

A técnica de paracentese abdominal está descrita no Quadro 9.2. A análise da efusão é útil na demonstração de anormalidades consistentes com PIF e para descartar a possibilidade de PIF. Os seguintes achados principais podem estar associados à efusão em animais com PIF:

• Usualmente a coloração é pálida e sempre estéril.
• Alto conteúdo proteico (> 35g/L), espumoso quando agitado (Fig. 9.4), e que pode coagular se mantido à temperatura ambiente por algumas horas.
• Se a taxa de albumina:globulina da efusão estiver abaixo de 0,4, o diagnóstico de PIF é provável; acima de 0,8, PIF é improvável; e entre 0,4 e 0,8, PIF é possível, mas não existe certeza.
• AGP > 1.500mg/mL (Duthie *et al.*, 1997) é consistente com PIF.
• Contagem total de células nucleadas < 5.000 células/mL (principalmente neutrófilos e macrófagos).
• Reação positiva para o vírus de ácido ribonucleico (RNA, *ribonucleic acid*) na RT-PCR (ver adiante).

A Figura 9.5 apresenta citologia consistente com PIF.

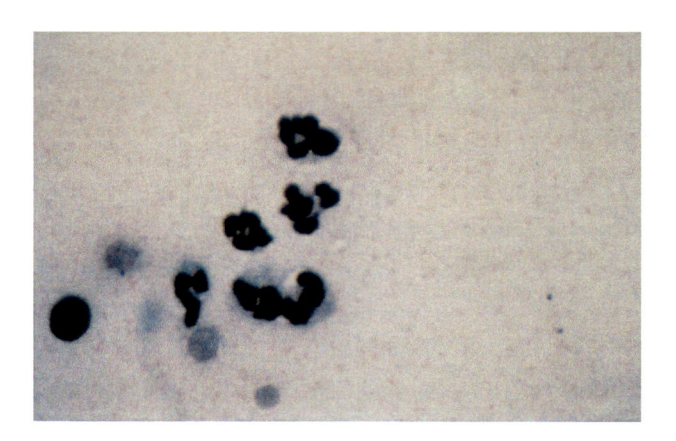

Figura 9.5 – Fluido abdominal de um gato com peritonite infecciosa felina. Note o fundo proteináceo e a presença de neutrófilos.

Sorologia

É utilizada:

• No diagnóstico de gatos com suspeita de PIF.
• Para avaliar a exposição de um gato que esteve em contato com outro gato suspeito de excretar o FCoV.
• Quando um criatório de gatos solicitou o teste.
• Para realizar triagem sobre a presença do FCoV em locais que alojam gatos.
• Para a triagem de gatos antes de misturá-los com outros gatos livres do FCoV.

Os testes sorológicos apresentam problemas de interpretação, tais como:

• Gato com condição clinicamente similar pode ser coincidentemente soropositivo, especialmente os gatos de raça; então, embora alto título de anticorpos em gato com sinais clínicos suspeitos seja consistente com o diagnóstico de PIF, a soropositividade não é suficiente para fechar o diagnóstico.
• Alguns gatos com PIF efusiva têm baixos títulos de anticorpos ou são soronegativos, provavelmente porque os anticorpos estão ligados a enorme quantidade de vírus presentes no organismo do gato e, portanto, indisponíveis para se ligarem aos vírus no teste de anticorpos.

Testes sorológicos podem detectar anticorpos sem fornecer título (por exemplo, testes de imunomigração rápida, testes Snap), enquanto outros (por exemplo, Immunocomb®, imunofluorescência) promovem um título de anticorpos. Os resultados expressos em título podem ser úteis para a monitoração individual de gatos ou abrigos de gatos para a eliminação do FCoV.

Interpretação dos Resultados de Sorologia em Gatos Doentes

Peritonite Infecciosa Felina Efusiva

Embora a sorologia seja útil para o diagnóstico da PIF efusiva, ela só deve ser utilizada quando sinais clínicos, taxa de albumina e globulinas, concentração de AGP e citologia da efusão forem indicativos. Gatos com PIF efusiva variam de soronegativos até altos títulos de anticorpos. Aqueles com condições outras que não a PIF podem coincidentemente ter anticorpos anti-FCoV, em especial os provenientes de alojamentos de gatos ou procedentes de gatis ou organizações de recuperação de animais nos últimos 6 a 12 meses.

Peritonite Infecciosa Felina Não Efusiva

Títulos de anticorpos imunofluorescentes anti-FCoV na PIF não efusiva são geralmente 640 ou maiores. Um título menor que 160 quase sempre exclui a PIF não efusiva. Teste positivo para anticorpos FCoV em um gato saudável não deve ser mal interpretado como início de PIF não efusiva.

Interpretação dos Resultados de Sorologia em Gatos Saudáveis

Monitoção de Gatos Saudáveis Contactantes

A monitoração de gatos saudáveis, mas que tiveram contato com um caso de PIF ou com um gato que excretava o FCoV, é geralmente realizada por um dos dois motivos listados a seguir. Nestes casos, deve ser realizado um esclarecimento ao proprietário antes de testar o animal sobre a elevada probabilidade de o gato ter se tornado soropositivo. Quase todos os gatos expostos ao FCoV se tornam infectados. Isto não indica prognóstico ruim, uma vez que menos de 10% dos gatos infectados pelo FCoV desenvolvem a PIF; considerando-se eventualmente a possibilidade de eliminação do vírus, a maioria torna-se soronegativa.

Nas situações em que o proprietário deseja repor um gato que morreu de PIF e necessita saber se o gato exposto está excretando o FCoV:

- Se o gato exposto é soronegativo, é altamente improvável que ele esteja infectado e provavelmente ele não estará excretando o vírus; é seguro obter outro gato.
- Se o gato exposto for soropositivo (por exemplo, têm título de anticorpos de 1:10 ou maior), existe 1 em 3 chances de ele estar excretando o FCoV e, então, não é aconselhável adquirir outro gato (a menos que os anticorpos indiquem que este já tenha sido exposto). O gato deverá ser retestado após 3 a 6 meses para determinar se os níveis de anticorpos estão em declínio. A maioria dos gatos que se livram da infecção pelo FCoV perde os seus títulos de anticorpos entre 3 meses até vários anos. O ideal é que os gatos soropositivos sejam separados dos animais soronegativos da família. Assim que o gato soropositivo se tornar soronegativo, ele poderá se juntar ao grupo soronegativo para evitar que ele se torne reinfectado por outros gatos.

Quando o proprietário quiser obter um prognóstico sobre os gatos expostos, considerar:

- Se o gato for soronegativo, é muito provável que ele não tenha sido infectado e que não vá desenvolver a PIF.
- Se o gato for soropositivo, existe uma pequena probabilidade (menos que 1 em 10) do animal desenvolver PIF.

Monitoração de Gatos Reprodutores

Os gatis geralmente solicitam que os seus gatos sejam investigados para o FCoV antes do acasalamento. Nestas situações:

- Se o gato for soronegativo, é improvável que ele esteja infectado e que vá excretar o FCoV, e ele seguramente poderá ser acasalado com outro felino soronegativo.
- Se o gato for soropositivo, é mais conveniente acasalá-lo com outro animal soropositivo, para reduzir o risco de introdução do FCoV em gatis livres de coronavírus. O isolamento e a desmama precoce estão delineados no Quadro 9.4 devem ser preconizados pa ra impedir a infecção dos gatinhos.

Monitoração de Gatis para o Coronavírus Felino

Uma amostra randômica de três ou quatro gatos vivendo juntos demonstra se o FCoV é endêmico, pois o vírus é altamente contagioso. Alojamentos com menos de 10 gatos ou aqueles em que os gatos são iso-

978-85-7241-841-6

Quadro 9.4 – Protocolo de prevenção para a infecção por coronavírus felino (FCoV) em filhotes de gatos

Preparo da sala dos filhotes

1. Remover todos os gatos e filhotes 1 semana antes, confinando a gata prenhe
2. Desinfetar a sala utilizando solução de hipocloreto (Domestos ou Milton) diluída em 1:32.
3. Separar bandejas, cama, potes de alimento e água para esta sala, previamente lavados com solução de hipocloreto de sódio
4. Introduzir a gata prenhe 1 – 2 semanas antes do momento do parto

Prevenção de transmissão indireta do vírus

1. Manejar a sala de filhotes antes de atender a sala de outros gatos
2. Lavar as mãos com desinfetante antes de entrar na sala dos filhotes
3. Possuir sapatos próprios e pró-pés exclusivos para as salas dos filhotes

Desmame precoce e isolamento dos filhotes

1. Teste a fêmea para anticorpos antes ou depois do parto
2. Se o título de anticorpos maternos for maior que zero, os filhotes devem ser removidos para outra sala limpa quando eles estiverem entre 5 e 6 semanas de idade
3. Se a fêmea estiver com o título de anticorpos zerado, ela pode permanecer com os filhotes até que eles estejam mais velhos
4. Tome o cuidado de sociabilizar os gatinhos quando eles estiverem com 2 – 7 semanas de idade para acostumá-los com seres humanos

Teste dos filhotes

1. Teste os filhotes para anticorpos contra o FCoV após 10 semanas de idade para garantir que eles são soronegativos

lados um dos outros ou de grupos de 3 animais ou menos muitas vezes perdem a infecção pelo FCoV. Testes a cada 6 a 12 meses estabelecem quando isto ocorre, como os títulos de anticorpos caem e aumenta a proporção de gatos que se tornaram soronegativos. Isto é útil para separar gatos soronegativos de soropositivos e para prevenir a reinfecção.

Monitoração de Gatos que Serão Introduzidos em Alojamentos Livres de Coronavírus Felino

Apenas gatos soronegativos devem ser introduzidos em gatis livres do FCoV. Gatos com anticorpos podem ser isolados e retestados após intervalos de 3 a 6 meses, até se tornarem soronegativos.

Reação em Cadeia de Polimerase-Transcriptase Reversa

A reação em cadeia de polimerase-transcriptase reversa (RT-PCR) amplifica uma parte selecionada do ácido nucleico viral pra detectar concentrações (ver Cap. 1). A técnica é sensível, mas precauções rigorosas devem ser adotadas para evitar a contaminação que pode resultar em falso-positivo. Alguns laboratórios possuem um RT-PCR que é diagnóstico preditivo de desenvolvimento de PIF em gatos saudáveis; entretanto, até o momento em que este texto foi produzido, a análise da sequência genética de muitas cepas de VPIF e FECV não demonstrou mutação consistente que possa ser considerada responsável pela virulência. Devido à variabilidade do genoma do FCoV, é improvável que um teste para discriminar de forma consistente as cepas avirulentas e virulentas se torne disponível (Horzinek, 1997). A técnica pode ser usada nas fezes, sangue, saliva ou efusões, embora a monitoração da excreção de vírus da saliva não seja útil, pois a excreção na saliva cessa antes da excreção fecal do vírus.

A RT-PCR pode ser utilizada para o diagnóstico de PIF:

- Presença de RNA do FCoV em uma efusão indica um diagnóstico provável, mas não definitivo, de PIF.
- Exame de sangue positivo na RT-PCR não é conclusivo do diagnóstico de PIF, pois gatos saudáveis e aqueles em outras condições que não a PIF podem ser positivos na RT-PCR.
- Resultado de RT-PCR negativo no sangue não descarta o diagnóstico de PIF, pois os gatos com PIF podem ser RT-PCR negativos.

A RT-PCR pode ser utilizada para monitorar a excreção do vírus em alojamentos nos quais o controle do FCoV está sendo implantado. Três tipos de gatos podem ser identificados:

- A maioria dos gatos infectados pelo FCoV excreta o vírus, soroconverte-se, cessa a eliminação, perde os seus anticorpos e torna a reinfectar-se, repetindo o ciclo.

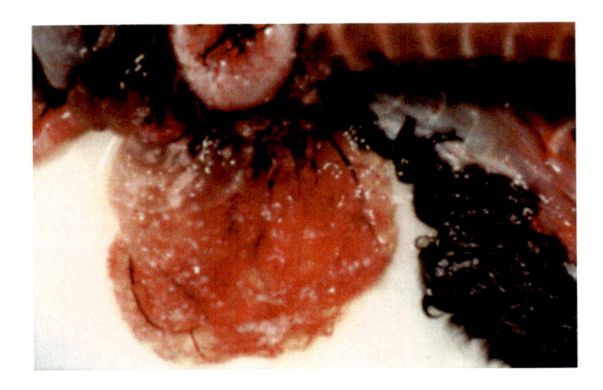

Figura 9.6 – Múltiplos nódulos brancos no omento de um felino com peritonite infecciosa felina.

- Pequena parcela de gatos são portadores, excretando o vírus continuamente (Foley *et al.*, 1997).
- Pequena parcela dos gatos é resistente à excreção viral.

Lesões Macroscópicas e Histopatologia

As superfícies serosas são geralmente cobertas por placas brancas fibrinosas, com 1 a 2mm de diâmetro (Fig. 9.6). Granulomas maiores podem ser evidentes em órgãos sólidos. Tumores miliares ou outras infecções (por exemplo, micobacterioses) podem apresentar aparência semelhante. Fígado, omento e trato intestinal podem ser biopsiados por laparotomia, enquanto estes tecidos, juntamente com os olhos e o SNC, podem ser obtidos no exame pós-morte. A histopatologia permite diagnóstico definitivo.

Imunoistoquímica

Pode ser de grande ajuda para o diagnóstico nos casos em que o exame histopatológico não pode identificar claramente a PIF (ver Cap. 1).

978-85-7241-841-6

Tratamento

A PIF costuma ser fatal e nenhum tratamento se mostrou confiável. A terapia é, portanto, totalmente sintomática, constituída pela reposição de fluídos e suporte nutricional. Como a PIF é uma doença imunomediada, o tratamento é quase sempre destinado à modulação da resposta imune ao vírus. Embora muitos autores afirmam ter encontrado protocolos de tratamento, recomenda-se precaução na interpretação destes resultados, pois a PIF é notoriamente difícil de ser confirmada em animais vivos. Tipicamente, a tentativa de imunomodulação é realizada com o uso de imunossupressores ou imunoestimulantes, sozinhos ou em combinação:

- Os imunossupressores incluem os corticosteroides (por exemplo, prednisolona) ou ciclofosfamida. A ciclofosfamida prontamente disponível na forma de

comprimidos (50mg) não se presta ao regime poso-
lógico; comprimidos de 25mg são disponíveis para
a importação (ver Cap. 5 para mais informações sobre
opções terapêuticas de imunossupressão) (ver Apêndice 3 para dosagens).
- Muitos compostos podem ser imunoestimulantes não
específicos, com propriedades anti-inflamatórias ou
antioxidantes que podem ser benéficas para o manejo
da PIF; entretanto, a utilidade destes compostos ainda
não foi comprovada. Dos muitos compostos sugeridos, aqueles com maior potencial benéfico e com
menores chances de efeitos indesejáveis incluem:
interferon-alfa de origem humana, aspirina (ácido
acetilsalicílico); vitamina C (ácido ascórbico); vitamina B1 (tiamina) e esteroides anabólicos. Ver o
Apêndice 3 para as dosagens.

Para extensiva revisão sobre o tratamento de PIF,
ver Weiss (1994).

Prognóstico

O prognóstico da PIF é sempre mau e invariavelmente a doença é fatal. Gatos com PIF efusiva podem
sobreviver por dias ou semanas. Alguns gatos podem desenvolver a PIF não efusiva, após a resolução medicamentosa da efusão. Gatos com PIF não
efusiva podem sobreviver até um ano com tratamento,
desde que a doença seja diagnosticada na sua fase
inicial, antes da anorexia e dos sinais neurológicos
tornarem-se evidentes.

Controle e Prevenção
Prevenção da Infecção nos Filhotes

FCoV normalmente não ultrapassa a placenta e o filhotes
de gatos geralmente são protegidos pelos anticorpos
maternos até a 5 a 6 semana de idade. Desta forma,
em colônias em que o FCoV é endêmico, as fêmeas
prenhes devem ser isoladas dos outros gatos do alojamento antes do momento do parto até que os seus filhotes estejam com 5 ou 6 semanas de idade. A ninhada
deve ser removida e mantida em completo isolamento,
até que os filhotes sejam vendidos. Filhotes infectados
podem permanecer sem a soroconversão até a 10ª semana de idade e, portanto, não devem ser testados na sorologia
antes deste período. O Quadro 9.5 fornece um protocolo
passo a passo para o isolamento e o procedimento de
desmama precoce (Addie e Jarrett, 1992).

Erradicação do Coronavírus Felino em Gatis

Na maioria dos alojamentos fechados com menos de 10
gatos, o FCoV é espontaneamente eliminado. Os gatos
cessam a eliminação do vírus e os títulos de anticorpos
eventualmente declinam até zero; o desaparecimento da
infecção pode levar de meses a anos. Quando os proprietários desejam erradicar o FCoV de seus gatis, todos os
gatos devem ser testados a cada 3 a 6 meses por técnicas
confiáveis como a imunofluorescência ou RT-PCR de
fezes. Dois ou mais grupos de gatos devem ser estabelecidos: o grupo soronegativo e o grupo soropositivo. Quando

Quadro 9.5 – Protocolo para minimizar a introdução ou disseminação do coronavírus felino (FCoV) em gatis*

Redução do número de gatos em qualquer área
- Os proprietários não devem manter mais do que 6 – 10 gatos
- Os gatos devem ser mantidos em grupos estáveis de até 3 ou 4 animais
- Gatos devem ser mantidos isolados em centros de recuperação
- Em programas de erradicação do FCoV, os gatos devem ser mantidos em pequenos grupos de acordo com o seu estado sorológico ou de excreção viral: gatos negativos para vírus e anticorpos mantidos juntos; gatos soropositivos ou infectados juntos

Evitar a introdução do vírus em gatos não infectados: testes de isolamento viral ou de detecção de anticorpos
- Gatos com histórico devem ser testados antes da introdução de novos gatos e antes da reprodução
- Apenas gatos soronegativos ou livres do vírus devem ser introduzidos em gatis livres do FCoV
- É mais seguro introduzir gatos soropositivos que soronegativos em gatis ou alojamentos infectados pelo FCoV, mas há ainda o risco de desenvolvimento de peritonite infecciosa felina para ambos os grupos – os gatos com histórico e os recém-introduzidos

Prevenir a infecção em filhotes: desmame precoce e isolamento
- Criadores e membros de instituições de resgate que mantêm fêmeas gestantes devem seguir o protocolo apresentado no Quadro 9.4

Redução da contaminação fecal no ambiente
- Ter número adequado de bandejas de dejetos – uma para cada 1 ou 2 gatos
- As bandejas de dejetos devem ser trocadas no mínimo uma vez ao dia
- Remover todo o substrato das bandejas e desinfetá-las no mínimo uma vez por semana
- Manter as bandejas de dejetos longe da área de alimentação
- Esvaziar as bandejas regularmente
- Tosar a pele dos traseiros dos gatos de pelo longo

Vacinação (quando disponível)
- Se novos gatos forem introduzidos em alojamento com infecção endêmica, eles devem receber uma série completa de vacina Primucell antes da introdução
- Quando economicamente possível, gatis de recuperação devem vacinar todos os gatos novos com Primucell

* Com base nas recomendações de grupos de trabalho do *workshop* internacional sobre coronavírus entérico felino e peritonite infecciosa felina (Pedersen *et al.*, 1995).

978-85-7241-841-6

um gato soropositivo tornar-se soronegativo, ele deverá ser transferido para o grupo soronegativo. É preferível que os gatos sejam mantidos em grupos estáveis de dois ou três gatos. Todos os gatos na maioria dos gatis cessam a eliminação do vírus porque a separação de gatos soropositivos dos soronegativos interrompe o ciclo de infecção, imunidade, perda de imunidade e reinfecção.

Um pequeno percentual de portadores crônicos eliminando o vírus pode, no entanto, persistir. Até o momento não existe modo de identificar estes gatos portadores, exceto pelo isolamento do gato e pela repetição mensal dos testes de RT-PCR de suas fezes. Se o gato continuar a eliminar o vírus por período maior que 8 meses, após a remoção de todas as fontes de reinfecção, ele será considerado um portador. O Quadro 9.5 mostra protocolo passo a passo para a obtenção e manutenção de criatórios livres de infecção pelo FCoV.

Prevenção da Peritonite Infecciosa Felina em Gatos Saudáveis Infectados pelo Coronavírus Felino

Não existe modo correto de prevenir que um gato infectado desenvolva a PIF, mas as seguintes medidas podem ajudar:

- Minimize o estresse para os gatos: não realocar gatos soropositivos; adiar cirurgias não eletivas até que o gato se torne soronegativo; evitar receber gatos de gatis ou de outras residências quando os seus donos estiverem de férias.
- Se possível, não reproduza um gato soropositivo, pois a bagagem genética desempenha papel importante na determinação de quais gatos infectados pelo FCoV irão desenvolver PIF; acasalamentos que anteriormente resultaram em filhotes que desenvolveram PIF não devem ser repetidos. O ideal é que qualquer gato que tenha gerado filhotes que desenvolveram PIF não seja utilizado em cruzamentos novamente.
- Evite medicamentos imunossupressores, como os corticosteroides e os progestágenos.

Vacinação

Apenas uma vacina encontrava-se disponível contra o FCoV até o momento em que este livro foi escrito; ela está disponível em partes da Europa, mas não no Reino Unido. É uma vacina viva modificada sensível à temperatura contendo uma cepa de FCoV que replica apenas em baixas temperaturas como na região da nasofaringe, mas não replica em temperaturas corpóreas mais elevadas. O princípio desta vacina é induzir a imunidade no primeiro local de replicação do FCoV, a orofaringe, prevenindo a colonização de órgãos pelo vírus. Ela estimula a imunidade local (resposta mediada por imunoglobulina A [IgA]), imunidade humoral sistêmica (os gatos tornam-se positivos nos testes sorológicos) e a imunidade mediada por células. A vacina é inefetiva nos gatos que já foram expostos ao FCoV, nos quais a PIF já se manifestou. Ela possui eficácia de 50 a 75% (isto é, a cada

100 gatos infectados pelo FCoV, espera-se que 10 desenvolvam a PIF, mas se os 100 gatos foram vacinados, então apenas 2 a 5 deverão desenvolver a PIF). A vacina é licenciada apenas para uso em filhotes com mais de 16 semanas de idade; entretanto, muitos gatos de raça já se encontram infectados pelo FCoV nesta idade. É importante garantir que os filhotes permaneçam livres de infecção mantendo-os em isolamento e desmamando-os precocemente, além da procurar orientar o processo de reprodução a partir de gatos menos suscetíveis.

Dosagens de Medicamentos

Ver Apêndice 3.

REFERÊNCIAS E LEITURA COMPLEMENTAR

Addie DD and Jarrett O (1992) A study of naturally occurring feline coronavirus infection in kittens. *Veterinary Record* **130**, 133-137

Addie DD and Jarrett O (1998) Feline coronavirus infection. In: *Infectious Diseases of the Dog and Cat*, 3rd edn, ed. CE Greene, pp. 58-68. WB Saunders, Philadelphia

Davidson M, Else R and Lumsden J (1998) *Manual of Small Animal Clinical Pathology*. BSAVA, Cheltenham

Duthie S, Eckersall PD, Addie DD, Lawrence CE and Jarrett O (1997) Value of α1-acid glycoprotein in the diagnosis of feline infectious peritonitis. *Veterinary Record* **141**, 299-303

Fehr D, Holznagel E, Bolla S, Hauser B, Herrewegh AAPM, Horzinek MC and Lutz H (1997) Placebo-controlled evaluation of a modified life virus vaccine against feline infectious peritonitis: safety and efficacy under field conditions. *Vaccine* **15**, 1101-1109

Foley JE and Pedersen NC (1996) The inheritance of susceptibility to feline infectious peritonitis in purebred catteries. *Feline Practice* **24**, 14-22

Foley JE, Poland A, Carlson J and Pedersen NC (1997) Patterns of feline coronavirus infection and fecal shedding from cats in multiple-cat environments. *Journal of the American Veterinary Medical Association* **210**, 1307-1312

Greene CE (1998) Gastrointestinal and intra-abdominal infections. In: *Infectious Diseases of the Dog and Cat*, 3rd edn, ed. CE Greene, pp. 595-614. WB Saunders, Philadelphia

Greene CE and Prescott JF (1998) Streptoccocal and other Gram-positive bacterial infections. In: *Infectious Diseases of the Dog and Cat*, 3rd edn, ed. CE Greene, pp. 205-213. WB Saunders, Philadelphia

Greenfield CL (1998) Open peritoneal drainage for peritonitis. In: *Current Techniques in Small Animal Surgery, 4th edn*, ed. M. Bojrab, pp. 330-335. Williams and Wilkins, Baltimore

Herrewegh AAPM, Mahler M, Hedrich HJ, Haagmans BL, Egberink HF, Horzinek MC, Rottier PJM and de Groot RJ (1997) Persistence and evolution of feline coronavirus in a closed cat-breeding colony. *Virology* **234**, 349-363

Herrewegh AAPM, Smeenk I, Horzinek MC, Rottier PJM, de Groot RJ (1998) Feline coronavirus type II strains 79-1683 and 79-1146 originate from a double recombination between feline coronavirus type I and canine coronavirus. *Journal of Virology* **72**, 4508-4514

Horzinek HC (1997) Update on feline infectious peritonitis. *Feline Focus* **5**, 1-4

Kline KL, Joseph RJ and Averill DR (1994) Feline infectious peritonitis with neurologic involvement: clinical and pathological findings in 24 cats. *Journal of the American Animal Hospital Association* **30**, 111-118

Pedersen NC (1995) An overview of feline enteric coronavirus and infectious peritonitis virus infections. *Feline Practice* **23**, 7-20

Pedersen NC, Addie D and Wolf A (1995) Recommendations from working groups of the international feline enteric coronavirus and feline infectious peritonitis workshop. *Feline Practice* **23**, 108-111

Shelly SM, Scarlett-Kranz J and Blue JT (1988) Protein electrophoresis on effusions from cats as a diagnostic test for feline infectious peritonitis. *Journal of the American Animal Hospital Association* **24**, 495-500

Vennema H, Poland A, Foley J and Pedersen NC (1998) Feline infectious peritonitis viruses arise by mutation from endemic feline enteric coronaviruses. *Virology* **243**, 150-157

Weiss RC (1994) Feline infectious peritonitis virus: advances in therapy and control. In: *Consultations in Feline Internal Medicine 2*, ed. JR August, pp. 3-12. WB Saunders, Philadelphia

10

Trato Urinário

Bryn Tennant

Tópicos do Capítulo

978-85-7241-841-6

Introdução

O trato urinário abrange rins, ureteres, vesícula urinária, uretra e próstata. A infecção destes órgãos é a principal causa de doença do sistema urinário. Este capítulo está dividido em duas partes: a primeira discute o acesso geral para o diagnóstico das infecções urinárias, e a segunda aborda infecções primárias específicas dos rins. Como as infecções de local frequentemente afetam as estruturas adjacentes do trato urinário, o sistema urinário será considerado como uma estrutura única. As prostatites serão abordadas no Capítulo 12.

Infecções do Trato Urinário

A infecção do trato urinário (ITU) é causa comum de morbidade, mas raramente de mortalidade em cães e gatos. Sua manifestação depende:

- Do(s) local(is) do trato urinário afetado.
- Do organismo infectante.

ITU abrangem infecções do trato urinário inferior (cistite, prostatite e uretrite) e do trato urinário superior (pielonefrite e ureterite). Infecção estabelecida em área do trato urinário pode atingir áreas adjacentes com relativa facilidade.

Vias de Infecção

Agentes infecciosos ganham acesso primariamente ao trato urinário, via:

- Infecção ascendente: a migração do agente infeccioso pela uretra é a via mais comum de infecção e as microbiotas perineal, retal e genital representam o principal reservatório bacteriano. A infecção pode ascender para os rins, resultando em pielonefrite.
- Infecção hematógena: a disseminação hematógena de bactérias para o trato urinário é uma causa potencial de ITU, mas é rara. Esta possibilidade reflete a resistência do córtex renal à infecção (somente 0,01% do sangue contaminado aloja-se nos rins [Osborne *et al.*, 1995]), representando risco menor se comparado ao risco de infecção representado pelas bactérias da região perineal.

Mecanismos de Defesa do Trato Urinário

Além da resposta imune mediada por células e da resposta imune humoral, o trato urinário possui uma série de mecanismos de defesa local (Quadro 10.1). Qualquer defeito nos mecanismos de defesa predispõe o estabelecimento de infecções. Grande variedade de microrganismos comensais não patogênicos, particularmente bactérias Gram-positivas e micoplasmas, está presente na uretra distal e no trato genital inferior

> **Quadro 10.1** – Lista dos mecanismos de defesa que protegem o trato urinário contra infecções
>
> - **Micção:** o esvaziamento frequente e completo reduz a carga de agentes infecciosos
> - **Estruturas anatômicas:** tônus muscular da uretra, comprimento da uretra e peristaltismo, borda ureterovesical
> - **Barreiras de defesa da mucosa:** secreções prostáticas (com atividade bactericida e imunoglobulinas), produção de anticorpos locais, glicosaminoglicanos de superfície, descamação celular, interferência de bactérias comensais da uretra distal
> - **Propriedades antimicrobianas da urina:** pH alto ou baixo, alta osmolalidade, alta concentração de ureia, presença de ácidos orgânicos, carboidratos de baixo peso molecular e mucoproteínas de Tamm-Horsfall
> - **Imunidade sistêmica:** imunidade humoral e mediada por células.

(Tabela 10.1). Estas bactérias protegem o hospedeiro contra infecções por microrganismos patogênicos, prevenindo a adesão à mucosa. O restante do trato geniturinário é normalmente estéril.

Etiologia

Com exceção de algumas infecções renais primárias, a maioria das ITU é de natureza oportunista, desenvolvida secundariamente ao comprometimento dos mecanismos de defesa do trato urinário. A classificação das ITU em agudas ou crônicas é útil para se instituir uma terapêutica e se estabelecer prognóstico, embora esta classificação não sirva como indicativo de causa. Os termos descomplicada ou simples e complicada ou difícil foram sugeridos recentemente para se descrever a situação clínica com maior exatidão (Senior, 2000).

Tabela 10.1 – Lista de microrganismos comensais não patogênicos e o local colonizado na uretra distal e no trato urinário inferior dos cães

Microrganismo	Uretra distal	Prepúcio	Vagina
Acinetobacter spp.		✓	✓
Bacteroides spp.			✓
Bacillus spp.		✓	✓
Citrobacter spp.			✓
Corynebacterium spp.	✓	✓	✓
Enterococcus spp.			✓
Enterobacter spp.			✓
Escherichia spp.	✓	✓	✓
Flavobacterium spp.	✓	✓	✓
Haemophilus spp.	✓	✓	✓
Klebsiella spp.	✓	✓	✓
Micrococcus spp.			✓
Moraxella spp.		✓	✓
Mycoplasma spp.	✓	✓	✓
Neisseria spp.			✓
Pasteurella spp.		✓	✓
Proteus spp.		✓	✓
Pseudomonas spp.		✓	✓
Staphylococcus spp.	✓	✓	✓
Streptococcus spp.	✓	✓	✓
Ureaplasma spp.	✓	✓	✓

Infecções Simples ou Descomplicadas

O termo descomplicada ou simples se refere a infecções do trato urinário normalmente saudável devido à redução temporária dos mecanismos de defesa do hospedeiro (por exemplo, após procedimento de cateterização). As bactérias aderem ao uroepitélio e induzem resposta inflamatória que pode resultar posteriormente em hematúria, disúria, estrangúria e polaquiúria. Após antibioticoterapia apropriada, a bactéria invasora é eliminada, as defesas do hospedeiro são restabelecidas e o animal permanece livre da infecção.

Infecções Difíceis ou Complicadas

O termo complicada ou difícil se refere a infecções por bactérias resistentes aos antibióticos, infecções com grave comprometimento da mucosa, ou infecções recorrentes pelo comprometimento permanente ou prolongado dos mecanismos de defesa do hospedeiro. As bactérias isoladas de ITU complicadas muitas vezes são oportunistas com baixa virulência que não aderem à mucosa e não induzem processo inflamatório acentuado. As anormalidades identificáveis que predispõem aos quadros de ITU complicadas estão listadas no Quadro 10.2.

Agentes Infecciosos

O Quadro 10.3 lista os agentes infecciosos que afetam o trato urinário. Destes, as bactérias são as causas mais comuns de doenças.

Infecções Bacterianas do Trato Urinário

Os gêneros bacterianos isolados do trato urinário são predominantemente comensais do intestino e da pele, apontando a região perineal como a principal fonte de bactérias. De qualquer forma, a capacidade de causar doença depende do número de bactérias e da presença de fatores de virulência, que permitem o crescimento e a colonização das células epiteliais da superfície do trato urinário por gênero bacteriano específico.

Os fatores de virulência incluem:

- Fatores de aderência (promovem a aderência bacteriana na superfície das mucosas).
- Antígeno capsular (inibe a fagocitose).
- Hemolisinas (aumentam a disponibilidade de ferro livre e causam danos teciduais).
- Proteínas promotoras de crescimento.
- Plasmídieos contendo genes de resistência aos antibacterianos.
- Uréases.

Mycoplasma spp. e *Ureaplasma* spp. podem ser isolados de gatos com ITU e de gatos clinicamente saudáveis. O papel destes agentes nas ITU é desconhecido.

978-85-7241-841-6

> **Quadro 10.2** – Anormalidades que predispõem ao desenvolvimento de infecções do trato urinário
>
> **Micção anormal**
> - Obstrução do canal da urina
>   - Urolitíase, constrição, hiperplasia prostática, neoplasia uretral ou cística
> - Esvaziamento incompleto da vesícula
>   - Distúrbios neurológicos (por exemplo, doença do disco intervertebral; trauma de coluna; dissinergia reflexa)
>   - Defeitos anatômicos (por exemplo, persistência do úraco)
> - Incontinência
>
> **Defeitos anatômicos**
> - Congênitos/hereditários
>   - Ureteres ectópicos, persistência do úraco, refluxo vesicoureteral primário.
> - Adquiridos
>   - Refluxo vesicoureteral secundário, cirurgia uretral
>
> **Anormalidades da mucosa**
> - Trauma
>   - Cateterização, palpação, trauma, urolitíase
> - Metaplasias
>   - Induzidas por ação de estrógeno (por exemplo, iatrogênica, neoplasia testicular)
> - Neoplasias
>   - Presença de drogas citotóxicas (por exemplo, metabólitos da ciclofosfamida)
>
> **Volume de urina alterado ou frequência e composição da urina**
> - Retenção voluntária e involuntária da urina
> - Glicosúria (por exemplo, *diabetes mellitus*)
> - Urina diluída (predispõe a infecções do trato urinário)
>
> **Imunodeficiência**
> - Iatrogênica (por exemplo, administração de corticosteroides, fármacos imunossupressores)
> - Enfermidades adquiridas (por exemplo, hiperadrenocorticismo, uremia, ? infecção pelo vírus da imunodeficiência felina/leucemia felina)
> - ? Imunodeficiência congênita

? = observação clínica sem comprovação científica.

Infecções Fúngicas do Trato Urinário

Infecções fúngicas do trato urinário são raramente descritas. *Candida albicans* é o agente mais comumente isolado, embora outros fungos já tenham sido identificados (Quadro 10.3). Infecções fúngicas podem causar doenças em animais imunocomprometidos ou quando os mecanismos de defesa do organismo estão comprometidos.

Infecções Virais do Trato Urinário

O papel dos vírus nas infecções urinárias de felinos (exceto o coronavírus felino) é desconhecido. Existem poucas evidências de que os vírus imunossupressores, como o vírus da imunodeficiência felina e o vírus da leucemia felina, predispõem às ITU.

O herpesvírus felino tipo 2 (FHV-2, *feline herpesvirus type 2*), sorologicamente distinto do herpesvírus felino tipo 1, foi aparentemente isolado da urina de um gato com síndrome urológica felina. Anticorpos contra o isolado original são detectados em 30% dos gatos nos Estados Unidos, mas não nos gatos do Reino Unido. O FHV-2 é idêntico ao herpesvírus bovino tipo 4 (BHV-4, *bovine herpesvirus type 4*), e experimentalmente ca-

paz de causar ITU persistente em gatos, embora esta infecção permaneça clinicamente inaparente. As cepas de BHV-4 de origem europeia não infectam gatos (Gaskell e Bennett, 1996) e anticorpos contra o vírus não foram identificados no Reino Unido. É provável que este vírus apresente pouca ou nenhuma participação nas infecções do trato urinário dos felinos.

O vírus felino formador de sincícios, um membro do grupo dos vírus espumosos, tem sido isolado de muitos tecidos de gatos, incluindo os do trato urinário, mas nunca se mostrou patogênico para os felinos.

Obstrução uretral pode ser observada em gatos experimentalmente expostos ao calicivírus felino (FCV, *feline calicivirus*; Osborne *et al.*, 1995). Entretanto, a falha em se isolar o vírus por mais de 4 dias, falta de resposta imunológica mediada por anticorpos e falha de isolamento do FCV do trato urinário de gatos clinicamente afetados por obstrução urinária sugerem que este vírus não desempenhe um papel importante nas infecções do trato urinário de felinos.

Manifestações Clínicas

As ITU podem ser sintomáticas ou assintomáticas. As manifestações clínicas são variáveis, dependendo do agente causal, da presença e do tipo de fatores predisponentes, da resposta do trato urinário a infecção, da duração e do

> **Quadro 10.3** – Agentes infecciosos associados à infecção do trato urinário (ITU) em cães e gatos
>
> **Bactéria**
> - *Escherichia coli*
> - *Staphylococcus* spp.
> - *Streptococcus* spp.
> - *Pasteurella* spp.
> - *Proteus* spp.
> - *Pseudomonas* spp.
> - *Klebsiella* spp.
> - *Enterobacter* spp.
>
> **Fungos**
> - *Candida* spp.
> - *Aspergillus* spp.
> - *Trichosporon* spp.
> - *Cephalosporium* spp.
> - *Cryptococcus* spp.
> - *Blastomyces* spp.*
> - *Torulopsis* spp.*
> - *Histoplasma* spp.*
>
> **Helmintos**
> - *Capillaria feliscati* em gatos*
>
> **Vírus (evidências de ITU em gatos, mas sem comprovação)**
> - Calicivírus felino
> - Vírus sincicial felino
> - Herpesvírus bovino tipo 4 (herpesvírus felino tipo 2)**
>
> ***Mycoplasma/Ureaplasma* (evidências sem comprovação)**
> - *Mycoplasma felis*
> - *Mycoplasma gateae*
> - *Ureaplasma* spp.

* Não ocorrem no Reino Unido.
** Ocorre somente nos Estados Unidos.

978-85-7241-841-6

sítio de infecção. Os sinais clínicos incluem polaquiúria, disúria, estrangúria, dor ao urinar, urina anormal (por exemplo, hematúria) e incontinência. Sinais sistêmicos raramente são observados, exceto quando o rim ou a próstata está envolvido e, nestes casos, sinais de poliúria/polidipsia (envolvimento renal), pirexia, depressão e anorexia podem ser reportados. Embora o histórico e as manifestações clínicas apontem envolvimento do trato urinário, não existem sinais patognomônicos que apontem para distúrbio infeccioso.

Problema particular com ITU é a recorrência dos sinais clínicos devido a recidivas, reinfecção ou superinfecção.

Recidivas

Ocorrem como infecção persistente envolvendo o mesmo microrganismo. A recorrência das manifestações clínicas costuma acontecer algumas semanas após a interrupção do tratamento. O Quadro 10.4 lista as causas potenciais de infecções recidivantes.

Reinfecção

Pode ser definida como infecção recorrente envolvendo microrganismo diferente e que ocorre algumas semanas ou meses após o problema inicial. O Quadro 10.5

Quadro 10.4 – Causas potenciais de recidiva em infecções do trato urinário

Ineficácia do antibacteriano utilizado
- Ausência de antibiograma
- Baixa sensibilidade do teste ou falha na interpretação dos resultados
- Incapacidade de atingir a concentração terapêutica na urina ou em outros locais do trato urinário

Utilização inapropriada de um medicamento efetivo
- Prescrição do antibiótico por período de tempo insuficiente
- Dose inapropriada
- Frequência de administração inadequada ou falha de dosagem quando associado às refeições
- Falha do proprietário em cumprir efetivamente o tratamento proposto

Utilização apropriada de um medicamento efetivo
- Infecção mista não detectada na cultura de urina
- Avaliação prematura da resposta ao tratamento
- Início da terapia em fase avançada da doença
- Desenvolvimento de resistência bacteriana

Quadro 10.5 – Causas predisponentes potenciais de reinfecção do trato urinário com bactérias distintas

- Disfunção dos mecanismos de defesa em razão de:
  - Persistência de um problema previamente conhecido
  - Modificação dos mecanismos de defesa decorrente da cirurgia; por exemplo, uretrostomia
- Manejo inadequado ou falha no reconhecimento de causas predisponentes
- Infecção iatrogênica, por exemplo, após cateterização
- Reinfecção espontânea

---

lista as causas potenciais de reinfecção. A contaminação da urina durante a colheita da amostra resulta em um diagnóstico falso-positivo de reinfecção.

Superinfecção

978-85-7241-841-6

Ocorre quando um microrganismo adicional infecta o trato urinário no momento em que o paciente está sob efeito de antibioticoterapia. A superinfecção ocorre com maior frequência em pacientes que estão utilizando cateter urinário.

A prostatite crônica canina é causa comum de infecção recorrente do trato urinário, decorrente da baixa concentração de antibióticos nas secreções prostáticas. A reinfecção geralmente associa-se a anormalidades persistentes nos mecanismos de defesa da próstata.

Protocolo de Diagnóstico

O acesso à urina é essencial na investigação de suspeita de ITU. A amostra de urina deve se avaliada sob os pontos de vista bioquímico, citológico e de cultura. Recomenda-se que a urina seja colhida por cistocentese para minimizar a contaminação bacteriana. O transporte deve ser realizado em frasco estéril e selado. A urina colhida por cateterização pode estar contaminada com bactérias comensais e células do trato geniturinário inferior. A cateterização representa ainda risco de introdução de agentes infecciosos e de trauma. A amostra colhida por jato de urina apresenta um elevado risco de contaminação por bactérias de uretra distal, trato genital e períneo. A estocagem da urina pode comprometer a qualidade da amostra. Desta forma, recomenda-se análise do material antes de enviá-lo para laboratório comercial.

Urinálise

A urinálise, incluindo o exame microscópico de preparação úmida, deve ser realizada em todos os animais com suspeita de ITU. A presença de proteínas, sangue ou pH alcalino são indicativos de infecção bacteriana do trato urinário. Estas mudanças não são específicas e a combinação de resultados anormais aponta a possibilidade de ITU, com maior probabilidade que alterações únicas. Glicose na urina sugere *diabetes mellitus* ou lesão tubular renal, e ambas podem estar associadas à infecção urinária bacteriana. Certos medicamentos utilizados como acidificantes do trato urinário (por exemplo, ácido ascórbico), podem resultar em exames falso positivos para glicose, dependendo da metodologia utilizada.

Citologia da Urina

O exame de sedimento urinário é indicado para todos os casos suspeitos de ITU. As seguintes observações devem ser atendidas:

- Sedimento ativo caracterizado por quantidade significativa de células brancas (> 5 glóbulos brancos/campo de maior aumento) é sugestivo de distúrbio inflamatório. Existem muitas situações, algumas das quais de origem não infecciosa, que resultam em sedimento urinário ativo (Quadro 10.6).
- Número maior de bactérias e células inflamatórias (Figura 10.1). Esta situação sugere lesão inflamatória causada ou agravada por infecção bacteriana complicada.
- Bactérias no citoplasma de células inflamatórias. É indicativo de infecção ativa do trato urinário e descarta a possibilidade de contaminação posterior da amostra.
- Aparecimento de sedimento urinário inflamatório na ausência de bactérias. Não exclui a possibilidade de infecção (Quadro 10.7).
- Identificação de bacteriúria na ausência de leucócitos (Fig. 10.2). É sugestiva de contaminação da amostra com crescimento bacteriano posterior.
- A presença de cristais. Aponta a possibilidade de urolitíase adjacente à ITU bacteriana, embora a presença de cristais não confirme a existência de urólitos. Cristais podem de desenvolver espontaneamente na urina armazenada durante a noite.
- Camadas de células epiteliais de transição e morfologicamente normais ou aglomerados de células atípicas. Este achado é sugestivo de hiperplasia da mucosa e neoplasia, respectivamente. Células epiteliais prostáticas sugerem doença prostática.

Cultura de Urina

Essencial para o diagnóstico definitivo de infecção bacteriana do trato urinário. O exame deve ser realizado antes de se instituir terapia antimicrobiana; caso esta já tenha sido iniciada, o antibiótico deve ser suspenso pelo período mais longo possível (mínimo 3 a 5 dias).

A urina deve ser cultivada o mais brevemente possível após a coleta, uma vez que esta representa bom meio de cultura para o crescimento bacteriano se for mantida à temperatura ambiente. Se o material for mantido sob refrigeração, a taxa de crescimento bacteriano diminui. Bactérias fastidiosas podem não sobreviver se o tempo de estocagem for prolongado. O ácido bórico não deve ser utilizado como conservante de urina, pois pode ter um efeito deletério sobre alguns agentes bacterianos.

O exame de urina qualitativo identifica bactérias na urina. No entanto, existe dificuldade em se diferenciar um agente isolado de possível contaminante da amostra, utilizando-se metodologia qualitativa. O isolamento de uma única espécie bacteriana é achado importante, ao passo que o crescimento de culturas mistas sugere, mas não comprova, contaminação da amostra. Cerca

Quadro 10.6 – Possíveis causas de inflamação do trato urinário
• Doença infecciosa do trato urinário
• Prostatite
• Urolitíase/doença do trato urinário inferior dos felinos
• Neoplasia
• Hiperplasia de mucosa
• Cistite intersticial felina
• Trauma (por exemplo, cateterização)

de 75% das ITU bacterianas em cães são causadas por uma única espécie, 18% por duas espécies e apenas 6% por três espécies ou mais.

O exame de urina quantitativo, além de identificar as espécies presentes na amostra, quantifica o número de bactérias pela contagem de colônias em diluições seriadas. Este exame é útil quando a urina é cultivada depois de 1 a 2h após a coleta. Altas contagens de uma única espécie de bactéria indicam um processo de ITU bacteriana, contagens moderadas de uma única espécie bacteriana sugerem possível ITU bacteriana e contagens baixas sugerem contaminação.

Quantidade sugerida de bactérias por mililitro de urina, que representam níveis altos, baixos ou moderados (Lulich e Osborne, 1995):

- *Cistocentese*: (cães e gatos) alto $>10^3$/mL, moderado 10^2 a 10^3/mL, baixo $<10^2$/mL.
- *Cateterização*: (cães) alto $>10^4$/mL, moderado 10^3 a 10^4/mL, baixo $<10^3$/mL; (gatos) alto $>10^3$/mL, moderado 10^2 a 10^3/mL, baixo $<10^2$/mL.
- *Jato livre:* (cães) alto $>10^5$/mL, moderado 10^4 a 10^5/mL, baixo $<10^4$/mL; (gatos) alto $>10^4$/mL, moderado 10^3 a 10^4/mL, baixo $<10^3$/mL.

Resultados falso-negativos podem ocorrer ocasionalmente (isto é, ITU bacteriana presente, mas apenas um baixo número de bactérias é isolado). Resultados falso-positivos podem ocorrer quando existe longa demora na cultura de urina (maior que algumas poucas horas), e contagens bacterianas elevadas podem

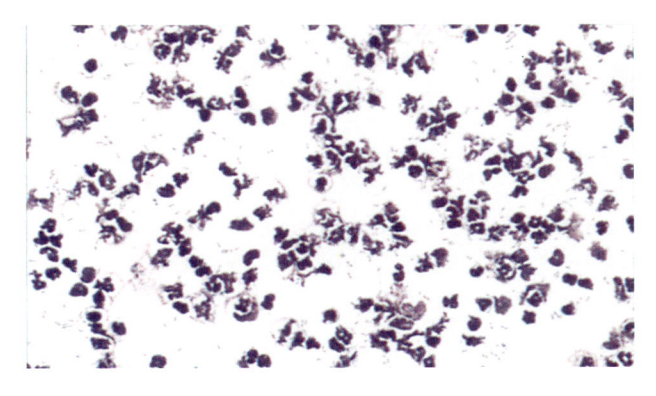

Figura 10.1 – Coloração de Giemsa de um sedimento urinário ativo, mostrando muitos neutrófilos e bactérias.

> **Quadro 10.7** – Razões para existência de sedimento urinário ativo na ausência de bacteriúria
>
> • Poucas bactérias (<10^4 bastonetes/mL ou <10^5 cocos/mL)
> • Prostatite
> • Infecções não bacterianas; por exemplo, fungos, micoplasmas
> • Terapia antimicrobiana prévia

ser ocasionalmente obtidas de amostras de urina de jato livre em cães sem ITU bacteriana. Ao tentar cultura quantitativa, a urina deve ser procedente de cistocentese ou cateterização. Durante a cateterização, a genitália externa deve ser limpa com solução não irritante capaz de reduzir a contaminação local. Quando os resultados forem controversos, cultura seriada deve ser realizada.

Tratamento

Manejo de Causas Predisponentes

Como as ITU bacterianas geralmente ocorrem quando os mecanismos de defesa do hospedeiro estão comprometidos, qualquer protocolo terapêutico deve atentar para as causas predisponentes, tanto quanto para o uso de antimicrobianos. O risco de ITU iatrogênica deve ser reduzido evitando-se o ato indiscriminado de cateterização e dando-se preferência aos sistemas de cateteres fechados; com a utilização apropriada de antimicrobianos; considerando-se o efeito de técnicas cirúrgicas sobre os mecanismos de defesa local. Os Quadros 10.2 e 10.4 listam as causas predisponentes de ITU. Cada um desses fatores deve ser considerado individualmente antes de se instituir uma terapia antimicrobiana adequada para um animal.

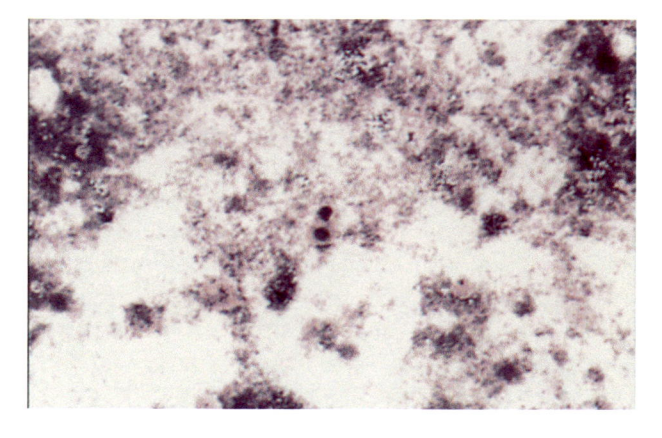

Figura 10.2 – Coloração de Giensa do sedimento urinário, mostrando muitas bactérias na ausência de células inflamatórias. Esta aparência é compatível com contaminação da urina após a colheita.

Terapia Antibacteriana

A terapia antimicrobiana é a base do tratamento das ITU. O Capítulo 2 indica o manejo adequado das ITU. A cultura e os testes de sensibilidade aos antimicrobianos são essenciais nas seguintes situações:

• Quando o paciente já foi submetido à antibioticoterapia para controle de ITU ou de outra infecção nas últimas 6 semanas.
• Quando existir elevado risco de desenvolvimento de ITU secundária a outras enfermidades (por exemplo, *diabetes mellitus*; insuficiência renal; hiperadrenocorticismo; terapia imunossupressora; obstrução urinária ou distúrbios neurológicos que afetam o trato urinário).
• Após o uso de cateter urinário. Nestes casos sugere-se que a antibioticoterapia tenha início após a remoção do cateter.
• Nos casos de ITU recorrentes ou complicadas.
• Quando as manifestações clínicas persistirem por mais de 5 dias após o início da terapia antimicrobiana.

Alguns textos sugerem que os antibióticos podem ser utilizados empiricamente para o tratamento de ITU comuns, sem a necessidade de cultura e antibiograma, caso o paciente não tenha sido submetido à antibioticoterapia em período anterior de 6 semanas. Entretanto, esses autores recomendam a realização de cultura e testes de sensibilidade *in vitro* para a escolha do antibiótico adequado, sempre que a infecção for causada por microrganismos multirresistentes (*Escherichia coli, Proteus* spp., *Pseudomonas aeruginosa*). A falha de reconhecimento e tratamento apropriado dessas infecções pode causar complicações como hiperplasia cística da mucosa, fibrose e disseminação da infecção para áreas adjacentes ao trato urinário.

As fluoroquinolonas apresentam bom espectro de ação contra esses agentes, mas não deve ser utilizada como primeira opção terapêutica, pois seu uso deve ser restrito aos quadros de infecções resistentes. As quinolonas apresentam menor custo e toxicidade, sendo muito efetivas para o controle de infecções bacterianas. O uso indiscriminado deve ser evitado.

Como os animais esvaziam sua bexiga cerca de 3 a 5 vezes ao dia, a administração de antibióticos deve ocorrer preferencialmente a cada 8h, se possível imediatamente após a micção ou antes do período de continência (por exemplo, durante a noite). As terapias com dose única, geralmente utilizada em medicina humana, não são consideradas efetivas para o tratamento de ITU em animais.

Infecções bacterianas resistentes, particularmente as infecções causadas por *Proteus* spp. e *Pseudomonas aeruginosa*, são de difícil controle e requerem terapia agressiva. A administração intravesicular de amino-

978-85-7241-841-6

glicosídeo e de penicilina (por exemplo, gentamicina e ticarcilina com ácido clavulânico – sem misturá-los na mesma seringa), uma ou duas vezes ao dia, durante 2 a 3 semanas, pode ajudar a reduzir o risco de nefrotoxicidade associada ao uso sistêmico de aminoglicosídeos. Esta estratégia é efetiva apenas para os casos de infecção restritos à vesícula urinária, representando a minoria dos casos. O uso sistêmico de penicilinas antipseudomonas (ver Cap. 2) também é recomendado, embora o custo desta terapia seja elevado.

A terapia antimicrobiana deve ser continuada até que o microrganismo tenha sido eliminado e os mecanismos de defesa do hospedeiro tenham se restabelecido, evitando a recorrência da infecção. A bacteriúria pode ser eliminada 2 dias após o início do tratamento. Entretanto, como as bactérias frequentemente invadem a mucosa, o tratamento deve ser mantido por, no mínimo, 10 dias, podendo se estender para 4 semanas ou mais nos casos de infecções recorrentes.

O desaparecimento dos sintomas clínicos não é sinônimo de erradicação da infecção. É necessário monitorar a resposta terapêutica por meio de urinálises seriadas e cultura de urina para prevenir potenciais riscos de complicações associadas a ITU, como a recorrência da infecção e o desenvolvimento de alterações irreversíveis (hiperplasia de mucosa), que podem se desenvolver com doença progressiva.

Terapia Auxiliar

Outros agentes terapêuticos utilizados para o tratamento de ITU incluem:

- Acidificantes de urina (por exemplo, ácido ascórbico).
- Antissépticos de urina (por exemplo, hexamina).
- Medicamentos que alteram o volume de urina.
- Medicamentos que alteram o armazenamento da urina e a micção.

Nenhuma dessas terapias demonstra eficiência imediata no tratamento de ITU. Promover a diurese pode piorar as infecções que afetam o trato urinário inferior. Entretanto, os casos causados por incontinência podem ter a taxa de recorrência reduzida com o uso de fenilpropanolamina. Da mesma forma, betanecol e fenoxibenzamina são úteis para o tratamento dos casos de disfunção vesical ou uretral.

Monitoração da Terapia

As seguintes diretrizes podem ser aplicadas à monitoração dos casos de ITU:

- A urina pode ser colhida por cistocentese 3 a 5 dias após o início da terapia. Nenhuma bactéria deve estar presente na urina neste momento, caso contrário, o tratamento deve ser considerado inefetivo.
- A urina pode ser encaminhada para exames de cultura e microscopia 3 a 5 dias antes do final da terapia, para garantir que ela esteja estéril e que nenhum sedimento ativo estará presente.
- A urina pode ser cultivada 1 semana após o final da terapia para garantir a ausência de recidiva.
- A urina pode ser cultivada 4 semanas após o final do tratamento para detectar casos de reinfecção. Culturas repetidas mensalmente são recomendadas para animais susceptíveis a reinfecções.

Manejo de Infecções Recorrentes

Quando ocorrem mudanças irreversíveis na mucosa (por exemplo, hiperplasia de mucosa ou fibrose decorrente de infecções crônicas), as defesas orgânicas são afetadas e as recidivas e reinfecções tornam-se frequentes. Nesses casos, a antibioticoterapia prolongada com a redução da dose (um terço ou metade da dose terapêutica usual) tem sido adotada como medida para controle clínico. Utilizam-se antibacterianos excretados na urina em concentrações elevadas, administrados uma vez ao dia (usualmente durante a noite), por período indefinido (em geral, durante anos). A urina deve ser cultivada mensalmente e, se houver isolamento bacteriano, torna-se necessária a prescrição de doses terapêuticas de um antibiótico apropriado. Uma vez eliminado o agente isolado, o animal volta a ser submetido ao protocolo terapêutico preventivo. Quando a urina se tornar estéril, o que costuma ocorrer em 6 a 12 meses, a terapia pode ser suspensa. Se os mecanismos de defesa foram restabelecidos neste período, a ITU não recidivará.

Sugere-se mudança de antibacteriano a cada 3 meses para reduzir os riscos de resistência medicamentosa. Entretanto, esta estratégia não é considerada efetiva sobre o desenvolvimento de resistência bacteriana em animais de companhia. Ao se escolher um antibiótico para tratamento prolongado, é importante optar por medicamentos com baixa toxicidade (por exemplo, penicilinas ou nitrofurantoínas). Aminoglicosídeos, fluoroquinolonas, sulfonamidas-trimetoprima ou cloranfenicol não devem ser utilizados em tratamentos prolongados (ver Apêndice 3). Infecções recidivantes devem ser tratadas com antibióticos de curto espectro, ao passo que reinfecções constantes por diferentes gêneros bacterianos devem ser tratadas com medicamentos de amplo espectro de ação.

Manejo de Bacteriúria Persistente

Terapias antibacterianas prolongadas não são indicadas para o tratamento de infecções assintomáticas, caracterizadas por bacteriúria persistente. Este tipo de terapia favorece o desenvolvimento de resistência antimicrobiana.

978-85-7241-841-6

Infecções Renais

Doença Tubulointersticial

A inflamação ou infecção que primariamente envolve os túbulos e o interstício renal é classificada como nefrite intersticial ou pielonefrite.

A nefrite intersticial pode ser aguda ou crônica; focal ou generalizada; supurativa ou não supurativa. A infecção ocorre por via hematogênica. Muitos agentes têm potencial para causar nefrite intersticial, incluindo *Leptospira* spp., herpesvírus canino e *Encephalitozoon cuniculi* (ver adiante), mas em muitos casos infecção específica não é identificada. A nefrite intersticial aguda pode causar insuficiência renal aguda, principalmente se houver supuração e embolia. Em muitos casos a presença de nefrite intersticial aguda só é diagnosticada quando ocorre insuficiência renal crônica, momento em que se observa uma pequena diminuição do tamanho dos rins.

A infecção renal resulta em pielonefrite (inflamação da pelve e do parênquima renal). Raramente a pielonefrite se desenvolve como extensão de processo primário de sepse renal. Os fatores que influenciam o desenvolvimento de infecções ascendentes a partir do trato urinário inferior foram discutidos anteriormente neste capítulo. Microrganismos isolados em casos de pielonefrite assemelham-se àqueles encontrados no trato urinário inferior. As manifestações clínicas da pielonefrite podem incluir poliúria e polidipsia, pirexia, depressão, dor abdominal e leucocitose. Se ambos os rins forem afetados, pode ocorrer falência renal aguda. Entretanto, o envolvimento renal é usualmente inaparente, com manifestações clínicas limitadas ao trato urinário inferior. Pielonefrite crônica bilateral causa insuficiência renal crônica.

É difícil confirmar os quadros de nefrite intersticial aguda e pielonefrite. O diagnóstico baseia-se na demonstração de sedimento urinário ativo, diluição persistente da urina, cultura de urina positiva e alterações na ultrassonografia, tais como áreas corticais hiper ou hipoecoicas, dilatação da pelve renal e diminuição da demarcação corticomedular. A biópsia renal é necessária para o diagnóstico definitivo.

Se identificada precocemente, a antibioticoterapia com base no antibiograma é indicada. Nos casos de doença crônica, além de eliminar o agente infeccioso o tratamento deve ser direcionado para controle da insuficiência renal crônica subsequente.

Leptospirose

É discutida em detalhes no Capítulo 11. *Leptospira interrogans* sorovar *canicola* é o sorovar predominante associado à doença renal. Ele pode causar oligúria aguda, anúria e insuficiência renal. *L. interrogans* sorovar *icterohaemorrhagiae* também pode causar doença renal. As manifestações clínicas associadas a *L. canicola* incluem pirexia, anorexia, desidratação, polidipsia e vômito. O diagnóstico e o tratamento são discutidos no Capítulo 11.

Herpesvírus Canino

É uma causa de síndrome caracterizada pelo enfraquecimento progressivo dos filhotes e é discutido em detalhes no Capítulo 12. Como parte dos efeitos multissistêmicos, o vírus pode causar dano renal agudo em caninos neonatos.

Vírus da Imunodeficiência Felina

Lesões glomerular e tubulointersticial associadas a proteinuria e ocasionalmente insuficiência renal são descritas em gatos infectados com vírus da imunodeficiência felina (FIV, *feline immunodeficiency virus*). Acredita-se que o vírus possa atuar diretamente na indução de danos renais. Ver o Capítulo 5 para mais detalhes e discussão sobre FIV.

Vírus da Leucemia Felina

A infecção pelo vírus da leucemia felina (FeLV, *feline leukaemia virus*) pode resultar em neoplasia envolvendo os rins (linfoma renal). Esta infecção viral é discutida no Capítulo 5.

Coronavírus Felino

A peritonite infecciosa felina (PIF) comumente afeta os rins, resultando em uma grave nefropatia granulomatosa com disfunção renal grave. Discussão detalhada sobre a PIF é apresentada no Capítulo 9.

Encephalitozoon cuniculi

É um parasita intracelular obrigatório (*Microsporidium*). É causa supostamente rara de nefrite intersticial difusa e encefalite granulomatosa em cães. A prevalência da doença subclínica é desconhecida e os casos clínicos provavelmente são subestimados devido à dificuldade de diagnóstico desta enfermidade. Um estudo epidemiológico com cães de rua realizado no Reino Unido apontou soroprevalência de 13%. Dados do sul da África indicaram que 23% dos cães com doença renal crônica eram soropositivos, comparados aos 2% de positividade do grupo de cães-controle.

A infecção ocorre por via transplacentária ou após o consumo de roedores ou coelhos infectados. Filhotes apresentam maior risco de desenvolvimento da doença. Cérebro, rins e endotélio vascular são comumente afetados, ao passo que o fígado e o coração são envolvi-

978-85-7241-841-6

dos ocasionalmente. A doença renal aguda pode ser subclínica, mas o dano renal é grave o suficiente para causar insuficiência renal crônica. Pode ocorrer necrose hepática focal e necrose de miocárdio. A lesão associada ao sistema nervoso é meningoencefalite não supurativa disseminada. A gravidade e a natureza dos sinais clínicos são imprevisíveis, variando em função da área do sistema nervoso central (SNC) afetada. Os principais diagnósticos diferenciais para o quadro neurológico incluem infecções por *Neospora caninum* e *Toxoplasma gondii*.

A confirmação da encefalitozoonose depende da demonstração do agente, representando grande dificuldade de diagnóstico nas infecções crônicas. Cães infectados podem desenvolver linfocitose e hipergamaglobulinemia. Os métodos de isolamento do parasita e de imunoistoquímica não estão disponíveis comercialmente. O diagnóstico por provas sorológicas é realizado em alguns hospitais humanos.

Helmintos

A migração da larva de *Toxocara canis* pode resultar em pequenos granulomas no córtex renal, sem significado clínico.

Capillaria plicata pode ser encontrada no lúmen de pelve renal, ureter ou bexiga. Apesar da vasta distribuição geográfica, este parasita é raro. A infecção é usualmente assintomática, embora alguns casos de hematúria e disúria já tenham sido descritos.

Dioctyphyma renale é um verme renal gigante. Sua distribuição é mundial, mas a sua incidência é desconhecida. É um patógeno que afeta preferencialmente os mamíferos que se alimentam de peixes, como martas, raposas, cães e gatos. O ciclo de vida do parasita envolve hospedeiro intermediário (vermes da lama); peixes e sapos são hospedeiros paratênicos. O verme adulto se aloja na pelve renal e causa pielite hemorrágica, que pode evoluir para forma supurativa. O parênquima renal é progressivamente destruído até que a cápsula contenha apenas o verme e um exsudato. *D. renale* é descrito entrelaçado aos lobos hepáticos, causando erosão da cápsula do fígado e do hemoperitônio.

Dosagem de Medicamentos

Ver Apêndice 3.

REFERÊNCIAS E LEITURA COMPLEMENTAR

Davidson M, Else R and Lumsden J (1998) *Manual of Small Animal Clinical Pathology.* BSAVA, Cheltenham

Gaskell RM and Bennett M (1996) Feline herpes virus type 2 infection. In: *Feline and Canine Infectious Disease*, p. 119. Blackwell Science, Oxford

HollisterWS, Canning EU and Viney M (1989) Prevalence of antibodies to *Encephalitozoon cuniculi* in stray dogs as determined by an ELISA. *Veterinary Record* **124**, 332-336

Lulich J and Osborne C (1995) Bacterial infections of the urinary tract. In: *Textbook of Veterinary Internal Medicine*, ed. S Ettinger and E Feldman, pp. 1775-1788. WB Saunders, Philadelphia

Osborne C, *et al.* (1995) Feline lower urinary tract diseases. In: *Textbook of Veterinary Internal Medicine*, ed. S Ettinger and E Feldman, pp. 1805-1832. WB Saunders, Philadelphia

Senior D (2000) Management of difficult urinary tract infections. In: *Current Veterinary Therapy XIII*, ed. RW Kirk, pp. 883-886. WB Saunders, London

Stewart CG, Reyers F and Snyman H (1988) The relationship in dogs between primary renal disease and antibodies to *Encephalitozoon cuniculi*. *Journal of the South African Veterinary Association* **59**, 19-21

978-85-7241-841-6

Fígado, Pâncreas e Baço

Bryn Tennant

Sistema Hepatobiliar

O fígado é alvo comum de infecções causadas por bactérias e vírus. Esses agentes rapidamente ganham acesso ao fígado via vasos sanguíneos, linfáticos ou trato biliar. O sistema hepatobiliar pode ser afetado sozinho ou como parte de infecções multissistêmicas. Os mecanismos de defesa contra infecções dependem de um sistema intacto de resposta imune humoral e celular e da presença de macrófagos dos capilares sinusoides (células de Kuppfer). Os sinais clínicos de infecções hepatobiliares relacionam-se aos danos celulares e a disfunção do órgão. O Quadro 11.1 lista os principais agentes infecciosos responsáveis pelas doenças hepatobiliares nos cães e nos gatos. Um dos maiores desafios do clínico é diferenciar os casos suspeitos de hepatopatias quanto a sua natureza infecciosa e não infecciosa (Quadro 11.2).

Quadro 11.1 – Infecções que podem resultar em doença hepática

Comuns
- Cães
  - Sepse extra-hepática
  - Colângio-hepatite bacteriana
  - Leptospirose
  - Adenovírus canino tipo 1 (hepatite infecciosa canina)
  - Herpesvírus canino
- Gatos
  - Sepse extra-hepática
  - Colângio-hepatite bacteriana
  - Coronavírus felino (ver Cap. 9)

Incomuns ou raras
- Cães
  - Abscesso hepático (muitas espécies bacterianas)
  - *Bacillus piliformis* (doença de Tyzzer)
  - Toxoplasmose (ver Cap. 15)
  - Micobacteriose (ver Caps. 6 e 13)
  - *Hepatozoon canis* (ver Cap. 5)
  - Leishmaniose (ver Cap. 5)
  - Babesiose (ver Cap. 5)
  - Cytauxzoonose (ver Cap. 5)
  - Erliquiose (ver Cap. 5)
  - Neosporose (ver Cap. 15)
  - *Capillaria hepatica*
  - *Opisthorchis felineus*
  - *Metorchis conjunctus*
  - ?? Bartonelose (ver Cap. 5)
- Gatos
  - Abscesso hepático (muitas espécies bacterianas)
  - *Bacillus piliformis* (doença de Tyzzer)
  - Toxoplasmose (ver Cap. 15)
  - Micobacteriose (ver Caps. 6 e 13)
  - Yersiniose (ver Cap. 8)
  - *Opisthorchis felineus*
  - *Rhodococcus equi*

? = observação clínica sem comprovação científica.

Histórico e Manifestações Clínicas

O histórico e os achados clínicos das doenças hepatobiliares agudas geralmente são vagos e inespecíficos (Quadro 11.3).

Quadro 11.2 – Exemplos de alguns diagnósticos diferenciais não infecciosos agudos para as hepatopatias infecciosas

- **Hepatopatia tóxica:** griseofulvina, sulfonamida-trimetoprima, cetoconazol, paracetamol, tetraciclinas, algas azul-esverdeadas, metais pesados
- **Distúrbios metabólicos:** pancreatite aguda, anemia hemolítica aguda, lipidose hepática
- **Trauma, hipóxia, lesão térmica:** trauma abdominal, falha cardíaca súbita, torção de lobo hepático
- **Obstrução extra-hepática de ducto biliar:** decorrente de tumor ou pancreatite aguda, podendo assemelhar-se à leptospirose

As informações valiosas incluem:

- História de hepatopatia infecciosa.
- Idade.
- Exposição a toxinas potenciais.
- Exposição a animais com hepatopatias infecciosas, ratos ou água parada.
- Traumas.
- Falha recente de vacinação.

Informações relativas a esses fatores podem permitir a exclusão de determinados diagnósticos e direcionar a realização de diagnósticos por outras causas. Entretanto, como a maioria das doenças infecciosas que afetam o fígado não apresenta sinais específicos (as exceções serão discutidas a seguir), testes complementares são necessários para que se estabeleça um diagnóstico definitivo. Algumas hepatopatias infecciosas podem estar associadas a processos crônicos de doença hepática ou ainda estar presente como parte de sinais de doença multissistêmica (por exemplo, infecções causadas pelo coronavírus felino ou adenovírus canino tipo 1) e precisam ser distinguidas de várias hepatopatias crônicas não infecciosas.

Testes de Diagnóstico

Patologia Clínica

Os exames de bioquímica sérica, hematologia e urinálise são rotineiramente empregados para o diagnóstico inicial nos casos de suspeita de hepatopatias. Eles documentam doença hepática, mas raramente permitem o estabelecimento e a confirmação de um diagnóstico definitivo.

Quadro 11.3 – Sinais mais comuns e inespecíficos associados à infecção hepática

• Anorexia	• Icterícia	• Poliúria/polidipsia
• Vômito	• Ascite	• Constipação
• Diarreia	• Ptialismo (gatos)	• Depressão
• Pirexia	• Hepatomegalia	

Bioquímica Sérica

As alterações não específicas na bioquímica sérica esperadas nos casos de hepatopatias infecciosas incluem:

- Aumento da concentração de alanina aminotransferase (ALT), aspartato aminotransferase (AST), gamaglutamiltransferase (GGT) e na fosfatase alcalina. Estes são indicadores de danos hepáticos.
- Aumento na concentração de ácidos biliares e bilirrubina. Estes são indicadores de disfunção hepática.
- Aumento na concentração de globulinas séricas e geralmente diminuição da concentração de albumina nas infecções agudas. Estas refletem as mudanças na produção de proteínas de fase aguda.

Hematologia

As alterações hematológicas incluem:

- Leucocitose, usualmente com neutrofilia, que indica distúrbio inflamatório; pode haver linfopenia concorrente (particularmente comum nos gatos estressados ou com peritonite infecciosa felina [PIF]).
- Neutropenia e trombocitopenia são achados de algumas infecções (por exemplo, adenovírus canino tipo 1 [CAV-1, *canine adenovirus type 1*]).
- Anemia nos processos crônicos (anemia não regenerativa) com infecções crônicas (por exemplo, colângio-hepatite, PIF).
- Mudanças morfológicas dos eritrócitos, embora sejam geralmente restritas aos processos de hepatopatias de natureza não infecciosa.

Urinálise

Pode mostrar:

- Bilirrubinúria indicativa de hiperbilirrubinemia conjugada ou redução da ligação bilirrubina-proteína antes que a icterícia seja visível.
- Cálculo tubular, células inflamatórias, aumento de células vermelhas e de proteínas, se houver envolvimento do trato urinário.

O *BSAVA Manual of Small Animal Clinical Pathology* fornece discussão mais detalhada sobre as alterações clínicas e patológicas associadas às doenças do fígado.

Imagem

A radiografia é importante para a determinação do tamanho do fígado (por exemplo, imagem micro-hepática sugere doença hepática crônica). A presença de fluido livre na cavidade abdominal pode ser observada

978-85-7241-841-6

por radiografia ou ultrassonografia. A ultrassonografia pode demonstrar abscessos hepáticos, lesões associadas à produção de gás por bactérias ou mudanças no trato biliar consistentes com processos de colângio-hepatites. Ambas as modalidades de diagnóstico são, entretanto, pouco úteis para confirmar hepatopatia de natureza infecciosa.

Sorologia

Será discutida posteriormente para cada um dos agentes específicos.

Histopatologia e Citologia

A coleta de amostra de fígado para exame histopatológico, realizada pela biópsia hepática, geralmente é útil para determinação do diagnóstico. O aumento do risco anestésico associado aos casos de insuficiência hepática aguda pode impedir a obtenção de tais biópsias por laparotomia. Entretanto, amostras de biópsia tipo Trucut de fígado aumentado podem ser úteis e geralmente obtidas sem a necessidade de anestesia geral. Aspirados com agulha fina do parênquima hepático podem ser rapidamente obtidos sem o uso de anestesia geral. Quando corado pela coloração do tipo Romanowsky (por exemplo, Giemsa), o aspirado pode demonstrar a presença de doença inflamatória supurativa, enquanto esfregaços corados pelos métodos de Gram ou ácido-resistente (ver Cap. 1) podem ajudar a identificar os tipos bacterianos. Em infecções hiperagudas, as mudanças histológicas específicas podem ser inaparentes.

Sepse Extra-hepática

Focos sépticos extra-hepáticos são associados a processos de colestase intra-hepática. As lesões hepáticas são leves, inespecíficas e caracterizadas pela colestase intra-hepática. Embora linfócitos, macrófagos e neutrófilos possam estar presentes, a inflamação e a necrose grave normalmente não são observadas. O distúrbio pode ser resultado de disseminação hematógena de bactérias a partir de local primário para o fígado, lesões causadas por hipóxia ou pirexia ou distúrbio estrutural ou funcional induzido pela ação de endotoxinas que inibem a excreção de bilirrubina conjugada. O aumento na concentração sérica de ALP, ácidos biliares e bilirrubina é geralmente evidente, e a concentração sérica de ALT pode estar aumentada.

A colestase secundária à infecção bacteriana extra-hepática deve ser considerada sempre que existirem evidências bioquímicas de colestase concorrente com processo séptico conhecido ou quando os sinais clínicos sugerirem processo séptico. Este conhecimento é importante ao se estabelecer o diagnóstico e a conduta terapêutica, pois se hepatopatia leve se desenvolveu, mas o dano hepático não requer tratamento específico, esta será resolvida assim que o processo séptico primário for combatido.

Colângio-hepatite Bacteriana

A colângio-hepatite é condição inflamatória que afeta o sistema biliar e o parênquima hepático, sendo alguns casos iniciados por ação de bactérias. É condição mais frequente em gatos, se comparada ao número de cães afetados.

Etiologia

Duas formas de colângio-hepatite são reconhecidas: supurativa e não supurativa. A invasão por bactérias ascendentes do trato entérico pelo trato biliar pode ser facilitada pela estase biliar, por anormalidades anatômicas da vesícula biliar e pela colelitíase. Doenças inflamatórias do intestino e processo de pancreatite crônica concorrentes podem ser observados. Muitas bactérias podem ser isoladas de animais afetados, incluindo *Escherichia coli* (a mais comumente isolada), *Clostridium* spp., *Bacteroides* spp., *Actinomyces* spp., *Rhodococcus equi* e *Enterococcus* spp. A colângio-hepatite não supurativa pode ter como base resposta imunomediada ou se desenvolver como sequela da forma supurativa.

Manifestações Clínicas

Incluem inapetência, depressão, pirexia, perda de peso, vômito e icterícia, podendo se desenvolver de forma aguda ou crônica e ser persistente ou intermitente. Na hematologia são evidentes neutrofilia com desvio à esquerda e anemia leve. A anemia decorre do processo de doença crônica. A bioquímica sérica reflete o dano ao trato biliar e os hepatócitos. A hiperbilirrubinemia é comum, com aumento moderado das concentrações de enzimas hepáticas, e sais biliares variando entre valores normais a acentuadamente aumentados. O desenvolvimento de cirrose está geralmente associado a outras anormalidades bioquímicas como hipoalbuminemia e redução da concentração de ureia.

Diagnóstico

A ultrassonografia do fígado e do trato biliar pode demonstrar colelitíase ou cálculos biliares, mas não fornece diagnóstico definitivo. O diagnóstico presuntivo de colângio-hepatite supurativa é sugerido pelo histórico de pirexia e icterícia que responde aos antibacterianos. O diagnóstico definitivo requer o exame histopatológico do fígado em amostra de biópsia. Se a amostra for obtida por laparotomia, a bile deve ser obtida por aspiração com agulha fina para cultura de

978-85-7241-841-6

bactérias aeróbias e anaeróbias. A bile também pode ser obtida pela aspiração da vesícula biliar com agulha fina, guiada pelo ultrassom, mas o animal precisa estar bem sedado para a realização deste procedimento.

Tratamento

O tratamento da colângio-hepatite requer o uso de antibioticoterapia. A escolha do antibiótico deve se basear nos resultados dos exames de cultura e sensibilidade, se possível. Se o teste de sensibilidade não for possível, antibiótico de amplo espectro com atividade contra bactérias Gram-negativas e anaeróbias, que seja excretado na bile e não apresente hepatotoxicidade, é necessário (ver Cap. 2). Ampicilina ou a amoxicilina com clavulanato são boas opções de primeira escolha. Se a suspeita for de infecção por bactéria anaeróbia, metronidazol pode ser utilizado sozinho ou em combinação com penicilina. Outras terapias incluem:

- Prednisolona: é primariamente utilizada para o tratamento de inflamações não supurativas, embora seja útil nos casos de colângio-hepatite supurativa quando a resposta ao antibiótico é ruim.
- Ácido ursodesoxicólico: pode ser benéfico quando cálculos biliares estiverem presentes.

Prognóstico

O prognóstico para os casos de colângio-hepatite supurativa é variável. Muitos animais que receberam tratamento apresentam boa resposta em curto intervalo, mas em longo prazo a recidiva é provável.

Leptospirose

É doença de distribuição mundial que afeta muitas espécies de animais, apesar de os gatos serem geralmente resistentes à infecção. *Leptospira* spp. são espiroquetas móveis. A Tabela 11.1 lista as leptospiras associadas à doença em cães. *Leptospira icterohaemorrhagiae, L.*

Tabela 11.1 – Leptospiras que podem infectar os cães e os seus hospedeiros de manutenção

Sorovar	Hospedeiro de manutenção
Predominantes	
L. interrogans sorovar icterohaemorrhagiae	Ratos
L. interrogans sorovar *canicola*	Cães
L. kirschneri sorovar grippotyphosa	Roedores
Raros	
L. interrogans sorovar *pomona*	Suínos, animais selvagens, bovinos
L. interrogans sorovar *bratislava*	Suínos, bisão, cães
L. interrogans sorovar *australis*	Desconhecido

canicola e *L. grippotyphosa* são os sorovares predominantemente associados à doença nos cães, primariamente causando danos hepáticos e renais. *L. canicola* é mantida pelos reservatórios caninos. A disseminação da vacinação virtualmente erradicou este sorovar. *L. icterohaemorrhagiae* é adquirida dos ratos e os outros sorovares dos seus respectivos hospedeiros. Outros sorovares, incluindo *L. interrogans* sorovares *pomona* e *bratislava*, têm sido isolados de casos clínicos, mas são considerados raros como causa de doença. O microrganismo sobrevive por semanas ou meses em ambiente úmido, mas é inativado pela dessecação.

978-85-7241-841-6

Patogenia

A leptospirose pode ser transmitida por contato direto com a urina de animais infectados e indiretamente pela contaminação ambiental, especialmente em condições úmidas ou de água estagnada. A bactéria é capaz de penetrar na superfície das mucosas ou na pele danificada. A bactéria replica no sangue, no epitélio tubular renal e no fígado, resultando em danos aos órgãos, particularmente ao fígado e aos rins.

Manifestações Clínicas

O desenvolvimento de sinais clínicos específicos depende de vários fatores, incluindo:

- Dose de bactéria.
- Idade e nível de imunidade; anticorpos preexistentes protegem contra a doença e cães soronegativos têm risco de desenvolver doença grave.
- Virulência e tropismo do sorovar; *L. icterohaemorrhagiae* está intimamente associado a danos hepáticos, *L. canicola* é associado, com mais frequência, à insuficiência renal aguda, *L. grippotyphosa* está associado a doenças renal e hepática e *L. australis* está associado ao desenvolvimento de hepatite crônica (embora isto ainda não tenha sido provado).

As infecções por leptospira podem ser divididas em três grupos:

- Doença hiperaguda: caracterizada por leptospiremia maciça, pirexia, dor muscular, choque e morte.
- Doença subaguda: os achados clínicos relacionam-se aos órgãos envolvidos. Manifestações inespecíficas incluem pirexia, anorexia, desidratação, polidipsia, membranas mucosas congestas, petéquias e vômitos. Com o comprometimento hepático, observa-se a icterícia (Fig. 11.1), ao passo que o envolvimento renal resulta no desenvolvimento de oligúria, anúria e insuficiência renal aguda. Animais que se recu-

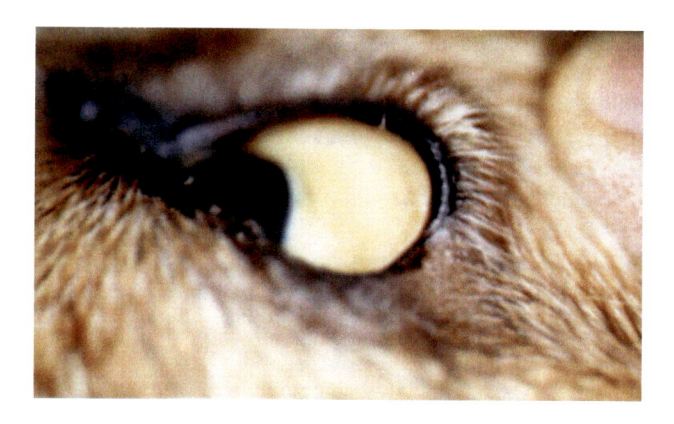

Figura 11.1 – Profunda icterícia em um cão infectado por *Leptospira interrogans* sorovar *icterohaemorrhagiae*. (© Dr. Bryn Tennant.)

peram da doença podem desenvolver insuficiência renal crônica secundária ao extensivo dano renal.
- Doença crônica: a leptospirose crônica é associada a sinais vagos de pirexia e doença hepática e renal progressiva.

Diagnóstico

As alterações inespecíficas na patologia clínica incluem:

- Leucocitose e trombocitopenia.
- Aumento das concentrações de enzimas hepáticas, ácidos biliares, bilirrubina, ureia e creatinina, refletindo um extenso dano hepático ou renal. Anormalidades de eletrólitos em grau variável também são comuns.

Várias maneiras de se demonstrar as leptospiras são descritas. Estas incluem:

- Isolamento da bactéria a partir da urina: isto é possível com meios de cultura específicos; entretanto, não é técnica comercialmente disponível e é tecnicamente difícil.
- Demonstração da bactéria na urina utilizando-se a microscopia de campo escuro: tecnicamente difícil e possui baixa especificidade.
- Demonstração da bactéria no tecido renal ou hepático pelo uso da coloração de Warthin-Starry – esta possui baixas sensibilidade e especificidade.
- Sorologia: um título único acima de 1:800 em cão com manifestação clínica consistente com leptospirose pode ser considerado positivo. Alternativamente, a demonstração de aumento de quatro vezes no título de anticorpos em amostras pareadas obtidas em intervalo de 3 semanas indica infecção recente; a antibioticoterapia pode reduzir a resposta sorológica.

- Testes com anticorpos fluorescentes para a detecção das leptospiras na urina (atualmente indisponível no Reino Unido). Antibacterianos que eliminam a leptospirúria produzem resultados falso-negativos.
- O uso da reação em cadeia de polimerase (PCR, *polymerase chain reaction*) permite que sorovares individuais sejam identificados (não está disponível comercialmente). A técnica é bastante sensível e específica, ainda que resultados falso-positivos possam ocorrer.

As lesões encontradas no exame pós-morte variam de acordo com o sorovar envolvido, por exemplo:

- *L. icterohaemorrhagiae*: fígado aumentado, friável, com petéquias disseminadas e icterícia.
- *L. grippotyphosa*: fibrose hepática/cirrose e/ou renomegalia.
- *L. canicola*: renomegalia; a icterícia normalmente não é um achado.
- *L. australis*: possivelmente fibrose hepática e cirrose.

Os principais diagnósticos diferenciais para a leptospirose aguda são as causas não infecciosas de insuficiência renal aguda, as hepatopatias agudas não infecciosas e as infecções pelo CAV-1. A distinção destas condições é difícil e quase sempre realizada apenas após a demonstração das leptospiras.

Tratamento

A penicilina é efetiva na fase terminal de leptospiremia e não é contraindicada nos casos de doenças hepática e renal. O estado de portador do animal deve ser eliminado sempre que possível. A tetraciclina ou a doxiciclina pode ser dada durante a recuperação para prevenir o estado de portador. A hemodinâmica renal pode ser mantida com fluidoterapia intravenosa (0,9% de salina ou 0,45% de salina com 2,5% de glicose). Se necessário, a diurese pode ser induzida com furosemida (com ou sem a infusão concorrente de dopamina), manitol ou glicose. O manejo dos efeitos gastrintestinais da insuficiência renal aguda pode incluir o uso de antagonistas de receptor-H_2 da histamina (por exemplo, cimetidina), omeprazol, sucralfato, misoprostol ou metoclopramida. A pressão venosa central (PVC) deve ser monitorada, particularmente nos casos de oligúria persistente, e a administração descontinuada se PVC ultrapassar 8 a 12cm H_2O. O equilíbrio ácido-básico deve ser avaliado se houver condições para isto.

O prognóstico é reservado. A resposta à terapia é variável com alguns cães se recuperando rapidamente enquanto outros morrem mesmo que a terapia apropriada seja instituída. O melhor indicador de prognóstico

978-85-7241-841-6

para a recuperação do quadro de leptospirose é o declínio dos níveis de creatinina após o tratamento.

Prevenção

Vacinas inativadas contendo *L. canicola* e *L. icterohaemorrhagiae* estão disponíveis. Estas protegem contra a doença, mas não necessariamente contra infecções subclínicas ou outros sorovares. A vacinação frequente é necessária para garantir a manutenção de títulos protetores, pois a duração da imunidade após a vacinação é de menos de um ano para muitos casos.

Potencial Zoonótico

As espécies de *Leptospira* são infecciosas para os seres humanos; casos suspeitos devem ser manipulados apropriadamente e o contato com a urina de cão deve ser evitado. O exame pós-morte deve ser realizado com grande cuidado.

Abscedação Hepática

A abscedação hepática em cães e gatos é rara. A bactéria pode atingir o fígado pela via hematógena (veia portal, artéria hepática, veia umbilical em neonatos) a partir de foco séptico extra-hepático; via sistema biliar ou linfático; ou após a penetração na cavidade abdominal. Trauma hepático, neoplasia, infecções imunossupressoras (por exemplo, vírus da leucemia felina; vírus da imunodeficiência felina) ou doenças metabólicas (como *diabetes mellitus*) predispõem a formação de abscessos hepáticos. A hipóxia do fígado pode promover o crescimento de bactérias anaeróbias dormentes, como *Clostridium* spp., embora isto não se tenha comprovado.

A abscedação pode se apresenta na forma de um único abscesso grande ou de microabscessos multifocais. Os agentes causais incluem *Staphylococcus* spp. *Streptococcus* spp. (principalmente nos gatos), *E. coli*, *Salmonella* spp., *Nocardia asteroides*, *Klebsiella pneumoniae*, *Enterococcus* spp. e *Clostridium* spp. Infecções concorrentes podem ser identificadas em outros tecidos, incluindo trato biliar, endocárdio, baço, pulmão, próstata, peritônio, linfonodos, glândula salivar ou cérebro.

Manifestações Clínicas e Físicas

Os achados clínicos e físicos associados à abscedação hepática incluem anorexia, depressão, vômito, hepatomegalia, dor abdominal cranial e ocasionalmente ascite, embora processo subjacente de doença primária possa ser clinicamente óbvio. A ruptura de abscesso hepático resulta em peritonite e choque séptico, geralmente seguidos por óbito.

Diagnóstico

O diagnóstico de abscedação hepática é difícil, mas os seguintes pontos podem ser úteis:

- Na hematologia haverá neutrofilia, quase sempre com desvio à esquerda, ainda que neutropenia possa ocorrer após a ruptura do abscesso.
- O aumento da concentração de enzimas hepáticas reflete o grau de destruição de hepatócitos. Esta pode ser mínima, se houver discreto abscesso; no entanto, por vezes, a concentração de enzimas no soro pode estar incrivelmente aumentada.
- A função hepática avaliada pela concentração de bilirrubina sérica e ácidos biliares costuma ser normal quando existe abscesso único, mas pode estar comprometida nos casos de abscedação multifocal.
- A hiperglobulinemia pode se desenvolver como consequência de processo inflamatório.
- A radiografia pode mostrar hepatomegalia difusa ou focal e/ou esplenomegalia, pobre detalhamento abdominal, possivelmente devido à presença de efusão peritoneal no local e, raramente, áreas radioluscentes refletindo a produção de gás pelas bactérias.
- Na ultrassonografia, áreas hipoecoicas e anecoicas podem ser encontradas; é difícil distingui-las dos cistos e hematomas, mas geralmente elas são distintas de neoplasias. Cuidado deve ser adotado na identificação da vesícula biliar antes de se diagnosticar abscedação hepática. Aspiração com agulha fina, guiada por ultrassom, pode ser utilizada para a obtenção de amostras para exame citológico e para cultura.
- Quando a ultrassonografia não está disponível, os abscessos hepáticos são geralmente diagnosticados pela laparotomia.
- O conteúdo dos abscessos deve ser cultivado em aerobiose e anaerobiose. Coloração de Gram ou ácido-resistente do conteúdo pode promover uma boa indicação do tipo bacteriano (ver Cap.1).

Tratamento

978-85-7241-841-6

A terapia antibacteriana deve ser iniciada o mais rapidamente possível, após a obtenção da amostra.

- Metronidazol, penicilina ou clindamicina são efetivos para os anaeróbios como *Clostridium* spp.
- O uso de aminoglicosídeo com amoxicilina potencializada por clavulanato pode ser indicado se houver predomínio de microrganismos Gram-negativos. Os aminoglicosídeos não devem ser utilizados antes da correção dos casos de azotemia pré-renal e hipovolemia.

978-85-7241-841-6

Prognóstico

O prognóstico dos abscessos hepáticos é reservado e depende muito da localização, do fato de ser unifocal ou multifocal e do tipo de microrganismo envolvido. Abscessos unifocais devem ser removidos cirurgicamente (inteiro ou parcialmente por lobectomia) e pelo uso de medicamentos (antibiose). Recuperação completa deve ser esperada se uma terapia agressiva for prontamente instituída. A cirurgia de abscedações multifocais é menos factível. Nos casos de clostridioses, o prognóstico é mau e geralmente o diagnóstico é realizado na necropsia do animal.

Bacillus piliformis (Doença de Tyzzer)

É um bacilo pleomórfico Gram-negativo, esporulado e intracelular obrigatório. Raramente ele pode causar necrose hepática multifocal e enterocolite hemorrágica necrotizante, que é invariavelmente fatal.

As manifestações clínicas de início agudo incluem dor abdominal, depressão, letargia e anorexia, progredindo para a morte em 48h. Terapias de sucesso não são descritas. Ver Capítulo 8 para mais detalhes.

Adenovírus Canino Tipo 1 (Hepatite Infecciosa Canina)

Etiologia

CAV-1 é um vírus de ácido desoxirribonucleico (DNA, *deoxyribonucleic acid*) que causa necrose hepatocelular e vasculite. Embora antigamente a infecção fosse comum, o CAV-1 é atualmente problema clínico raro porque a vacinação contra o agente tornou-se prática bastante disseminada. Ele possui relação antigênica com o CAV-2 (ver Cap. 6), e a imunidade cruzada entre estes vírus ocorre. O CAV-1 é um vírus moderadamente resistente, e sobrevive no meio ambiente por meses. A infectividade é perdida em condições de elevada umidade e temperatura. O vírus é completamente inativado a temperatura de 56°C, e limpeza com vapor e a aplicação de desinfetantes a base de amônia quaternária pode ser útil para o processo de desinfecção (ver Cap. 4).

A infecção assintomática é comum em cães com alto título de anticorpos neutralizantes. Aqueles com baixos títulos ou soronegativos podem desenvolver a doença nas formas aguda e fatal. A literatura sugere que os cães com títulos moderados de anticorpos desenvolvem quadros de hepatite crônica ou cirrose, quando expostos ao vírus.

Patogenia

Seguindo a infecção pela via oronasal, o CAV-1 infecta e replica nos tecidos linfoides, incluindo as tonsilas. Subsequente à viremia, infecta os hepatócitos e as células reticuloendoteliais em outros órgãos e realiza uma replicação secundária. A liberação das partículas virais resulta em lise celular e esta necrose celular é a responsável pelas manifestações clínicas. Durante a fase aguda da infecção o vírus pode ser isolado das fezes, urina, secreções da orofaringe e do sangue. Com a evolução da doença, o vírus se localiza nas células tubulares renais e pode ser excretado pela urina por até um ano. A contaminação ambiental favorece a disseminação do agente, sendo muito mais importante que o contato com animais infectados para a transmissão da doença.

Manifestações Clínicas

O período de incubação é de 4 a 7 dias, e qualquer cão soronegativo é considerado suscetível à doença. A pirexia inicial normalmente declina após 24h e nos casos leves a recuperação é rápida. Nos casos moderados ou graves febre de baixa intensidade persiste por cerca de 24 a 48h, período correspondente ao desenvolvimento da viremia. Neste período ocorre depressão acentuada, letargia e relutância em mover-se. O Quadro 11.4 lista as manifestações clínicas atribuídas aos danos celulares nos órgãos-alvo, observadas neste estágio avançado. A presença de sinais multissistêmicos sugere prognóstico mais reservado. Ocasionalmente, quadro hiperagudo ou de morte súbita ocorre, sem que haja nenhuma manifestação clínica anterior.

Diagnóstico

Anormalidades não específicas incluem:

- Neutropenia e leucopenia no início da doença.
- Leucocitose durante o período de recuperação da doença.

Quadro 11.4 – Manifestações clínicas associadas à infecção do adenovírus canino tipo 1

- Pirexia
- Letargia, depressão, anorexia
- Hepatomegalia, dor abdominal, relutância ao movimento
- Palidez de membranas mucosas e ocasionalmente hemorragias petequiais e equimoses (Fig. 11.2)
- Linfadenopatia, tonsilite, faringite
- Edema de córnea durante o período de convalescença
- Sinais neurológicos (variados) associados à vasculite
- Diarreia sanguinolenta, com ou sem vômito, associada ao envolvimento do trato intestinal
- Tosse em consequência de bronquite e bronquiolites
- Colapso

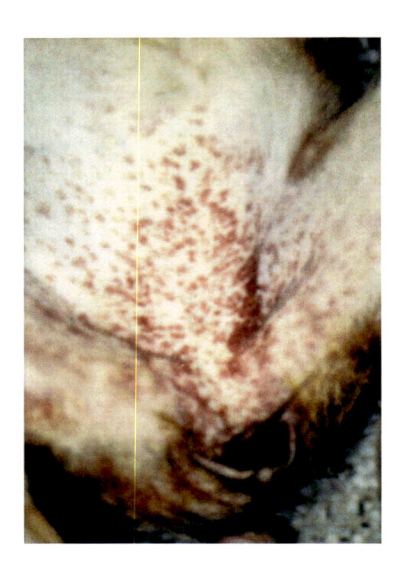

Figura 11.2 – Hemorragias petequiais e equimoses em cão com infecção por adenovírus. (© Dr. Bryn Tennant.)

- Trombocitopenia na maioria dos casos.
- Aumento do tempo de sangramento e distúrbios de coagulação resultantes dos danos hepáticos e do endotélio vascular (Fig. 11.2).
- Aumento da concentração de enzimas hepáticas, refletindo o dano hepatocelular.

A confirmação *ante-mortem* da infecção pelo CAV-1 depende do isolamento viral de amostras de fezes ou *swabs* de orofaringe, mantidos em meio de transporte, e/ou da demonstração de um aumento do títulos de anticorpos em amostras de soro pareadas, obtidas em intervalos de 14 a 21 dias. A presença de altos títulos de anticorpos em filhote não vacinado com sinais clínicos compatíveis é altamente sugestiva, mas não pode ser considerada evidência definitiva da infecção pelo CAV-1.

O exame pós-morte revela hepatomegalia e aspecto mosqueado do parênquima hepático, frequentemente com depósito fibrinoso aderido sobre a cápsula do fígado. A vesícula biliar pode apresentar-se edematosa ou hemorrágica. O diagnóstico pode ser confirmado pelo exame histopatológico do fígado.

Tratamento e Prevenção

Nenhuma terapia específica está disponível para a infecção pelo CAV-1. Terapia de suporte sintomática para a insuficiência hepática aguda é necessária para os cães afetados com maior gravidade. A imunização com as vacinas para CAV-1 e CAV-2 é altamente protetora contra a doença. Vacina viva modificada para CAV-1 causa efeitos adversos, principalmente edema de córnea. Todas as vacinas caninas disponíveis atual-

mente contêm cepas vivas modificadas de CAV-2, e a proteção pode persistir por períodos de até 6 anos (Ford e Schultz, 2000).

978-85-7241-841-6

Herpesvírus Canino

É o agente responsável pela síndrome de definhamento do filhote. É um quadro agudo que se comporta como doença multissistêmica e fatal. A necrose hepatocelular é um dos achados desta condição. O herpesvírus canino será discutido adiante, no Capítulo 12.

Coronavírus Felino

PIF comumente envolve o fígado, resultando em hepatopatia granulomatosa (Fig. 11.3) e grave disfunção hepática. Ver o Capítulo 9 para discussão mais detalhada sobre PIF.

Hepatite de Células Acidófilas

A hepatite de células acidófilas canina é doença hepática rara, associada à hepatite aguda ou crônica, cirrose e falência hepática. Pouco tem sido descrito sobre este distúrbio. Um agente transmissor, possivelmente um vírus ainda não caracterizado, pode ser a causa deste problema. Os achados clínicos desta enfermidade são vagos, inespecíficos e relacionados aos danos hepáticos. O diagnóstico baseia-se na histologia.

Toxoplasmose

É causada por um parasita coccidiano intracelular obrigatório, *Toxoplasma gondii*. O fígado é um dos órgãos gravemente afetados pelo *T. gondii*. Este protozoário causa necrose hepática multifocal e insuficiência hepática, resultando em icterícia, dor abdominal e pirexia. Infecções concomitantes de outros órgãos resultam em outros sinais, como dispneia, uveíte e anormalidades do SNC. As alterações de bioquímica sérica relacionadas ao envolvimento hepático incluem o aumento das concentrações de ALT, fosfatase alcalina (FA) e concentrações de bilirrubina. Para mais discussões sobre fisiopatologia, diagnóstico e tratamento da toxoplasmose, ver Capítulo 15.

Outras Infecções

Micoses sistêmicas, como histoplasmose e coccidioidomicoses, podem envolver o fígado, resultando em lesões granulomatosas, hepatomegalia, ascite e icterícia. O envolvimento de órgãos de outro sistema, por exemplo, trato intestinal (histoplasmose), trato respiratório e tecido linfoide, dá origem a outros sinais clínicos. Estes agentes infecciosos não ocorrem no Reino Unido.

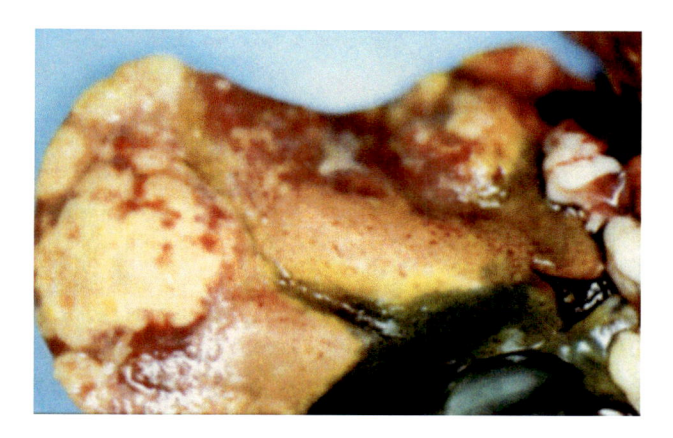

Figura 11.3 – Granuloma em fígado de um gato com peritonite infecciosa felina efusiva. (© Dr. Bryn Tennant.)

Outros agentes infecciosos que causam doenças multissistêmicas e que podem afetar o fígado, embora nem sempre causando danos hepáticos significativos, são listados no Quadro 11.1. *Rhodococcus equi* é associado a casos de hepatite piogranulomatosa necrotizante, osteomielites e miosites (Cantor *et al.*, 1998).

Algas azuis-esverdeadas podem causar efeitos hepatotóxicos por conter algumas toxinas. O consumo de água contendo essas algas pode acarretar quadros convulsivos e morte em poucos minutos, ou causar necrose hepática após alguns dias. O diagnóstico deve levar em conta histórico apropriado e as lesões observadas no exame histopatológico. A confirmação requer a demonstração da alga ou da toxina no trato gastrintestinal.

Aflatoxinas produzidas pelos fungos *Aspergillus* são causas muito raras de necrose hepática fulminante. A aflatoxicose pode ocorrer depois do consumo de alimento contaminado.

Opisthorchis felineus é um parasita hepático que infesta cães, gatos e raposas. É comum na Europa Oriental e na Sibéria, sendo escasso em outras áreas. Infestações leves podem ser assintomáticas. Infestações intensas podem causar colângio-hepatite e pancreatite. *Metorchis conjunctus* é um parasita comum no fígado de cães e gatos na América do Norte e pode causar colângio-hepatite e pancreatite. Ele pode ser visto no Reino Unido em animais importados. A infestação por parasitas pode ser diagnosticada pela demonstração da presença de ovos nas fezes.

Capillaria hepatica é um nematoide que vive no fígado. As infecções são esporádicas; a prevalência no Reino Unido é desconhecida. O verme adulto pode provocar hepatite traumática leve e os seus ovos induzem a formação de granulomas. Os roedores são os hospedeiros definitivos. O diagnóstico é feito pelo exame histopatológico. Os ovos não são encontrados nas fezes.

Algumas cepas de parvovírus canino (ver Cap. 8) têm sido demonstradas no fígado após infecção natural, mas a importância clínica deste achado é desconhecida.

Neospora caninum (ver Cap. 15) pode ocasionalmente infectar o fígado, causando danos hepáticos.

Pancreatite

As doenças infecciosas do pâncreas são raras. Os agentes infecciosos podem atingir o pâncreas saudável ou inflamado:

- Pelo refluxo do ducto pancreático (do lúmen intestinal ou ducto biliar).
- Por via hematógena.
- Por via linfática ou transcelomática de um foco séptico extrapancreático.
- Pela implantação direta após trauma abdominal.
- Após a migração transmural do cólon.

O risco de colonização bacteriana é proporcional à extensão do dano pancreático. Nos gatos, as bactérias frequentemente colonizam o pâncreas saudável, mas a importância clínica disso é desconhecida. A maioria dos casos de pancreatite é asséptica nos exames de laparotomia ou pós-morte. A importância do refluxo bacteriano como fator predisponente na patogênese inicial das pancreatites ainda não foi esclarecida.

Etiologia 978-85-7241-841-6

Existem muitas causas iniciais de pancreatites (Quadro 11.5), a maioria das quais envolve agentes infecciosos. Após o estabelecimento de inflamação ou dano pancreático, as bactérias desempenham papel secundário; todos os animais com pancreatite devem ser considerados em risco de desenvolvimento de infecção bacteriana secundária. A pancreatite pode ocorrer isoladamente, em associação a colângio-hepatite e inflamação entérica nos gatos ou colângio-hepatite nos cães, como parte de uma doença multissistêmica.

Quadro 11.5 – Causas potenciais de pancreatite

- Nutrição: dietas ricas em gordura
- Hiperlipoproteinemia
- Medicamentos: substâncias suspeitas incluem diuréticos tiazidas, furosemida, sulfonamidas, azatioprina, tetraciclina e corticosteroides
- Toxinas: inseticidas inibidores da colinesterase
- Obstrução do ducto pancreático
- Refluxo duodenal
- Hipercalcemia
- Trauma
- Isquemia e reperfusão
- Infecções

As infecções sistêmicas causadas por fungos (como *Aspergillus* spp.) e leveduras (por exemplo, *Candida albicans*) podem envolver o pâncreas, resultando em danos maiores, embora estas sejam raras. Infecções virais, por micoplasma ou parasitárias são citadas por afetarem o pâncreas, mesmo que a importância clínica seja incerta. A abscedação pancreática é distúrbio raro e a sua etiologia é desconhecida na maioria dos casos. O abscesso geralmente é estéril e pode refletir complicação ou sequela de processo de pancreatite.

Histórico e Manifestações Clínicas

As manifestações clínicas de pancreatite relacionam-se com a ativação de enzimas digestórias do pâncreas e subsequente autodigestão. Abscedação pancreática apresenta similaridade com a pancreatite. As manifestações clínicas variam de dor abdominal leve, com ou sem vômito, até sinais graves de danos abdominais, com choque e colapso. O envolvimento de bactérias tende a resultar em sinais clínicos mais graves. Desidratação, dor abdominal cranial e ocasionalmente massas abdominais e ascite são reportadas. O envolvimento do trato biliar pode resultar em icterícia, distúrbios de coagulação e disfunção respiratória.

Diagnóstico

A confirmação de pancreatite inflamatória é difícil. A radiografia é útil para excluir outras causas de dor abdominal, mas sozinha não permite confirmar o diagnóstico. Pode haver perda de detalhes radiográficos na porção cranial do abdome, deslocamento do estômago, do duodeno, espessamento e enrugamento da parede duodenal, íleo no duodeno e cólon (sombras de gás estáticos) e distensão gástrica devido à obstrução do fluxo. A ultrassonografia geralmente é mais útil que a radiografia na demonstração de doença pancreática com perda de ecodensidade, e a identificação de cistos, abscessos e massas não homogêneas é esperada.

Os achados de patologia clínica não são específicos. A hematologia pode mostrar neutrofilia com desvio à esquerda e aumento do volume de celular. A azotemia de origem pré-renal frequentemente está presente e reflete quadro de insuficiênia renal aguda. O aumento da concentração de enzimas hepáticas e de bilirrubina indica o envolvimento do trato biliar e das células hepáticas. A hiperglicemia associada ao aumento da concentração de glucagon, cortisol e catecolaminas e a diminuição da secreção de insulina podem ocorrer em cães e gatos. A hipoglicemia é reportada nos gatos e resulta provavelmente de combinação de anorexia e sepse. O aumento da concentração de enzimas pancreáticas pode ser útil nos cães, mas não nos gatos. Qualquer aumento na concentração de amilase e lipase pode, entretanto, relacionar-se tanto com a redução da função renal como com os danos pancreáticos. O aumento da atividade imunológica sérica de enzimas semelhantes à tripsina sugere dano pancreático, mas isto pode desaparecer rapidamente, e valores normais em geral são observados.

Tratamento

O tratamento geralmente é suporte. O balanço de fluidos e eletrólitos deve ser mantido; é recomendável providenciar alimentação por sonda para minimizar a secreção pancreática e promover analgesia (petidina). Complicações como insuficiência respiratória e coagulação intravascular disseminada devem ser tratadas. Como as bactérias podem colonizar o pâncreas inflamado e exacerbar alguns danos, antibioticoterapia profilática com sulfonamidas-trimetoprima ou fluoroquinolonas é indicada.

978-85-7241-841-6

Esplenite

Condições infecciosas que afetam o sistema reticuloendotelial (por exemplo, PIF, infecções fúngicas) são causas de doença esplênica, mas atuam como parte de doença multissistêmica. Agentes infecciosos com especificidade pelo baço são raros. O acesso ao baço pode ocorrer por via hematógena, linfática ou pela penetração da parede abdominal. O sistema fagocítico do baço é muito eficiente na remoção de bactérias do sangue, fornecendo, assim, alguma proteção contra infecções bacterianas.

Etiologia

O Quadro 11.6 lista as categorias e as causas de esplenites.

Histórico e Manifestações Clínicas

A esplenite supurativa geralmente apresenta manifestações clínicas agudas ou subagudas, embora a doença crônica possa ser observada. É difícil distinguir a esplenomegalia de origem infecciosa das esplenomegalias por outras causas, tais como torção de baço, esplenomegalia inflamatória não infecciosa, distúrbios infiltrativos, hiperplasia e congestão. Os achados clínicos da esplenite são vagos e inespecíficos e incluem anorexia, perda de peso, depressão, pirexia, esplenomegalia e dor abdominal cranial. Quando a esplenite acompanha processo multissistêmico, os sinais clínicos refletem os danos em outros órgãos; estas infecções são descritas em outros locais deste manual (Quadro 11.6).

Quadro 11.6 – Categorias de distúrbios infecciosos que envolvem o baço de cães e gatos

Esplenite supurativa
- Feridas abdominais penetrantes
- Migração de corpo estranho
- Disseminação hematógena de bactérias de um foco primário (por exemplo, endocardite bacteriana, septicemia, tuberculose)
- Toxoplasmose (ver Cap. 15)
- Adenovírus canino tipo 1 (ver seção sobre o fígado)

Esplenite necrotizante
- Salmonelose (ver Cap. 8)
- Adenovírus canino tipo 1 (ver seção sobre o fígado)

Esplenite linfoplasmacítica
- Erliquiose (ver Cap. 5)
- Piometra (ver Cap. 12)
- Brucelose (ver Cap. 12)
- Hemobartonelose (ver Cap. 5)

Esplenite granulomatosa
- Histoplasmose
- Micobacteriose (ver Cap. 6)
- Leishmaniose (ver Cap. 5)

Esplenite piogranulomatosa
- Peritonite infecciosa felina (ver Cap. 9)
- Blastomicose
- Esporotricose

Diagnóstico

Patologia Clínica

Os exames de bioquímica sérica empregados na rotina raramente possuem algum valor, a não ser o de documentar o envolvimento de outros órgãos em quadro multissistêmico. As mudanças hematológicas associadas ao quadro de esplenite dependem da causa inicial. Nos casos de esplenite supurativa, espera-se neutrofilia. Quando o agente infeccioso envolver também a medula óssea, as mudanças hematológicas refletirão o dano sobre a medula. A urinálise não possui valor nos processos de investigação de doenças esplênicas, exceto nos casos de torção do baço, quando se observa hemoglobinúria.

Sorologia

Possui valor de diagnóstico nas condições virais multissitêmicas que atingem o baço (por exemplo, coronavírus felino, toxoplasmose, CAV-1).

Imagem

A ultrassonografia pode demonstrar:

- Anormalidade focal no parênquima, incluindo cistos e abscessos, hematomas e neoplasias.

- Aumento difuso da ecogenicidade nas infecções por bactérias produtoras de gás.
- Ecogenicidade normal ou diminuída sem lesão de parênquima em distúrbios congestivos ou infiltrativos.

Histopatologia e Citologia

O exame citológico do aspirado de baço com agulha fina permite o diagnóstico e deve ser considerado em todos os casos de esplenomegalia. Se o diagnóstico definitivo não puder ser feito, o exame histológico de tecido de baço após a esplenectomia é indicado. Se houver suspeita de infecção bacteriana, o tecido deve ser encaminhado para cultura.

Tratamento

Esplenectomia é indicada para as esplenites supurativas, particularmente se houver bactérias produtoras de gás. A esplenite bacteriana secundária a trauma ou causada pela migração de corpo estranho costuma responder à terapia antimicrobiana. Muitas outras causas de esplenites envolvem outros sistemas orgânicos, e o manejo desses agentes infecciosos é discutido nos capítulos relevantes (Quadro 11.6).

REFERÊNCIAS E LEITURA COMPLEMENTAR

Adamus C *et al.* (1997) Chronic hepatitis associated with leptospiral infection in vaccinated beagles. *Journal of Comparative Pathology* **117**, 311-328

Cantor *ei al.* (1998) VapA-negative *Rhodococcus equi* in a dog with necrotizing pyogranulomatous hepatitis, osteomyelitis and myositis. *Journal of Veterinary Diagnostic Investigation* **10**, 297-300

Carmichael LE (1999) Canine viral vaccines at a turning point – a personal perspectivc. *Advances in Veterinary Medicine* **41**, 289-307

Ford and Schultz (2000) Vaccines and vaccinations: issues for the 21st century. In: *Current Veterinary Therapy XIII*, ed. RW Kirk, pp. 250-253. WB Saunders, London

Grad *et al.* (1990) Localization of inflammation and virions in canine adenovirus type 2 bronchiolitis. *American Review of Respiratory Disease* **142**, 691-699

Hall E (1998) Hepatobiliary system. In: *Manual of Small Animal Clinical Pathology*, ed. Davidson *et al.*, pp. 161-186. BSAVA, Cheltenham

Kelly WR (1993) Inflammation of the liver and biliary tract. In: *Pathology of Domestic Animals*, ed. Jubb *et al.*, pp. 359-381. Academic Press, San Diego

Rutgers HC and Haywood S (1998) Chronic hepatitis in the dog. *Journal of Small Animal Practice* **29**, 679-690

Stcger-Lieb A *et al.* (1999) An old disease with a new face: canine leptospirosis does not lose its relevance. *Schweizer Archiv für Tierheilkunde* **141**, 499-507

978-85-7241-841-6

978-85-7241-841-6

12

Trato Reprodutivo e Neonatologia

Gary England

Introdução

Em seres humanos, as infecções parecem não representar papel importante nas doenças do aparelho reprodutivo se comparadas à alta taxa de mortalidade embrionária associada aos defeitos genéticos. Em animais, no entanto, grande variedade de agentes infecciosos causa doenças do trato reprodutivo, tanto em machos como em fêmeas, gestantes ou não gestantes.

Trato Reprodutivo Feminino

Várias bactérias e vírus podem infectar o trato reprodutivo feminino. Nem sempre são patógenos venéreos reais, pois muitas alterações clínicas são causadas pela proliferação oportunista de microrganismos comensais. A realização de anamnese bem feita pode ajudar na construção de uma lista de diagnósticos diferenciais. Os fatores mais importantes a serem considerados são:

- Partos anteriores.
- Tamanho da ninhada.
- Início da puberdade.
- Informações sobre o ciclo estral.
- Histórico clínico geral.

Exame clínico deve ajudar a descartar doenças sistêmicas:

- Deve-se verificar a aparência da vulva e a presença de qualquer secreção. Secreção mucoide é comum tanto durante o início da gestação como no início da fase luteínica; em gatas, tumefação vulvar e secreção raramente são observados em qualquer estado fisiológico.
- Palpação digital do vestíbulo e da região caudal da vagina pode detectar alterações.
- Aumento de tamanho das glândulas mamárias ocorre durante a fase luteínica.
- Útero pode ser palpado na região caudal do abdômen dorsalmente à bexiga; aumento de tamanho uterino ocorre na gestação, durante o estro e em casos de afecções uterinas.

- Exame de citologia vaginal esfoliativa auxilia a determinar o estágio do ciclo estral.
- Endoscopia vaginal pode determinar o estágio do ciclo estral, documentar a natureza da patologia vaginal e detectar a origem da secreção vulvar (cervical ou uretral).
- Ultrassonografia é usada especialmente para detecção de mudanças fisiológicas ou patológicas no aparelho reprodutivo (England, 1995).
- Laparoscopia e laparotomia podem identificar mudanças cíclicas e patológicas no aparelho reprodutivo.

Um dos achados clínicos mais comuns nas doenças do trato reprodutivo é a secreção vulvar; isso provém de condições fisiológicas ou patológicas (Tabela 12.1). Cultura bacteriana a partir do vestíbulo e da vagina deve ser interpretada com cuidado devido à vasta gama de espécies pertencentes à microbiota local (ver a seguir). Apesar da presença de neutrófilos (leucócitos polimorfonucleares) ser considerada comum em secreções de cadelas com inflamação, eles também estão normalmente em esfregaço vaginal de qualquer cadela que não esteja no estro. Cães são quase sempre atraídos por uma cadela com secreção vulvar, independentemente da causa.

Microbiota Bacteriana Normal

Não obstante equívocos populares, muitas espécies de bactérias estão na vagina de cadelas clinicamente normais. As principais bactérias aeróbias comensais incluem *Escherichia coli, Staphylococcus* spp., *Proteus* spp., *Pseudomonas* spp. e estreptococos beta-hemolíticos (*Streptococcus canis*), provavelmente originários da pele e do trato gastrintestinal. Embora a microbiota mude após o acasalamento, essas mudanças não são permanentes.

Em alguns países (particularmente Américas Central e do Sul e áreas dos Estados Unidos) a *Brucella canis* é causa de doença clínica; este microrganismo não está presente no Reino Unido. Antes do acasalamento de suas cadelas, alguns proprietários solicitam exame bacteriológico vaginal dessas fêmeas. Essa prática é inútil em países onde a *B. canis* é ausente. Não existe motivo para excluir animais do acasalamento com base em resultado de cultura bacteriana positivo para bactéria comensal como o *Streptococcus* beta-hemolítico. O uso de antibacteriano contra bactérias comensais é considerado irresponsabilidade e seu efeito é ineficaz. As bactérias mais frequentemente isoladas de animais com vaginite são microrganismos comensais, que se proliferam por causa de alterações de fatores ambientais locais. Esses microrganismos não são agentes patogênicos primários (van Duijkeren, 1992).

Vaginite Juvenil

Vaginite pré-puberal ou juvenil pode ocorrer com cadelas a partir de 8 semanas de idade. Há costuma haver uma secreção vulvar cremosa e material pegajoso aderidos nos pelos ao redor da vulva. A secreção contém células epiteliais, neutrófilos e bactérias comensais normais. Em geral não é uma doença sistêmica. A condição pode resultar de falha de imunidade de mucosa e, com frequência, desaparece após o primeiro estímulo estrogênico no trato reprodutor, quando a cadela entra em seu primeiro estro. Cadelas respondem temporariamente aos antimicrobianos parenterais, entretanto, o tratamento não se justifica, pois essa condição se resolve após o primeiro estro. Esse evento é raro em gatas.

Vaginite

Cadelas e gatas com secreção vulvar mucoide, mucopurulenta, ou purulenta frequentemente são diagnosticadas com vaginite; entretanto, outras condições fisiológicas podem resultar em tal quadro clínico (Tabela 12.1). Diagnóstico de vaginite verdadeiro deve ser feito com base em:

- Secreção de material purulento persistente.
- Sinais clínicos de inflamação vaginal ou vestibular, incluindo aumento de vascularização da parede vaginal e a presença de neutrófilos na secreção.
- Desconforto da cadela, manifestando-se comumente por lambedura excessiva da região vulvar.

A cadela quase sempre atrai os machos. Na maioria dos casos existe uma causa específica, como:

- Irritação química (urina).
- Irritação mecânica (corpo estranho).
- Neoplasia.
- Anormalidades anatômicas de vagina (estrangulação).

Em cada caso, a bacteriologia vaginal mostra grande número de microrganismos comensais. O diagnóstico da causa específica exige exame digital, endoscópico, e uso de radiografia contrastada da porção caudal do trato geniturinário. A remoção da causa principal resulta, com rapidez, na cura. Raramente infecção bacteriana ou viral é causa primária de vaginite (ver a seguir). Em alguns animais o fator causal não é identificado; muitas vezes são animais mais velhos que respondem à terapia parenteral ou tópica de estrogênio; recentemente essa condição passou a ser considerada como vaginite atrófica (ver a seguir).

Brucella canis é a única bactéria específica que causa infertilidade. Ela não é encontrada no Reino Unido. Ocasionalmente, o isolamento de colônias puras de outras

978-85-7241-841-6

Tabela 12.1 – Dignóstico diferencial da secreção vulvar em cadelas. Adaptado de England (1996)

Natureza da secreção	Condição	Histórico	Aparência da vulva	Achados citológicos	Comentários
Clara ou cor de palha	Estro	Provavelmente no "cio"	Edematosa ou ligeiramente macia	CEG, CEA, H, sem P	Atração de machos
Mucoide	Fase lútea normal	Estro recente	Aumentada, mas macia	CPB, CEP, P	Sem indisposição
	Gestação normal	Gestação/estro recente	Aumentada, mas macia	CPB, CEP, P	Ausência de sinais associados a mal-estar, sem risco de gestação
Purulenta	Vaginite juvenil	Antes do primeiro "cio"	Normal	CPB, CEP, P	Pode responder a antimicrobianos. Recuperação após a puberdade
	Vaginite	Variável, mas costuma atrair o macho e lamber excessivamente a região vulvar	Depende do estágio do ciclo	Depende do estágio do ciclo	Causas específicas incluem certas infecções virais ou bacterianas, irritação química (urina), irritação mecânica (CE), neoplasia e anormalidades anatômicas
	Vaginite atrófica	Vários anos após a castração	Normal	CPB, CEP, P	Pode responder a antimicrobianos e estrógenos parenteral ou tópico
Purulenta/hemorrágica	Piometra	2 – 8 semanas após o estro	Ligeiramente edemaciada	P, CEP, CEG, H, bactéria e *debris*	Diagnóstico por ultrassonografia ou radiografia. Frequentemente indisposição
	Metrite	Parto recente	Aumentada	Células multinucleadas, CEG, células uterinas	Indisposição grave
Hemorrágica	Proestro	Provavelmente no "cio"	Edemaciada	CEP, CEG, H, P	Atração para machos
	Estro	Provavelmente no "cio"	Edemaciada ou aumentada, mas macia	CEG, CEA, H, sem P	Atração para machos
	Cistos foliculares	Estro prolongado	Edemaciada	CEG, CEA, H	Atração para machos, pode ser ruim se persistir com estrógeno alto, causa supressão de medula óssea
	Ulceração vaginal	Cobertura recente	Depende do estágio do ciclo	H, depende do estágio do ciclo	Raro, em geral ocorre imediatamente após o coito, mas podem aparecer sinais até 2 semanas depois
	Separação placentária	Gestação	Normal ou edemaciada	H, muco	Diagnóstico de gestação é essencial. Confirmação de sofrimento fetal pode ser feita pela avaliação dos batimentos cardíacos diminuídos usando ultrassonografia
	Subinvolução dos locais placentários	Secreção persistente após o parto	Ligeiramente edemaciada	H, presença de células vacuolizadas ou polinucleadas	Sem indisposição. Ultrassonograficamente, pode apresentar áreas de não involução uterina
	Tumor venéreo transmissível	Somente em certos países	Depende do estágio do ciclo	H, células tumorais em decalque em lâmina	Aparência clínica quase sempre confirma o diagnóstico
	Cistite	Urina frequentemente	Depende do estágio do ciclo	H, muco	Hematúria
Hemorrágica/marrom	Reabsorção/abortamento	Gestação	Ligeiramente edemaciada	H, muco, *debris*	Pode detectar ausência de batimento cardíaco embrionário. Em última análise, o útero tem aparência similar a pós-parto
Verde/marrom	Parto	Gestação	Ligeiramente edemaciada	H, CEP, células uterinas	Aumento da glândula mamária e sinais do primeiro e segundo estágios de parto
	Distocia/separação placentária	Gestação com inércia uterina posterior	Ligeiramente edemaciada	H, CEP, células uterinas	Ultrassonografia pode ser utilizada para confirmar a viabilidade fetal

CE = corpo estranho; CEA = células epiteliais anucleadas; CEG = células epiteliais grandes; CEP = células epiteliais pequenas; CPB = células parabasais; H = hemácias; P = polimorfonucleares.

Trato Reprodutivo e Neonatologia

espécies bacterianas, em associação a sinais clínicos, é considerado importante, embora isolamento de colônias puras possa ocorrer também em cães normais.

Herpesvírus canino pode causar lesões genitais; cadelas podem desenvolver lesões vesiculares na vagina ou no vestíbulo, e vaginite grave foi observada depois de infecção experimental. Calicivírus também já foi isolado de cadelas com vesículas na vagina. É clara a sua importância como agente patogênico.

A vaginite deve ser diferenciada da dermatite perivulvar, a qual se desenvolve nas pregas cutâneas ao redor da vulva.

Vaginite Atrófica (Pós-castração)

Algumas cadelas demonstram sinais causando atração dos machos vários anos após a esterilização cirúrgica. Nesses casos, há geralmente pequeno volume de secreção vulvar contendo neutrófilos e bactérias comensais, semelhantes às encontradas na vaginite juvenil. A condição pode resultar de ausência de estrógeno no epitélio do trato reprodutivo, causando diminuição da imunidade local. A administração de baixa dose de estrógenos via parenteral ou a utilização tópica de cremes contendo estrogênio pode controlar os sinais clínicos.

Hiperplasia Endometrial Cística/Piometra

Em cadelas ou gatas normais, o estradiol provoca aumento no tamanho das glândulas endometriais e altera a morfologia das células epiteliais de cuboides para colunares. Sob a influência da progesterona, as glândulas sofrem hiperplasia e hipertrofia. A hiperplasia endometrial cística (CEH, *cystic endometrial hyperplasia*) se desenvolve quando a resposta à progesterona é exagerada e prolongada, a qual pode resultar em

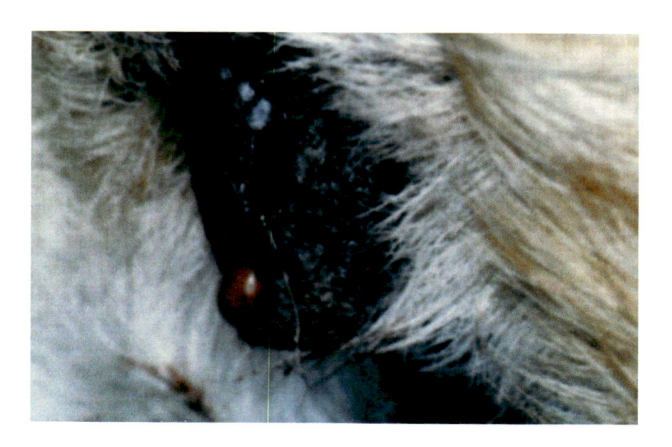

Figura 12.1 – Secreção vulvar de cadela com piometra. (© Dr. Ian Ramsey.)

hidrometra e mucometra; a distensão abdominal pode ser o único sinal clínico. A piometra se desenvolve quando a colonização bacteriana do útero ocorre concomitantemente com a CEH.

Bactérias podem entrar no útero durante o estro quando a cérvix está aberta e persistem na fase lútea, quando se proliferam no ambiente de aumento de secreção glandular do endométrio, resultando no desenvolvimento de piometra. As bactérias geralmente isoladas de animais com piometra são espécies comensais normalmente encontradas na vagina (ver a seguir). A piometra é mais rara em gatas porque, em geral, a ovulação é induzida pelo coito e grande número de gatas é esterilizado por cirurgia. A piometra também pode ser induzida pela administração de progestágenos e estrógenos (utilizados para evitar o acasalamento indesejável). Em geral, a piometra quase sempre ocorre em fêmeas de meia-idade e mais velhas. Não há relação com parição, histórico do animal ou doença reprodutiva. Quando se realiza a anamnese completa, geralmente verifica-se que a fêmea apresentou cio poucas semanas antes de ficar doente. Na cadela, o proprietário pode considerar o corrimento vulvar como a continuação do cio (Tabela 12.1).

Os sinais clínicos incluem corrimento vulvar (de cor achocolatada com odor característico; Fig. 12.1), letargia, inapetência, polidipsia, poliúria, vômito, diarreia e aumento de volume abdominal. Em cerca de um terço dos casos não ocorre corrimento e o fluido é retido no útero (piometra de cérvix fechada).

O diagnóstico pode ser feito com base nos achados clínicos juntamente com a identificação do útero aumentado de tamanho e cheio de fluido por palpação transabdominal, radiografia ou exame ultrassonográfico (Fig. 12.2). Animais com piometra de cérvix fechada geralmente têm uma neutrofilia absoluta, a qual não está necessariamente presente naquelas piometras de cérvix aberta. A polidipsia ocorre devido à redução da permeabilidade para água no túbulo contornado distal dos rins, provavelmente causada pela formação de imunocomplexos.

A ovariossalpingoisterectomia é o tratamento de eleição para a piometra. A terapia com fluido intravenoso é essencial para manter a perfusão renal se o animal estiver toxêmico. Deve ser dada atenção aos eletrólitos do plasma e ao equilíbrio ácido-básico porque complicações associadas a endotoxemia, septicemia, bacteremia e uremia são comuns.

A terapêutica medicamentosa pode ser tentada em reprodutores valiosos. Vários esquemas são descritos, incluindo estrógenos (presumidamente para relaxar a cérvix) e medicamentos para induzir a contração uterina (incluindo ergometrina, quinina e etamifilina). Como a piometra é uma doença da fase lútea estimulada pela progesterona, a prostaglandina é considerada interessante para realizar a lise do corpo lúteo

978-85-7241-841-6

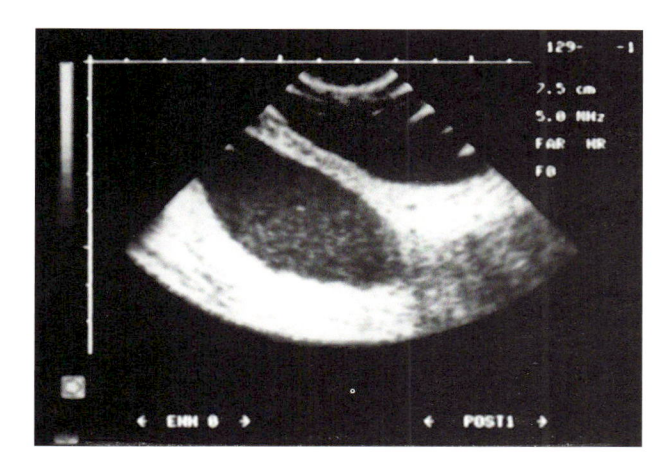

Figura 12.2 – Imagem ultrassonográfica de piometra em cadela, mostrando útero aumentado e cheio de fluido ao lado da bexiga urinária. O útero contém material ecogênico (transdutor de 5MHz, escala em centímetros).

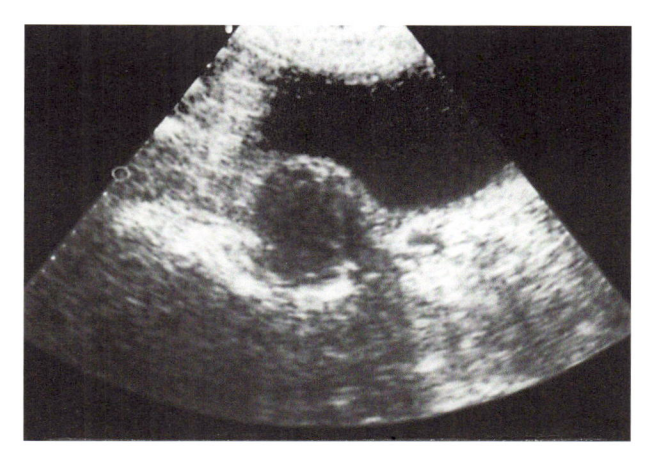

Figura 12.3 – Imagem ultrassonográfica de reabsorção de uma vesícula embrionária em uma cadela. Há o colapso da vesícula e perda da região normal de fluido anecoico (transdutor de 7,5MHz, escala em centímetros).

978-85-7241-841-6

e promover a contração uterina. A prostaglandina é utilizada com sucesso em fêmeas com piometra de cérvix aberta, mas não é recomendada para fêmeas com piometra de cérvix fechada.

Recomenda-se protocolo de 0,25mg/kg de dinoprost diariamente por injeção subcutânea, embora 0,125mg/kg, duas vezes ao dia, diariamente, pode resultar na ocorrência de poucos efeitos adversos. Estes, que incluem agitação, estimulação, hipersalivação, taquipneia, vômitos, diarreia, febre e dor abdominal, podem ser graves e persistirem por até 60min. São necessárias a internação e a observação cuidadosa durante o tratamento. A terapia com prostaglandina deve ser combinada com antimicrobiano apropriado de amplo espectro de ação e fluido intravenoso. O sucesso do tratamento é variável, cerca de 40% dos animais posteriormente desenvolvem gestação.

Outras opções de tratamento incluem administração repetida de cabergolina, inibidor de prolactina (para finalizar a fase lútea) com prostaglandina como cloprostenol ou dinoprost. Esses esquemas são adotados com sucesso, mas não existem estudos científicos que confirmem sua eficácia. Recentemente, o aglepristona, um antagonista receptor de progesterona, é relatado como eficaz no tratamento da piometra (Galac *et al.*, 2000).

Reabsorção/Abortamento

Existem várias causas de perda embrionária ou abortamento fetal em cadelas e gatas, incluindo anormalidades embrionárias, ambiente materno anormal e agentes infecciosos. A perda embrionária pode resultar na morte de todos os embriões ou em ocorrência de uma ninhada reduzida. A ultrassonografia pode demonstrar a morte de um ou dois conceptos em até 10% das gestações

(Fig. 12.3). Na maioria dos casos de morte embrionária ocorre corrimento vulvar serossanguinolento (Fig. 12.4), e a mãe pode ter comprometimento sistêmico quando a causa é um organismo infeccioso. Como sequela da morte fetal, é comum ocorrer a expulsão, e geralmente há corrimento vermelho-escuro; o material abortado pode ser ingerido pela fêmea e então não será possível inspecioná-lo.

Na maioria dos casos não se justifica tratamento no momento da perda fetal, a menos que ocorra na fêmea comprometimento sistêmico. O objetivo mais importante é estabelecer um diagnóstico. Tratamento para evitar abortamento em curso é inapropriado, sendo melhor auxiliar a expulsão com agentes ecbólicos (abortivos), como ocitocina, combinado com fluido-

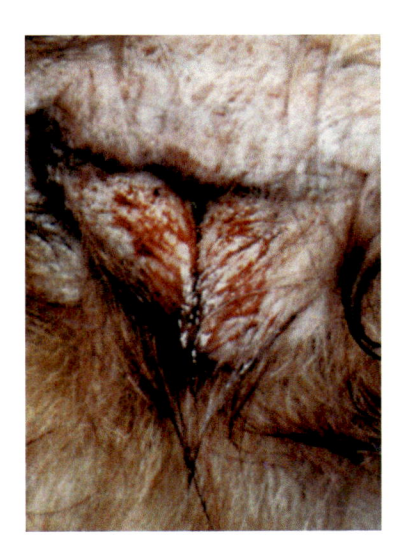

Figura 12.4 – Corrimento vulvar hemorrágico de uma cadela com perda embrionária.

terapia e antimicrobianos. A progesterona não deve ser administrada durante abortamento porque propicia o fechamento da cérvix e pode acarreta desenvolvimento de uma toxemia.

A causa de perda embrionária/abortamento pode ser estabelecida pelo exame sorológico da mãe e pelo isolamento de bactérias das membranas fetais e do estômago. Em muitos casos, bactérias não específicas, incluindo *Escherichia coli*, *Streptococcus* spp., *Proteus* spp. e *Pseudomonas* spp., também são identificadas.

Perda Embrionária e Abortamento em Cadelas

Brucella canis

O abortamento causado por *B. canis* ocorre geralmente entre 45 e 55 dias de gestação, embora morte embrionária precoce, natimortos ou, raramente, nascimento de filhotes fracos podem ocorrer. A *B. canis* pode ser transmitida de várias maneiras, incluindo contato com feto abortado ou tecidos placentários e com corrimento vaginal de cadelas infectadas, transmissão venérea e transmissão congênita. A forma mais comum de infecção é a venérea.

Entre 1,5 e 6,6% dos cães nos Estados Unidos têm anticorpos contra *B. canis*, mas o microrganismo não está presente no Reino Unido. O isolamento da bactéria no sangue ou tecidos abortados confirma o diagnóstico da doença; entretanto, o isolamento pode ser demorado quando a fêmea não está em bacteremia, de modo que um resultado negativo de cultura de sangue não significa que o animal não tenha infecção. Diagnóstico utilizando o teste de aglutinação em placa ou teste de aglutinação em tubo para confirmação não é difícil; títulos 1:200 ou maiores são considerados como positivos.

Toxoplasma gondii

A infecção por *T. gondii* não é uma causa comum de abortamento em cadelas. As consequências para a saúde pública sempre devem ser consideradas quando diagnosticado o *T. gondii*. Ele pode causar parto prematuro, morte fetal, natimortos e mortalidade neonatal. Os filhotes que sobrevivem podem carregar a infecção (ver Cap. 15).

Herpesvírus Canino

O resultado após a exposição ao herpesvírus canino (CHV, *canine herpesvirus*) depende em grande parte do tempo de infecção. O abortamento costuma acontecer quando a infecção ocorre no meio da gestação, ao passo que quando a infecção se dá no início da gestação pode resultar em morte fetal e mumificação, e a infecção no final da gestação implica em nascimento de filhotes prematuros. Parece que a infecção de ca-

delas gestantes resulta em lesões placentárias e na transmissão direta ao feto. Placentas infectadas são macroscopicamente subdesenvolvidas e possuem pequenos focos branco-acinzentados que são caracterizados por necrose focal e corpúsculos de inclusão intranucleares eosinofílicos.

O CHU é também recuperado a partir das lesões vesiculares na genitália das cadelas. Frequentemente, essas lesões se desenvolvem durante o proestro, sugerindo que a transmissão venérea é importante em cadelas adultas. O reaparecimento do herpes canino com eliminação viral pode ser estimulado por estresse, gestação ou parto.

O diagnóstico da infecção por herpesvírus é difícil. Em adultos, o vírus é excretado de maneira intermitente e seu isolamento é difícil. O vírus é eliminado por 2 ou 3 semanas após a infecção primária e pode também ser eliminado de forma intermitente após períodos de imunossupressão ou estresse. A sorologia tem pouco valor, os níveis de anticorpos geralmente são baixos ou indetectáveis. A cultura e o teste sorológico não possuem boa acurácia ou efetividade em identificar cães ou cadelas infectados. Não existe vacina disponível.

Cinomose

Exposição experimental de cadelas gestantes ao vírus da cinomose produz sinais clínicos com subsequente abortamento ou infecção subclínica na cadela e o nascimento de filhotes clinicamente afetados. Esse fato evidencia a transmissão transplacentária, embora a frequência de ocorrência em condições naturais seja desconhecida. Ver Capítulo 6 para mais informações sobre a doença.

978-85-7241-841-6

Adenovírus Canino

A infecção pelo adenovírus canino durante a gestação pode resultar em natimortalidade ou filhotes fracos que morrem poucos dias após o nascimento. Na maioria dos casos o vírus é ingerido pelo neonato e causa mortalidade. Fêmeas que carregam os filhotes podem funcionar como fonte de infecção para eles. Ver Capítulo 11 para mais informações sobre essa infecção.

Perda Embrionária e Abortamento em Gatas

Vírus da Leucemia Felina

O vírus da leucemia felina (FeLV, *feline leukaemia virus*) pode causar uma série de efeitos no trato reprodutivo, incluindo absorção embrionária. Pode ocorrer também o abortamento e nascimento de filhotes permanentemente infectados. O vírus parece atravessar a placenta, embora o abortamento possa suceder por infecção bacteriana secundária após a indução de imunossupressão por FeLV.

Os proprietários devem ser encorajados a testar as gatas antes do acasalamento e desencorajados a reproduzi-las caso sejam positivas, porque seus descendentes serão infectados persistentemente. Em geral, os filhotes infectados desenvolvem doenças relacionadas ao FeLV logo após o nascimento. Ver Capítulo 5 para discussão mais longa em diagnóstico e manejo de FeLV.

Herpesvírus Felino

Abortamento durante a quinta ou sexta semana de gestação pode indicar infecção por herpesvírus felino (FHV, *feline herpesvirus*). Em estudos experimentais foram demonstradas tanto lesões placentárias como uterinas, ainda que na situação clínica o abortamento deva ser resultado de uma reação não específica à infecção, como a hipertermia. Abortamento por herpesvírus é normalmente diagnosticado com base nas manifestações clínicas e isolamento viral. Todo animal de reprodução deve ser vacinado para desenvolver imunidade contra a infecção. Ver Capítulo 6 para mais informações sobre o FHV.

Vírus da Panleucopenia Felina

O abortamento é complicação comum da infecção pelo vírus da panleucopenia felina. Em muitos casos os sinais clínicos são natimortos, mortalidade neonatal e nascimento de filhotes com hipoplasia cerebelar. O vírus atravessa a placenta e a consequência depende do tempo de infecção; infecção no início da gestação resulta em abortamento, ao passo que infecção tardia na gestação implica em hipoplasia cerebelar e natimortos. O vírus é transmitido pelo contato direto com saliva, fezes e urina, e o diagnóstico é feito com base em sinais clínicos, achados histopatológicos, isolamento do vírus e elevação do título de anticorpos. Todo animal para reprodução deve ser vacinado. Ver Capítulo 8 para mais informações sobre essa infecção.

Coronavírus Felino

Após a infecção do coronavírus felino (FCoV, *feline coronavirus*), é comum ocorrer o abortamento durante as últimas 2 semanas de gestação. O vírus pode também causar endometrite, natimortalidade, doença crônica do trato respiratório alto e síndrome do filhote fraco. O diagnóstico é feito por investigações sorológica e histopatológica. Ver o Capítulo 9 para mais informações sobre a infecção.

Toxoplasmose

A infecção por *Toxoplasma gondii* raramente resulta em abortamento; alguns filhotes nascem com infecção congênita. O abortamento por *T. gondii* pode ser demonstrado por levantamento sorológico. Ver Capítulo 15 para mais informações sobre toxoplasmose.

Clamidofilose

Conhecida anteriormente como *Chlamydia psittaci* var. *felis*, o microrganismo *Chlamydophila felis* pode causar abortamento em gatas. A etiologia do abortamento e o modo de transmissão não estão bem elucidados, embora o microrganismo possa ser isolado do trato reprodutivo de fêmeas que abortaram. Isolamento direto do agente e a demonstração dos altos títulos de anticorpos sugerem a infecção, embora esses sinais devam ser interpretados com cuidado pois esse agente pode ser oportunista.

978-85-7241-841-6

Metrite

Está associada à infecção bacteriana do útero após abortamento, parto, retenção do feto ou placentária e manipulação obstétrica. Os sinais clínicos são depressão, hipertermia, anorexia e corrimento vaginal purulento, geralmente ocorrendo 2 a 3 dias após o parto. É comum ocorrer neutrofilia com desvio à esquerda, aumento do tamanho do útero pode ser identificado por radiografia, palpação ou ultrassonografia. Como a metrite é um distúrbio bacteriano sem componente hormonal de base como a piometra, é possível tratamento médico conservativo. Terapia antimicrobiana de amplo espectro é necessária. Tanto a ocitocina como a ergometrina são utilizadas para estimular a atividade miometrial e induzir a drenagem uterina.

Mastite

Não é comum em cães e gatos. A manifestação mais importante é a mastite aguda durante o início da gestação. Os agentes mais comuns envolvidos são *Escherichia coli*, *Staphylococcus* spp. e *Streptococcus* spp. Esses microrganismos penetram pela pele. Na glândula mamária, eles tendem a desenvolver abcessos localizados, embora tenha sido reportada a ocorrência de gangrena. A glândula afetada se apresenta firme, quente e dolorida. A glândula mamária pode drenar fluido acinzentado, frequentemente sanguinolento, podendo conter pus. O diagnóstico se confirmará por exame citológico e cultura do material drenado. O tratamento envolve terapia antibacteriana adequada com base em teste de sensibilidade. Ampicilina, amoxicilina e cefalosporinas atingem alta concentração no leite e devem ser consideradas antes de se saber o resultado das culturas. Aplicação de compressas quentes nas glândulas afetadas várias vezes ao dia alivia a dor e o edema. Abscessos mamários necessitam de drenagem cirúrgica. Recomenda-se o uso de medicamentos anti-inflamatórios não esteroides e analgésicos.

Trato Reprodutivo Masculino

Várias bactérias afetam o trato reprodutivo dos machos. Com exceção da *Brucella canis*, elas não são patógenos venéreos, mas como acontece nas fêmeas, são microrganismos comensais que têm papel em doença oportunista. Quando da realização da anamnese, deve ser dada especial atenção aos seguintes tópicos:

- Observações das manifestações clínicas pelo proprietário.
- Histórico reprodutivo.
- Administração de algum componente farmacêutico.
- Histórico médico geral.

Como na fêmea, um exame clínico completo é obrigatório. Nos felinos, exame físico do trato reprodutivo é limitado à inspeção e à palpação da genitália externa, ao passo que em cães também é possível a palpação da glândula prostática. Os testículos devem ser examinados e comparados quanto ao seu tamanho e consistência. Os epidídimos devem ser palpados e a cauda do epidídimo, que geralmente é do tamanho de uma ervilha, deve ser avaliada. A glândula prostática deve ser simétrica, com sulco mediano dorsal. A posição da próstata é variável, ainda que costume ser intrapélvica. Aumento no tamanho ocorre normalmente com o aumento da idade. O prepúcio deve ser examinado para observação da secreção anormal e o pênis deve ser exposto para que se possam inspecionar as anormalidades.

A coleta de amostra do sêmen por estimulação manual do pênis na presença de uma cadela no estro pode fornecer informações de diagnóstico sobre as doenças dos testículos, epidídimos e próstata. Amostra de biópsia dos testículos pode ser obtida por incisão ou aspiração por agulha fina, embora isso não seja aconselhável em animais de criação, pois o procedimento é seguido por acentuada resposta inflamatória e posterior fibrose. A ultrassonografia é especialmente útil para visualizar a próstata e os testículos. Além disso, a avaliação da próstata no cão pode ser obtida por punção aspirativa ou biópsia da glândula e por avaliação citológica do material obtido após a massagem retal da próstata e lavado com 5mL de salina estéril aspirada imediatamente da uretra prostática através de um cateter urinário.

Uma das apresentações clínicas mais comuns das doenças do trato reprodutivo é secreção prepucial (Tabela 12.2). Existem muitas causas de secreção prepucial e nem sempre estão associadas a doenças infecciosas primárias.

Secreção Prepucial Normal

Pequeno volume de secreção prepucial mucopurulenta é normal em cães. Muitas bactérias aeróbias podem ser isoladas, incluindo *Staphylococcus* spp., *Escherichia coli, Streptococcus* spp., *Proteus* spp. e *Pseudomonas* spp. Como na vagina da fêmea, esses agentes são comensais. O uso de antimicrobianos via parenteral ou tópica resulta em redução temporária na secreção, mas seu uso não se justifica.

Postite

Secreção prepucial excessiva pode estar associada à postite (inflamação do prepúcio). Trauma prepucial, corpos estranhos e tumores devem ser eliminados como causa primária. Em muitos casos, a etiologia permanece desconhecida; micoplasmas foram relacionados a essa afecção, mas são encontrados também em cães normais. Nesses casos, quando o prepúcio aparenta estar normal, próstata, epidídimos e testículos devem também ser cuidadosamente examinados para eliminar a causa da secreção.

O tratamento envolve remoção das causas predisponentes e lavagem da cavidade prepucial e do pênis com solução ou pomada antimicrobiana (pomada de uso intramamário à base de amoxicilina-clavulanato) ou soluções antissépticas fracas. A medicação parenteral geralmente age pouco. Algumas lesões traumáticas podem necessitar de debridamento cirúrgico.

Herpes Genital Canino

Lesões genitais associadas à infecção por CHV incluem hiperemia, petéquias, desenvolvimento de nódulos linfoides, especialmente sobre a base do pênis e a dobra prepucial. Pode ser evidente a secreção serosa através do orifício prepucial. As lesões que aparecem 3 dias depois da infecção são autolimitantes e regridem 4 a 5 dias depois. É descrita a ocorrência de conjuntivite concomitante com a infecção (ver Cap. 16). Formação de pústulas e ulceração não parecem ser características da infecção genital por herpesvírus em machos. Para diagnóstico, ver anteriormente em Trato Reprodutivo Feminino.

978-85-7241-841-6

Orquite

A inflamação dos testículos pode ter origem infecciosa ou não infecciosa. A forma infecciosa é rara no Reino Unido, mas comum em países onde a *Brucella canis* é endêmica. Cães infectados têm edema agudo dos testículos e epidídimos, resultando em espermatozoides anormais e infertilidade. O microrganismo pode ser encontrado no sêmen ou detectado sorologicamente. Após a cultura bacteriana de um animal com orquite, deve ser estabelecida a sensibilidade a antimicrobianos para que ocorra tratamento efetivo. A orquite infecciosa pode se dar também após refluxo urinário e resultar em inflamação supurativa e formação de abscessos, quase sempre necessitando de castração. A orquite traumática é mais frequente em gatos e pode ser complicada por infecção ou hemorragia. Terapia conservadora envolvendo preparações com antimicrobianos de amplo espectro pode resultar em sucesso, embora possa ser necessário o debridamento cirúrgico ou a castração.

978-85-7241-841-6

Tabela 12.2 – Diagnósticos diferenciais de secreção prepucial em cães

Natureza da secreção	Condição	Histórico	Aparência da genitália externa	Achados citológicos	Comentários
Mucoide-mucopurulenta	Normal	Sem comentário	Normal	CEG, P	Frequentemente presente, mas não com sinais clínicos. Pode ser em grande volume
	Hiperplasia linfoide	Sem comentário	Lesão em formato de elevação nodular pequena no pênis	CEG, P	Comum e "normalmente" encontrado em vários cães
	Fimose	Pode relatar excesso de lambedura. Dor na tentativa de coito	Orifício prepucial pequeno e dificuldade de expor o pênis	CEG, P	Pode urinar no interior do prepúcio produzindo inflamação secundária Pode necessitar de abertura cirúrgica
Mucopurulenta	Prostatite bacteriana	Adulto jovem. Estágio agudo pode apresentar vômito e mal-estar. Crônico pode apresentar enfraquecimento e tenesmo	Normal	CEG, P, bactéria	Apresentação clínica depende da duração da doença, se aguda ou crônica ou se há formação de abscesso. A glândula costuma ser é dolorida à palpação
Purulenta	Postite	Lambedura frequente e excessiva. Inflamação do prepúcio	Prepúcio edemaciado	CEG, P, bactéria	Com frequência está associado a CE, trauma ou neoplasia. Infecções bacterianas primárias são raras
Purulenta ou não	Orquite/epididimite	Edema de testículo/epidídimo. Lambedura frequente e autotraumatismo	Edema do escroto	P, bactéria	Pode não haver secreção. Geralmente os sinais clínicos estão relacionados aos testículos e aos epidídimos
Hemorrágica	Hiperplasia prostática benigna	Cão idoso. O tenesmo fecal é comum	Normal	CEG, P	Identificação de prostatomegalia à palpação. Pode também haver hemospermia
	Neoplasia prostática	Cão idoso. Animal enfraquecido. Tenesmo fecal	Normal	Células tumorais, CEG, H	São utilizadas palpação e ultrassonografia, mas pode ser necessária biópsia para diagnóstico acurado
	Prolapso uretral	Raro. Masturbação	Normal – pode ser trauma no prepúcio	H	Pequeno prolapso "semelhante a botão" visível na extremidade do pênis
	Neoplasia peniana	Raro. Pode ter histórico de coito no caso de tumor venéreo transmissível	Lesões em formato de couve-flor na superfície do pênis	Células tumorais, H	Ressecção cirúrgica e amputação do pênis podem ser necessárias

CE = corpo estranho; CEG = célula epitelial grande; H = hemácia; P = polimorfonucleares.

Epididimite

Agentes infecciosos podem entrar no epidídimo pelos vasos deferentes ou túbulos seminíferos, através da túnica vaginal (traumático) ou por via hematógena. Síndrome específica de epididimite, orquite e edema escrotal, associada a pirexia, depressão e edema de um ou mais membros, está associada à infecção por *Pseudomonas pseudomallei*. *Brucella suis* pode causar epididimite granulomatosa e prostatite. O epidídimo torna-se aumentado e dolorido e como resultado da inflamação pode causar fibrose e obstrução. A cultura da segunda fração do ejaculado pode auxiliar para isolar a causa bacteriana. A terapia antimicrobiana adequada pode ser proveitosa, embora a castração deva ser necessária. A sorologia para brucelose deve ser realizada em cães que foram importados para o Reino Unido ou em áreas onde a *Brucella canis* é endêmica.

Prostatite Bacteriana

Não é comum em cães adultos jovens e não é descrita em gatos. Cães, em geral, demonstram sinais de doença sistêmica, com vômito e dor na região caudal do abdômen. Com frequência há neutrofilia e a glândula prostática apresenta-se dolorida e com contorno irregular à palpação. A coleta da terceira fração do ejaculado, lavagem uretral após massagem da próstata ou cultura de urina pode auxiliar no diagnóstico. É muito comum a identificação de *Escherichia coli*, *Proteus* spp., *Staphylococcus* spp., *Streptococcus* spp., *Klebsiella* spp. e *Pseudomonas* spp.; é habitual grande número de neutrófilos no fluido prostático.

A aparência à ultrassonografia (Fig. 12.5) pode ser similar à hiperplasia prostática benigna, tanto que essas

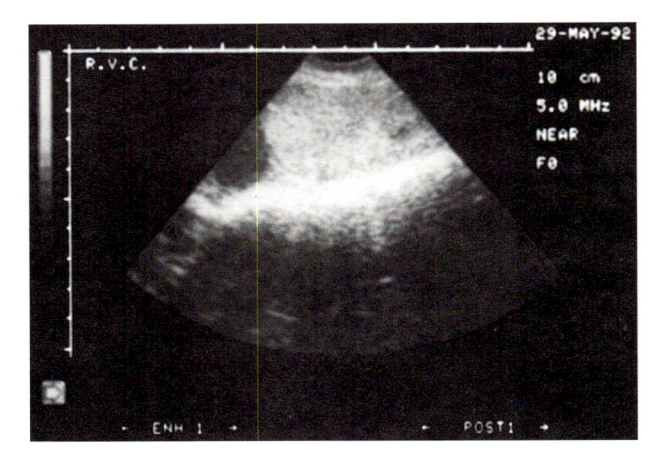

Figura 12.5 – Imagem ultrassonográfica de prostatite bacteriana em um cão. A glândula prostática está aumentada e costuma ser heterogeneamente ecogênica, com zonas mal definidas de hipoecogenicidade (transdutor de 5MHz, escala em centímetros).

condições não podem ser diferenciadas ultrassonograficamente. É muito comum a glândula ser afetada difusamente e ter aparência heterogênea, com região marginal adelgaçada de hiper ou hipoecogenicidade. Pode haver vários tamanhos de zonas hipoecoicas, provavelmente representando acumulo focal de pus.

Agentes antimicrobianos (com base em cultura e sensibilidade) devem ser administrados por, no mínimo, 21 dias. A barreira hematoprostática normalmente não está intacta durante a inflamação aguda; desta forma, muitos agentes antimicrobianos são eficazes.

A prostatite crônica pode seguir tratamento inadequado em episódio agudo, embora em muitos casos ela possa ser secundária à infecção urinária crônica ou similar. Neste caso, pode ocorrer novo aumento de tamanho da glândula, ultrassonograficamente detectado, com maior distorção da arquitetura da próstata. O tratamento é dificultado porque a barreira hematoprostática quase sempre está intacta. Fatores como lipossolubilidade, ionização e carreadores de proteínas afetam a habilidade dos agentes para atravessar a barreira hematoprostática.

É aconselhável em todos os casos a cultura do fluido prostático com coloração de Gram e teste de sensibilidade a antibacterianos. Se o microrganismo for Gram-positivo, podem ser utilizados eritromicina, clindamicina, cloranfenicol ou trimetoprima. Para microrganismos Gram-negativos, a preferência é para cloranfenicol, trimetoprima ou enrofloxacino. O tratamento deve ser realizado por, no mínimo, seis semanas, depois deve ser realizada novamente a cultura para se estabelecer se houve a cura; clínica.

Abscedação Prostática

Prostatite crônica pode progredir e formar grandes cavidades de exsudato purulento (abscedação). Cães podem ter vários sinais atribuídos ao aumento do tamanho da próstata, e há frequentemente secreção uretral purulenta ou hemorrágica, a qual pode ser contínua ou intermitente. Alguns cães podem apresentar choque séptico depois da ruptura de um abscesso. Ocorre frequentemente, mas não sempre, uma leucocitose, e cães em geral têm sinais clínicos de cistite recorrente. Abscessos prostáticos podem ser facilmente detectados pela ultrassonografia. As regiões centrais cheias de fluido são, com frequência, assimétricas e a glândula toda tem aparência distorcida (Fig. 12.6, *A*). A *Escherichia coli* é o microrganismo predominante isolado desses casos. A drenagem cirúrgica é o tratamento de eleição. As cavidades dos abscessos devem ser abertas com cuidado para evitar danos à uretra (Fig. 12.6, *B*). A glândula deve ser lavada com solução salina estéril e as cavidades devem ser recobertas pelo omento (Fig. 12.6, *C*). Após a cirurgia, a terapia antimicrobiana deve ser utilizada por vários meses.

978-85-7241-841-6

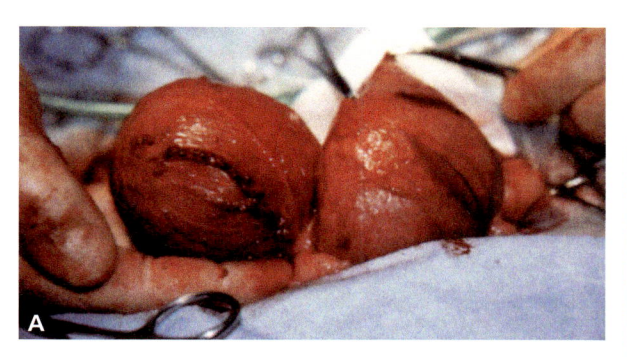

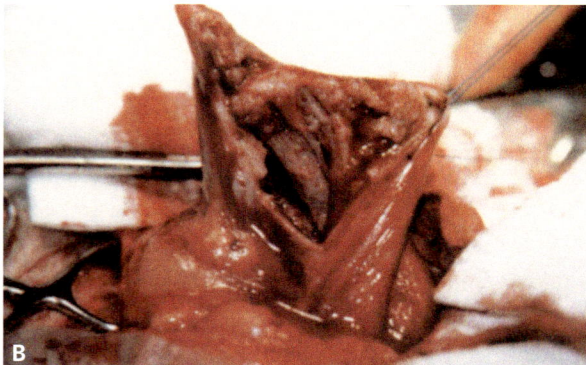

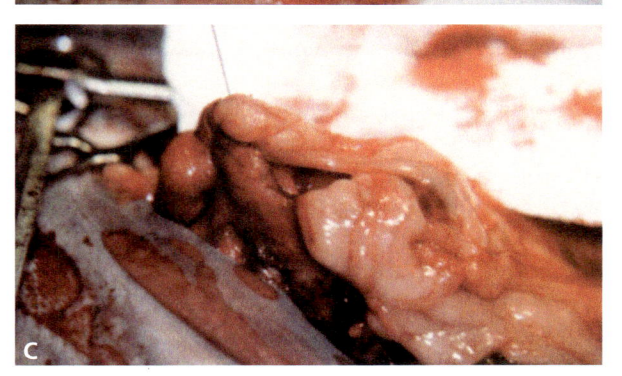

Figura 12.6 – (*A*) Aparência macroscópica de abscesso prostático. O abscesso está posicionado à direita da vesícula urinária. (*B*) O abscesso sendo aberto e a cavidade, drenada. (*C*) O abscesso sendo coberto pelo omento. (Fotografia gentilmente cedida pelo Sr. R.N. White.)

Neonatologia

O problema mais comum no período neonatal é a debilidade dos filhotes de cães e gatos. Neonatos debilitados usualmente morrem antes de 1 semana. Há múltiplos fatores associados à perda, mas a suscetibilidade inerente ao fato do animal ser recém-nascido contribui para o óbito. Neonatos têm mecanismos pobres de termorregulação, equilíbrio eletrolítico e balanço energético, são imunologicamente incompetentes e podem ter composição anormal de surfactante pulmonar. Quando combinados ao manejo inadequado e pouca habilidade materna da fêmea, o risco da mortalidade neonatal pode ser alto. Cerca de 50% das mortes neonatais podem ser atribuídas aos quatro grupos seguintes:

- Infecção.
- Deficiências relacionadas ao manejo e à habilidade materna.
- Baixo peso ao nascimento.
- Anormalidades congênitas.

Septicemia

A vulnerabilidade inerente ao neonato propicia a colonização por vários agentes bacterianos. Infecção por *Staphylococcus* spp., *Escherichia coli*, *Klebsiella* spp., *Enterobacter faecalis*, *Streptococcus* spp., *Enterococcus* spp., *Pseudomonas* spp., *Bacteroides* spp., *Salmonella* spp. e *Bordetella bronchiseptica* pode resultar em doença clínica. Em todos os casos, a morte pode ocorrer rapidamente após o aparecimento dos sintomas clínicos. São sinais frequentes vocalização, agitação e hipotermia, e progridem para sinais clínicos como diarreia e/ou dispneia, resultando em desidratação, cianose e morte. Em algumas circunstâncias, os neonatos são acometidos cronicamente e deixam de crescer como o esperado antes do aparecimento de doenças clínicas evidentes.

A maioria da imunidade passiva resulta da ingestão do colostro e sua absorção intestinal só ocorre nas primeiras 48h de vida. É indispensável, portanto, garantir que um neonato tenha ingestão adequada de colostro para ser protegido contra microrganismos infecciosos.

Em muitos casos, o diagnóstico é feito com base na história clínica e nos sinais. Pode-se utilizar a cultura de sangue, mas, geralmente, os neonatos se recuperam ou morrem antes dos resultados serem avaliados. No caso da bordeteliose, pode ser usado *swab* da orofaringe para diagnóstico. Independentemente da causa, tratamento rápido e agressivo com fluidoterapia intravenosa, eletrólitos orais, agentes antimicrobianos de amplo espectro e oxigênio é essencial. Apesar desse tratamento, a mortalidade pode ser alta.

Infecções Virais

São raros em neonatos, especialmente quando os programas de vacinação são realizados no adulto. Os anticorpos maternos costumam promover proteção por várias semanas.

Herpesvírus Canino

Filhotes podem se infectar com CHV no útero, durante o nascimento ou no início do período neonatal. As partículas virais podem ser excretadas pela cadela a partir das lesões do herpes genital e em secreções, incluindo a saliva, tanto na infecção primária como depois de reaparecimento em infecção latente. A infecção pode resultar no nascimento de filhotes infectados congenitamente que são fracos e morrem logo após o nascimento.

Cães infectados ao nascimento ou com até 2 semanas de idade podem desenvolver doença sistêmica generalizada que quase sempre é fatal, com frequência sem nenhum sinal indicativo anteriormente. A resistência à doença sistêmica é nitidamente relacionada à idade: cães expostos após 2 semanas de idade não desenvolverão doença sistêmica. A doença tem período de incubação de 3 a 7 dias. Os sinais clínicos incluem vômito, inapetência, respiração rápida e superficial, dor abdominal, petéquias generalizadas, equimoses, corrimento nasal e sinais de alteração do sistema nervoso central. Em adultos ou filhotes mais velhos, CHV pode provocar leve infecção do trato respiratório alto (ver Cap. 6), embora muitas infecções sejam inaparentes. Após a infecção, o vírus pode se tornar latente.

Algumas cadelas podem produzir várias ninhadas afetadas, enquanto para outras, apenas a primeira ninhada é afetada, presumindo-se que a proteção contra a doença dos cães (mas não contra a infecção) seja derivada de anticorpos maternos adquiridos durante o período de risco.

O diagnóstico da infecção neonatal por CHV é realizado com exame *post-mortem* e avaliações histológica e sistêmica de órgãos incluindo rins, fígado e pulmões. O isolamento viral é difícil e geralmente não compensa. Para informações sobre a infecção do HVC em adultos, ver o início deste capítulo.

Outros

Outras causas virais de nascimento de filhotes fracos em cães incluem a infecção por adenovírus e pelo vírus da cinomose, embora isso seja raro.

Em gatos, o vírus da imunodeficiência felina (FIV, *feline immunodeficiency virus*) e o FeLV podem causar infecção transplacentária aos filhotes ou perinatal, e resultam em morte neonatal após poucas semanas de vida. A morte neonatal e o nascimento de filhotes com hipoplasia cerebelar são comuns após a infecção pelo vírus da panleucopenia felina durante a gestação. O coronavírus felino também é responsabilizado por casos de doenças do trato respiratório superior e por síndrome do filhote fraco. Em cada um desses casos, a evolução clínica, a informação sorológica e o exame *post-mortem* devem ser combinados para se chegar ao diagnóstico. Isto pode ser útil para futuras utilizações em medicina preventiva, mas pode oferecer pouca ajuda no tratamento de infecção em curso. O tratamento nestes casos é geralmente empírico, tal como já descrito.

LEITURA COMPLEMENTAR

Allen WE and Dagnall GRJ (1982) Some observations on the aerobic bacterial flora of the genital tract of the dog and bitch. *Journal of Small Animal Practice* **23**, 325-336

Brownlie J and England GCW (1999) Viral infections with pathological consequences for reproduction in veterinary species. In: *Viral Infections on Obstetrics and Gynaecology,* ed. DJ Jeffries and CN Hudson, pp. 289-333. Arnold, London

England GCW (1995) Small animal reproductive ultrasonography. In: *Veterinary Ultrasonography*, ed. PJ Goddard, pp. 55-85. CAB International, London

England GCW (1996) Infertility in the bitch and queen. In: *Veterinary Reproduction and Obstetrics*, 7th edn, ed. GH Arthur *et al.*, pp. 497-515. WB Saunders, London

Galac S, Koostra HS, Butinar J, Bevers MM, Dielman SJ, Voorhout G and Okkers AC (2000) Termination of mid-gestation pregnancy in bitches with aglepristone, a progesterone receptor antagonist. *Theriogenology* **53**, 941-950

Simpson GM, England GCW and Harvey MJ (1998) *Manual of Small Animal Reproduction and Neonatology.* BSAVA, Cheltenham

van Duijkeren E (1992) Significance of the vaginal bacterial flora in the hitch: a review. *Veterinary Record* **131**, 367-370.

978-85-7241-841-6

978-85-7241-841-6

13

Pele

Ian Mason • Ross Bond •
Danièlle A. Gunn-Moore • Andrew Sparkes

Introdução

Este capítulo engloba infecções que afetam primeiramente a pele e infecções sistêmicas que podem se manifestar por sintomas de doença de pele. As duas primeiras seções descrevem mecanismos de defesa da pele e abordam problemas dermatológicos. As seções subsequentes fornecem detalhes de determinados microrganismos.

Mecanismos de Defesa da Pele

Para que um microrganismo estabeleça infecção na pele, ele precisa primeiramente superar os mecanismos de defesa imune e não imune da pele. Estes incluem:

- Imunoglobulina A secretória (IgAs).
- Imunidade mediada por célula.
- A barreira física fornecida pelas células epiteliais.
- Descamação, a qual constantemente livra a pele dos micróbios.
- Inibição do crescimento microbiano decorrente de secura da pele e baixo pH da superfície.

A IgAs é encontrada nas glândulas sudoríparas e na superfície da pele, e inibe a aderência de bactérias e de vírus, prevenindo, desta forma, a colonização/infecção. Ela também neutraliza toxinas. Sugeriu-se que a deficiência de IgAs predispõe infecções locais, permitindo o desenvolvimento doenças, tais como furunculose anal, atopia, dermatite crônica/recorrente e otite externa. Isto ainda não foi provado.

Os mecanismos de defesa não imunes são afetados por diversos fatores. Alterações do ambiente do local (por exemplo, pele persistentemente úmida), da integridade física (por exemplo, trauma, queimadura) e doença subjacente (por exemplo, neoplasia, doença sistêmica), predispõem a infecções de pele.

Enfoque às Dermatopatias Infecciosas

O diagnóstico das doenças dermatológicas infecciosas deve ser feito com base no histórico, no exame físico e nos resultados laboratoriais; dermatopatias infecciosas e não infecciosas geralmente apresentam similaridades, sendo necessário obter informações detalhadas para que se possa fazer a distinção entre os dois tipos.

Histórico

Além das informações gerais do histórico da saúde do animal, devem ser obtidas informações específicas relacionadas a prurido, alopecia, pápulas ou

978-85-7241-841-6

Tabela 13.1 – Manifestações clínicas das dermatoses infecciosas

Manifestação clínica	Dermatose
Prurido	Ectoparasitas, pioderma
Alopecia	Demodicose, dermatofitose
Descamação/crostas	Ectoparasitas, pioderma, dermatite por *Malassezia*, leishmaniose
Pápulas/pústulas	Pioderma, ectoparasitas
Mau cheiro	Dermatite por *Malassezia*, pioderma
Pododermatite	Demodicose, endoparasitas, dermatite por *Pelodera*, ácaros da colheita

outros sinais dermatológicos. A ordem cronológica de desenvolvimento desses sintomas pode ser útil. É inestimável o conhecimento dos cuidados com o animal, de tratamentos prévios e da coexistência de doenças de pele em outros animais ou humanos na casa/família (Quadro 13.1).

Exame Clínico

Exame clínico completo pode identificar distúrbios sistêmicos subjacentes ou outros problemas não relacionados, os quais podem influenciar decisões subsequentes de conduta e prioridades para a investigação. Toda a pele, inclusive membranas mucosas e canais auditivos, deve ser cuidadosamente examinada sob boa iluminação, e a natureza das lesões (por exemplo, pápulas, pústulas, máculas, nódulos, alopecia) deve ser registrada, preferencialmente em mapas bidimensionais. A distribuição das lesões pode indicar diagnósticos específicos; bom exemplo disso é a dermatite alérgica à picada de pulga, em que as lesões ocorrem no quadrante dorsal posterior da pele. Infecções e infestações de pele provocam diversos achados clínicos (Tabela 13.1); o conhecimento destes achados é útil na formulação de lista de diagnósticos diferenciais.

Diagnóstico Diferencial e Investigações Laboratoriais

Em praticamente todos os casos, pequena lista de diagnósticos diferenciais pode ser feita por meio do histórico e das informações clínicas. Isso permite a seleção de testes diagnósticos direcionados à confirmação laboratorial. O Quadro 13.2 traz uma lista de agentes infecciosos que podem estar associados a doenças de pele. O Quadro 13.3 traz uma lista de diagnósticos diferenciais para a dermatite miliar. O diagnóstico diferencial para as causas infecciosas de outras dermatopatias são dadas nas seções relevantes.

Várias técnicas são empregadas na coleta e na análise laboratorial de amostras de animais com doença de pele:

Quadro 13.1 – Informações importantes no histórico na avaliação de casos de pele

Perfil do paciente
- *Raça* – Note as predileções:
  - Boxer, Dobermann, Pinscher, Dog Alemão, Persa
    - Acne (foliculite superficial)
  - Boxer, Bull Terrier, Shar Pei, West Highland Terrier
    - Demodicose
  - Jack Russell Terrier, Yorkshire Terrier, Persa
    - Dermatofitose
  - Bulldog, Pug, Shar Pei, Persa
    - Intertrigo
  - Basset Hound, Poodle miniatura, Spaniels, West Highland Terrier
    - Dermatite por *Malassezia*
  - Spaniels, Poodles, Pastor Alemão
    - Otite externa
  - Pastor Alemão
    - Fístula perianal
- *Idade* – Note:
  - Antes de 1 ano
    - Impetigo
    - Demodicose
    - Dermatofitose
  - 1 – 3 anos
    - Pioderma idiopática primária

Questões gerais e do histórico dermatológico
- O animal esteve fora do país/é importado?
- O animal foi adquirido em *pet shop*, criador ou entidade de resgate?
- O animal chegou com a doença ou a adquiriu logo em seguida?
- Há humanos ou animais em contato que foram afetados?
- Houve exposição a alguma fonte potencial de infecção – raposas, *pet shop*, canil, *shows* etc.?
- Qual foi o primeiro sinal observado?
- Quais foram as primeiras regiões do corpo afetadas, quais as regiões afetadas agora?
- O início da doença foi repentino ou gradual?
- Faz controle de pulgas (caso haja infestação)?
- O animal permanece dentro ou fora da casa?

Quadro 13.2 – Agentes infecciosos da pele

Parasitas	Nematódeos	Bactérias	Fungos/leveduras

• Cães
  – *Ctenocephalides felis* – pulga do gato
  – *Ctenocephalides canis* – pulga do cão
  – *Linognathus setosus* – piolho chupador
  – *Trichodectes canis* – piolho sugador
  – *Sarcoptes scabiei*
  – *Cheyletiella* sp.
  – *Demodex canis*
  – *Neotrombicula autumnalis*
• Gatos
  – *Ctenocephalides felis* – pulga do gato
  – *Ctenocephalides canis* – pulga do cão
  – *Felicola subrostratus* – piolho sugador
  – *Cheyletiella* sp.
  – *Otodectes cynotis*
  – *Neotrombicula autumnalis*
	• Cães
	  – *Pelodera strongyloides*
	  – *Ancylostoma* sp.
	  – *Uncinaria* sp.
	• Gatos
	
	Protozoários
	• Cães
	  – *Leishmania* sp.
	  – *Caryospora* sp.
	  – *Neospora caninum*
	  – *Sarcocystis* semelhante a coccidia
	• Gatos
	  – *Toxoplasma gondii*
		• Cães
		  – *Staphylococcus intermedius*
		  – *Staphylococcus aureus*
		  – *Staphylococcus felis*
		  – *Proteus* sp.
		  – *Pseudomonas* sp.
		  – *Mycobacteria* sp.
		  – *Nocardia asteroides*
		  – *Borrelia burgdorferi*
		  – *Dermatophilus congolensis*
		  – *Rickettsia rickettsii**
		  – *Brucella canis**
		• Gatos
		  – *Staphylococcus intermedius*
		  – *Staphylococcus aureus*
		  – *Proteus* sp.
		  – *Pseudomonas* sp.
		  – *Mycobacterium* sp.
		  – *Nocardia asteroides*
		  – *Dermatophilus congolensis*
			• Cães
			  – *Microsporum* spp.
			  – *Trichophyton* spp.
			  – *Malassezia* spp.
			  – *Candida* spp.
			  – *Sporothrix schenkii*
			• Gatos
			  – *Microsporum* spp.
			  – *Trichophyton* spp.
			  – *Malassezia* spp.
			  – *Sporothrix schenkii*
			
			Vírus
			• Cães
			  – Vírus da cinomose
			  – Papilomavírus
			• Gatos
			  – *Poxvirus*
			  – Parapoxvírus felino
			  – Dermatite pustular contagiosa
			  – Sarcomavírus felino
			  – Vírus da leucemia felina

* Não ocorrem no Reino Unido.

- Observação direta de piolhos ou pulgas.
- Coleta com fita adesiva: é um método rápido e simples (Quadro 13.4) empregado na detecção de fungos e patógenos de superfície que não penetram na pele, como *Cheyletiella* spp. Ocasionalmente podem ser identificados ácaros do ouvido (*Otodectes cynotis*), fezes de pulgas ou ácaros *Trombicula*.
- Escovação do pelo (Quadro 13.4): empregado na identificação de fezes de pulgas e de *Cheyletiella* spp. O material coletado na escovação feita com escovas de dente novas ou estéreis pode ser cultivado para a pesquisa de dermatófitos; o meio de cultura para dermatófitos é inoculado diretamente na escova de dente.
- Esfregaço de pústulas na pioderma: este método também pode ser empregado no diagnóstico de demodicose.
- Microscopia dos raspados de pele (Quadro 13.4): este é o método de escolha para a detecção de ácaros que penetram na pele, como *Sarcoptes scabiei* e *Notoedres cati*. Os raspados de pele devem ser realizados em diferentes áreas cuidadosamente selecionadas, pois é mais provável que resultados positivos sejam obtidos em espécimes múltiplos, especialmente para a sarna sarcóptica. Estes pontos devem ser da periferia de grandes lesões, evitando-se áreas de hiperqueratinização ou exsudação.
- Esfregaços de aspirados ou de lesões contendo fluido ou de lesões sólidas, ou esfregaço de impressão em úlceras. Permitem a detecção de infecções por bactérias, fungos e leveduras. A coloração das lâminas pelo método de Gram ou pelo método modificado de Wright fornece alguma indicação, como o tipo de bactéria presente. A presença de células inflamatórias contendo bactérias fagocitadas ou hifas de fungos indica infecção. Bactéria no meio extracelular sugere apenas colonização. A presença de eosinófilos, basófilos ou de mastócitos aumenta a suspeita de ectoparasitismo. Podem ser identificados agentes incomuns de infecção (por exemplo, actinomicetos, micobactéria, *Leishmania*).
- Histopatologia: útil no diagnóstico de alguns agentes infecciosos. Permite que a dermatose seja confirmada como distúrbio infeccioso e pode indicar agentes infecciosos específicos (por exemplo, *Demodex*, fungos).
- Sorologia para *Sarcoptes* e anticorpos para saliva de pulga.

Quadro 13.3 – Causas infecciosas de "dermatite miliar" felina

Hipersensibilidade	Ectoparasitas	Micróbios
• Picada de pulga bacteriano	• Sarna notoédrica (extinta no Reino Unido?) • Pediculose • Cheiletielose • Sarna otodética	• Pioderma • Dermatofitose

978-85-7241-841-6

Quadro 13.4 – Técnicas para a pesquisa de ectoparasitas

Microscopia dos raspados de pele
1. Apare o pelo (se presente) cuidadosamente com uma tesoura
2. Umedeça a superfície da pele com óleo mineral
3. Raspe a superfície com lâmina nº 10 (se for próximo aos olhos, pode-se utilizar uma espátula para raspados)
4. Raspe até que apareça um pouco de sangue
5. Faça um esfregaço do material coletado em lâmina de microscópio
6. Adicione pequena quantidade de óleo mineral (parafina líquida) e cubra com uma lamínula
7. Faça o exame ao microscópio utilizando lentes de baixo aumento

Exame da escovação do pelo
1. Coloque o animal em pé ou sentado sobre local forrado por folha de papel-tolha branca
2. Penteie ou escove os pelos. Remova os pelos e *debris* da escova de dente e coloque este material sobre o papel-toalha (outros materiais cairão diretamente do pelo sobre o papel toalha)
3. Examine o material com lupa para a localização de fezes de pulga
4. Adicione água ao material suspeito de contaminação por fezes de pulga – ela dissolverá e corará o papel
5. Examine microscopicamente todo o material para a pesquisa de outros parasitas, além das pulgas

Fita adesiva
1. Aplique fita adesiva limpa à área de maior presença de crostas
2. Pressione firmemente
3. a) Coloque a fita adesiva em uma lâmina de microscópio e observe imediatamente
   b) Se houver suspeita de infecção por fungo, utilize uma coloração do tipo Romanowsky (por exemplo, Diff-Quik) e visualize com a objetiva de 100×
   Escolha uma fita adesiva que resista ao processo de coloração; algumas fitas enrolam ou desintegram quando coradas, dificultando o exame e a interpretação

Esfregaço de pústulas
1. Apare o pelo
2. Remove os ácaros dos folículos espremendo gentilmente a pele. Se o procedimento for feito adequadamente, ele será pouco doloroso
3. Faça um raspado do material exsudado em uma lâmina

Doenças Parasitárias da Pele

Dermatites Causadas por Pulga

As doenças de pele induzidas pelas pulgas representam o problema mais comum na prática veterinária dermatológica. A dermatite se inicia após o animal ser picado pela pulga; embora haja incerteza sobre a precisa patogênese da doença de pele, está claro que há o envolvimento de complexa série de mecanismos imunológicos, incluindo a hipersensibilidade. *Ctenocephalides felis felis* (abreviado como *C. felis*) é a espécie de pulga mais comumente associada a cães e gatos no Reino Unido, enquanto a pulga *C. canis* é mais comum na Irlanda.

A doença pode ocorrer em virtualmente qualquer cão ou gato adulto, em qualquer época do ano, posto que muitos casos ocorram no final do verão e no início do outono. A exposição intermitente às pulgas pode predispor o desenvolvimento da hipersensibilidade à picada da pulga. A pulga é o hospedeiro intermediário do cestoide *Dipylidium caninum*, e os animais afetados podem apresentar histórico de infestação por este endoparasita. As pulgas também podem ser responsáveis pela transmissão do *Haemobartonella felis* e outras infecções sanguíneas. O ciclo de vida do *C. felis* está demonstrado na Figura 13.1.

978-85-7241-841-6

Manifestações Clínicas

A infestação por pulgas causa uma série de sinais clínicos, de subclínicos a dermatites graves. O espectro da doença reflete a carga de pulga e o estado imunológico do hospedeiro. Classicamente, estão presentes prurido moderados a intensos, alopecia autoinduzida e escoriação. Em cães, pode ser vista hiperpigmentação, formação de crostas, pioderma e outras alterações secundárias. Nos gatos, podem estar presentes a dermatite miliar, a alopecia simétrica (autoinduzida) e a doença eosinofílica da pele. As lesões afetam predominantemente o quadrante dorsal posterior do tronco (ou seja, anca, áreas dorsolombar sacral e lateral, coxa caudal).

Diagnóstico Diferencial

Os diagnósticos diferenciais para a infestação por pulga estão descritos no Quadro 13.5.

Diagnóstico

A presença de pulgas ou das fezes da pulga no pelo geralmente é indicativa de doença de pele relacionada

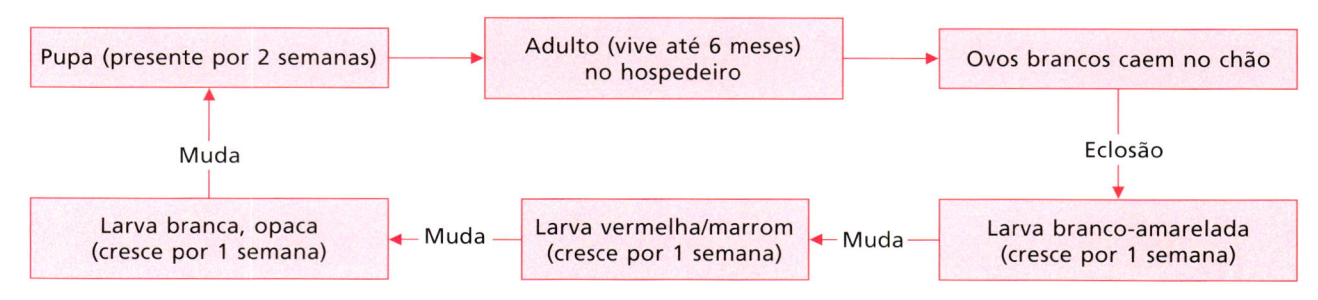

Figura 13.1 – Ciclo de vida da pulga.

Quadro 13.5 – Diagnósticos diferenciais para a infestação por pulga

- Hipersensibilidade (atópica, alimentar, de contato, por outros insetos além da pulga)
- Outros ectoparasitas (ácaro, piolho)
- Pioderma e/ou dermatite por *Malassezia* – devem ser consideradas em cães, embora ocorram como complicações secundárias a outras doenças
- Dermatofitose (em gatos)

à pulga, conquanto possa ser um achado acidental, pois muitos animais carregam pulgas assintomaticamente. Testes imunológicos medem os anticorpos séricos específicos ao antígeno presente na saliva das pulgas, ou avaliam a reação da pele após injeção intradérmica de extrato de pulgas. Atualmente, nenhum desses métodos é considerado completamente confiável. Em muitos casos, o diagnóstico baseia-se na resolução das lesões de pele após uso da terapia inseticida apropriada. Diagnósticos errôneos podem ocorrer, pois alguns casos que respondem a tais terapias podem ter sido ocasionados por outros parasitas, como ácaros.

Tratamento e Prognóstico

As pulgas são suscetíveis a diversos ectoparasitas (ver Cap. 2). É fundamental que o controle do ambiente seja feito concomitantemente ao tratamento do animal. Todos os animais da casa devem ser tratados. Recomenda-se o tratamento regular preventivo. O controle do meio ambiente inclui lavagem das roupas de cama do animal, uso regular de aspirador de pó, em alguns casos, aplicação de inseticidas (por exemplo, permetrina) e reguladores do crescimento de insetos.

O prognóstico é excelente, ainda que o problema possa reaparecer caso o controle das pulgas não seja corretamente realizado. Além disso, em locais quentes, úmidos e com vários animais, pode ser impossível implantar o controle das pulgas efetivamente.

Pediculose (Piolho)

A infestação por piolho pode se desenvolver em várias situações, desde canis superlotados, sujos e mal-admi-

nistrados, a canis com boas técnicas de controle. Cães e gatos jovens, velhos ou debilitados podem ser mais suscetíveis. Os piolhos são hospedeiro-específicos e somente sobrevivem por poucos dias no ambiente. Eles são classificados tanto por piolhos chupadores (subordem Mallophaga) como por piolhos sugadores (subordem Anoplura). No Reino Unido, somente um tipo de piolho é encontrado nos gatos, *Felicola subrostratus* (sugador), ao passo que os cães podem ser infestados por piolhos chupadores (*Linognathus setosus*) e por piolhos sugadores (*Trichodectes canis*). O ciclo de vida do piolho está descrito na Figura 13.2.

Manifestações Clínicas

Os sinais clínicos são variados e alguns animais podem ser carreadores não afetados. Pode haver prurido, escoriação e formação de crostas em graus variáveis. A dermatite miliar pode estar presente em gatos. Em infestações graves por piolhos chupadores, pode ocorrer anemia e fraqueza.

Diagnóstico Diferencial

Os diagnósticos diferenciais para a pediculose estão listados no Quadro 13.6.

Diagnóstico

Parasitas adultos e ovos presos aos pelos podem ser facilmente vistos a olho nu ou com o auxílio de lupas.

Tratamento e Prognóstico

Os piolhos são suscetíveis a muitos inseticidas (ver Cap. 2). Xampus inseticidas (por exemplo, os que contêm sulfato de selênio ou carbaril), fipronil *spray* ou bisnaga de imidacloprida podem ser úteis. Práticas simples devem ser adotadas para prevenir a reinfestação. O tratamento do ambiente não é necessário, pois o parasita não sobrevive por longos períodos no meio ambiente e são hospedeiro-específicos. O prognóstico é excelente.

978-85-7241-841-6

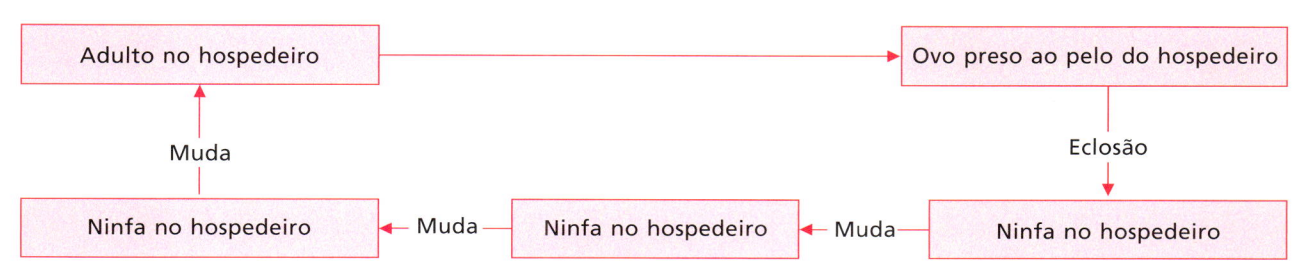

Figura 13.2 – Ciclo de vida do piolho (14 a 21 dias).

Quadro 13.6 – Diagnóstico diferencial para pediculose

- Hipersensibilidade (atópica, alimentar, de contato, por outros insetos além do piolho)
- Outros ectoparasitas (ácaro, pulga)
- Pioderma e/ou dermatite por *Malassezia* – devem ser consideradas em cães, embora normalmente ocorram como complicações secundárias a outras doenças
- Dermatofitose (em gatos)

Sarna (Ácaro)

Sarcoptes scabiei

O *Sarcoptes scabiei* (a causa da escabiose ou sarna sarcóptica) infesta cães e outros canídeos como a raposa. Os gatos podem ser infestados, mas a infestação é rara e normalmente está associada à imunodeficiência concomitante. A infestação quase sempre ocorre após o contato direto com animais infestados, embora haja evidências de que o contato indireto com raposas selvagens infestadas possa desencadear a doença. Os seres humanos que entram em contato com cães afetados podem desenvolver erupções cutâneas pruriginosas na forma de urticária papular.

Manifestações Clínicas

A doença é caracterizada por autotrauma grave e prurido da parte externa do ouvido (Fig. 13.3), cotovelo, peito e membros. Glicocorticoides na dosagem anti-inflamatória, ou mesmo imunossupressora, podem falhar no controle do prurido, sendo esta uma característica do diagnóstico.

Diagnóstico Diferencial

Os diagnósticos diferenciais para a escabiose estão listados no Quadro 13.7.

Diagnóstico

O exame microscópico de raspados de pele (ver Quadro 13.4), em muitos casos, revela evidências do parasita (Fig. 13.4), contanto que seja feita uma coleta meticulosa do material. Em alguns casos é impossível confirmar o diagnóstico, sendo necessário administrar terapia-teste; esta prática é aceita desde que a sintomatologia clínica e o histórico sejam compatíveis com o diagnóstico. Há métodos sorológicos disponíveis. Em gatos, deve-se realizar a investigação de doença imunossupressora.

Tratamento e Prognóstico

No Reino Unido, os produtos licenciados para o tratamento da escabiose canina incluem amitraz (lembre que há relatos sobre a susceptibilidade do Chihuahua aos efeitos tóxicos deste produto, e que o uso deste agente não é permitido em gatos), fosmet e selamectina (bisnagas de tratamento). O medicamento deve ser aplicado na superfície da pele e deve-se deixá-lo secar sem o enxágue. O tratamento deve ser repetido por, pelo menos, duas vezes, com intervalo de 1 a 2 semanas, e todos os animais da casa devem ser tratados. Cães de pelos longos devem ser tosados antes do tratamento. Para o bem-estar animal, recomenda-se curta terapia à base de glicocorticoides; contudo, isto pode causar uma sensação errônea de que a tentativa de diagnóstico da sarna sarcóptica foi correto nos casos em que o diagnóstico não foi confirmado microscopicamente. O prognóstico é excelente contanto que a reinfestação não ocorra.

978-85-7241-841-6

Cheyletiella *spp.*

Os ácaros do gênero *Cheyletiella* infestam cães, gatos e coelhos, e podem causar doença de pele em seres humanos. Há três espécies de interesse veterinário:

- *C. yasguri* (normalmente associado a cães).
- *C. blakei* (parasita de felinos).
- *C. parasitivorax* (encontrado principalmente em coelhos).

Os parasitas não são hospedeiro-específicos, não sendo raro encontrar *C. parasitivorax* em gatos. Apesar de animais de qualquer idade serem suscetíveis à infestação, a queiletielose é mais comumente encontrada em filhotes de *pet shops* e de criadouros.

Manifestações Clínicas

A sintomatologia clínica da queiletielose são diferentes graus de prurido (o que causa o autotrauma e a

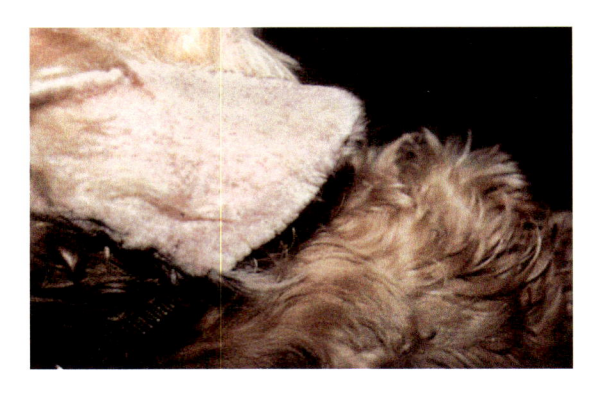

Figura 13.3 – Aspecto côncavo da parte externa do ouvido de um Cocker Spaniel com sarna sarcóptica. Há alopecia com descamação e fina camada de crosta nas margens da orelha.

Quadro 13.7 – Diagnósticos diferenciais para a escabiose

- Hipersensibilidade (atópica, alimentar, de contato, por insetos)
- Outros ectoparasitas
- Pioderma e/ou dermatite por *Malassezia* – devem ser consideradas em cães, embora normalmente ocorram como complicações secundárias a outras doenças
- Dermatofitose (em gatos)

alopecia), descamação e pápulas. Em alguns casos, a descamação da pele pode ser grande.

Diagnóstico Diferencial

Os diagnósticos diferenciais para a queiletielose estão listados no Quadro 13.8.

Diagnóstico

A microscopia do material da pele e do pelo (espécimes de raspados de pele, escovação do pelo e fita adesiva; ver Quadro 13.4) é indicada para os casos de suspeita de queiletielose (Fig. 13.5). O encontro de parasitas em gatos é dificultado pelo hábito que estes animais possuem de se lamber, o que pode remover muitos dos parasitas. A microscopia dos espécimes da fita adesiva pode revelar ovos presos aos pelos.

Tratamento e Prognóstico

Embora não haja produtos liberados para o tratamento da *Cheyletiella* no Reino Unido, são tratamentos efetivos: diclorvós, selamectina, sulfato de selênio e fipronil. O prognóstico é excelente.

Demodex *spp.*

Os ácaros *Demodex* são habitantes comensais da pele normal de mamíferos e a doença ocorre mais frequentemente quando há comprometimento da imunidade. A demodicose é rara em gatos, porém comum em cães. Os ácaros *Demodex* vivem nos folículos pilosos e a infestação ocorre quando há explosão populacional do ácaro.

Manifestações Clínicas

A demodicose canina pode se apresentar de diversas formas, embora possa haver cruzamentos entre essas síndromes.

A demodicose localizada é caracterizada por:

- Alopecia focal ou multifocal, combinada com eritema e descamação.
- Lesões na face, principalmente ao redor dos olhos e na comissura labial.
- Início da doença em animais de poucos meses de vida.

978-85-7241-841-6

- Resolução espontânea.
- Parte dos casos se torna generalizado.

Na demodicose generalizada:

- O início normalmente ocorre em cães com menos de 18 meses de vida.
- As lesões são dispersas.
- Normalmente são evidentes alopecia, pioderma superficial e profunda, odor desagradável e prurido.
- Podem estar presente marcada linfadenopatia periférica, crostas, edema e exsudação.
- A pioderma superficial secundária (ver a seguir) pode ser um fator complicante e pode induzir prurido.
- Parte dos casos pode ter resolução espontânea.

Demodicose em adultos:

- É vista em cães com 4 anos de idade ou mais.
- O desenvolvimento pode ser secundário a terapias imunossupressoras e doenças sistêmicas como hiperadrenocorticismo, hipotireoidismo ou neoplasia.
- A sintomatologia é semelhante à da demodicose juvenil generalizada, embora possa haver sinais clínicos concomitantes aos da doença sistêmica primária.

Pododermatite demodécica:

- É uma variante da demodicose, com prognóstico um tanto desfavorável.

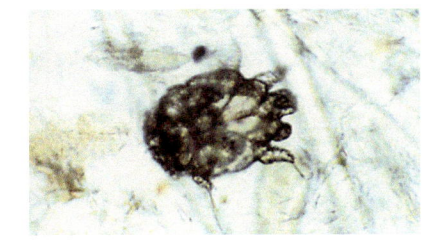

Figura 13.4 – *Sarcoptes scabiei* var. *canis*.

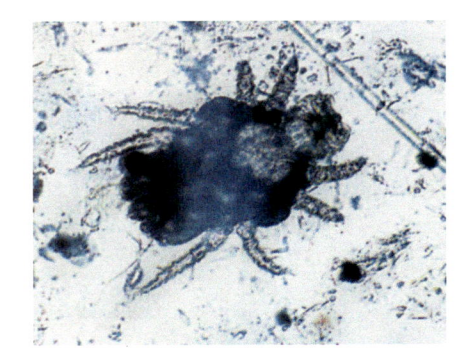

Figura 13.5 – *Cheyletiella*.

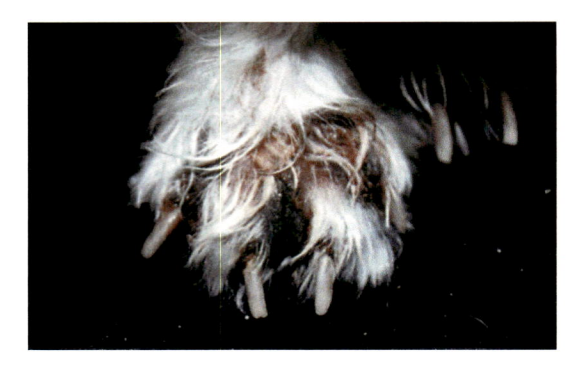

Figura 13.6 – Pododermatite demodécica em um West Highland Terrier. Há alopecia, hiperpigmentação, eritema e exsudação.

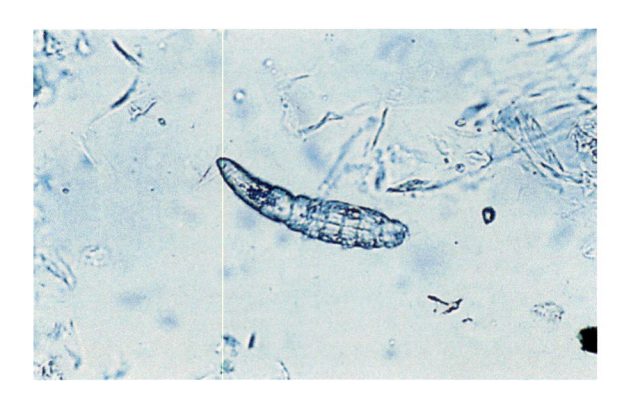

Figura 13.7 – *Demodex canis*.

978-85-7241-841-6

- Pode ocorrer de forma isolada ou em associação com a forma generalizada.
- É caracterizada por severo inchaço do pé, claudicação, crostas, eritema e alopecia (Fig. 13.6).
- Está invariavelmente associada à pioderma secundária grave.
- Pode estar associada à linfadenopatia do poplíteo e do pré-escapular, extremamente grave.

Diagnóstico Diferencial

Os diagnósticos diferenciais para a demodicose estão listados no Quadro 13.9.

Diagnóstico

Esfregaços de folículos ou pústulas, raspados de pele ou pelos arrancados podem ser examinados ao microscópio em parafina líquida ou após clarificação com hidróxido de potássio 10%. Os ácaros *Demodex* (Fig. 13.7) são facilmente destruídos e a identificação pode ser difícil após o tratamento com hidróxido de potássio. O diagnóstico requer a observação de diversos ácaros e, preferencialmente, de diferentes estágios do ciclo de vida. O achado de um ácaro não indica necessariamente demodicose, pois o *Demodex* pode estar presente em baixos números na pele normal. Outros esfregaços de pele, raspados de pele ou pelos devem ser obtidos nesses casos.

Tratamento e Prognóstico

Para a demodicose localizada, o prognóstico é reservado por se tratar de doença leve que normalmente

apresenta cura espontânea. Muitos dermatologistas não tratam esta condição. No entanto, argumenta-se que parte desses casos possa se tornar generalizado, e o tratamento de casos localizados pode prevenir esta consequência. A aplicação da mistura de amitraz e propilenoglicol (1:50) a cada 48h pode ser efetiva. Como alternativa, peróxido de benzoíla em gel deve ser gentilmente aplicado nas lesões, todos os dias.

As formas generalizadas da demodicose (principalmente os casos que se iniciam em adultos) e a pododermatite demodécica requerem tratamento rigoroso. Essas formas de demodicose possuem prognóstico ruim e podem necessitar de tratamento por toda a vida. O custo e a dificuldade do tratamento em cães mais velhos, aliados à probabilidade da recorrência da doença, devem ser esclarecidos ao dono do animal antes que o tratamento seja iniciado.

O amitraz é o único produto licenciado para o tratamento da demodicose. Deve ser aplicado em toda a superfície da pele, semanalmente, de acordo com as instruções do fabricante. Medidas econômicas como o uso de pequenos volumes ou o tratamento local, são inúteis. Animais de pelo longo devem ser tosados antes do início do tratamento. Pode ser benéfico o uso de xampu antibacteriano poucas horas antes da aplicação do produto. Deve-se sempre supor a presença de pioderma secundária e fazer o tratamento recomendado. Nos casos de início em animais adultos, assim que o paciente estiver estável, deve-se fazer a investigação das possíveis causas primárias. No entanto, em muitos casos, a causa primária não é identificada.

Em alguns casos é impossível curar as lesões ou, quando minimizado, o problema reaparece rapidamente. Em tais situações, o uso de ivermectina (tratamento não licenciado) é recomendado. Este é um procedimento tanto perigoso quanto idiossincrático, e reações neurológicas adversas fatais associadas à raça são relatadas após o uso deste medicamento. De preferência, o tratamento deve ser realizado sob o acompanhamento de especialistas em dermatologia veterinária. A milbemicina

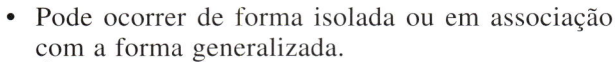

Quadro 13.9 – Diagnósticos diferenciais para demodicose

- Dermatite por endoparasitas e *Pelodera*
- Pioderma superficial e profunda associada a outras doenças primárias
- Dermatofitose em filhotes (pode ser confundida com demodicose localizada)
- Distúrbios raros como pênfigo foliáceo, lúpus eritematoso e dermatomiosite
- Neoplasia cutânea

> **Quadro 13.10** – Diagnósticos diferenciais para pústulas na pele de caninos
>
> - Pioderma: superficial, impetigo, foliculite, acne canina, pioderma interdigital
> - Doença imunomediada: grupo de pênfigos, penfigoide bolhoso e outras doenças da junção derme-epiderme
> - Dermatose pustular subcorneal
> - Impetigo bolhoso
> - Dermatite pustular eosinofílica estéril

mária da doença. Deve-se pesquisar no paciente infecções fúngicas, infestação por parasitas, doenças sistêmicas metabólicas ou endócrinas e hipersensibilidade. Há numerosas causas primárias de pioderma e o leitor deve se dirigir à lista de fontes de informação na seção Leitura complementar para realizar investigação mais detalhada.

Tratamento e Prognóstico

Todos os pacientes com pioderma devem receber terapia antimicrobiana por, pelo menos, 2 semanas após a resolução da sintomatologia clínica. Nos casos de pioderma profunda, o tratamento deve ser estendido por pelo menos um mês após a recuperação clínica. Em muitos casos, a dose dos agentes antimicrobianos deve ser o dobro da dose-padrão recomendada para infecções em outros órgãos do sistema. O uso habitual de glicocorticoides no manejo da pioderma é contraindicado, pois a doença pode reaparecer no momento em que a terapia com o glicocorticoide for cessada. Tais recorrências são mais graves que o episódio inicial da doença e a cura é mais difícil.

O prognóstico da pioderma é variável. Por exemplo, um caso trivial de dermatite úmida aguda associada à infestação por pulgas pode ser resolvido através do uso de inseticidas e antibacterianos apropriados. Inversamente, a pioderma profunda grave associada a doenças sistêmicas sérias pode ser impossível de se tratar.

Abscessos por Mordida em Gatos

Estão entre as infecções bacterianas mais comumente encontradas na prática de pequenos animais. A cicatrização rápida de feridas de perfuração, como mordidas e arranhões na pele de felinos, favorece a formação de grandes bolsas subcutâneas com exsudato purulento.

Manifestações Clínicas e Diagnóstico

A sintomatologia clínica depende do local do abscesso. No entanto, normalmente, uma massa mole e dolorida é logo identificada ao exame clínico. Estes abscessos costumam se localizar na cabeça, membros e área sacral. A febre é comum e pode resultar em inapetência e depressão. Outros sinais clínicos podem ser resultado da propagação do abscesso para estruturas profundas e para os tecidos dos ossos, dos músculos e do sistema nervoso central. Osteomielite, artrite e miosite bacterianas irão produzir claudicação. Convulsões e dor de cabeça forte podem resultar da meningite. Ocasionalmente, os abscessos podem não ser aparentes ao exame clínico e, nesses casos, os sinais não são específicos. Em geral, encontra-se neutrofilia, com ou sem desvio à esquerda.

Os abscessos por mordida em gatos contêm exsudato cremoso branco, porém infecções anaeróbias tendem a estar associadas a exsudato de odor mais acentuado e hemorrágico. Os microrganismos mais comumente isolados de abscessos de mordida em gatos são, esperadamente, aqueles normalmente encontrados na cavidade oral. Os anaeróbios são mais comuns que os aeróbios (Quadro 13.11). Normalmente não se realiza a cultura bacteriana de rotina e isto é aceitável, pois se reserva este procedimento para os casos de abscessos recorrentes. Os gatos que são mordidos também podem ser infectados pelo vírus da imunodeficiência felina (ver Cap. 5).

Tratamento

978-85-7241-841-6

A drenagem cirúrgica é essencial para abscessos maduros. A lavagem da cavidade do abscesso com peróxido de hidrogênio ou qualquer uma das soluções bactericidas não demonstrou melhora do prognóstico. A manutenção da drenagem adequada após a cirurgia é importante na prevenção de abscessos recorrentes.

Abscessos imaturos ou casos que envolvam celulite difusa devem ser responsivos a tratamentos com antibacterianos. A escolha da droga normalmente é empírica, porém a alta prevalência de microrganismos anaeróbios limita a escolha de clindamicina, cefalosporinas e penicilinas. Fluoroquinolonas (como enrofloxacino, marbofloxacino e difloxacino) são menos efetivas contra anaeróbios obrigatórios e seu uso deve ser restringido aos casos que se mostraram sensíveis a elas.

Deve-se considerar a castração de gatos machos na prevenção de futuras mordidas decorrentes de brigas. A castração eletiva não deve ser realizada juntamente com a drenagem de abscessos.

> **Quadro 13.11** – Principais bactérias isoladas a partir de abscessos de mordida em gatos (adaptado de Greene, 1998)
>
> **Anaeróbios**
> - *Porphyromonas* spp. (bacteroides)
> - *Fusobacterium* spp.
> - *Peptostreptococcus* spp.
> - *Clostridium* spp.
>
> **Aeróbios**
> - *Pasteurella* spp.
> - *Actinomyces* spp.
> - *Nocardia* spp.
> - *Staphylococcus* spp.
> - *Rhodococcus* spp.
> - Enterobacteriaceae (inclusive *Escherichia*)
> - *Streptococcus* spp.

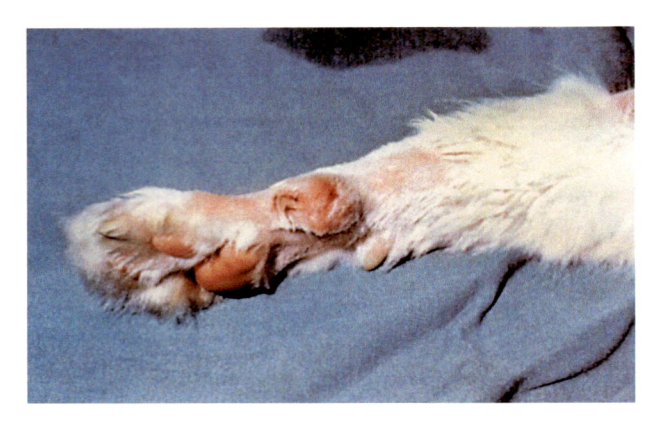

Figura 13.9 – Nódulo e inchaço do acessório carpal de um gato com tuberculose causada pela variante *Mycobacterium microti*-semelhante. Reproduzida de Gunn-Moore e Shaw (1997) com a gentil permissão de *In Practice*.

Doença Micobacteriana Cutânea

Tuberculose Cutânea

Pode ser causada por *Mycobacterium tuberculosis*, *M. bovis*, *M. microti*, uma variante recentemente reconhecida como *M. microti*-semelhante ou pelo *M. avium*. Muitos dos casos do Reino Unido parecem ser causados pela variante *M. microti*-semelhante ou pelo *M. bovis*. O microrganismo age tanto como patógeno primário como secundário. A doença é rara, e os gatos são afetados mais frequentemente que os cães. Gatos adultos com estilo de vida caçador ou briguento são mais comumente afetados. A coinfecção com vírus da imunodeficiência felina (FIV, *feline immunodeficiency virus*) ou vírus da leucemia felina (FeLV, *feline leukaemia virus*) não parece ser atuante.

As lesões cutâneas normalmente consistem de nódulos firmes que surgem na derme (Fig. 13.9), porém também podem ser encontradas ulcerações, feridas não cicatrizadas e drenagem dos tratos dos sinos, assim como despigmentação do pelo (Fig. 13.10). O tecido granulomatoso pode se estender para estruturas subcutâneas, músculos ou ossos. As lesões geralmente envolvem a face, pescoço, garras, base da cauda ou períneo, isto é, locais de briga e mordida.

Se a doença se disseminar, diversos sintomas clínicos devem ser observados, incluindo distensão abdominal, dispneia, falhas cardíacas do lado direito, linfadenopatia generalizada, perda de peso e febre. Uveíte granulomatosa e sintomas do sistema nervoso central (SNC) são observados em gatos. Lepra felina, granuloma bacteriano e fúngico profundos, granuloma eosinofílico e neoplasias podem ser confundidos com a tuberculose cutânea.

A infecção micobacteriana é diagnosticada pelo resultado positivo da coloração de Ziehl-Neelsen de microrganismos nas amostras de aspirados e/ou biópsias (ver Cap. 1). O teste da tuberculina intradérmica e métodos para anticorpos específicos geralmente não auxiliam. Uma vez identificada a espécie da micobactéria, é possível avaliar o risco de zoonose, as opções de tratamento e o prognóstico. Até que o microrganismo seja isolado, este deve ser considerado como potencial patógeno para seres humanos.

Quando apenas lesões cutâneas e/ou linfadenopatia regional forem evidentes, o tratamento deve ser considerado; no entanto, é importante considerar diversos pontos:

- Dado o potencial risco de zoonose, todos os membros da casa onde vive o animal afetado devem estar envolvidos nas tomadas de decisão.
- Nas casas habitadas por pessoas portadoras da infecção por vírus da imunodeficiência humana (HIV, *human immunodeficiency virus*) ou sob tratamento quimioterápico, *adverte-se firmemente* que o tratamento não seja considerado como uma opção e que seja realizada a eutanásia do animal afetado.
- Se o animal afetado apresentar doença generalizada, envolvimento pulmonar produtivo ou lesões cutâneas de drenagem extensa, o potencial de risco de infecção de seres humanos é tanto que a eutanásia do animal é a única opção.
- O tratamento é longo e pode ser difícil manter a administração, dado o fato de estarem envolvidos a dificuldade de medicar alguns animais, a toxicidade inerente de alguns medicamentos e os custos financeiros.

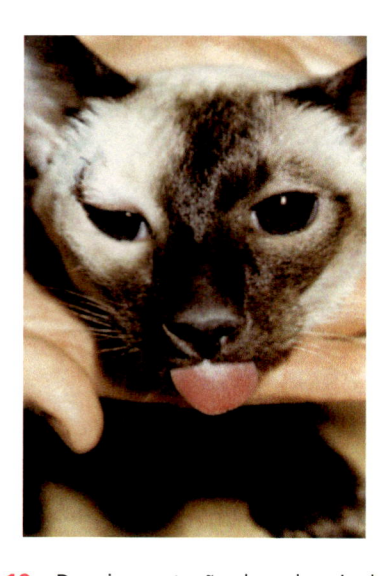

Figura 13.10 – Despigmentação do pelo e inchaço da pálpebra superior direita de um gato com tuberculose causada pela variante *Mycobacterium microti*-semelhante. Um local de biópsia pode ser visto no canto lateral direito. Reproduzida de Gunn-Moore e Shaw (1997) com a gentil permissão de *In Practice*.

978-85-7241-841-6

O tratamento antimicobacteriano é iniciado assim que o diagnóstico presuntivo é feito, sendo o ideal que consista da fase inicial e da fase de continuação:

- Fase inicial – pelo menos três medicamentos administrados por, no mínimo, 2 meses aumentam as chances de controle e minimizam o desenvolvimento de resistência micobacteriana. A combinação de rifampicina, isoniazida e etambutanol, que pode ser empregada no tratamento da tuberculose em seres humanos, é altamente hepatotóxica para cães e gatos. As micobactérias são suscetíveis a fluoquinolonas e variavelmente suscetíveis a algumas macrolidas (claritromicina e azitromicina). O uso da claritromicina, rifampicina e enrofloxacino nesta fase é a combinação mais segura.
- Fase de continuação – dois medicametnos são empregados por, pelo menos, mais 4 a 6 meses, dependendo da extensão da doença. Sugere-se a rifampicina juntamente com o enrofloxacino ou a claritromicina. Nos casos em que há desenvolvimento de resistência, a combinação rifampicina-isoniazida-etambutanol pode ser considerada. Se necessário, o etambutanol pode ser substituído por di-hidrostreptomicina ou pirazinamida. A rifampicina e a isoniazida são mais efetivas e menos tóxicas que o etambutanol e a di-hidrostreptomicina, e são, consequentemente, escolhas mais apropriadas se apenas dois medicamentos forem necessários (Gunn-Moore e Shaw, 1997).
- Em gatos em que a terapia tripla não seja viável, o tratamento deve envolver dois medicamentos por período de 6 a 9 meses.

A excisão cirúrgica de pequenas lesões cutâneas pode ser considerada, porém é bem-sucedida em poucos casos sem a terapia antimicrobiana simultânea. A remoção do excesso de volume de grandes lesões facilita o risco de deiscência da ferida e de recorrência local.

Para a micobacteriose cutânea, o prognóstico é reservado, embora a cura a longo prazo tenha sido alcançada em muitos gatos. Se o gato não for tratado, a eutanásia deve ser realizada para que se remova o potencial risco de zoonose. É preferível que o animal seja cremado que incinerado.

Lepra Felina

A lepra felina, uma condição granulomatosa, está associada à bactéria ácida que não pode ser cultivada através das técnicas-padrão. Sugeriu-se que *Mycobacterium lepraemurium* seja a causa da lepra felina, apesar de não se ter confirmado. Acredita-se que a infecção ocorra através da ferida por mordida de roedores ou pela contaminação de feridas cutâneas através do solo. A lepra felina não é considerada uma zoonose. É frequentemente vista em gatos que vivem em áreas de clima marítimo temperado, como o do Reino Unido. Gatos adultos jovens são mais comumente afetados, sem predisposição para sexo ou raça.

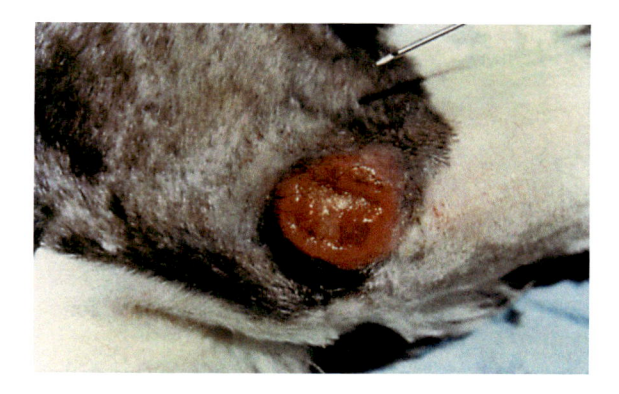

Figura 13.11 – Nódulo ulcerado na pata dianteira de um gato com lepra felina, apresentando o aspecto clássico de "bordas enroladas" (circundando o pelo aparado). Reproduzido de Gunn-Moore e Shaw (1997) com a gentil permissão de *In Practice*.

Nódulos simples ou múltiplos, indolores, móveis, com pelos ou alopécicos, ou ulcerados, desenvolvem-se na cabeça, nos membros (Fig. 13.11) e ocasionalmente no tronco. O animal pode apresentar abscessos e fístulas que não são curáveis. A linfadenopatia regional pode estar presente, porém a doença sistêmica é rara. Os principais diagnósticos diferenciais são tuberculose cutânea, granuloma bacteriano e fúngico profundos, granuloma eosinofílico, e neoplasia.

São necessárias para o diagnóstico a citologia/histopatologia e a coloração por Ziehl-Neelsen; normalmente grandes números de microrganismos ácidos são encontrados dentro de macrófagos. A cultura não é muito reveladora, mas deve ser realizada em todos os casos, pois os sintomas clínicos e a histopatologia podem mimetizar os efeitos da tuberculose felina.

Recomenda-se a remoção cirúrgica de pequenos nódulos. O enrofloxacino pode ser prescrito quando o diagnóstico for confirmado. A clofazamina tem sido empregada em um número limitado de casos em que a remoção cirúrgica for de difícil realização. A dapsona é considera muito tóxica para o uso em gatos. O prognóstico é bom, e cura espontânea pode ocorrer.

Doença Micobacteriana Oportunista

É causada por micobactérias saprófitas incluindo *Mycobacterium chelonae*, *M. fortuitum*, *M. smegmatis* e *M. phlei*, que são encontradas em solo, água e vegetação em decomposição. A doença normalmente segue a contaminação de feridas cutâneas. Devido ao fato de os microrganismos serem lipofílicos, estes são particularmente patogênicos quando inoculados em tecidos adiposos. Raramente são vistas infecções gastrintestinais e respiratórias. Os gatos são mais suscetíveis a infecções micobacterianas oportunistas que os cães. Gatos adultos que caçam ou brigam são afe-

978-85-7241-841-6

tados com mais frequência. A coinfecção com FIV ou FeLV não parece ser atuante.

A infecção normalmente se caracteriza por quadro de paniculite, com múltiplos pontos de drenagem associados a nódulos subcutâneos, dando aparência de "saleiro e pimenteiro". A coalescência produz grandes áreas de tecidos ulcerados sem cura que são extremamente doloridos. A doença pode ser exacerbada pela cirurgia; a deiscência é comum. Lepra felina, nocardiose, infecções micóticas profundas, furunculose bacteriana e paniculite devem ser diferenciadas das infecções micobacterianas oportunistas.

A histopatologia das lesões causadas pelas micobactérias oportunistas revela paniculite piogranulomatosa. A identificação das micobactérias pode ser difícil, mesmo com o uso de colorações especiais, porém a cultura é o teste diagnóstico de escolha, pois o crescimento dos microrganismos é relativamente fácil.

O tratamento deve se basear na cultura e no antibiograma. Normalmente, *M. fortuitum* e *M. smegmatis* são sensíveis às fluoroquinolonas, ao passo que *M. chelonae* é sensível à claritromicina. Nos casos gravemente afetados, terapias duplas ou triplas – como a utilizada no tratamento da tuberculose cutânea – devem ser consideradas, empregando-se a combinação de enrofloxacino, claritromicina e/ou rifampicina. A terapia antibacteriana deve ser mantida por 6 a 12 semanas. Se a intervenção cirúrgica for realizada, esta deve ser radical e combinada com a terapia antibacteriana. O prognóstico é de ruim a reservado e piora quando tentativas prévias de cirurgia forem mal-sucedidas.

Nocardiose

As *Nocardia* spp. são bactérias aeróbias Gram-positivas parcialmente ácido-resistentes e filamentosas. As infecções de pele são raras e ocorrem mais comumente pela penetração de feridas, em especial na presença de corpos estranhos como a grama. Em hospedeiros debilitados, a nocardiose cutânea pode se desenvolver em nocardiose pulmonar secundária. Cães de trabalho são mais predispostos a esta doença. O período de incubação é longo e varia entre uma semana e meses.

A sintomatologia clínica é variável:

- As lesões cutâneas se iniciam como granulomas que podem evoluir para abscessos subcutâneos, celulite, nódulos ulcerados e tratos de drenagem. Pode haver material fino e granular no exsudato, o qual é marrom-avermelhado.
- Sinais sistêmicos podem estar presentes (febre, letargia, piotórax e dispneia).
- Há sinais neurológicos em alguns casos.

Os principais diagnósticos diferenciais são:

- Tuberculose cutânea.
- Lepra felina.

- Infecções micobacterianas atípicas.
- Abscessos por corpos estranhos (ou mordida em gato).
- Demodicose.
- Paniculite.
- Micoses subcutâneas e profundas.
- Pioderma profundo.

A citologia do exsudato, a cultura bacteriana e/ou histopatologia da pele podem ser empregadas no diagnóstico. É fundamental que se encontre e remova qualquer corpo estranho penetrante. Após debridamento cirúrgico e drenagem, o animal deve receber antibacterianos durante vários meses, de acordo com o resultado do antibiograma. O prognóstico é reservado. Ver Capítulo 6 para mais informações sobre a nocardiose.

Borreliose

A borreliose ou doença de Lyme é causada pela espiroqueta *Borrelia burgdorferi* e transmitida por carrapatos do gênero *Ixodes*. A infecção é mais comum em locais de provável exposição ao carrapato. A infecção subclínica é comum em cães. As lesões de pele descritas em cães afetados pela *B. burgdorferi* incluem urticária, eritema e dermatite úmida, embora o papel deste microrganismo no desenvolvimento dessas lesões ainda não esteja claro. Há poucas doenças que produzem lesões nas articulações e anormalidades cutâneas. A leishmaniose, o lúpus eritematoso sistêmico e erupções decorrentes de medicamentos devem ser considerados como possíveis diagnósticos diferenciais. Ver o Capítulo 14 para mais informações sobre a doença de Lyme.

Dermatofilose

A dermatofilose, causada pelo *Dermatophilus congolensis*, é uma doença muito rara em cães e gatos. As lesões são múltiplas placas ovais compostas de pelos embaraçados e exsudato. As lesões não são pruriginosas, porém podem ser doloridas. No gato foram descritas lesões na forma de fístulas piogranulomatosas, principalmente na região do linfonodo poplíteo. O diagnóstico é feito após a cultura do microrganismo.

O tratamento da dermatofilose requer a eliminação dos fatores predisponentes como umidade, picadas por artrópodes e trauma da pele. O uso de iodopovidona tópico pode ser empregado na higienização da pele. Em geral, é necessário o uso de antibacterianos sistêmicos. O *Dermatophilus* normalmente é suscetível a ampicilina, cefalosporina, cloxacilina, lincomicina e tetraciclinas. É resistente a eritromicina e sulfonamidas.

Infecções Bacterianas Diversas

A septicemia pode resultar em trombose séptica das veias cutâneas, causando lesões profundas de necrose de pele. A febre maculosa, causada pela *Rickettsia*

978-85-7241-841-6

rickettsii (ausente no Reino Unido), está associada à vasculite, que pode resultar em edema e dermatite do escroto, necrose dérmica profunda da ponta da orelha, plano nasal, mamilos e dígitos (ver Cap. 5). *Brucella canis* foi isolada em um cão com lesões crônicas nodulares ulcerativas na forma de placa (dermatite piogranulomatosa nodular a difusa) (ver Cap. 12).

Doenças de Pele de Origem Fúngica

Dermatofitose

É causada pela infecção das camadas queratinizadas e dos apêndices (pelos e unhas) da pele por um grupo de fungos filamentosos especializados (dermatófitos). Em torno de 40 espécies de dermatófitos são reconhecidas e classificadas em um dos três gêneros:

* *Epidermophyton.*
* *Microsporum.*
* *Trichophyton.*

Os dermatófitos são classificados em três grupos com base no seu hábitat natural: antropofílicos (humanos), zoofílicos (animais) ou geofílicos (solo) (Quadro 13.12).

A dermatofitose é uma infecção fúngica da pele comum em cães e gatos, com variada prevalência entre os países, sendo alta em locais de clima quente e úmido. A doença é em torno de três vezes mais comum em gatos que em cachorros, sendo uma das zoonoses mais comuns.

Epidemiologia

A causa mais comum da dermatofitose em cães e gatos é o *Microsporum canis*. Apesar do seu nome, os gatos são considerados reservatórios naturais deste microrganismo. Em grande estudo realizado no Reino Unido (Sparkes, 1993; Tabela 13.3), o *M. canis* foi responsável por 92% dos casos de dermatofitose felina e por 65% da canina. Considerou-se que a maioria dos dermatófitos isolados nos cães e gatos tivesse sido adquirida de roedores durante as caçadas (por exemplo, *Trichophyton mentagrophytes*, *M. persicolor*, *T. erinaculi*) ou, em menor escala, do solo (por exemplo, *M. gypseum*, *M. fulvum*, *T. terrestre*). Há grande predisposição relacionada à idade, sendo os animais jovens (principalmente os de idade inferior a 1 ano) os pertencentes ao grupo de maior risco. Nos gatos, o *M. canis* é o mais comum em casas onde há vários animais, em que o microrganismo se dissemina rapidamente. Há boas evidências de que os gatos de pelos longos são predispostos à doença.

Quadro 13.12 – Classificação ecológica de alguns dermatófitos comuns

Geofílicos
* *Microsporum gypseum*
* *M. fulvum*
* *Trichophyton terrestre*

Zoofílicos
* *M. canis*
* *M. equinum*
* *M. persicolor*
* *T. verrucosum*
* *T. equinum*
* *T. mentagrophytes var. mentagrophytes*
* *T. mentagrophytes var. erinacei*

Antropofílicos
* *Epidermophyton floccosum*
* *M. audouinii*
* *T. rubrum*
* *T. tonsurans*
* *T. mentagrophytes var. interdigitale*

Muitos dermatófitos infectam tanto o extrato córneo como os pelos, produzindo uma bainha de artrosporos ao redor do pelo infectado. Um grande número destes resistentes esporos é produzido durante a infecção, e estes esporos são as principais partículas infecciosas da dermatofitose. O contato direto entre animais é provavelmente o meio de transmissão mais eficiente. No entanto, a disseminação do material infectado e a prolongada sobrevivência dos artrosporos no meio ambiente (até 18 meses ou mais para o *M. canis*) fazem com que o pelo infectado e os debris queratinosos espalhados no ambiente se tornem importantes fontes de infecção.

Manifestações Clínicas

O período de incubação da dermatofitose é tipicamente entre muitos dias a 3 semanas. A duração da infecção varia consideravelmente de infecções autolimitantes de curta duração a infecções que perduram por muitos meses ou anos. A sintomatologia clínica mais comum é a presença de uma ou mais áreas discretas de alopecia que se desenvolvem em consequência do aumento da fragilidade dos pelos afetados. Normalmente, há alopecia irregular ou circular de tamanho variado, acompanhada por diferentes graus de descamação, crostas,

Tabela 13.3 – Espécies isoladas de 895 gatos e 475 cães com dermatofitose no Reino Unido. Dados de Sparkes (1993)

Espécies de dermatófitos	Nº gatos (%)	Nº cães (%)
Microsporum canis	827 (92)	309 (65)
Trichophyton mentagrophytes	50 (6)	114 (24)
T. erinacei	0	15 (3)
M. persicolor	4 (0,5)	12 (3)
T. terrestre	8 (1)	9 (3)
M. fulvum	1	3
M. gypseum	1	3
Outras	4	10

978-85-7241-841-6

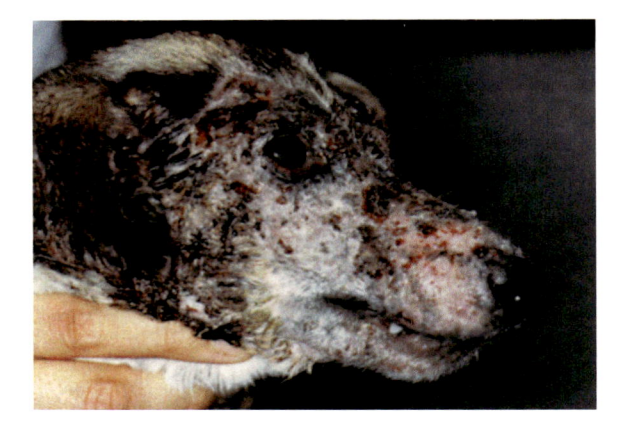

Figura 13.12 – Infecção por *Trichophyton mentagrophytes* em um Jack Russell Terrier. Note a gravidade das crostas e das erosões.

espessamento da pele e eritema (Fig. 13.12). Pode ser observada a cicatrização da parte central das lesões, com crescimento de pelos novos, circundados por uma área de alopecia. A dermatofitose pode se apresentar por meio de outras manifestações clínicas, incluindo doença disseminada, em que grande parte do corpo ou todo o corpo é afetado, causando alopecia generalizada e descamação, foliculite, granuloma (pseudomicetoma), dermatite miliar em gatos (Fig. 13.13) e paroníquea. Em alguns gatos afetados pelo *M. canis*, pode haver desenvolvimento de doença focal crônica com poucos ou nenhum sintoma clínico ("carreadores assintomáticos").

As lesões produzidas pelas infecções por dermatófitos são variáveis e clinicamente indistinguíveis das observadas em muitas outras doenças de pele.

Diagnóstico Diferencial

Nos gatos, muitas doenças mimetizam a dermatofitose, já que o aspecto da dermatofitose pode ser muito

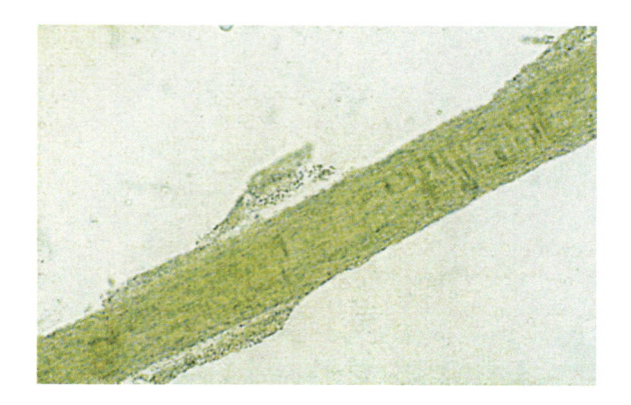

Figura 13.13 – Preparado de um pelo coletado de um gato infectado por *Microsporum canis*. A fotomicrografia demonstra artrosporos no pelo.

pleomórfico. Os principais diagnósticos diferenciais em cães incluem demodicose, pioderma superficial localizado, adenite sebácea e pênfigo foliáceo.

Diagnóstico

Os três testes mais empregados na confirmação da dermatofitose são:

- Exame dos pelos sob luz ultravioleta (iluminação pela lâmpada de Wood).
- Exame microscópico direto dos pelos, unhas ou descamações.
- Cultura de fungos.

978-85-7241-841-6

Esses métodos foram discutidos em mais detalhes no Capítulo 1.

Tratamento e Prognóstico

Embora muitas infecções sejam autolimitantes, o tratamento da dermatofitose nos animais é recomendado para a prevenção da disseminação da doença e para a redução do risco de infecção de humanos. O tratamento deve envolver a terapia tópica (cremes, xampus, banhos), terapia sistêmica, ou uma combinação (ver no Cap. 2 medicamentos antifúngicos). Alguns podem ser resistentes ao tratamento.

Tratamento para Cães e/ou Gatos que Não Vivem em Grupo

O único agente sistêmico licenciado atualmente para uso em animais é a griseofulvina. Este medicamento deve ser administrado juntamente com alimentos gordurosos. *Mulheres grávidas não devem manusear a griseofulvina*. A duração do tratamento varia de acordo com a resposta (a qual pode ser monitorada clinicamente e por cultura), sendo normalmente de 6 a 12 semanas. Como nos seres humanos, são encontradas infecções resistentes à griseofulvina e o tratamento durante a gestação é contraindicado devido à natureza teratogênica do medicamento. Efeitos colaterais ocasionalmente relatados pelo uso da griseofulvina incluem ataxia, anemia, neutropenia, hipoplasia da medula óssea e hepatopatia.

O itraconazol é clinicamente eficaz no tratamento da dermatofitose felina e poucos efeitos colaterais foram relatados. Com base na experiência da medicina humana, é provável que o itraconazol possa ser intrinsecamente mais eficaz que a griseofulvina no tratamento da dermatofitose. A terbinafina possui excelente atividade contra dermatófitos. Estudo recente sugere que o lufenuron possa ser um agente sistêmico eficaz contra a dermatofitose em cães e gatos.

A terapia tópica com azóis (por exemplo, cetoconazol, enilconazol) pode acelerar a cura da doença. Como os cremes tópicos são incapazes de penetrar no folículo do pelo infectado, a terapia sistêmica também é recomendada, exceto em contraindicações específicas.

Os cremes podem ser aplicados nas lesões focais, porém nos casos doença mais extensa, é necessário o uso de xampus e banhos. Há poucas informações críticas disponíveis sobre os produtos apropriados para a dermatofitose de cães e gatos. O enilconazol é licenciado como agente tópico para uso em cães, mas não em gatos. O xampu contendo 2% de clorexidina e 2% de miconazol, utilizado duas vezes por semana como auxiliar à terapia sistêmica (griseofulvina), aumenta a cura da doença em gatos afetados e reduz significativamente a contaminação do ambiente.

As lesões com pelos aparados favorecem a penetração do agente tópico e reduzem a contaminação do ambiente pelos artrosporos. A tosa completa dos pelos, a qual já foi defendida para animais de pelos médios ou longos, pode traumatizar a pele e facilitar a disseminação da doença. Para as lesões focais, recomenda-se que os pelos sejam cuidadosamente aparados (com tesoura) 2 ou 3cm acima extensão visível da lesão. Este procedimento deve ser repetido 2 a 4 semanas após o início da terapia sistêmica, pois as hastes dos pelos inicialmente infectados dentro do folículo piloso podem ser expostas. Os pelos cortados devem ser cuidadosamente descartados (de preferência, queimados).

Tratamento para Grupos de Animais

Considerações especiais são necessárias para casas que possuam vários gatos onde a dermatofitose foi identificada. Além da cuidadosa descontaminação do ambiente, os gatos infectados devem ser separados dos gatos sadios, com tratamento tópico profilático (xampus/banhos) para o grupo não infectado e tratamento sistêmico para o grupo infectado. Na prática, é difícil fazer a separação, sendo normalmente melhor tratar todos os animais tanto com a terapia tópica quanto com a sistêmica. A terapia sistêmica fornece excelente profilaxia para os gatos não infectados, e esta conduta é a melhor maneira de se alcançar a erradicação da infecção em todo o grupo. Monitoração cuidadosa da resposta (cultura da escovação dos pelos dos animais – preferencialmente, devem ser obtidas duas culturas negativas com intervalo de 4 semanas) é necessária antes que a terapia seja interrompida, para assegurar que não foi interrompia cedo demais.

Desinfetantes e antifúngicos recomendados para a descontaminação de fomitos e do ambiente incluem 5% de cal de enxofre, 0,5 a 5% hipocloreto de sódio, 2% de glutaraldeído, 1 a 2% clorexidina e 0,2% de enilconazol. Deve haver poucos ou nenhum estudo controlado que confirme a eficácia de muitos desses agentes. Quando ocorre a disseminação da contaminação do ambiente – principalmente dentro de casa – é difícil alcançar a desinfecção eficaz. Sempre que possível, o ambiente e os fômites devem ser tratados e carpetes e mobílias devem ser completamente e regularmente submetidos ao aspirador de pó para se reduzir a carga da infecção.

O prognóstico é excelente em muitos casos, embora ocasionalmente a doença possa ser de difícil tratamento em cães infectados pelo *Trichophyton* e em gatos de pelos longos (em especial daqueles que vivem em grupo).

Malassezia

As leveduras do gênero *Malassezia* são isoladas principalmente a partir da pele e das membranas mucosas de vários mamíferos e aves. *M. pachydermatis* é habitante natural da pele e de mucosas de caninos sadios. É habitualmente encontrada em locais como o canal do ouvido externo, na pele interdigital, na pele com pelos da região dos lábios e na mucosa anal. É de importância veterinária, pois atua como um patógeno oportunista comum em cães e, em menor extensão, nos gatos. Outras espécies, como *M. sympodialis* e *M. globosa*, podem ser isoladas a partir da pele de gatos sadios; a importância patogênica destas espécies não é clara.

M. pachydermatis pode estar associada à otite externa e à doença de pele generalizada dos caninos. Estudos quantitativos da *M. pachydermatis* demonstraram que a densidade populacional na pele lesionada de cães com dermatite por *Malassezia* geralmente excede a de cães sadios em 100 a 10.000 vezes. A população na pele de Basset Hound sadios, uma raça predisposta à dermatite por *Malassezia*, excede a de cães sadios de outras raças, refletindo a susceptibilidade desta raça à doença. Alguns cães atópicos possuem populações de *M. pachydermatis* anormalmente altas, tanto em áreas afetadas como em áreas não afetadas. O aumento simultâneo das populações bacterianas da pele, principalmente do *Staphylococcus intermedius*, em geral é observado em cães com dermatite por *Malassezia*.

Os fatores que favorecem a transição da carga comensal para a infecção oportunista não são bem compreendidos. Em alguns casos, outras doenças de pele, como distúrbios de hipersensibilidade e defeitos de queratinização, são diagnosticadas; no entanto, específicos defeitos físicos, químicos ou imunológicos que permitem a proliferação da levedura ainda não foram identificados.

Manifestações Clínicas 978-85-7241-841-6

As raças predispostas à dermatite por *Malassezia* incluem Basset Hound, Dachshund, Cocker Spaniel e West Highland White Terrier, embora haja diferenças geográficas. Machos e fêmeas são igualmente sensíveis. O clima quente e úmido parece favorecer o desenvolvimento da infecção em algumas partes do mundo. A sintomatologia clínica associada à *M. pachydermatis* inclui:

- Lesões localizadas ou generalizadas.
- Eritema, alopecia e graus variados de descamação ou exsudação gordurosa (Fig. 13.14).

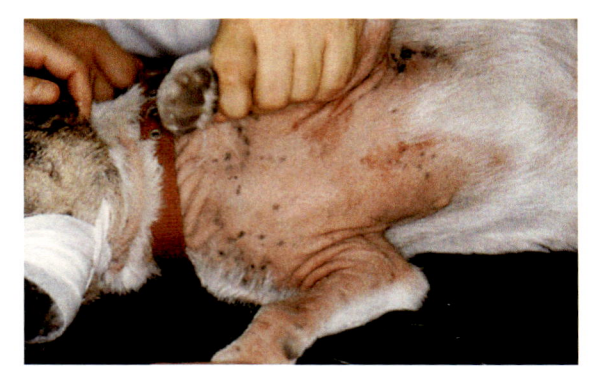

Figura 13.14 – Alopecia e inflamação associadas à infecção crônica por *Malassezia*.

- Hiperpigmentação e liquenificação geralmente são desenvolvidas em casos crônicos.
- Prurido, de suave a extremamente intenso.
- As áreas afetadas incluem o canal do ouvido externo, face, pescoço ventral, axila, virilha, pele interdigital e outras áreas intertriginosas.
- Prurido facial intenso.
- Sintomatologia clínica que pode mimetizar ou coexistir com lesões causadas por doenças alérgicas da pele (principalmente doenças atópicas), infestação por ectoparasitas ou defeitos de queratinização.

Diagnóstico Diferencial

Deve-se suspeitar da infecção por *Malassezia* quando os cães apresentarem doenças de pele gordurosas, malcheirosas e inflamatórias. A sintomatologia clínica pode mimetizar ou complicar as doenças alérgicas da pele e os defeitos de queratinização. Fatores predisponentes da infecção por leveduras (por exemplo, hipersensibilidade, endocrinopatia) e a pioderma bacteriana concomitante também deverão ser consideradas e testes diagnósticos apropriados devem ser realizados para que estes fatores complicadores sejam identificados e corretamente corrigidos.

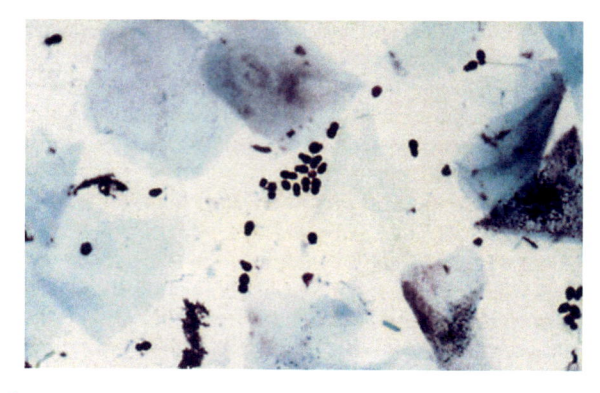

Figura 13.15 – Fotomicrografia da levedura *Malassezia*.

Diagnóstico

Os principais critérios para o diagnóstico por *Malassezia* são os sintomas clínicos consistentes, o aumento da população de *M. pachydermatis* na pele lesionada e uma boa resposta clínica e micológica à terapia antifúngica apropriada. A levedura pode ser facilmente demonstrada, em muitos casos, por técnicas de citologia (Fig. 13.15), embora a cultura e a biópsia também possam auxiliar.

O método da fita adesiva é rápido e simples (ver Quadro 13.4). A levedura possui um formato característico de "amendoim" e as populações devem ser consideradas altas se a levedura for prontamente identificada. É importante que se escolha uma fita adesiva que resista ao processo de coloração; algumas fitas enrolam ou desintegram quando coradas, dificultando o exame e a interpretação.

A levedura pode ser isolada da pele através do uso de técnica-padrão de *swab*, ainda que métodos quantitativos forneçam mais informações. A técnica de placa de contato é muito aplicada na prática clínica; pequenas placas de ágar são aplicadas diretamente na área da pele afetada, durante 10s, são então removidas e incubadas a 32 a 37°C por 3 a 7 dias, e as colônias são contadas (Bond *et al.*, 1994). O ágar glicose Sabouraud pode ser utilizado, embora meios contendo lipídeos, como o ágar Dixon modificado, suportem o crescimento de variantes do *M. pachydermatis* dependentes de gordura e permitem o isolamento de *Malassezia* spp. dependentes de gordura que são encontrados em gatos. Populações estão tipicamente presentes na axila e na virilha de muitos cães sadios, em quantidade inferior a 1 unidade formadora de colônia (ufc) por centímetro quadrado, porém quantidades maiores podem ser encontradas nas dobras dos lábios e na pele interdigital. Também há diferenças raciais entre as populações "normais"; a densidade populacional da axila de alguns Basset Hound sadios excede 10ufc/cm². Estes achados enfatizam a importância da resposta à terapia como critério diagnóstico.

A levedura pode ser demonstrada histopatologicamente no extrato córneo da epiderme; no entanto, esta técnica não é tão sensível quanto a citologia e os métodos de cultura, provavelmente devido à ruptura do estrato córneo da epiderme que ocorre durante o processamento de rotina. A identificação da levedura no material de biópsia pode direcionar prontamente a terapia, porém a não identificação da levedura não exclui sua presença e sua potencial importância.

Tratamento e Prognóstico

O objetivo do tratamento é reduzir as populações de levedura e de bactéria da pele e corrigir qualquer doença implícita que favoreça o desenvolvimento da infecção.

978-85-7241-841-6

A levedura ocupa localização superficial dentro do extrato córneo, sendo assim suscetível à terapia tópica. O xampu com 2% de miconazol e 2% de clorexidina é muito eficaz, com excelentes propriedades desengordurantes, anti-*Malassezia* e antibacteriana, quando utilizado a cada 3 dias. Tratamentos alternativos incluem xampus contendo sulfato de selênio, clorexidina e peróxido de benzoíla. Cremes, pomadas e loções contendo azol são apropriados para o tratamento das lesões focais.

A terapia sistêmica com medicamentos antifúngicos azóis pode ser empregada nos casos em que a terapia tópica seja impraticável ou quando a sintomatologia for grave. O cetoconazol é normalmente eficaz, embora não seja licenciado para o uso em cães em muitos países, e efeitos colaterais ocasionais, incluindo reações hepatotóxicas graves após altas doses, são relatados. O itraconazol é eficaz e pode ser mais bem tolerado. Se a resposta à terapia for incompleta, apesar da terapia antifúngica, ou se houver recaída na sintomatologia clínica, então deve ser reavaliada a presença de doença concomitante no paciente. Em muitos casos, a razão da recaída não é clara, sendo necessária a manutenção do tratamento por toda a vida, para que haja controle da sintomatologia clínica.

A terapia tópica geralmente é suficiente para a diminuição da sintomatologia clínica; a frequência dos banhos deve ser ajustada de acordo com a necessidade do paciente. A cura será alcançada se a causa primária da doença for diagnosticada corretamente. Caso não seja identificada, a terapia antimicrobiana será necessária por toda a vida.

Candidíase

É uma doença rara de cães causada por uma levedura do gênero *Candida*. Este microrganismo comensal das mucosas gastrintestinal e genital atua como um patógeno oportunista em animais debilitados por doenças sistêmicas ou naqueles sob tratamento com medicamentos imunossupressores.

Manifestações Clínicas

A erosão mucocutânea ou úlceras exsudativas e eritematosas, com finas crostas e mau-cheiro associado, podem se desenvolver em qualquer área mucosa ou mucocutânea, por exemplo, matriz da unha, narina, escroto, ouvido externo e pele do períneo. Normalmente é característica a infecção bacteriana secundária. As lesões parecem ser dolorosas e, em alguns casos, a sintomatologia de doença sistêmica é evidente. A candidíase pode complicar outras doenças de áreas mucocutâneas e também algumas doenças imunomediadas. As infecções localizadas de *Candida* spp. podem afetar cadelas na região ao redor da vulva; é mais provável que isto ocorra se houver dobras da pele com pouca ventilação.

Diagnóstico Diferencial

Doenças imunomediadas como pênfigo bolhoso e distúrbios semelhantes a fissuras da membrana basal devem ser considerados como possíveis causas de ulceração mucocutânea. Outros diagnósticos diferenciais incluem pênfigo vulgar, eritema multiforme, síndrome hepatocutânea (dermatite superficial necrolítica) e erupções por medicamentos.

Diagnóstico

A histopatologia do material de biópsia pode indicar a doença imunomediada implícita ou induzida por medicamentos. Em alguns casos, fungos serão encontrados na histopatologia, embora resultados falso-negativos possam ocorrer. A citologia das lesões revela evidências da levedura (células germinativas e pseudo-hifas). A levedura é prontamente isolada.

Tratamento e Prognóstico

Casos graves nos quais diversas áreas são afetadas devem ser investigados para que a causa primária da imunossupressão seja determinada. Recomenda-se o uso de medicamentos antifúngicos sistêmicos como o itraconazol, fluconazol ou cetoconazol, por até 2 semanas após o desaparecimento das lesões. No entanto, nenhum desses medicamentos é licenciado para o uso em animais domésticos no Reino Unido. Além disso, foi relatada a hepatotoxicidade em alguns cães após o tratamento com cetoconazol. As lesões localizadas podem ser tratadas com agentes antifúngicos tópicos como miconazol ou clotrimazol. Em alguns casos, é necessária a correção cirúrgica das dobras de pele infectadas.

O prognóstico para os casos localizados é bom, principalmente se os defeitos anatômicos forem corrigidos por cirurgia. Nos casos generalizados o prognóstico é reservado, pois qualquer doença implícita requer tratamento por toda a vida do animal.

Micoses Subcutâneas e Sistêmicas

Diversos fungos, além dos dermatófitos e das leveduras, estão raramente associados a doenças de pele em cães e gatos. Infecções micóticas subcutâneas ocorrem no local de inoculação após mordida ou outro trauma. Exemplo de micose subcutânea encontrada ocasionalmente no Reino Unido é a esporotricose associada ao *Sporothrix schenkii*. A micose sistêmica pode afetar a pele, embora haja normalmente a presença concomitante de doença interna; exemplos incluem criptococose e aspergilose. Muitas dessas doenças atuam potencialmente como zoonoses e, assim, os espécimes

978-85-7241-841-6

devem ser manuseados cuidadosamente e roupas protetoras apropriadas devem ser utilizadas. O diagnóstico baseia-se no exame citológico do exsudato, na cultura do fungo e na histopatologia. O tratamento pode ser difícil e deve se basear no conhecimento dos fungos presentes. Ver o Capítulo 6 para mais informações.

Doenças de Pele de Origem Protozoária

Leishmaniose

A infecção pela *Leishmania* spp. provoca doença multissistêmica (ver Cap. 5) com manifestações cutâneas. A doença é rara no Reino Unido, porém casos podem ser vistos em cães que visitaram áreas mediterrâneas da França e da Espanha. A leishmaniose pode afetar seres humanos.

Manifestações Clínicas

Normalmente há dermatite esfoliativa não pruriginosa. Há presença de nódulos (os quais podem se tornar ulcerados) nos casos mais avançados. A doença é caracterizada pela presença de anéis de alopecia periorbital, despigmentação do plano nasal e linfadenopatia. Os sinais sistêmicos da infecção incluem febre, depressão, perda de peso, fraqueza muscular, poliartrite, distúrbios da coagulação sanguínea e falência renal.

Diagnóstico Diferencial

Diversos distúrbios raros devem ser considerados no diagnóstico diferencial, incluindo dermatite em resposta ao zinco, pênfigo foliáceo, adenite sebácea, micoses sistêmicas e subcutâneas, histiocitose sistêmica e maligna e neoplasia (linfoma epiteliotrópico).

Diagnóstico, Tratamento e Prognóstico

Ver Capítulo 5 para a discussão desses tópicos.

Infecções Protozoárias Diversas

O *Toxoplasma gondii* tem sido raramente associado a lesões nodulares da pele em gatos. *Caryospora* é causa rara de dermatite piogranulomatosa em filhotes. A imunossupressão pode ser necessária para que a doença se desenvolva. Os hospedeiros primários deste parasita coccidiano são répteis e aves de rapina. Não há relatos de sua ocorrência no Reino Unido. O *Neospora caninum* é descrito como causador de lesões de pele multifocais ulceradas em cães. O parasita coccidiano semelhante ao *Sarcocystis* é associado a lesões de pele hemorrágicas, supurativas e com necrose difusa.

Doenças de Pele de Origem Viral

Cowpox Felino

A infecção pelo vírus *cowpox* felino é ocasionalmente vista e provavelmente é adquirida de pequenos mamíferos caçadores como os roedores e insetívoros.

Manifestações Clínicas

A lesão primária parece ser uma ferida de mordida em uma extremidade ou na cabeça. Segue-se então a replicação viral e o período da viremia, durante o qual alguns animais desenvolvem febre leve, inapetência e depressão. Em torno de 10 a 14 dias após a infecção, surgem lesões secundárias generalizadas semelhantes a máculas, porém estas progridem para crostas, ulcerações e nódulos (Fig. 13.16). O prurido é variável. Uma pequena porcentagem dos gatos afetados desenvolve vesícula oral ou ulceração. Normalmente há recuperação espontânea, embora possam ser vistas cicatrizes residuais. A imunossupressão por glicocorticoides ou a coinfecção pelo FIV pode acarretar infecção sistêmica por *poxvirus*, caracterizada por graves lesões de pele e pneumonia.

Diagnóstico Diferencial

Devem ser consideradas no diagnóstico diferencial as doenças fúngicas e bacterianas nodulares ulceradas, o granuloma eosinofílico, o tumor de células mastocitárias e outros neoplasmas.

Diagnóstico

O diagnóstico pode ser realizado por histopatologia do material de biópsia (incluindo imunocitoquímica),

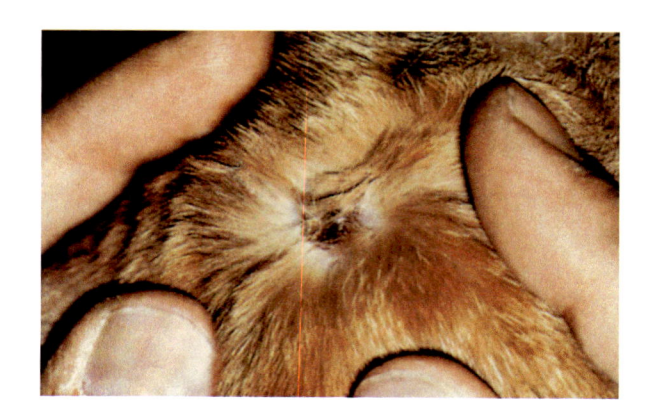

Figura 13.16 – Lesão nodular e com crostas em um gato infectado pelo *cowpox* felino. (Fotografia gentilmente cedida por Hilary O'Dair.)

978-85-7241-841-6

de testes sorológicos e da microscopia eletrônica do isolamento do vírus a partir de crostas ou espécimes de biópsia. A sorologia não é capaz de diferenciar o *cowpox* felino de outros vírus *orthopox*. Recomenda-se o contato com o especialista do laboratório antes que a coleta do material seja realizada para o diagnóstico.

Tratamento e Prognóstico

Não há tratamento específico para o *cowpox* felino. Os glicocorticoides são fortemente contraindicados; é fundamental que estas lesões não sejam confundidas com lesões em resposta aos glicocorticoides como as placas eosinofílicas. A terapia antimicrobiana de suporte pode ser necessária em alguns casos.

O prognóstico é excelente. Muitos casos apresentam cura espontânea. A doença é uma zoonose em potencial, e há riscos de infecção fatal no homem imunocomprometido (por exemplo, aqueles com HIV ou sob quimioterapia) se estes estiverem em contato com gatos virêmicos.

Outras Infecções Virais

- As infecções pelo parapoxvírus são raramente vistas em gatos e ainda mais raras em cães. A sintomatologia clínica inclui lesões múltiplas com crostas e formação de cascas ao redor da cabeça, cuja cura pode levar semanas. As lesões se assemelham à dermatite pustular contagiosa (DPC) das ovelhas e das cabras. Os parapoxvírus canino e felino podem ser relacionados, ou idênticos, aos vírus que causam a DPC, mas isto ainda não foi demonstrado. Como a DPC é infecciosa para os seres humanos, pelo que se conhece até o momento, recomenda-se o uso de luvas ao manusear animais ou o material desses quando houver a suspeita de parapoxvírus. O diagnóstico é feito por demonstração do vírus por microscopia eletrônica do material da casca das lesões. O tratamento é conservador. Os glicocorticoides são contraindicados.
- O vírus da cinomose causa hiperqueratose, principalmente dos coxins plantares (ver Cap. 6 para mais detalhes sobre cinomose canina).
- O papilomavírus causa papilomas cutâneos e mucosos (ver Cap. 8).
- O vírus do sarcoma felino é associado ao fibrosarcoma cutâneo em gatos jovens (ver Cap. 5).
- O vírus da leucemia felina é associado ao desenvolvimento de vários neoplasmas de pele, incluindo linfoma, e pode predispor a pioderma devido aos efeitos imunossupressivos (ver Cap. 5).
- Há alguns relatos de infecções por *cowpox* em cães.

Doenças de Pele Causadas por Algas

Prototecose

Prototheca spp. são patógenos oportunistas que estão raramente associados a infecções sistêmicas. A prototecose cutânea foi descrita no cão no Reino Unido e em gatos em demais localidades. A condição é caracterizada por múltiplos nódulos pequenos e pouco definidos, de cor cinza-esbranquiçada ou marrom-clara. A histopatologia pode ser útil, mas o diagnóstico é confirmado por cultura e imunofluorescência.

978-85-7241-841-6

Otite

Microrganismos infecciosos (bactérias, leveduras e ácaros *Otodectes*) estão frequentemente associados a casos de otite externa em cães e gatos. As bactérias e as leveduras não são consideradas como causas primárias da doença do ouvido externo, mas podem atuar como fatores que perpetuam a patogenicidade da otite externa. As bactérias e as leveduras envolvidas são microrganismos comensais e podem ser encontradas no canal auditivo normal de grande porcentagem de cães e gatos. Muitos fatores influenciam o desenvolvimento da otite. Estes são categorizados como:

- Causas primárias da inflamação do ouvido – corpos estranhos, hipersensibilidade (por exemplo, atópica), distúrbios da glândula sebácea (por exemplo, seborreia, hipotireoidismo), doença de pele imunomediada e infestação por ectoparasitas.
- Fatores predisponentes – conformação (por exemplo, orelha caída, excesso de pelos no canal auditivo, canal estreito), excesso de umidade no ouvido, administração de agentes de limpeza no canal auditivo, obstrução da passagem de ar normal por pólipos ou neoplasmas.
- Fatores que perpetuam – crescimento aumentado de bactérias e fungos comensais, hiperplasia da mucosa, otite média, erros no tratamento.

Otite Bacteriana/Fúngica

As bactérias envolvidas na otite incluem *Staphylococcus intermedius*, estafilococos coagulase-negativos, estreptococos alfa e beta-hemolíticos, *Pseudomonas aeruginosa*, *Proteus mirabilis*, *Escherichia coli* e *Klebsiella* spp. A levedura comumente isolada em casos de otite externa é a *Malassezia pachydermatis*, embora outras espécies, incluindo *M. sympodialis* e *M. furfur*, tenham sido isoladas.

978-85-7241-841-6

Manifestações Clínicas

Variam de leve irritação e pequena descarga à dor intensa e forte descarga purulenta. A infecção pode ser localizada no ouvido externo ou pode envolver o ouvido médio e raramente o ouvido interno.

Diagnóstico

A inflamação prolongada associada a infecções microbianas geralmente causa alterações irreversíveis no interior do canal auditivo. Devido a este fato, a otite externa deve sempre ser investigada completamente e prontamente:

- Exame físico deve ressaltar qualquer fator predisponente que necessite ser enfocado para permitir manejo prolongado.
- Citologia permite acesso semiquantitativo do número de micróbios. Citologias repetidas podem fornecer indicação de qualquer resposta ao tratamento. O esfregaço da mucosa auditiva normal deve conter poucas bactérias ou fungos por campo de imersão em óleo.
- Cultura e teste de sensibilidade de bactérias e fungos podem ser indicados para a documentação do microrganismo específico presente e para guiar a terapia apropriada; eles são essenciais se a otite média estiver presente.
- Radiografia do ouvido médio é indicada quando houver ruptura do tímpano ou quando houver recaída da infecção. No entanto, muitos casos de otite média não demonstram alterações radiográficas. A cultura de amostras do ouvido médio deve ser considerada se houver evidência radiográfica de otite média ou se houver recaída de infecções com ruptura da membrana do tímpano.

Tratamento e Prognóstico

O tratamento bem-sucedido da otite pode ser difícil. Qualquer fator implícito ou predisponente deve ser identificado e corrigido, se possível. A terapia antibacteriana tópica é válida para infecções simples e descomplicadas em que alterações secundárias não tenham se desenvolvido. Quando houver hiperplasia da mucosa, otite média ou organismos multirresistentes como *Pseudomonas aeruginosa*, é indicada terapia agressiva. Um ou mais dos seguintes itens podem ser necessários:

- Lavagem do canal do ouvido externo e, se houver ruptura do tímpano, lavagem do ouvido médio com água/salina estéril, pelo uso da agulha de Spreull, para remover *debris*, em uma ou mais ocasiões. Cuidado com a penetração no ouvido interno;

assegure-se de que a agulha de Spreull esteja direcionada ventralmente quando for passar pela bula timpânica.
- Lavagem do canal do ouvido externo e, se houver ruptura do tímpano, lavagem do ouvido médio com iodopovidona (solução 1%) ou clorexidina (solução 1%), a qual é eficaz no controle de infecções bacterianas multirresistentes. Estes agentes são potencialmente ototóxicos, mas a surdez não parece ser comum. O ouvido médio deve ser completamente lavado com salina estéril após o uso desses agentes químicos e deve-se bloquear a faringe para prevenir a inalação de qualquer material que passe pelo tubo auditivo durante o procedimento de lavagem. A lavagem do ouvido com ácido acético diluído é recomendada por alguns autores no tratamento de *Pseudomonas* spp.; no entanto, é bastante irritante e deve ser utilizada somente em casos que não possam ser tratados de outra forma.
- Ceruminolíticos como esqualene, sulfosuccinato de diotil, peróxido de carbamida e glicerina são indicados para a remoção do cerúmen. Eles devem ser aplicados no ouvido 10 a 15min antes da lavagem. São potencialmente ototóxicos.
- A terapia antimicrobiana tópica possui ação limitada. Produtos aquosos são preferíveis, porém é improvável que a penetração, mesmo destes aquosos, ocorra em todo o canal do ouvido externo. Eles podem ser aplicados no ouvido externo e no ouvido médio pela agulha de Spreull, se a lavagem for realizada. Embora muitos sejam potencialmente ototóxicos, o comprometimento posterior da audição não parece ser clinicamente significativo. Os testes de sensibilidade devem guiar a escolha do antimicrobiano em tais casos.
- A terapia antimicrobiana oral geralmente auxilia o tratamento de otites bacterianas, sendo essencial quando microrganismos resistentes ou a otite média estiver presente, ou quando alterações do canal auditivo impedem a administração de medicamentos tópicos.
- Os corticosteroides tópicos melhoram a inflamação e reduzem as secreções ceruminosas.
- Corticosteroides orais em doses anti-inflamatórias são benéficos no tratamento de otites crônicas ou graves. Além de reduzirem a inflamação, também inibem a proliferação da mucosa.
- Ressecção lateral da parede/ablação vertical do canal são indicadas para a remoção da mucosa doente que abriga a bactéria e para promover a drenagem do canal horizontal. Em alguns casos, são necessárias a ressecção completa do ouvido externo e a osteotomia da bula timpânica. Recomenda-se que o leitor consulte os textos de cirurgia para obter informações sobre a seleção do caso e sobre os procedimentos da cirurgia.

O prognóstico depende da extensão de qualquer alteração secundária e se as causas implícitas forem detectadas.

Otodectes cynotis

Manifestações Clínicas

Os animais infestados pelo *Otodectes cynotis* podem estar virtualmente livres da doença e atuar como carreadores assintomáticos do ácaro ou demonstrar sintomatologia grave de desconforto e prurido. Normalmente, os proprietários reclamam que os animais apresentam exsudato no ouvido, prurido, autotrauma, balançar de cabeça e aparente desconforto e dor. A orelha pode estar caída, e a cabeça pode estar inclinada. Em casos graves, é comum exsudato denso e farelento de cor marrom-escura a preta.

Diagnóstico

A otoscopia do canal auditivo pode revelar os parasitas como pequenos microrganismos brancos perolados no canal auditivo. Em alguns casos, há somente pequeno número de ácaros, podendo ser difícil a detecção. Em tais casos, amostras do cerúmen do ouvido devem ser cuidadosamente retiradas do canal auditivo por meio de um *swab* com algodão na extremidade. O cerúmen é então suspenso em óleo mineral e examinado microscopicamente.

Tratamento e Prognóstico

São tradicionalmente empregados preparados tópicos contendo acaricida, antimicrobiano, anti-inflamatório e outros ingredientes ativos para a instilação no interior do canal auditivo, no controle de ácaros do ouvido. Estes produtos polifármacos controlam a inflamação e a infecção bacteriana secundária, além de possuírem efeito acarida. Alguns produtos que não têm agente acaricida específico são eficazes também no manejo de infestações do ouvido por ácaros; os mecanismos pelos quais isso ocorre não estão completamente compreendidos. Todos os animais da casa devem ser tratados para prevenir a reinfestação de carreadores aparentemente não infectados. O tratamento deve ser mantido por, pelo menos, três semanas, pois é provável que a maioria dos medicamentos utilizados não seja ovicida.

A selamectina – um medicamento sistêmico – também é eficaz.

Se os casos de otite externa associadas a ácaros forem prontamente identificados e corretamente tratados, o prognóstico é bom; no entanto, o diagnóstico incorreto ou a negligência no tratamento pode provocar infecções secundarias e outras alterações, as quais podem dificultar a cura.

Dosagens de Medicamentos

Ver Apêndice 3.

REFERÊNCIAS E LEITURA COMPLEMENTAR

Ben-Ziony Y and Arzi B (2000) Use of lufenuron for treating fungal infections of dogs and cats: 297 cases (1997-1999). *Journal of the American Veterinary Medical Association* **217**, 1510-1513

Bond R, Collin NS and Lloyd DH (1994) Use of contact plates for the quantitative culture of *Malassezia pachydermatis* from canine skin. *Journal of Small Animal Practice* **35**, 68-72

Bond R, Rose JF, Ellis JW and Lloyd DH (1995) Comparison of two shampoos for treatment of *Malassezia pachydermatis*-associated seborrhoeic dermatitis in Basset Hounds. *Journal of Small Animal Practice* **36**, 99-104

Crespo MJ, Abarca ML and Cabanes FJ (2000) Otitis externa associated with *Malassezia sympodialis* in two cats. *Journal of Clinical Microbiology* **38**, 1263-1266

Greene CE (1998) Feline abscesses. In: *Infectious Diseases of the Dog and Cat, 3rd edn,* ed. Greene CE, pp. 328-330. WB Saunders, Philadelphia

Gunn-Moore DA, Jenkins PA and Lucke VM (1996) Feline tuberculosis: a literature review and discussion of 19 cases caused by an unusual mycobacterial variant. *Veterinary Record* **138**, 53-58

Gunn-Moore DA and Shaw S (1997) Mycobacterial disease in the cat. *In Practice* **19**, 493-501

Mason IS (1995) Approach to the animal with skin disease. In: *Handbook of Small Animal Dermatology*, ed. KA Moriello and IS Mason. Pergamon Press, Oxford

Mason KV and Evans AG (1991) Dermatitis associated with *Malassezia pachydermatis* in 11 dogs. *Journal of the American Aminal Hospital Association* **27**, 13-20

Paterson S (1999) Miconazole/chlorhexidine shampoo as an adjunct to systemic therapy in controlling dermatophytosis. *Journal of Small Animal Practice* **40**, 163-166

Raake P, Mayser P and Wein R (1998) Demonstration of *Malassezia furfur* and M. *sympodialis* together with M. *pachydermatis* in veterinary specimens. *Mycoses* **41**, 493-500

Shearer D (1993) The discharging sinus. In: *Manual of Small Animal Dermatology,* ed. PH Locke, RG Harvey and IS Mason, pp. 74-82. BSAVA, Cheltenham

Sparkes AH, Gruffydd-Jones TJ, Shaw SE, Wright AI and Stokes CR (1993) Epidemiological and diagnostic features of canine and feline dermatophytosis in the United Kingdom from 1956-1991. *Veterinary Record* **133**, 57-61

978-85-7241-841-6

14

Sistema Musculoesquelético

Chris May

Introdução

Infecções musculoesqueléticas são raras quando comparadas às infecções de pele, urogenitais ou gastrintestinais, e frequentemente não constituem risco de morte. Infecções musculoesqueléticas podem, no entanto, causar mudanças secundárias debilitantes irreversíveis e o tratamento apropriado sempre deve ser dado prontamente. As infecções musculoesqueléticas serão mais bem estudadas nas seguintes seções:

- Artrite infecciosa (infecção das articulações sinoviais).
- Osteomielite (infecção dos ossos).
- Discospondilite (infecção dos discos intervertebrais).
- Miopatias infecciosas (infecção dos músculos).

As infecções musculoesqueléticas mais comuns são as bacterianas, tanto por disseminação hematógena, mais comum do que geralmente estimada, como por penetração em feridas e lesões. Possivelmente as fontes primárias de infecções bacterianas hematógenas incluem:

- Abscessos da raiz de dente.
- Infecções do trato urinário.
- Infecções do saco anal.
- Piodermas.
- Endocardite bacteriana
- Onfaloflebite (em filhotes de cães e gatos).

As causas mais comuns de penetração em feridas são:

- Iatrogênicas (por exemplo, cirurgia).
- Acidentes de tráfego em estradas.
- Feridas de mordida (especialmente em gatos).

Além das infecções bacterianas, também devem ser consideradas as infecções causadas por vírus, protozoários e fungos no sistema musculoesquelético. No entanto, estas geralmente são raras no Reino Unido.

Artrite Infecciosa

É uma artropatia inflamatória causada por um agente infeccioso, o qual pode isolado a partir da articulação ou das articulações afetadas. A causa mais comum da artrite infecciosa em cães e gatos é a bacteriana, porém diversos agentes infecciosos podem causar artropatia.

Artrites Bacterianas

A infecção bacteriana pode ser introduzida em articulação por penetração ou por propagação hematógena (ver anteriormente). Muitas infecções de articulação em gatos estão provavelmente associadas a feridas de mordida, resultantes de brigas. No entanto, muitos cães apresentam artrite infecciosa bacteriana sem histórico de penetração em feridas, sugerindo a infecção hematógena. A natureza da doença da articulação varia de acordo com a bactéria infectante. A forma clínica pode variar entre condição suave não invasiva e grave doença destrutiva de progressão rápida.

Muitos casos de artrite infecciosa envolvem apenas uma articulação. O envolvimento de mais de duas articulações é geralmente secundário a infecções bacterianas sistêmicas graves, como as endocardites bacterianas ou onfaloflebites, nas quais há um componente bacteriano principal.

A Tabela 14.1 demonstra as bactérias comumente isoladas em infecções articulares.

Histórico e Manifestações Clínicas

A artrite infecciosa bacteriana afeta todas as raças caninas e todas as idades. As raças de grande porte são afetadas mais frequentemente, e há proporção de machos para fêmeas de 2:1. Em muitos casos, o histórico é um início agudo de claudicação em apenas um membro. Às vezes, a claudicação é crônica, com início insidioso, representando doença menos grave. Doenças

Tabela 14.1 – Bactérias associadas a infecções musculoesqueléticas

Gênero bacteriano	Comentários
Comuns*	
Staphylococcus	Muito comum em artrite infecciosa e osteomielite
	Particularmente *S. intermedius*
	Normalmente betalactamase positiva
Streptococcus	Normalmente Lancefield grupo G
Escherichia	Em geral, hemolítica
Pasteurella	
Proteus	
Actinomyces	Anaeróbia
Bacteroides	Anaeróbia
Fusobacterium	Anaeróbia
Clostridium	Anaeróbia: em particular associada a miosites
Peptostreptococcus	Anaeróbia
Incomuns	
Pseudomonas	
Erysipelothrix	Encontrada em poucos casos de artrite infecciosa
Klebsiella	
Nocardia	
Corynebacterium	
Salmonella	Muito rara
Brucella	Particularmente encontrada em artrite infecciosa e discospondilite
	Não encontrada no Reino Unido
	Rara em outros locais

Nota: em alguns casos, pode haver infecção mista, incluindo tanto bactérias aeróbias como anaeróbias. A cultura de bactérias anaeróbias é difícil e sua presença em infecções teciduais pode permanecer sem confirmação.

* Na maioria das séries de casos originais, foi isolada em pelo menos uma ocasião.

articulares preexistentes, como a osteoartrite ou trauma da articulação, podem predispor a articulação à infecção bacteriana secundária por via hematógena. Muitas lesões traumáticas, exceto fraturas ou luxações, melhoram em 48h, o que não é observado em articulações infectadas. Cuidados devem ser tomados no monitoramento de pacientes após pequenos traumas articulares para que não se convertam em infecção. Se houver qualquer dúvida, a articulação deve ser examinada sob anestesia, radiografada, e deve-se realizar a análise do fluido sinovial para confirmação do diagnóstico (ver a seguir).

O exame clínico deve demonstrar:

- Articulação inchada e quente que se apresenta dolorida ao toque ou manipulação.
- Eritema ou outra descoloração da pele próxima ao local da articulação.
- Distensão do fluido da articulação devido ao excesso de produção de fluido sinovial.
- Linfadenopatia localizada.
- Atrofia muscular do membro afetado (em geral ocorre rapidamente).

Sinais sistêmicos como inapetência, pirexia e letargia ocorrem somente em torno de um terço de todos os casos.

Protocolo de Diagnóstico

A artrite bacteriana pode se parecer com muitas outras artropatias inflamatórias. O diagnóstico da artrite bacteriana é confirmado pelo isolamento do microrganismo a partir do fluido sinovial e/ou membrana sinovial. Testes de sensibilidade a agentes antibacterianos (antibiograma) são muito importantes para a terapia da artrite infecciosa bacteriana. O protocolo de diagnóstico para a suspeita de infecções articulares bacterianas é:

- Radiografar a articulação suspeita ou afetada.
- Fazer investigações laboratoriais: obter amostras do fluido sinovial para citologia e cultura bacteriana e antibiograma, antes da administração de antibióticos.
- Considerar biópsia da membrana sinovial.
- Considerar a realização de pesquisa da fonte primária da infecção, caso haja suspeita da infecção hematógena.

Radiografia

As características radiológicas variam com o tipo de infecção e com sua duração. Nos estágios iniciais poderá haver somente um leve inchaço do tecido ao redor da articulação, devido a inflamação e edema, e estas mudanças radiográficas não podem ser diferenciadas de mudanças semelhantes presentes em artrites trau-

978-85-7241-841-6

máticas agudas. Em estágio mais avançado, há normalmente uma marcada reação do osso periosteal na região periarticular, podendo ocorrer calcificação dos tecidos moles da região periarticular. A redução do espaço da articulação pode ser vista devido à perda de cartilagem articular. Erosões no osso subcondral e áreas de irregularidades de esclerose podem ser encontradas (Fig. 14.1).

Em casos crônicos, podem ser vistas mudanças osteoartríticas secundárias e subluxação, resultantes de danos ao ligamento. Fibrose ou anquilose óssea é ocasionalmente encontrada em casos de estágio terminal.

Hematologia

Hematologia de rotina não é um indicador confiável de artrite séptica, pois a leucocitose, em decorrência da neutrofilia e um desvio à esquerda, é um achado inconsistente.

Análise do Fluido Sinovial

A análise do fluido sinovial é provavelmente a única investigação laboratorial útil para a suspeita de artrite infecciosa bacteriana. O fluido sinovial é obtido por aspiração com agulha fina (Fig. 14.2). Mudanças graves no fluido sinovial podem incluir:

- Aumento de volume.
- Fluido turvo ou sanguinolento.
- Baixa viscosidade.
- Alto nível de fibrinogênio em um fluido sinovial inflamado pode fazer com que este coagule quando exposto ao ar (diferente do fluido sinovial normal).

Mudanças na citologia do fluido sinovial são particularmente úteis na diferenciação de artrites infecciosas bacterianas de outras artropatias, como doença articular imunomediada e artrite traumática (Tabela 14.2). Apesar de tais mudanças poderem ser identificadas em raspados feitos na rotina, esta técnica é pouco sensível e depende das habilidades do técnico (Gibson *et al.*, 1999). As amostras devem ser rotineiramente submetidas a análises citológicas oficiais. Mudanças características da artrite infecciosa incluem:

- Aumento acentuado do número de células brancas, principalmente neutrófilos.
- Neutrófilos tóxicos com núcleo picnótico ou rompido, ou neutrófilos degranulados: grande número de neutrófilos (> 5 a 10 por campo de alta potência) em um esfregaço é altamente sugestivo de artrite infecciosa bacteriana (Fig. 14.3).

A cultura direta do fluido sinovial infectado pode indicar resultado positivo em apenas 50% dos casos. A média de sucesso pode ser elevada pela coleta do fluido sinovial em meio de cultura com sangue para o transporte ao laboratório, para que sejam feitas cultu-

978-85-7241-841-6

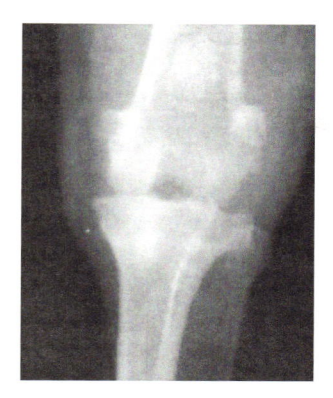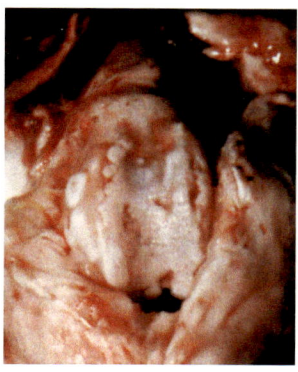

Figura 14.1 – Radiografia e grave espécime patológico do joelho de um cão com artrite bacteriana destrutiva crônica. A infecção ocorreu como uma complicação do joelho operado sob técnica asséptica inadequada, apesar da terapia antibacteriana no momento da cirurgia. Há nova proliferação óssea periarticular e grave erosão da cartilagem articular. O osso subcondral apresenta padrão misto de destruição e esclerose. O tratamento foi a amputação.

ras aeróbia e anaeróbia (ver Cap. 1). O uso prévio de agentes antibacterianos reduz seriamente as chances de se obter cultura bem-sucedida.

Quando antibióticos já foram administrados, pode ser necessária a suspensão da terapia antibacteriana por 5 a 7 dias antes das tentativas de cultivo. Falha na resposta à terapia antibacteriana é, no entanto, normalmente causada por tratamentos inadequados, particularmente a falta de dreno cirúrgico ou a escolha inapropriada do agente.

Se houve administração prévia de antibióticos, é preferível estabelecer somente um diagnóstico presuntivo com base na citologia do fluido e nas características radiológicas. A terapia apropriada (ver a seguir) pode ser iniciada e o paciente deve ser cuidadosamente

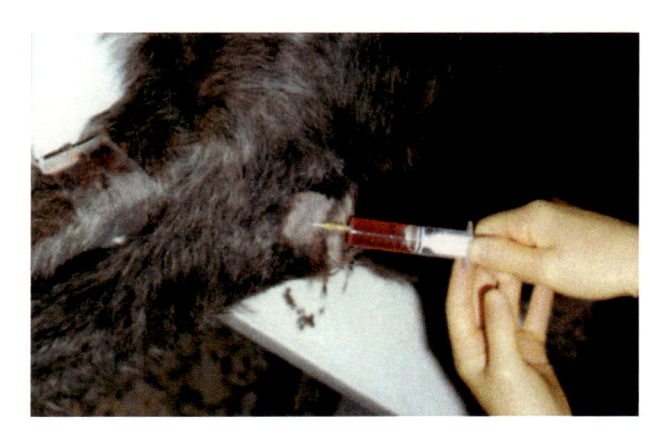

Figura 14.2 – Fluido sinovial sendo aspirado da articulação de um cotovelo infectado. Pequena área da pele é presa e assepticamente preparada, como para uma cirurgia. Não é necessário cobrir. Mapas de abordagem para sinoviocentese são fornecidos por Houlton (1994).

Tabela 14.2 – Análise do fluido sinovial em cães e gatos

	Articulação normal	Doença degenerativa da articulação	Artrite imunomediada	Artrite bacteriana
Cor	Clara/amarelo-pálida	Amarela	Amarela (pode estar tingida por sangue)	Amarela (pode estar tingida por sangue)
Transparência	Transparente	Transparente	Transparente ou opaca	Opaca
Viscosidade	Muito alta	Alta	Baixa/muito baixa	Muito baixa
Proteína (g/dL)	2 – 2,5	2 – 3	2,5 – 5	> 4
Células brancas ($\times 10^6$/L)	< 1	1 – 5	> 5	> 5
Neutrófilos	< 5%	< 10%	10 – 95%	> 90%
Células mononucleares	> 95%	> 90%	5 – 90%	< 10%

monitorado na resposta ao tratamento. Se uma resposta satisfatória não for obtida, toda a terapia deve ser suspensa por 7 dias, e deve ser realizada a biópsia da membrana sinovial para cultura e histopatologia.

Cultivo da Membrana Sinovial

Há debates sobre os méritos relativos da preferência de tentativa de cultivo a partir da membrana sinovial, mais do que a partir do fluido sinovial. A obtenção do fluido sinovial é menos invasiva, mas a biópsia da membrana sinovial pode oferecer resultados de cultivos mais confiáveis. Biópsias da membrana sinovial são utilizadas para cultivo sempre que um acesso aberto é feito em articulação infectada (por exemplo, para drenagem cirúrgica) ou quando a cultura do fluido sinovial for negativa diante de outros indicadores de infecção articular. A cultura a partir da biópsia da membrana sinovial também é muito conveniente quando o diagnóstico não for conclusivo, sendo a biópsia sinovial indicada para outros propósitos, como a histopatologia.

Tratamento

A terapia essencial é prolongada administração de antibacterianos sistêmicos. A terapia antibacteriana deve ser iniciada com uma suspensão bactericida de amplo espectro resistente à betalactamase, enquanto a confirmação laboratorial do diagnóstico estiver pendente. A preferência do autor é pela amoxicilina potencializada com clavulanato ou a cefalosporina combinada com metronidazol (ver Apêndice 3).

O agente antibsacteriano só deve ser trocado se for indicado pelo antibiograma. Em particular, medicamentos bacteriostáticos como lincosamidas (lincomicina e clindamicina) e tetraciclinas devem ser evitados, a menos que sob indicação específica por meio dos resultados da cultura e do antibiograma. A terapia antibacteriana sistêmica é mantida por, pelo menos, 4 a 6 semanas, ou por 2 semanas após a completa resolução dos sinais clínicos. Esferas de polimetilmetacrilato impregnadas com gentamicina podem ser utilizadas em casos refratários, contanto que o microrganismo seja sensível à gentamicina (Brown e Bennett, 1989).

Lavagem da articulação (Quadro 14.1) e drenagem (Fig. 14.4) são indicadas se os sinais clínicos forem graves, se houver destruição rápida da articulação, ou em animais jovens, nos quais a elevada pressão intra-articular pode causar efeitos deletérios às fises vizinhas.

Em casos raros, certo grau de inflamação persiste na articulação após a eliminação do microrganismo causador, como resultado de resposta imune em curso devido à persistência de antígenos microbianos. Esta claudicação responde rapidamente à terapia de prednisolona em baixas doses (0,1 a 0,2mg/kg, via oral, a cada 24h), mas esta somente deve ser administrada após repetidas culturas da membrana sinovial ou do fluido sinovial com resultado negativo e quando houver apenas uma mudança inflamatória crônica leve na histologia da membrana sinovial ou na citologia do fluido sinovial.

Prognóstico

978-85-7241-841-6

Depende de vários fatores:

- Diagnóstico rápido e tratamento adequado são fundamentais para bom prognóstico.
- Infecção crônica, infecção destrutiva rápida ou qualquer infecção com destruição grave da articulação merece um prognóstico de reservado a mau.

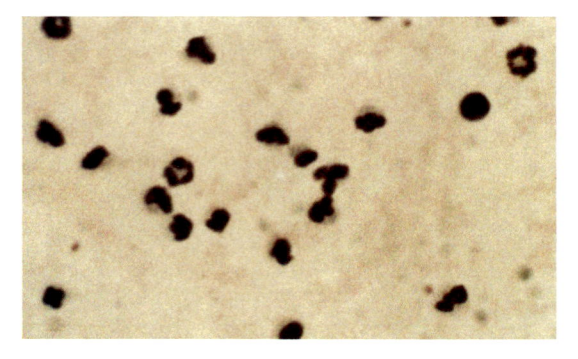

Figura 14.3 – Citologia do esfregaço do fluido sinovial de uma articulação com artrite bacteriana. Os neutrófilos estão levemente degenerados com a margem nuclear áspera. Em alguns casos, os neutrófilos não apresentam evidências de mudanças degenerativas. Bactérias não são vistas, isto é comum em artrites bacterianas. (Fotografia gentilmente cedida por Elizabeth Villiers.)

Quadro 14.1 – Lavagem da articulação

Método 1 – Aspiração por agulha
- Em muitos casos, particularmente em doenças precoces, drenagem e lavagem são obtidas adequadamente por aspiração por agulha
- Salina estéril é a solução mais apropriada para a lavagem
- O uso de soluções antibacterianas é desnecessário e pode causar dano adicional. A penetração de antibacterianos sistêmicos à membrana sinovial inflamada é muito boa

Método 2 – Drenagem aberta
- Em casos crônicos, ou em que a aspiração por agulha for inadequada, drenagem cirúrgica aberta é necessária:
  - A articulação é aberta e há drenagem de fluido e fibrina
  - A articulação é lavada profundamente com grandes quantidades (2 – 10L) de salina estéril à temperatura corpórea
  - A articulação é fechada, com um dreno de borracha mantido no local por 3 – 5 dias
    A drenagem por sucção pode ser utilizada, se disponível
- Limitações físicas quase sempre são necessárias para evitar que o animal mastigue o dreno
- Analgesia com anti-inflamatórios não esteroides (AINE) normalmente é necessária

Método 3 – Irrigação por distensão
- É um método útil para remoção contínua de *debris* e enzimas nocivas da cavidade articular
- O procedimento é doloroso e requer sedações repetidas ou anestesia em todos os animais
  - Salina estéril é introduzida na articulação sob precauções assépticas, por meio de tubos de irrigação pré-colocados, com o escoadouro fechado
  - Prossegue-se a infusão para distender a articulação, até que a solução de lavagem penetre em toda a cavidade articular, antes que a drenagem completa da articulação seja feita
- A técnica pode ser repetida diversas vezes por período de 2 – 3 vezes ao dia
- Limitações físicas quase sempre são necessárias para evitar que o animal mastigue o dreno
- Analgesia com AINE normalmente é necessária

Todos os métodos
- Durante e imediatamente após a drenagem, a articulação deve ser mantida apoiada, utilizando-se confinamento estrito e bandagem suporte
- Mais adiante, na fase de recuperação, exercícios controlados, como flexão/extensão passiva, pequenas caminhadas conduzidas e natação, ajudam na manutenção dos movimentos da articulação
- Exercícios são gradualmente aumentados após as primeiras 4 semanas

978-85-7241-841-6

- Infecções de articulações múltiplas são mais difíceis de serem tratadas.
- Infecções sistêmicas são mais difíceis de serem tratadas e, algumas, como a endocardite bacteriana, têm prognóstico muito mau quando há envolvimento de articulações.
- Um prognóstico reservado se justifica em animais jovens devido ao risco adicional de danos secundários às fises.

Em uma pesquisa, dos 57 cães com artrite infecciosa bacteriana, 56% se recuperaram completamente, 32% apresentaram suave claudicação residual e 12% responderam fracamente e apresentaram claudicação grave persistente (Bennett e Taylor, 1988).

Doença de Lyme

É uma artropatia inflamatória não erosiva causada pela espiroqueta *Borrelia burgdorferi* presente em carrapatos minúsculos. A alta morbidade associada a *B. burgdorferi* parece ser rara em cães do Reino Unido. A doença de Lyme ainda não foi diagnosticada em gatos do Reino Unido.

O diagnóstico em cães normalmente depende do histórico de infecção prévia por carrapatos, em geral 2 a 3 meses antes do início do aparecimento dos sinais clínicos. A sintomatologia típica inclui monoartrite migratória ou poliartrite (inflamação de até cinco articulações, simétrica ou assimetricamente). Poliartrites verdadeiras são raras. Episódios de claudicação normalmente duram poucos dias, no entanto, episódios repetidos podem ocorrer. Pode haver febre e linfadenopatia. Manifestações raras incluem sinais neurológicos e miocardite. As alterações citológicas nos fluidos sinoviais de cães com doença de Lyme são geralmente mais parecidas com as da doença da articulação imunemediada de baixa intensidade do que com uma infecção bacteriana (Fig. 14.4).

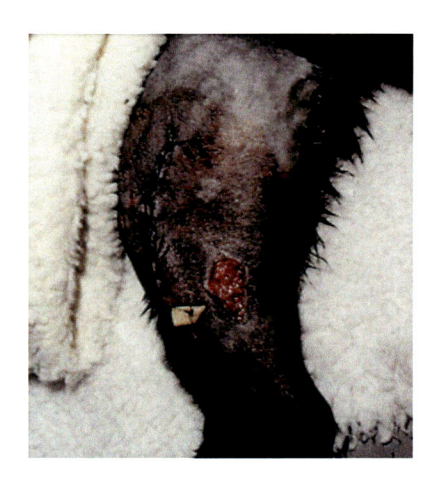

Figura 14.4 – Articulação do joelho de um gato com feridas abertas e artrite infecciosa bacteriana após ferida de mordida. Dreno de borracha foi colocado na articulação.

A confirmação do diagnóstico é difícil. Testes sorológicos auxiliam, mas infecções subclínicas podem ocorrer, e os anticorpos para *B. burgdorferi* podem apresentar reação cruzada com outras espiroquetas. Teste sorológico positivo não confirma diagnóstico para a doença de Lyme, porém é pouco provável que um animal com sintomatologia clínica da doença não apresente anticorpos contra *Borrelia*. Até 28% dos cães expostos a carrapatos no Reino Unido possuem títulos positivos de anticorpos para *B. burgdorferi* sem a apresentação de sintomatologia clínica para a doença de Lyme (May *et al.*, 1991). Evidências de aumento do título normalmente ajudam, mas em geral o mais importante é correlacionar todos os achados clínicos, citológicos e sorológicos, para que se estabeleçam evidências suficientes para o diagnóstico. Com esta finalidade, uma série de critérios para o diagnóstico foi sugerida (Quadro 14.2). Mesmo que em baixos números, o microrganismo pode ser detectado por técnicas sensíveis de biologia molecular como a reação em cadeia de polimerase (PCR, *polymerase chain reaction*) ou na hibridização *in situ*, mas estas técnicas não são de uso comum na rotina do diagnóstico na atualidade.

A resposta ao tratamento com tetraciclinas ou derivados da penicilina normalmente é encontrada dentro de 7 dias após o início da terapia, mas é aconselhável continuar com o tratamento antibacteriano por, pelo menos, 2 semanas após o desaparecimento dos sintomas clínicos. Muitos casos possuem prognóstico excelente, principalmente se diagnosticados e tratados com rapidez.

Artrite Micoplasmática

A infecção das articulações por micoplasma ocorre como resultado da disseminação dos microrganismos de sítios localizados de infecção ativa ou latente nas membranas mucosas das vias aéreas, conjuntiva ou do trato urogenital. Ocorre principalmente em animais debilitados ou imunossuprimidos. Nos gatos, sempre deve ser considerada a possibilidade de coinfecção com retrovírus. A infecção por *Mycoplasma spumans* está associada à síndrome de poliartrite de Greyhounds jovens (Barton *et al.*, 1985), mas ainda não foi detectada no Reino Unido. As superfícies articulares apresentam marcada erosão com perda de cartilagem, o que representa um importante diagnóstico diferencial da artrite reumática canina e da infecção da articulação bacteriana múltipla. A artrite micoplasmática pode ser tratada com tilosina, gentamicina ou eritromicina.

Bactérias-L e Artrite

Bactérias-L são bactérias deficientes em parede celular, mas são diferenciadas de *Mycoplasma*, pois podem reverter ao estado parental em cultura. Bactérias-L estão associadas às poliartrites resistentes a longos tratamentos com antibacterianos em cães, e à artropatia purulenta fistulante erosiva em gatos. Faltam relatos mais extensos de casos. Não se sabe se a forma L é um patógeno verdadeiro ou se a sua presença é apenas coincidência. O tratamento é o mesmo da artrite micoplasmática.

Artrite Tuberculosa

A artrite é manifestação da tuberculose associada ao tipo humano de *Mycobacterium tuberculosis* em cães. A tuberculose em cães se tornou rara, paralelamente à doença humana, e sua maior importância hoje é somente devido às potenciais complicações de saúde pública. A micobactéria já foi isolada em articulações de gatos. Ver Capítulos 6 e 13 para mais informações sobre micobacterioses.

978-85-7241-841-6

Outras Artrites

Artrite Fúngica

Infecções fúngicas das articulações têm sido descritas com diversos microrganismos, incluindo *Coccidioides*,

---

> **Quadro 14.2** – Critérios para o diagnóstico da doença de Lyme em cães. Adaptado de Bennett e May, 1995
>
> A Um histórico de exposição potencial a *Borrelia burgdorferi*. Normalmente precede o início da artropatia por várias semanas
> B Incidência sazonal: associada aos picos de atividade dos carrapatos, principalmente das fases de ninfa ou adulto, através dos quais a transmissão da *B. burgdorferi* é mais provável
> C Sintomatologia clínica característica: incluindo febre, indisposição, letargia, inapetência, linfadenopatia claudicação, cardite (bloqueio cardíaco), sintomas neurológicos e, possivelmente, glomerulonefrite
> D Suporte laboratorial para o diagnóstico: nos casos de artrite por doença de Lyme, este suporte deve incluir evidência radiográfica de efusão sinovial e análise do fluido sinovial comprovando sinovite
> E Teste sorológico positivo para *B. burgdorferi*. Alguns animais assintomáticos são positivos para anticorpos anti-*Borrelia*
> F Resposta à terapia antibacteriana
> G Identificação de *B. burgdorferi* em sangue, urina, fluido sinovial, fluido cerebroespinhal (FCE) ou tecidos
> H Cultura de *B. burgdorferi* a partir do sangue, urina, fluido sinovial, FCE ou tecidos
> I Exclusão de outras possíveis causas para sintomatologias clínicas semelhantes: incluindo artrite traumática, osteoartrite e poliartrites imunomediadas
>
> O diagnóstico da doença de Lyme em cães deve satisfazer os critérios A, C, D, E e I. O critério F deve ser subsequentemente satisfeito em quase todos os casos. De preferência, os critérios G e H também devem ser satisfeitos, mas pode ser difícil devido à dificuldade de cultivo do microrganismo e este pode estar presente em quantidades muito baixas

Blastomyces, *Filobasickiella* (*Cryptococcus*), *Sporotrichum* e *Aspergillus*. No entanto, artrites fúngicas não são frequentes em cães e gatos e ainda não foram descritas no Reino Unido. O tratamento com antifúngicos apresenta grau de sucesso variável.

Artrite por Rickéttsia

Há aumento na detecção de poliartrites associadas a infecções por rickéttsias (principalmente erliquioses e febre maculosa). Nenhuma dessas infecções é endêmica no Reino Unido. Ver Capítulo 5 para mais detalhes.

Artrite por Protozoário

A leishmaniose está frequentemente associada à poliartrite. A análise do fluido sinovial demonstra grande número de macrófagos contendo o microrganismo *Leishmania*. Ver Capítulo 5 para mais detalhes sobre leishmaniose.

Artrite Viral

Algumas cepas selvagens e vacinais do calicívírus felino (FCV, *feline calicivirus*) são patógenos das articulações de gatos e podem causar claudicação em filhotes. A artrite deve ser efeito patogênico direto do vírus, como resultado da hipersensibilidade do complexo imune. A artrite normalmente é autolimitante e tem importância clínica menor que outras lesões provocadas por vírus. Pequenas doses de corticosteroides (0,1 a 0,2mg/kg, via oral, a cada 24h) podem ajudar os gatos com artrite, durante a convalescença da infecção.

Infecções virais específicas de articulação não são conhecidas em cães. Artropatia transitória dos cães pode estar associada tanto a infecções naturais ou a vacinação com vírus como o vírus da cinomose canina (CDV, *canine distemper virus*) ou o da parvovirose.

Osteomielite

Osteomielite literalmente significa "inflamação do osso", incluindo a medula e o córtex, no entanto, o termo é comumente aplicado para infecção do osso. As bactérias são os agentes mais comuns em infecções ósseas em cães e gatos, porém, a osteomielite também pode estar associada a infecções por fungos e vírus.

Osteomielite Bacteriana

A invasão bacteriana do osso pode ocorrer de três maneiras:

- Osteomielite pós-traumática:
  - Por penetração direta do osso (normalmente iatrogênica ou como resultado de fratura exposta).
  - Invasão a partir da infecção de tecidos moles.

- Osteomielite hematógena:
  - Disseminação a partir de local de infecção localizado em qualquer parte do corpo; o local primário geralmente não é identificado.

Sem dúvida, a maior parte dos casos de osteomielite bacteriana é decorrente da falta de assepsia no momento da redução de fraturas expostas (infecção nosocomial). A redução de fraturas expostas sempre deve ser realizada sob condições rígidas de assepsia: terapia antibacteriana anterior ao procedimento cirúrgico não substitui efetivamente técnica com boa assepsia.

A osteomielite bacteriana normalmente é classificada como "aguda" ou "crônica". Não há método eficaz para diferenciar essas definições, mas diretrizes podem ser aplicadas no histórico, na sintomatologia clínica, na radiografia e nos achados laboratoriais. Inflamação óssea aguda resultante de infecção bacteriana caracteriza-se pela infiltração de leucócitos, fagócitos do microrganismo infectante, e liberação de enzimas proteolíticas, as quais resultam nos sinais clássicos de calor, dor, rubor e inchaço.

Isquemia localizada é fator de importante contribuição na definição de muitos, senão todos, os casos de osteomielite bacteriana. A isquemia também pode ocorrer como evento secundário devido à trombose vascular intraóssea. Isquemia grave localizada provoca a morte do osso, sequestro e desenvolvimento de drenagem dos seios em lesões crônicas.

Histórico e Manifestações Clínicas

A osteomielite bacteriana normalmente se apresenta com claudicação visível, dor localizada e inchaço na lesão óssea. Há geralmente histórico de reparo de fratura ou outro trauma ósseo, como ferida por mordida.

Os sinais sistêmicos de infecção, incluindo linfadenopatia, pirexia, depressão e inapetência, nem sempre estão presentes e são raros em osteomielites crônicas.

Alguns casos de osteomielite hematógena apresentam envolvimento múltiplo de ossos, e especialmente a metáfise de jovens encontra-se em risco nesta forma da doença (Dunn *et al.*, 1992). Estes casos de osteomielite metafiseal requerem diferenciação cuidadosa da osteopatia de metáfise (osteodistrofia hipertrófica) (Fig. 14.5). Ver Osteomielite Viral (mais adiante) para maiores informações.

Tipicamente, os achados radiográficos da osteomielite metafiseal são bem mais difusos e agressivos que os da osteopatia metafiseal. A biópsia do osso ou boa resposta à adequada e prolongada terapia antibacteriana pode ser o único meio de confirmação do diagnóstico em determinados casos.

Em casos crônicos de osteomielite, calor, dor e inchaço são menos evidentes, porém estão presentes. Pode haver perda de peso e desenvolvimento de secreção

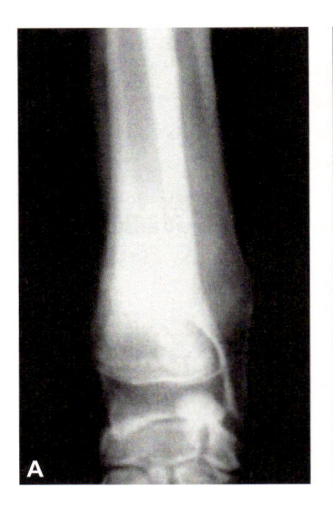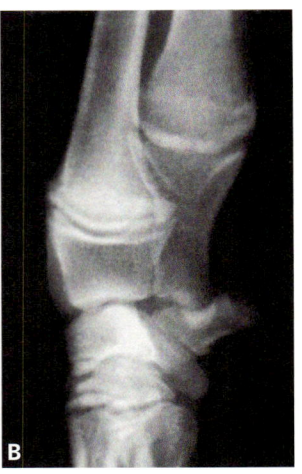

Figura 14.5 – Radiografias da osteomielite de metáfise (*A*) e da osteopatia metafiseal (*B*). As duas condições ocorrem em cães jovens e normalmente envolvem ossos de vários membros. A osteomielite metafiseal acontece como resultado de disseminação hematógena da infecção para a metáfise de ossos longos de cães jovens. As alterações radiográficas são superficialmente semelhantes às encontradas na osteopatia metafiseal, mas a radioluscência interna do osso não forma uma linha radioluscente distinta ("placa de crescimento dupla") típica de osteopatia metafiseal. A causa da osteopatia metafiseal não é conhecida, porém já foi sugerida uma associação ao vírus da cinomose canina. (© Martin Sullivan, University of Glasgow.)

nos tratos dos seios, atrofia muscular, fibrose e contratura. A infecção das articulações pode ocorrer em associação à infecção de ossos vizinhos, tornando-se difícil determinar qual das infecções foi o primeiro evento, a da articulação ou a do osso, principalmente nos casos de discospondilite (ver a seguir). Raramente a osteomielite bacteriana é disseminada de um osso a outro pela articulação sinovial, no entanto, na discospondilite normalmente ocorre a infecção óssea nos dois lados da articulação.

Protocolo de Diagnóstico

O protocolo de diagnóstico para a suspeita de osteomielite bacteriana é:

- Radiografar os ossos suspeitos ou afetados.
- Investigações laboratoriais.
  - Considerar análise hematológica.
  - Obter espécimes de biópsia para cultivo bacteriano e antibiograma antes da administração de antibióticos, se possível.
  - Considerar análise histopatológica dos espécimes de biópsia do osso.

Radiografia

O achado radiográfico da osteomielite bacteriana varia de acordo com o estágio do processo da doença. Em estágios agudos geralmente há apenas inchaço do te-

cido mole sem anormalidades ósseas aparentes. Pode haver luminescência de gás ao redor dos tecidos moles.

Conforme a lesão vai se tornando crônica, desenvolvem-se alterações ósseas típicas de uma lesão agressiva do osso (Fig. 14.6). Estas incluem extensiva proliferação óssea periosteal, lise irregular do osso e esclerose. A lise focal é especialmente aparente nas adjacências de implantes de metal.

Quando a infecção complica fratura, há sequestro e formação de um invólucro e/ou o retardo na cicatrização ou não cicatrização da fratura, a qual geralmente é hipertrófica.

Lesão agressiva ao osso, associada à infecção, não pode ser diferenciada com segurança da malignidade óssea com base somente nos achados radiográficos. Outros fatores devem contribuir na diferenciação, por exemplo, a presença de metástase pulmonar ou fratura espontânea indica processo neoplásico. Além disso, lesão óssea agressiva radiografada em um local de predisposição à malignidade óssea em idosos, e cães de raça de grande porte sem histórico de traumas ósseos geralmente não são casos de osteomielite. Entretanto, lesão óssea agressiva radiografada em local de fixação de fratura interna recente provavelmente seja uma infecção. Malignidades e infecções ocasionalmente surgem em locais de fraturas antigas ou reparos e, nesses casos, é necessário ser mais cauteloso na ausência de biópsia do osso.

Exames de Sangue de Rotina

As análises hematológica e bioquímica do soro geralmente auxiliam pouco na confirmação do diagnóstico em suspeitas de osteomielite bacteriana. Leucocitose, em decorrência da neutrofilia e desvio à esquerda, é achado inconsistente.

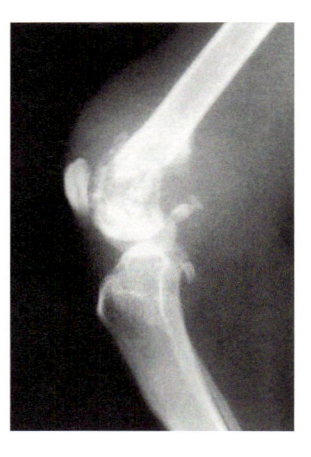

Figura 14.6 – Radiografia da osteomielite bacteriana na porção distal do fêmur de gato. Note a presença de alterações características de lesão óssea agressiva (isto é, padrão misto de destruição e proliferação do osso com uma margem fracamente definida, demarcando o osso normal do alterado). Com base apenas na radiografia, estas alterações não permitem fazer a diferenciação entre infecção e malignidade.

978-85-7241-841-6

Cultura da Biópsia do Osso

A biópsia do osso ou os implantes assepticamente retirados do osso no momento da cirurgia devem ser submetidos ao cultivo bacteriano aeróbio e anaeróbio e ao antibiograma. Como alternativa, pode-se utilizar biópsia dos tecidos moles localizados ao redor do osso. A cultura anaeróbia é essencial, pois em torno de 60% de todos os casos de osteomielite há a presença de um agente anaeróbio (Muir e Johnson, 1992). A administração prévia de antibióticos reduz a chance de cultura bem-sucedida. *Swabs* dos seios com secreção não são satisfatórios, pois o trato normalmente apresenta invasão de bactérias secundárias.

Se houver qualquer incerteza no diagnóstico, principalmente em relação à possibilidade de uma malignidade, um espécime adicional de biópsia deve ser fixado em formalina e submetido a exame histopatológico.

Tratamento

O tratamento da osteomielite normalmente depende da combinação de terapias cirúrgica e medicinal:

- O tecido mole necrosado deve ser debridado cirurgicamente para que permaneça apenas osso sadio e vascularizado. Implantes cirúrgicos, os quais podem agir como um foco contínuo de infecção, devem ser removidos.
- Drenagem é realizada para a eliminação de espaços mortos. Considerar a cavidade medular para drenar o osso. A drenagem deve ser mantida pelo manuseio da ferida aberta ou pela inserção de tubos de drenagem (Daly, 1985).
- Instabilidade persistente de uma fratura é geralmente o principal fator de osteomielite secundária no reparo de fraturas. Alcançar a rigidez absoluta no local da fratura é um importante fator no controle de infecções.
- O resultado do antibiograma deve direcionar a antibioticoterapia. Durante a espera do resultado laboratorial, a terapia deve ser realizada com um agente bactericida de amplo espectro resistente à betalactamase. Considerar o uso de amoxicilina potencializada pelo clavulanato ou derivados da cefalosporina durante este período. Metronidazol pode ser incluído devido à sua ação contra anaeróbios.
- Somente mude a escolha inicial do antibiótico se for indicado pelo antibiograma. Evite medicamentos bacteriostáticos como lincosamidas (lincomicina e clindamicina) e tetraciclinas, a menos que especificamente indicadas pelo antibiograma.
- Pequeno suplemento sanguíneo é importante na patogênese da osteomielite, no controle de infecções controladas apenas por medicamentos bacteriostáticos. Altas doses de antibióticos são necessárias para facilitar a penetração em áreas de pouca perfusão sanguínea.
- A administração de agentes antibacterianos sistêmicos deve ser mantida por período mínimo de 6 semanas ou 2 semanas após a resolução completa dos sinais clínicos.
- Implantes cirúrgicos de esferas de polimetilmetacrilato impregnadas com gentamicina podem ser úteis em determinados casos de infecções de resistência múltipla (Brown e Bennett, 1989).
- Cuidados adicionais à terapia incluem frequente atenção ao curativo e ao dreno. Os movimentos devem ser restringidos nos estágios iniciais do tratamento, porém restrição prolongada de exercícios não é aconselhável, pois pode acarretar formação de aderências.

978-85-7241-841-6

Prognóstico

Varia de acordo com o estágio da doença. A osteomielite hematógena geralmente responde bem a tratamentos prolongados com antibióticos, contanto que a fonte primária da infecção possa ser eliminada. A osteomielite pós-traumática normalmente tem bom prognóstico, desde que o tratamento adequado seja iniciado rapidamente. Isto pode ser caro. O prognóstico se torna mais reservado em osteomielites crônicas, já que a terapia pode ser prolongada e cara, às vezes com recaídas que ocorrem meses ou até mesmo anos depois, e pode haver alteração irreversível de tecidos moles.

Osteomielite Fúngica

Exceto o aspergilos, a osteomielite fúngica é rara. Muitos casos estão restritos à distribuição geográfica e alguns nunca foram diagnosticados no Reino Unido. A osteomielite associada à *Cryptococcus neoformans* foi relatada em cão no Reino Unido (Brearley e Jeffery, 1992).

As aspergiloses normalmente causam infecção óssea como extensão da rinite micótica ou sinusite. O tratamento se baseia na administração de agentes antifúngicos (Sharp *et al.*, 1991). A disseminação do *Aspergillus* spp. para outros sistemas corpóreos ocorre ocasionalmente, incluindo o esqueleto, e pode se apresentar como discospondilite (ver Discospondilite Fúngica, mais adiante) (Day e Penhale, 1988).

Osteomielite Protozoária

É rara. Foi encontrada em associação à leishmaniose, e pode, em alguns casos, ser a única manifestação clínica da doença (Fig. 14.7). Ver Capítulo 5 para mais detalhes sobre leishmaniose.

978-85-7241-841-6

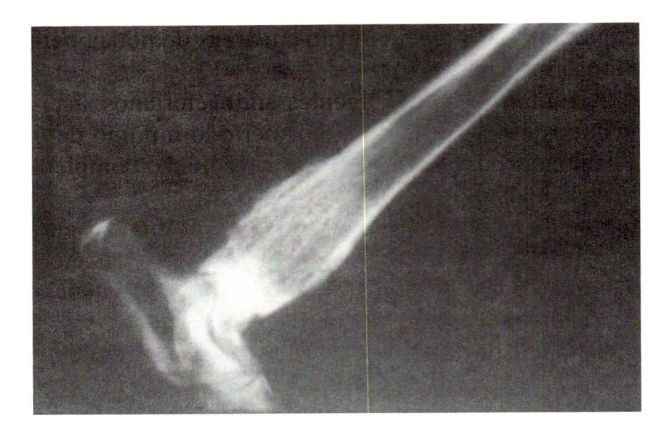

Figura 14.7 – Radiografia demonstrando a osteomielite que se constatou ser causada pela leishmaniose. (Fotografia gentilmente cedida por Artur Font).

Osteomielite Viral

Está bem demonstrado que vírus podem infectar ossos em cães e gatos. Em estudos experimentais, ocasionalmente os vírus causam lesões ósseas identificáveis, como necrose (Mee *et al.*, 1992). No entanto, a confirmação do papel dos vírus em infecções clínicas de ossos permanece sem descrição.

A osteopatia metafiseal (OM; osteodistrofia hipertrófica) é uma doença inflamatória poliostática de cães jovens. Evidências recentes sugerem etiologia infecciosa para a OM. A lesão metafiseal é reconhecida em cães com CDV (Baumgartner *et al.*, 1995), e sangue retirado de cães com OM levaram ao desenvolvimento de CDV, quando infundidos em receptores não vacinados. Mee *et al.* (1992, 1993) demonstraram a presença do ácido ribonucleico (RNA, *ribonucleic acid*) e do ácido ribonucleico mensageiro (mRNA) do CDV em osteoblastos e em células da medula óssea de cães infectados com o CDV e na metáfise afetada de cães com OM. No entanto, ainda não se confirmou que CDV seja um agente etiológico na patogênese da OM, e é provável que a OM seja síndrome associada a indivíduos geneticamente predispostos, desenvolvendo a doença quando em contato com qualquer um dos diversos agentes inflamatórios.

Discospondilite

É o termo aplicado à infecção dos discos intervertebrais e corpos vertebrais adjacentes. Ocorre quando a bactéria ou o fungo são implantados por:

- Disseminação hematógena da infecção.
- Migração de corpos externos, como espinhos.

- Contaminação iatrogênica no momento da cirurgia espinhal.
- Extensão de infecções paravertebrais ou penetração por feridas.

De todos estes, a disseminação hematógena da infecção é provavelmente o meio mais comum, embora a discospondilite seja mais comum em cães de áreas onde infecções por espinhos representam problema. Muitos casos de discospondilite são bacterianos. O espaço do disco lombossacral e os discos da articulação toracolombar são normalmente os mais afetados.

Discospondilite Bacteriana

O espectro dos microrganismos isolados a partir de casos de discospondilite bacteriana é similar aos da osteomielite bacteriana (ver anteriormente). Apesar de não ser endêmico no Reino Unido, *Brucella canis* pode provocar discospondilite. Em áreas endêmicas, títulos de *B. canis* devem ser avaliados em todos os cães com discospondilite, pois esta é uma zoonose importante.

Histórico e Manifestações Clínicas

Cães de qualquer idade ou raça podem ser acometidos por discospondilite bacteriana, porém cães jovens de raças de grande porte parecem ser mais predispostos. Já foi relatada em gatos, mas é rara. Os sinais clínicos predominantes incluem:

- Dor na espinha: comum e pode ser intensa.
- Febre persistente ou recorrente: comum.
- Déficit neurológico: incluindo ataxia, fraqueza, hiperestesia, hiper-reflexia, hiporreflexia, paralisia e incontinência urinária.
- Perda de peso acentuada.
- Sério desgaste dos músculos paraespinhais.

O diagnóstico é difícil pelo fato de a sintomatologia clínica não ser específica. A discospondilite deve sempre ser considerada como diagnóstico diferencial para febre de origem desconhecida (ver Cap. 7).

Protocolo de Diagnóstico

O protocolo de diagnóstico para casos suspeitos de discospondilite bacteriana é:

- Radiografia espinhal.
- Considerar mielografia na presença de déficits neurológicos.
- Considerar análise hematológica.
- Considerar punção e análise do fluido cerebroespinhal (FCE) (na presença de déficits neurológicos).

- Obter espécimes (aspirado do disco, FCE, sangue ou urina) para cultura bacteriana e antibiograma, antes da administração de antibióticos.
- Considerar espécimes de biópsia cirúrgica.

Radiografia e Mielografia

Radiografias de boa qualidade da espinha são essenciais para o diagnóstico da discospondilite, embora os sinais clínicos ocasionalmente precedam os sinais radiográficos. O achado radiográfico precoce é o estreitamento do espaço intervertebral. Mais frequentemente, alterações avançadas são encontradas no momento da radiografia (Fig. 14.8):

- Destruição do osso vertebral nos dois lados do disco, dando a este uma aparência irregular.
- Aumento aparente da largura do espaço do disco como resultado da destruição da placa terminal.
- Geralmente há esclerose dos corpos vertebrais, nos dois lados da área lítica, e encurtamento dos corpos vertebrais afetados devido à destruição da placa terminal.
- Quase sempre a espondilose ventral é prolífica, mas não é, por si só, indicador de infecção do disco.
- Podem ser afetados múltiplos discos, porém cuidado deve ser tomado na diferenciação de casos de discospondilite fúngica (ver a seguir).

A mielografia deve ser considerada em pacientes com déficits neurológicos, os quais podem ser candidatos à cirurgia descompressiva. Recomenda-se dirigir-se a um centro especializado.

Investigações Laboratoriais

Como em outras infecções bacterianas do sistema esquelético, análises hematológicas e bioquímicas no sangue periférico não são achados consistentes, embora possam fornecer evidências de um processo inflamatório sistêmico em casos em que a origem da febre é desconhecida.

O FCE de animais afetados pode estar normal ou pode apresentar aumento do conteúdo proteico e/ou aumento do número de células brancas do sangue, com predominância de neutrófilos, em particular se a infecção tenha se estendido ao canal espinhal e esteja causando meningite ou mielite (ver Cap. 15).

O teste mais utilizado para a confirmação da suspeita de discospondilite bacteriana é a submissão de amostras para a cultura bacteriana e antibiograma. Em infecção lombossacral, aspiração feita com agulha fina pode ser obtida diretamente do disco por punção lombar. No entanto, na falta de experiência, o alcance é tecnicamente difícil, e não é viável em outros pontos da espinha. Alternativas incluem:

- Cultura do sangue.
- Cultura do FCE, principalmente se houver déficit neurológico ou evidências de extensão da infecção no canal espinhal na análise do FCE.
- Cultura da urina. É bastante sugerida, pois infecções do trato urinário podem resultar na disseminação de microrganismos por via hematógena, localizando-se no disco intervertebral. Evidências recentes, entretanto, sugerem que a infecção simultânea do trato urinário e do disco é coincidente. Cães afetados provavelmente tenham outras infecções simultâneas, como da pele e da articulação sinovial periférica.

Tratamento

Muitos casos de discospondilite são tratados com antibióticos sistêmicos por períodos prolongados e com confinamento. Os critérios para a escolha da droga são semelhantes aos da osteomielite bacteriana (ver ante-

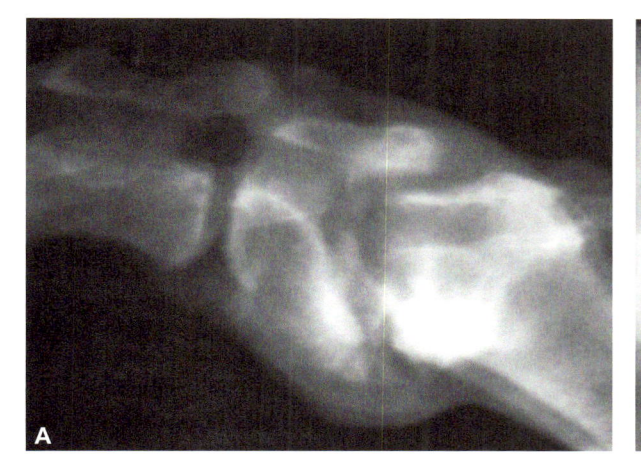 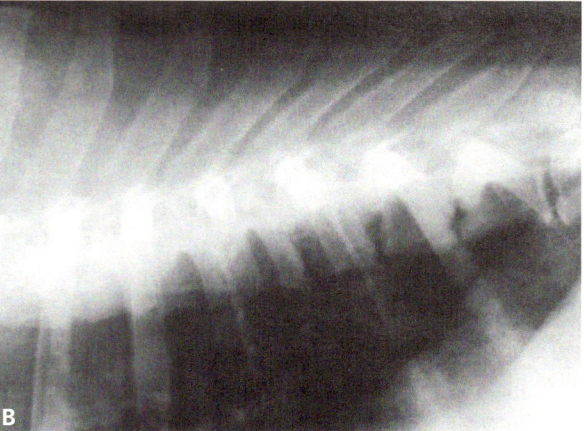

Figura 14.8 – Radiografias da discospondilite em articulações (*A*) lombossacral e (*B*) intervertebral torácica. Note a formação do novo osso e a destruição das placas terminais em ambas as radiografias. (Fotografia [*B*] gentilmente cedida pelo Dr. Ian Ramsey, University of Glasgow.)

riormente). O resultado da cultura pode ser negativo em determinados casos, e se antibiogramas não estiverem disponíveis, deve ser utilizado agente bactericida de amplo espectro resistente à betalactamase.

Prognóstico

Depende da capacidade de eliminar o microrganismo causador e no grau de déficit neurológico. Geralmente, o prognóstico é bom para animais que apresentem apenas dor na espinha, mas se torna reservado a ruim de acordo com o progresso dos sinais neurológicos.

Descompressão cirúrgica ou estabilização é indicada em casos com déficits neurológicos evidentes. A estabilização também é indicada para discospondilites crônicas, recorrentes ou que não apresentem respostas. A intervenção cirúrgica pode ser combinada à curetagem, o que facilita a coleta de material para cultura bacteriana e permite debridamento completo do material necrosado. A intervenção cirúrgica da discospondilite é tecnicamente exigente e cara. Recomenda-se dirigir-se a um centro especializado.

Discospondilite Fúngica

Entre outros pontos do esqueleto, a disseminação da infecção por *Aspergillus* spp. se apresenta ocasionalmente como discospondilite. Neste contexto em particular, *Aspergillus* spp. foi associado à síndrome de discospondilite múltipla, à qual fêmeas de Pastor Alemão são especialmente pré-dispostas. Os cães afetados geralmente não possuem anticorpos contra o microrganismo. O tratamento baseia-se na administração prolongada ou permanente de antifúngicos sistêmicos, porém o prognóstico é ruim.

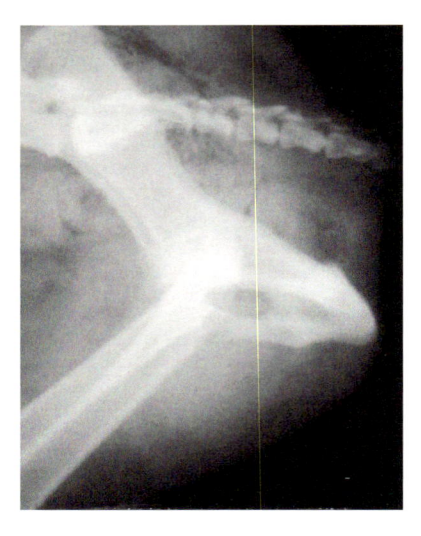

978-85-7241-841-6

Figura 14.9 – Radiografia da miosite clostridial. Note a presença de gás dentro dos tecidos moles. (© Dr. Bryn Tennant.)

Miopatias Infecciosas

Agentes infecciosos envolvendo músculos de cães e gatos incluem:

- Miopatia bacteriana focal.
- Miopatia protozoária (toxoplasmose, neosporose).
- Miopatia parasitária (Craig, 1989).
- Miopatia bacteriana generalizada, por exemplo, associada à leptospirose.

Dentre estas, somente a miopatia bacteriana focal e a miopatia protozoária são de importância clínica.

Miopatias Bacterianas Focais

A miopatia bacteriana focal é relativamente rara em cães e gatos. Normalmente resulta de um trauma, como ferida por mordida, acidentes de tráfego em estradas ou contaminação cirúrgica. Os sinais clínicos são típicos de inflamação local, com claudicação e calor, dor, inchaço e desuso localizado do grupo muscular afetado. Os microrganismos comumente encontrados incluem *Staphylococcus intermedius* e *Clostridium perfringens*.

A radiografia normalmente demonstra inchaço dos tecidos moles. No entanto, pode haver periostite reativa nos ossos vizinhos e sombra gasosa é vista quando microrganismos formadores de gás, como *C. perfringens*, estiverem presentes (Fig. 14.9).

A biópsia do tecido deve ser obtida para cultura bacteriana e antibiograma. A essência do tratamento é a terapia antibacteriana, e o critério de seleção é semelhante ao das demais osteomielites bacterianas. O melhor tratamento para infecção por *Clostridium* spp. inclui o uso de metronidazol ou clindamicina. São indicados, ainda, o debridamento cirúrgico dos tecidos necrosados e a drenagem cirúrgica.

Raramente ocorre a infecção dos músculos por *C. tetani*. Animais tipicamente afetados apresentam lesão 5 dias após o ferimento inicial.

Miopatias Protozoárias

Polimiosites são relatadas em cães e gatos em associação à infecção tanto por *Toxoplasma gondii* como por *Neospora caninum* (ver Cap. 15). A apresentação clássica da miopatia protozoária em cães é a rigidez do extensor de membros pélvicos. Muitos animais afetados possuem menos de 4 meses de vida. No entanto, há documentação de casos em adultos. Normalmente há atrofia muscular e hiporreflexia. A rigidez do extensor pode ser grave, o que induz fraturas nas fises de cães jovens.

A hiperestasia muscular foi documentada em associação à toxoplasmose felina (Lappin *et al.*, 1989). A infecção protozoária pode ser considerada no diagnóstico diferencial em gatos hiperestéticos.

Hepatozzon canis e espécies relacionadas foram encontradas na África, no sul da Europa, na Ásia e na América. A infecção é transmitida pelo carrapato *Rhipicephalus sanguineus*. Amostras americanas são associadas à polimiosite e demonstram sinais de grave desgaste muscular, pirexia e depressão, com excreção nasal e ocular purulenta. Raramente, apesar desses sintomas, muitos cães continuam com bom apetite. A doença é de curso prolongado e pode haver períodos de aparente diminuição. Normalmente a hematologia apresenta leucocitose em decorrência da neutrofilia e desvio à esquerda, e leve anemia regenerativa. A radiografia demonstra uma reação periosteal difusa. Amostras de outras regiões geográficas parecem ser menos patogênicas e os casos se apresentam com leve doença sistêmica, sem poliomiosite. O microorganismo pode ser encontrado em neutrófilos periféricos (amostras não americanas) ou em biópsias musculares (amostras americanas). Não há tratamento bem estabelecido, no entanto, vários medicamentos antiprotozoários têm sido testados. É recomendável administrar analgésicos não esteroides durante as crises. É comum ocorrer recaída após terapias aparentemente bem-sucedidas, e muitos cães eventualmente morrem por causa da doença.

Dosagens de Medicamentos

Ver Apêndice 3.

REFERÊNCIAS E LEITURA COMPLEMENTAR

Barton MD, Ireland L, Kirschner JL and Forbes C (1985) Isolation of *Mycoplasma spumans* from polyarthritis in a greyhound. *Australian Veterinary Journal* **62**, 206

Baumgartner W, Boyce RW and Alldinger S (1995) Metaphyseal bone lesions in young dogs with systemic canine distemper virus infection. *Veterinary Microbiology* **44**, 201-209

Bennett D and May C (1995) Joint diseases of dogs and cats. In: *Textbook of Veterinary Internal Medicine, 4th* edn, ed. SJ Ettinger and EC Feldman, pp. 2032-2076 WB Saunders, Philadelphia

Bennett D and Taylor DJ (1988) Bacterial infective arthritis in the dog. *Journal of Small Animal Practice* **29**, 207-230

Brearley MJ and Jeffery N (1992) Cryptococcal osteomyelitis in a dog. *Journal of Small Animal Practice* **33**, 601-604

Brown A and Bennett D (1989) The use of gentamycin impregnated methylmethacrylate beads for the treatment of bacterial infective arthritis. *Veterinary Record* **123**, 625-626

Craig TM (1989) Parasitic myositis of dogs and cats. *Seminars in Veterinary Medicine and Surgery (Small Animal)* **4**, 161-167

Daly WR (1985) Orthopaedic infections. In: *Textbook of Small Animal Surgery, 1st edn*, ed. DH Slatter, pp. 2020-2034 WB Saunders, Philadelphia

Day MJ and Penhale WJ (1988) Humoral immunity in dogs with disseminated *Aspergillus terreus* infection in the dog. *Veterinary Microbiology* **16**, 283-287

Dunn J K, Dennis R and Houlton JEF (1992) Successful treatment of two cases of metaphyseal osteomyelitis in the dog. *Journal of Small Animal Practice* **33**, 85-89

Gibson NR, Carmichael S, Li A, Reid WJ, Normand EH, Owen MR and Bennett D (1999) Value of direct smears of synovial fluid in the diagnosis of canine joint disease. *Veterinary Record* **144**,463-465

Houlton JEF (1994) Ancillary aids to diagnosis. In: *Manual of Small Animal Arthrology,* ed. JEF Houlton and R Collinson, pp. 22-38 BSAVA Publications, Cheltenham

Lappin MR, Greene CE, Winston S, Toll SL and Epstein ME (1989) Clinical feline toxoplasmosis. Serologic diagnosis and therapeutic management of 15 cases. *Journal of Veterinary Internal Medicine* **3**, 139-143

May C, Bennett D and Carter SD (1991) Serodiagnosis of Lyme disease in UK dogs. *Journal of Small Animal Practice* **32**, 170-174

Mee AP, Gordon MT, May C, Bennett D, Anderson DC and Sharpe PT (1993) Canine distemper viral transcripts detected in the bone cells of a dog with metaphyseal osteopathy. *Bone* **14**, 59-67

Mee AP, Webber DM, May C, Bennett D, Sharpe PT and Anderson DC (1992) Detection of canine distemper virus in bone cells in the metaphyses of distemper-infected dogs. *Journal of Bone and Mineral Research* **7**, 829-833

Muir P and Johnson KA (1992) Anaerobic bacteria isolated from osteomyelitis in clogs and cats. *Veterinary Surgery* **21**, 463-466

Sharp NJ, Harvey CE and O'Brien JA (1991) Treatment of canine nasal aspergillosis/penicillosis with fluconazole (UR-49,858). *Journal of Small Animal Practice* **32**, 513-516

Thomas WB (2000) Diskospondylitis and other vertebral infections. *Veterinary Clinics of North America* **30**, 169-182

978-85-7241-841-6

15

Sistema Nervoso

Clare Rusbridge

978-85-7241-841-6

Introdução

Comparando-se com outros órgãos, as infecções do sistema nervoso são raras. Para se estabelecer no sistema nervoso, o agente infeccioso deve vencer os mecanismos normais de defesa como a barreira sangue-cérebro/nervo, astrócitos e a microglia fagocitária. Fatores do hospedeiro, como o comprometimento da barreira sangue-cérebro ou imunodeficiência, aumentam a probabilidade de infecção. O sistema nervoso não possui tecido linfoide secundário e apresenta baixas concentrações de mecanismos de defesa humoral como o sistema complemento. Uma vez estabelecida a infecção, o progresso geralmente é rápido. É essencial que se faça o diagnóstico e o tratamento rapidamente. Mediadores inflamatórios são neurotóxicos e outras consequências da inflamação, como aumento da circulação sanguínea ou edema, são igualmente indesejáveis no espaço confinado do sistema nervoso. Muitos dos sinais clínicos da infecção do sistema nervoso são decorrentes da inflamação, e o clínico deve diferenciar infecção das causas comuns de inflamação, como doenças primárias imunomediadas. Além da falta de sinais específicos, o diagnóstico das infecções do sistema nervoso é dificultado pelos problemas de se demonstrar o microrganismo e pela viabilidade limitada de algumas técnicas diagnósticas, por exemplo, imagem por ressonância magnética (RM) e tomografia computadorizada (TC).

Diagnóstico das Infecções

Localização da Lesão

O diagnóstico neurológico requer a identificação das partes afetadas do sistema nervoso. A Tabela 15.1 fornece resumo útil das manifestações clínicas presente em doenças de partes do sistema nervoso. Textos sobre neurologia devem ser consultados para suporte adicional na localização de lesões dentro do sistema nervoso central, como o *Manual of Small Animal Neurology*, da British Small Animal Veterinary Association (BSAVA).

Tabela 15.1 – Manifestações clínicas associadas à disfunção de cada área funcional do sistema nervoso. Envolvimento de mais de um segmento sugere doença multifocal, a qual é a marca de inflamação/infecção do sistema nervoso central (SNC)

Manifestações clínicas	Cérebro anterior	Tronco cerebral	Cerebelo	Medula espinhal C1-C5	Medula espinhal C5-T2	Medula espinhal T3-L3	Medula espinhal L4-S3	Sistema nervoso periférico	Junção neuromuscular	Músculo
Convulsão	✓ ou X	X	X	X	X	X	X	X	X	X
Mudanças de comportamento	✓ ou X	X	X	X	X	X	X	X	X	X
Estado mental	Depressão Letargia Coma	Depressão Letargia Coma	N	N	N	N	N	N	N	N
Tremor	X#	X	Intenção	X	X	X	X	Músculo	Músculo	Músculo
Ataxia	✓ ou X	✓	✓	✓	✓	✓ MP	✓ MP	X	X	X
Andar em círculos	✓ ou X	✓ ou X	X	X	X	X	X	X	X	X
Paresia	✓	✓	X	✓	✓	✓ MP	✓ MP	✓	✓	✓
Déficits proprioceptivos	Contralateral	Ipsilateral	X	Ipsilateral	Ipsilateral	Ipsilateral	Ipsilateral	✓ ou X	X	X
Déficit na resposta à ameaça	✓ Contralateral ✓ ou X	CNVII	✓ ou X visão normal	X	X	X	X	CNVII	CNVII	X
Déficits no nervo craniano (III-XII)	X	✓ ou X	X	X	X	X	X	✓ ou X	✓ ou X*	✓ ou X*
Tônus muscular dos membros	N	N ou ↑	N ou ↑ ou ↓	↑	↓ MT ↑ MP	↑ MP	↓ MP	↓	↓	↓ ou ↑
Atrofia muscular dos membros	X	X	X	X	✓ MT	X	✓ MP	✓ ou X	✓ ou X	✓
Reflexos espinhais	N ou ↑	N ou ↑	N	N ou ↑	↓ MT ↑ MP	↑ MP	↓ MP	↓	N ou ↓	N ou ↓
Dor	✓ ou X (cabeça/cranial cervical)	✓ ou X	X	✓ ou X	✓ ou X	✓ ou X	✓ ou X	✓ ou X	X	✓ ou X

\# = ação rara ou podem ser vistos tremores de repouso; X = ausente; * = não há déficits atuais do nervo cranial, mas pode haver disfagia, disfonia, regurgitação, latido fraco; 3 = presente; ≠ = elevado; Ø = reduzido; C = segmento cervical da medula espinhal; CNVII = pode haver déficits atuais do nervo facial; L = segmento lombar da medula espinhal; MP = somente membros pélvicos; MT = somente membros torácicos; N = normal; S = segmento sacral da medula espinhal; T = segmento torácico da medula espinhal.

Patologia Clínica

A hematologia é útil, porém normalmente não é específica. Células brancas do sangue geralmente podem estar normais mesmo na presença de uma inflamação significativa do sistema nervoso central (SNC). A bioquímica do soro pode auxiliar na eliminação de distúrbios metabólicos, como encefalopatia hepática. É útil medir a concentração das enzimas creatina quinase (CK, *creatine kinase*) e aspartato aminotransferase (AST) para uma indicação de envolvimento muscular.

Análise do Fluido Cerebroespinhal

A análise do fluido cerebroespinhal (FCE) é o teste diagnóstico mais importante na avaliação da inflamação do SNC. O FCE pode ser coletado tanto na cisterna cerebelomedular como no espaço subaracnoide lombar caudal. O FCE normalmente circula na direção cranial-caudal e é preferível fazer a coleta em um ponto caudal à lesão suspeita. Métodos de coleta estão descritos no *Manual of Small Animal Neurology* da BSAVA (Wheeler, 1995) e em uma série de livros. Algumas infecções do sistema nervoso estão associadas ao elevado risco de herniação cerebral após a coleta do FCE. RM ou TC são importantes na avaliação pré-operatória e são essenciais para o diagnóstico desta complicação. A coleta do FCE do espaço subaracnoide lombar caudal não reduz o risco de herniação.

A amostra coletada deve ser examinada quanto ao aspecto de coloração e turbidez (Fig. 15.1). A contagem de células, proteína total e diferencial deve ser realizada. A amostra deve ser manipulada por laboratório especializado; contudo, geralmente é mais vantajoso para o clínico realizar alguns testes em seu próprio laboratório de análises, para identificar o processo da doença enquanto os resultados do laboratório são aguardados. A contagem de células pode ser obtida utilizando-se um hemocitômetro, e a contagem diferencial pode ser obtida após sedimentação da amostra (Fig. 15.2). Analisadores automáticos são incapazes de contar com exatidão o baixo número de células presente no FCE normal e anormal, assim, não devem ser utilizados. Antes de se obter o FCE, é importante que se verifique com o laboratório comercial como eles desejam que a amostra seja manipulada.

O FCE normal é um fluido claro com baixo número de células e baixa concentração proteica (Tabela 15.2). Elevação no número de células ou na concentração de proteínas sugere resposta inflamatória. Pode-se mensurar o título de anticorpos específicos do fluido. As imunoglobulinas não atravessam a barreira sangue-cérebro intacta, desta forma, título positivo sugere que o agente infeccioso esteja presente no SNC. A Figura 15.3 dá um esboço da interpretação da citologia do FCE e a Figura 15.4 trás alguns exemplos de tais investigações.

O FCE deve ser cultivado anaeróbia e aerobiamente. Para otimizar os resultados, ele deve ser inoculado em meio de cultura líquido de maneira semelhante ao utilizado na cultura de sangue (ver Cap. 7). No antibiograma devem ser empregados antibióticos que sabidamente atravessem a barreira sangue-cérebro (como sulfonamidas potencializadas, metronidazol e fluoroquinolonas). A sensibilidade a outros antibacterianos ainda pode ser clinicamente importante para animais com barreiras hematoencefálicas anormais.

Um método grosseiro de se determinar a concentração proteica é colocar algumas gotas do FCE em uma fita de reação urinária. O valor normal é o sinal de 0,3g/L (+1). Este método não é confiável para pequenos aumentos e deve ser reforçado por uma avaliação laboratorial. Refratômetros não são suficientemente

978-85-7241-841-6

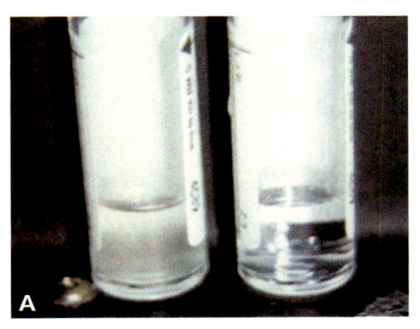 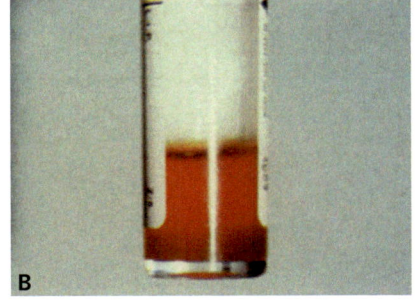 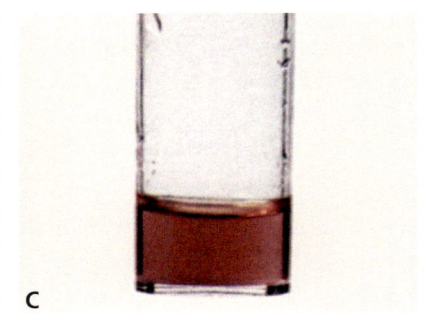

Figura 15.1 – (*A*) (*Direita*) Amostra de fluido cerebroespinhal (FCE) normal. (*Esquerda*) Amostra com marcada turbidez; a contagem de células foi de 4.600 células/mL. Alteração na turbidez não é detectada até que a contagem de células seja >100 células/mL; portanto, um exame grosseiro do FCE não é suficiente para detectar doença inflamatória. Reproduzido de *In Practice* (1997) **19**, 324, com permissão. (*B*) Xantocromia, uma coloração amarela associada à degradação hemorrágica ou aumento da concentração proteica (por exemplo, na peritonite infecciosa felina); ocasionalmente é vista em pacientes ictéricos. (*C*) FCE com coloração rósea normalmente é devido à contaminação sanguínea iatrogênica. Neste exemplo, a centrifugação causou formação de um sobrenadante claro.

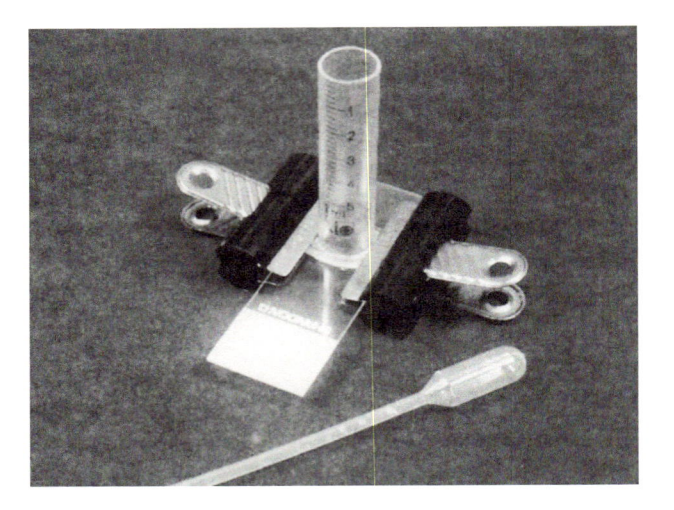

Figura 15.2 – Câmara de sedimentação para o preparo laboratorial do fluido cerebroespinhal (FCE) para avaliação citológica. A parte superior foi feita com uma seringa de 5mL e pequena quantidade de cola de silicone foi aplicada na base para criar uma superfície à prova d'água. Cuidados devem ser tomados para assegurar que o "espaço" central fique livre de cola. A câmara é então fixada a uma lâmina de microscópio por meio de *clips*. O FCE coletado é adicionado à câmara e mantido sob refrigeração por 25min. O sobrenadante é pipetado, o cilindro é removido, e a lâmina deve secar naturalmente antes de ser corada e examinada. Reproduzido de *In Practice* (1997) **19**, 327, com permissão.

sensíveis para detectar pequenas concentrações proteicas presentes no FCE.

O FCE normal contém cerca de 75% de albumina; aumento do componente da globulina sugere doença imunomediada. No entanto, os médicos podem fazer avaliação quantitativa da concentração de globulina pelo teste de Pandy, sendo preferível fazer a determinação das concentrações de proteína total, albumina e globulina, em um laboratório comercial. O teste de Pandy é realizado pela adição de poucas gotas do FCE em 1mL de solução de fenol (10mg de cristais de ácido carbólico em 100mL de água destilada) e subsequente agitação. Cuidados especiais devem ser tomados na manipulação do fenol. O FCE normal desenvolve leve turgidez. FCE que contenha elevada concentração de

Tabela 15.2 – Valores normais da análise de rotina do fluido cerebroespinhal

Variável	Achados normais
Cor	Incolor
Turbidez	Claro
Contagem total de células brancas	< 6 células/µL
Contagem total de células vermelhas	0
Citologia	Poucos monócitos e linfócitos (raramente neutrófilos)
Proteína total	
Cisterna	< 0,3g/L
Lombar	< 0,45g/L

978-85-7241-841-6

globulina desenvolve uma turgidez branca, a qual é graduada em escala de +1 a +4.

Diagnóstico por Imagem

Radiografia e ultrassonografia geralmente não auxiliam a avaliação de casos suspeitos de infecção do sistema nervoso. A mielografia pode ser útil para excluir alguns diagnósticos diferenciais. A limitada viabilidade da RM e da TC restringe o uso, porém, sendo possível a realização desses exames, eles se tornam ferramentas importantes na determinação da natureza e da provável etiologia da inflamação do SNC. Essas técnicas também são importantes na eliminação de outros diagnósticos diferenciais como a neoplasia.

Infecções Causadoras de Dor no Crânio ou na Espinha

A irritação da meninge causa dor na espinha e pode se desenvolver secundariamente à inflamação ou compressão da espinha dorsal. A manifestação clínica mais comum é a dor cervicocranial, por exemplo, o animal pode apresentar a cabeça um pouco mais abaixada e dor na ventroflexão do pescoço. Dor multifocal na espinha pode ser vista em algumas condições inflamatórias. Exceto a discospondilite (ver Cap. 14), causas infecciosas de dor na espinha são raras e outros diagnósticos diferenciais devem ser considerados (Tabela 15.3). As principais causas infecciosas de dor na espinha estão resumidas na Tabela 15.4.

Meningoencefalite/Meningite Bacteriana

Exceto poucas espécies neurotróficas, como *Listeria*, as bactérias são invasoras oportunistas do SNC. Há três principais vias de infecção:

- Extensão direta, por exemplo, de otite interna ou sinusite.
- Embolia bacteriana dentro do cérebro, por exemplo, a partir de endocardite bacteriana.
- Penetração bacteriana da barreira hematoencefálica, por exemplo, infecção sistêmica a partir de infecção do cordão umbilical em neonatos.

A penetração da barreira hematoencefálica ocorre somente na presença de bacteremia contínua e comprometimento do sistema imune. A meningite bacteriana é muita rara em pequenos animais e pode ser evidência da fonte de infecção e predisposição, como trauma craniano ou imunossupressão.

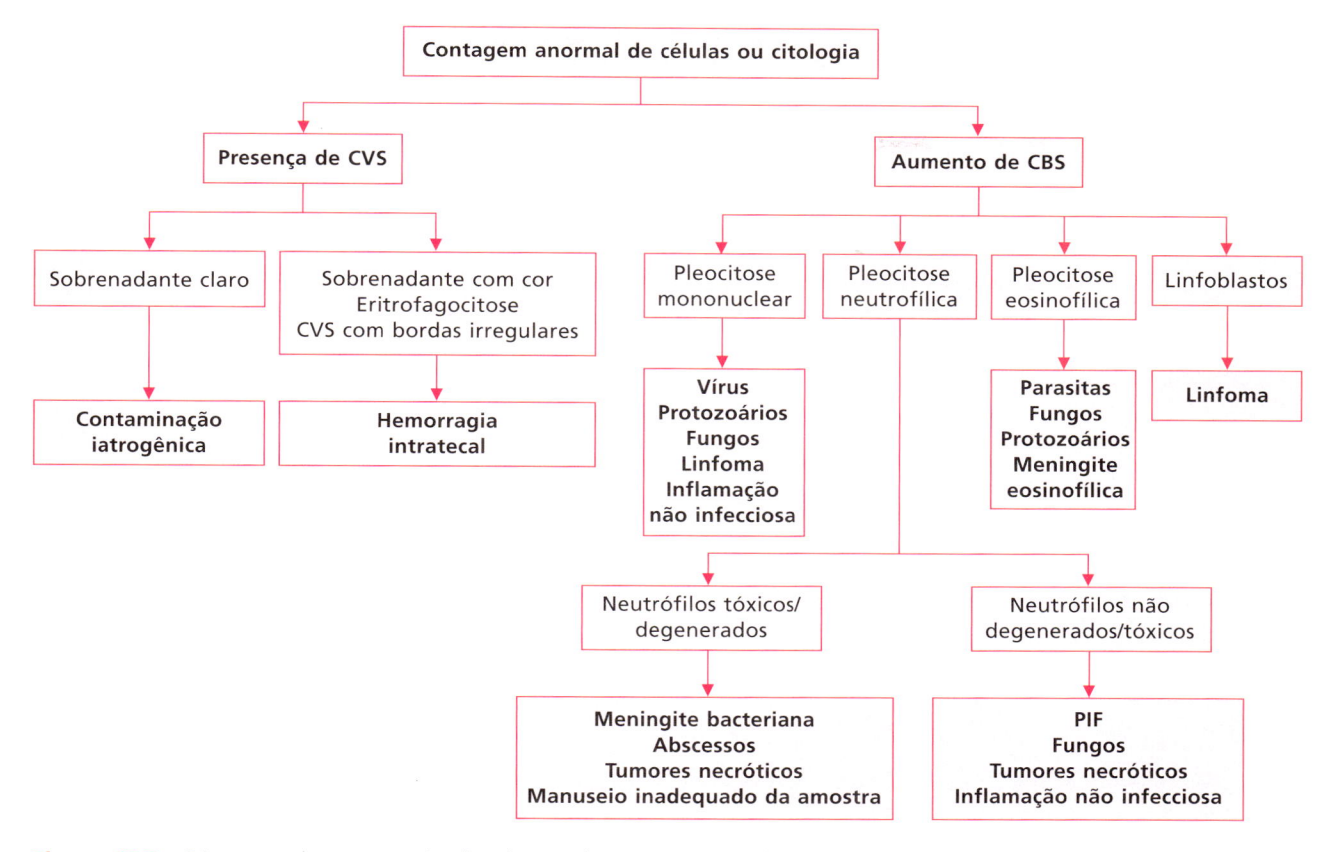

Figura 15.3 – Diagrama demonstrando abordagem da interpretação da citologia do fluido cerebroespinhal. CBS = células brancas do sangue; CVS = células vermelhas do sangue; PIF = peritonite infecciosa felina.

978-85-7241-841-6

As amostras mais comumente isoladas nas meningites bacterianas em cães e gatos são *Staphylococcus* spp. Infecções por *Pasteurella, Actinomyces, Nocardia, Flavobacterium, Streptococcus* e anaeróbios incluindo *Peptostreptococcus, Bacteroides, Fusobacterium* e *Eubacterium*, já foram reportadas.

Manifestações Clínicas

Manifestações clínicas da meningoencefalite/meningite bacteriana incluem:

- Depressão.
- Febre.
- Dor cervical.
- Hiperestesia.
- Fotofobia.
- Rigidez generalizada.
- Convulsão.
- Papiledema.
- Evidências de inflamação oftálmica no exame de fundo de olho.
- Sinais sistêmicos, por exemplo, choque séptico e bradicardia; estes são comuns. Fraqueza nos membros não é comum, a menos que haja envolvimento da medula espinhal.

Diagnóstico

A meningite bacteriana é confirmada pela análise e cultura do FCE, mas há risco considerável de herniação cerebral após punção da cisterna ou da lombar. A contagem de células é consideravelmente elevada, apresentando neutrófilos tóxicos e bactéria intracelular (Fig. 15.4, *A*). Se não houver bactérias no interior da célula, deve-se reconsiderar o diagnóstico. Alterações hematológicas e bioquímicas normalmente não são específicas, como neutrofilia com desvio à esquerda. A ausência de leucocitose não exclui meningite bacteriana.

RM e TC podem ser úteis na determinação da extensão da doença e na exclusão de alguns diagnósticos diferenciais. RM e TC são técnicas valiosas na detecção de inflamações do cérebro e de abscessos (Thomas, 1999).

Tratamento

A terapia antibacteriana deve ser iniciada o mais cedo possível. É importante selecionar uma droga bactericida que penetre a barreira hematoecefálica e que atinja altas concentrações no FCE (ver Cap. 2). O autor prefere as sulfonamidas potencializadas, até a obtenção dos

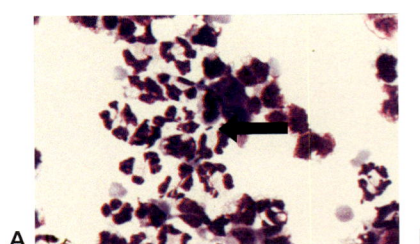 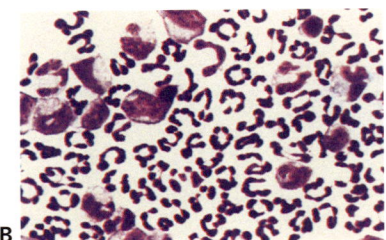 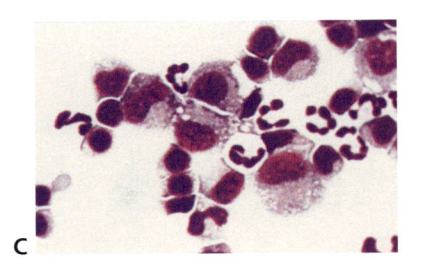

Figura 15.4 – Exemplos da citologia do fluido cerebroespinhal. (*A*) Meningite bacteriana: há pleocitose neutrofílica; muitas das células estão mortas ou morrendo e há bactéria no interior da célula (*seta*). (*B*) Meningoencefalomielite esteroide responsiva; diferente da meningite bacteriana, os neutrófilos são sadios e não há bactéria no interior da célula. (*C*) Meningoencefalomielite granulomatosa: a pleocitose mononuclear e neutrofílica é evidente, com predominância de macrófagos com citoplasma abundante (células do retículo).

978-85-7241-841-6

resultados da cultura e da coloração de Gram, pois estes medicamentos também possuem significante atividade antiprotozoária (ver adiante). O tratamento deve ser mantido por 2 semanas após o desaparecimento dos sinais clínicos. A diminuição da ingestão de fluidos eleva a mortalidade, assim, a ingestão deve ser monitorada e suplementada, se necessário.

Bactérias mortas e morrendo (liberação do lipopolissacarídeos da parede bacteriana) desencadeiam a cascata da inflamação, e o início da terapia antibacteriana pode piorar a doença. Terapias de curto prazo à base de esteroides são utilizadas em alguns casos de meningite humana (Knockaert, 1994) e podem ser benéficas na meningite bacteriana canina. A terapia com esteroides parece não afetar o prazo de alcance da esterilidade do FCE; se utilizada, os esteroides devem ser administrados 10 a 20min antes do antibacteriano. Benefícios não são alcançados se os esteroides forem administrados em períodos superiores a 12h após o aparecimento da sintomatologia clínica. É fundamental que uma amostra do FCE seja colhida antes da admi-

nistração dos esteroides. A terapia esteroide na meningite bacteriana ainda é controversa, pois os glicocorticoides podem potencializar danos isquêmicos aos neurônios, reduzir a penetração do antibacteriano ao FCE, e impedir a avaliação clínica da resposta à terapia.

Meningoencefalite Viral

Normalmente se suspeita de infecção viral do SNC com base em sintomatologia clínica, pleocitose do FCE e/ou achados histológicos ou de RM sugestivos (Fig. 15.5). Por exemplo, a poliencefalomielite felina e a encefalomielite não supurativa têm sido descritas, e há suspeitas de que a origem seja viral. Alguns casos apresentam recuperação espontânea, sem tratamento; outros parecem ser imunomediados e respondem à terapia imunossupressiva. Técnicas diagnósticas como a reação em cadeia de polimerase (PCR, *polymerase chain reaction*) permitirão a identificação de novas doenças virais (ver também doença de Borna, mais adiante).

Infecções Causadoras de Sinais Neurológicos Multifocais

As infecções associadas a sinais neurológicos multifocais em cães e gatos estão resumidas na Tabela 15.5, respectivamente.

Toxoplasmose

Toxoplasma gondii é um protozoário apicomplexo, com estágio sexual no intestino de gatos e estágio sexual no tecido de mamíferos e aves (Fig. 15.6). A doença clínica está sempre relacionada ao estágio extraintestinal, o qual se multiplica rapidamente e é disseminado a outros tecidos através da linfa e do sangue. A multiplicação intracelular acarreta morte celular e, em casos de fortes infecções, pode haver necrose difusa dos tecidos. Em muitos casos, a resposta de anticorpos do hospedeiro limita a invasão e faz com que o parasita forme cistos no cérebro, nas musculaturas esquelética e cardíaca ou

Tabela 15.3 – Diagnóstico diferencial da dor na espinha

Doença	Frequência relativa
Infecciosa	
Meningite bacteriana	Muito rara
Meningite/meningoencefalomielite viral	Rara
Discospondilite	Ocasional
Peritonite infecciosa felina	Comum
Linfoma (induzido por vírus da leucemia felina [FeLV])	Comum
Não infecciosa	
Doença degenerativa do disco intervertebral	Muito comum
Meningoencefalomielite/poliartrite responsiva a esteroides	Comum em cães
Meningoencefalomielite granulomatosa	Comum em cães
Encefalite do Pug/Maltês Terrier/Yorkshire Terrier	Rara
Meningoencefalomielite eosinofílica	Ocasional
Subluxação atlantoaxial	Ocasional
Tumor cerebral, por exemplo, meningioma	Ocasional
Neoplasia da espinha (incluindo linfomas FeLV-negativos)	Comum
Outras lesões de ocupação de espaço	Raro
Trauma espinhal	Comum

Tabela 15.4 – Causas infecciosas de dor na espinha

Doença infecciosa	Outros sinais clínicos	Contagem de células do FCE	Proteínas do FCE	Citologia do FCE	Outros testes diagnósticos
Meningite bacteriana	Depressão grave, febre +/– outros déficits neurológicos	Moderada a marcadamente aumentada	Moderada a marcadamente aumentada	Neutrófilos tóxicos Bactéria intracelular	Cultura do FCE (em frascos de cultura de sangue) ? Glicose FCE < 60% glicose do soro*
Meningoencefalomielite/ meningite viral	Depressão, febre +/– outros déficits neurológicos	Normal a moderadamente aumentada	Normal a moderadamente aumentada	Células mononucleares ocasionalmente misturadas	Título de anticorpos anticinomose no FCE Exame de fundo de olho
Discospondilite (ver Cap. 14)	Um ou mais focos de dor, especialmente nas áreas cervical e lombossacral Febre, depressão	Normal a levemente aumentada	Normal a levemente aumentada	Células mononucleares +/– neutrófilos	Radiografia RM Cultura de sangue e urina
Peritonite infecciosa felina (ver Cap. 9)	Sinais multifocais, especialmente da doença vestibular e convulsões	Moderada a marcadamente aumentada	Moderada a marcadamente aumentada	Neutrófilos Comum a coleta de FCE não produtivo	FCE Título de anticorpos coronavírus felino
Linfoma (induzido por FeLV) (ver Cap. 5)	Sinais multifocais, especialmente sinais de déficits do nervo craniano, síndrome de Horner e da cauda equina	Normal a levemente aumentada	Normal a levemente aumentada	Linfócitos maduros Linfoblastos neoplásicos podem ser vistos	Títulos de FeLV e FIV CCB diferencial Citologia da medula óssea RM Radiografia torácica e abdominal

Levemente aumentada = FCE 5 a 50 células/mL, proteína total <1g/L; Marcadamente aumentada = FCE >500 células/mL, proteína total >2g/L; Moderadamente aumentada = FCE >50 células/mL, proteína total >1g/L; * = não quantificado em animais domésticos; ? = observação clínica sem comprovação científica; CCB = contagem de células brancas do sangue; FCE = fluido cerebroespinhal; FeLV = vírus da leucemia felina; FIV = vírus da imunodeficiência felina; RM = ressonância magnética. Note que a terapia esteroide pode resultar em contagens normais de células e de proteínas.

978-85-7241-841-6

no fígado (Dubey, 1994). Esses cistos teciduais sobrevivem por toda a vida do microrganismo, e a doença clínica somente ocorre se estes cistos forem reativados.

Os animais podem se infectar pelo *T. gondii* após ingestão de tecidos infectados ou pela ingestão de comida ou água contaminada com fezes infectadas; muitas infecções são subclínicas. Se houver a infecção da fêmea durante a gestação, o *T. gondii* pode se multiplicar na placenta e atingir o feto.

Manifestações Clínicas

A toxoplasmose normalmente é incluída no diagnóstico diferencial de doenças neurológicas, mas é rara. É infecção multissistêmica; sinais neurológicos são observados em cerca de 10% dos animais afetados, são de natureza multifocal e podem incluir transtornos à consciência, convulsão, perda visual, baixa coordenação, andar em círculos, torcicolo, anisocoria e disfunção da medula espinhal. É improvável que o animal apresente apenas sinais neurológicos. Sinais sistêmicos, na ordem de prevalência, incluem:

- Febre.
- Anorexia.
- Oftalmite (principalmente uveíte).
- Pneumonia.
- Hepatite.
- Miosite.
- Pancreatite.
- Miocardite.
- Lesões cutâneas (raro).

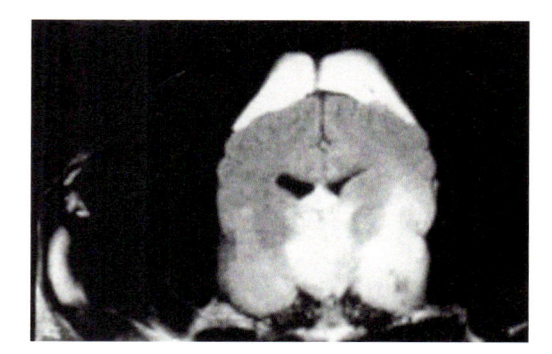

Figura 15.5 – Imagem da ressonância magnética de um Boxer de 4 anos de idade, que foi apresentada após estado epilético. Demonstração da imagem de um corte transversal do cérebro. Há elevação do sinal (ou seja, branco) dentro do sistema límbico, indicativo de edema. A natureza multifocal sugere etiologia inflamatória e a localização na massa cinzenta sugere causa viral. Aspecto semelhante foi visto em humanos com encefalite por herpesvírus. A análise do fluido cerebroespinhal revelou leve pleocitose linfocítica/neutrofílica; o isolamento viral e a sorologia para herpesvírus canino e para o vírus da cinomose foram negativos.

Tabela 15.5 – Infecções que acarretam sinais multifocais no sistema nervoso central de cães

Doença	Sinais clínicos comuns	Contagem de células no FCE	Proteínas no FCE	Citologia do FCE	Outros testes diagnósticos úteis	Frequência
Neosporose	Envolvimento típico do SNP/ muscular e hepático	Normal a levemente aumentada	Normal a levemente aumentada	Neutrófilos Eosinófilos	Títulos de anticorpos Bioquímica do soro Eletrofisiologia Radiografia	Ocasional
Cinomose	Convulsões Doença da fossa caudal Neurite ótica Sinais da medula espinhal Dor na espinha	Normal a moderadamente aumentada	Normal a moderadamente aumentada	Células mononucleares ocasionalmente misturadas	Títulos de anticorpos no FCE RM Identificação do antígeno por imunofluorescência indireta	Ocasional
Criptococose	Convulsões e doença da fossa caudal + /– sinais sistêmicos	Normal a moderadamente aumentada	Levemente a marcadamente aumentada	Mistura de células mononucleares e células polimorfonucleares	Demonstração do microrganismo pela coloração indiana Título de CRAG (soro/FCE) RM/TC	Rara
Toxoplasmose	Estado mental alterado, convulsões Sinais sistêmicos	Normal a moderadamente aumentada	Normal a levemente aumentada	Mistura de células mononucleares e células polimorfonucleares	Bioquímica do soro Radiografia Títulos de anticorpos Eletrofisiologia	Rara
Raiva	Mudanças de comportamento Paralisia, sinais do NC	Desconhecida	Desconhecida	Células mononucleares	Anticorpos para antígenos virais	Rara
Encefalite transmitida por carrapato	Febre, sinais do SNP, estado mental alterado, convulsões, sinais vestibulares	Levemente a marcadamente aumentada	De levemente a marcadamente aumentada	Células mononucleares, predominantemente linfócitos	Títulos de anticorpos no soro/FCE	Sazonal somente em áreas endêmicas (norte da Europa central)
Neuroborreliose	Sinais do SNP (especialmente nervo facial) e dor	Desconhecida	Desconhecida	Desconhecida	Títulos de anticorpos no soro/FCE Lesão de pele eritematosa em torno de 7 semanas antes	Somente em áreas endêmicas
Pseudorraiva (doença de Aujeszky)	Doença periaguda, em geral, rapidamente fatal Ptialismo, prurido, depressão, agitação, perambular desorientadamente	Desconhecida	Desconhecida	Desconhecida	Histórico de contato com porcos ou gado Ingestão de carne ou sobras contaminadas	Rara

Levemente aumentada = FCE 5 a 50 células/mL, proteína total <1g/L; Marcadamente aumentada = FCE >500 células/mL, proteína total >2g/L; Moderadamente aumentada = FCE >50 células/mL, proteína total >1g/L; FCE = fluido cerebroespinhal; NC = nervo cranial; RM = ressonância magnética; SNP = sistema nervoso periférico; TC = tomografia computadorizada.

978-85-7241-841-6

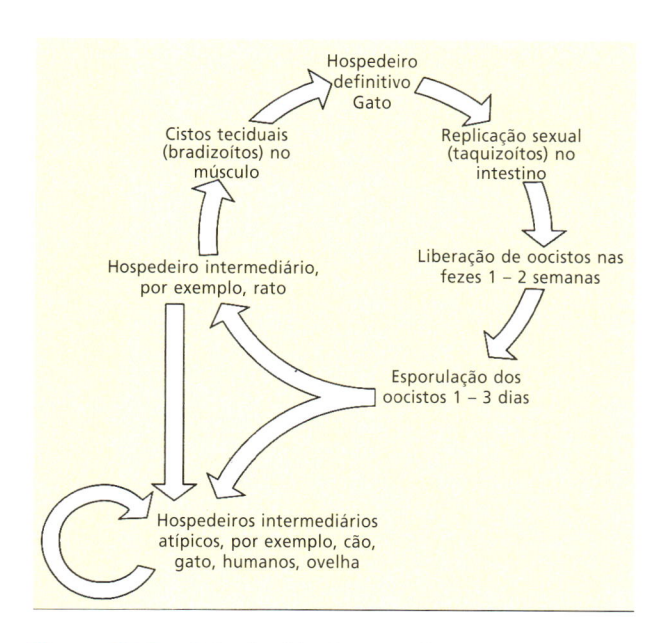

Figura 15.6 – Ciclo de vida do *Toxoplasma gondii*.

A descrição de muitos destes sinais será feita nos capítulos apropriados deste manual. Apesar de acreditar-se que a imunossupressão interfira no desenvolvimento da doença, comparativamente poucos animais apresentaram infecções ou doenças concomitantes. A infecção pelo vírus da imunodeficiência felina (FIV, *feline immunodeficiency virus*) não predispõe a toxoplasmose, diferentemente do vírus da imunodeficiência humana (HIV, *human immunodeficiency virus*) em humanos; no entanto, a imunossupressão causada pelo vírus da cinomose canina (CDV, *canine distemper virus*) pode ativar a infecção protozoária latente (Tipold *et al.*, 1992).

Diagnóstico

Alterações hematológicas, se presentes, não são específicas. Concentrações anormais de enzimas hepáticas e bile são comuns. Animais com pancreatite podem apresentar concentrações elevadas de amilase e/ou lipase. A miosite pode ser indicada por aumento na concentração de CK. A radiografia torácica pode revelar pneumonia difusa intersticial e alveolar e enfisema compensatório.

É difícil confirmar o diagnóstico da toxoplasmose. O único método confiável é o isolamento de taquizoítos na biópsia ou em aspirado de um animal com sinais clínicos apropriados (Fig. 15.7). Alternativamente, o diagnóstico presuntivo pode ser realizado por sorologia, sintomatologia clínica da doença, exclusão de outras causas e resposta a medicamentos antiprotozoários. Testes para dosagem de anticorpos anti-imunoglobulina G (anti-IgG) não são confiáveis, pois muitos animais apre-

sentam títulos negativos ou baixos durante a toxoplasmose aguda. Ainda, muitos gatos são expostos ao *T. gondii* e muitos gatos normais apresentam altos títulos de anticorpos, e permanecem positivos por meses, até anos, após a infecção. Aumento de 4 vezes no título de IgG é indicativo de infecção recente, mas para isto são necessárias duas amostras com intervalo de 2 a 4 semanas, e nem todos os animais apresentam tal aumento.

Títulos positivos para imunoglobulina M (IgM) são mais confiáveis e indicam infecção recente. Experimentalmente, títulos positivos são obtidos dentro de 2 a 3 semanas após a inoculação e geralmente são negativos por 16 semanas após a inoculação. Títulos de anticorpos no FCE podem ser úteis; no entanto, gatos normais podem ser positivos.

A precisão do teste diagnóstico depende da metodologia. O teste de aglutinação modificado (que utiliza acetona na fixação de taquizoítos) é superior ao teste de coloração de Sabin-Feldman, IgM e o ensaio imunoabsorvente ligado à enzima (ELISA, *enzyme-linked immunosorbent assay*) para IgG. Os testes disponíveis comercialmente de aglutinação em látex e hemaglutinação indireta, os quais utilizam antígenos solúveis para *T. gondii*, são de baixa sensibilidade (Dubey *et al.*, 1995a,b).

Tratamento

O *T. gondii* é sensível à clindamicina e a combinações de sulfonamida com di-hidrofolato redutase e inibidores timidalatos (por exemplo, trimetoprima e pirimetamina). A combinação de trimetoprima, sulfonamida e pirimetamina parece ser superior; no entanto, variáveis hematológicas devem ser monitoradas e a suplementação com ácido fólico é recomendada. A terapia à base de corticosteroides é contraindicada.

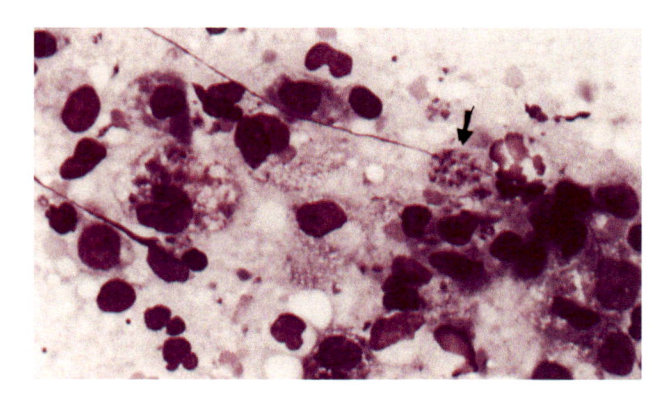

Figura 15.7 – Taquizoítos de *Toxoplasma gondii* (*seta*) em tecido pulmonar consolidado. Quando tais lesões piogranulomatosas exsudam no interior das vias aéreas, é possível identificar macrófagos e taquizoítos em preparado de lavagem broncoalveolar (LBA). É preferível que a LBA seja feita na traqueia, pois ela retém células das vias aéreas menores. (Fotografia gentilmente cedida pelo Dr. Glade Weiser, HESKA Corporation.)

978-85-7241-841-6

Controle

A toxoplasmose é maior causa de morte em humanos infectados pelo HIV, e a infecção congênita pode causar retardo mental e cegueira. É importante causa de abortos e mortalidade neonatal em ovelhas e cabras. Gatos que tenham eliminado cistos de *T. gondii* não eliminam oocistos por muitos meses. Gatos infectados por FIV ou vírus da leucemia felina (FeLV, *feline leukaemia virus*) não eliminam oocistos. As principais vias de contaminação de humanos são o solo e as caixas de areia contaminados por fezes infectadas, ou a ingestão de carne mal-passada, principalmente carne de porco e de cordeiro. Não há medicamentos capazes de eliminar os cistos nos tecidos; no entanto, eles são destruídos na carne congelada a −12°C, quando a temperatura no interior da carne atinge 67°C durante o cozimento ou na irradiação gama. A possibilidade de se infectar no contato com os gatos é mínima, devido ao hábito que os gatos possuem de se lamber, e também ao fato de suas fezes consistentes não ficarem aderidas ao pelo.

Protozoários Semelhantes ao Toxoplasma

Cistos semelhantes aos do *Toxoplasma* foram descritos como achados acidentais no cérebro de gatos e como causa de mielite. Estes são morfologicamente distintos do *T. gondii* e cerca de duas vezes maiores. A doença parece estar associada mais a bradizoítos do que a taquizoítos.

Neospora caninum

O *Neospora caninum* é estruturalmente semelhante ao *T. gondii*, porém imunologicamente distinto. Até 1988,

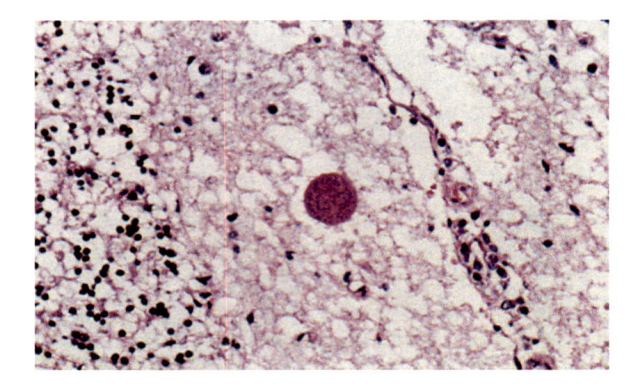

Figura 15.8 – Cisto de bradizoíto de *Neospora* no cérebro de um Boxer de 18 meses de idade que foi sacrificado após histórico progressivo de 6 meses de paraparesia com incontinências urinária e fecal. Diferentemente da toxoplasmose, na neosporose os cistos de bradizoítos são encontrados somente no interior do sistema nervoso central. Os cães atuam tanto como hospedeiros intermediários como definitivos para o *Neospora caninum*.

infecções foram erroneamente diagnosticadas como toxoplasmose. Como *T. gondii*, o *Neospora* possui uma fase sexual no hospedeiro definitivo e uma fase assexual no hospedeiro intermediário. Diferentemente do *T. gondii*, os cistos teciduais do *N. caninum* são encontrados apenas no SNC e o cão é o hospedeiro definitivo (McAllister *et al.*, 1998). A doença clínica em cães está associada somente à fase assexual (Fig. 15.8). Não há evidências de infecção natural em gatos. A infecção por *Neospora* é uma das causas mais importantes de aborto em bovinos e pode causar a doença clínica em ovelhas, cabras e cavalos.

Manifestações Clínicas

A doença em cães é caracterizada por duas síndromes clínicas, de acordo com a idade do cachorro. A infecção transplacentária dos fetos acarreta paraplegia ascendente que progride rapidamente, com incontinência urinária e fecal. A combinação de polirradiculoneurite, miosite e paralisia do neurônio motor superior comumente resulta na extensão rígida dos membros pélvicos (Fig. 15.9). Tais infecções são adquiridas das mães, as quais são carreadoras e não desenvolvem a sintomatologia clínica da doença (Dubey, 1992). Em cães mais velhos, a síndrome clínica pode ser mais sutil e é caracterizada pela doença multifocal do sistema nervoso. Normalmente há doença muscular e do sistema nervoso periférico. Como a toxoplasmose, a neosporose pode ser uma infecção multissistêmica; no entanto, evidências de pneumonia, hepatite, pancreatite, miocardite ou dermatite são menos comuns que na toxoplasmose. Febre e anorexia não são comuns nas fases iniciais da doença (Barber e Trees, 1996). Cães mais velhos podem ter sido infectados pela via transplacentária; entretanto, o papel de outras fontes de infecção não é conhecido.

978-85-7241-841-6

Diagnóstico

Alterações hematológicas, se presentes, geralmente não são específicas; ocasionalmente há eosinofilia. Concentrações elevadas de creatina quinase, alanina aminotransferase e ácidos biliares são comuns. A radiografia pode demonstrar hepatomegalia e envolvimento pulmonar. Alterações hepáticas podem ser encontradas por ultrassonografia. A eletromiografia pode revelar atividade muscular espontânea – uma consequência da desnervação ou miosite. A velocidade de condução dos nervos pode estar normal ou reduzida. O FCE pode estar normal ou pode apresentar uma pleocitose neutrofílica ou eosinofílica e elevada concentração de proteínas.

Títulos de anticorpos positivos, aliados à sintomatologia clínica apropriada, constituem indicações seguras da infecção. Cães com neosporose clínica possuem títulos de 1:800 ou maiores (Barber e Trees, 1996).

Os títulos geralmente permanecem persistentemente elevados, apesar da terapia bem-sucedida. As mães de filhotes afetados normalmente apresentam títulos de 1:200 ou maiores. As ninhadas subsequentes destas mães podem ser afetadas: o parasita pode ser reativado e os títulos de anticorpos podem aumentar durante a gestação.

Tratamento

Recomenda-se tratamento semelhante ao descrito anteriormente para a toxoplasmose. O prognóstico é bom para a doença em adultos se a sintomatologia clínica não for grave e se o tratamento for administrado prontamente. O curso da doença é rápido em filhotes e é improvável que cães com hiperextensão dos membros pélvicos tenham boa recuperação. Como precaução, qualquer filhote que apresente sinais neurológicos deve ser tratado até que sejam obtidos os resultados da titulação. Na identificação de um filhote infectado, investigações devem ser feitas em relação à saúde dos irmãos, pois a ninhada geralmente é afetada, porém não simultaneamente. O tratamento antibacteriano da mãe antes ou durante a gestação não protege as ninhadas subsequentes contra a infecção.

Criptococose

O *Cryptococcus neoformans* é um fungo saprófita que raramente infecta os pequenos animais. Acredita-se que os pombos sejam importantes na transmissão; no entanto, podem ocorrer casos em gatos domesticados. O microrganismo é protegido por uma cápsula de baixa antigenicidade e, em consequência disto, há baixo estímulo da resposta inflamatória à infecção. A principal forma de infecção é a inalação de aerossóis contendo o organismo, e acredita-se que a imunossupressão concomitante seja importante na patogenia. Deve-se investigar a presença de doenças concomitantes no animal, por exemplo, infecção por FIV/FeLV ou neoplasia. A disseminação para o SNC ocorre pelo sangue ou como resultado da extensão direta pela placa cribriforme.

Manifestações Clínicas

Os sinais de envolvimento do SNC são de lesões de ocupação de espaço ou são secundários à obstrução do fluxo do FCE (por exemplo, hidrocefalia, elevação da pressão intracraniana e papiledema). O início é bastante variado, porém os sintomas são tipicamente de progressão lenta. Apesar do microrganismo ser encontrado nas meninges, o animal não demonstra sintomas comumente atribuídos à meningite devido à baixa reação inflamatória. Sinais neurológicos são tipicamente multifocais, sendo os mais comuns: convulsão, estado mental alterado e sinais da fossa caudal (por exemplo, ataxia, síndrome vestibular, déficit do nervo craniano, doen-

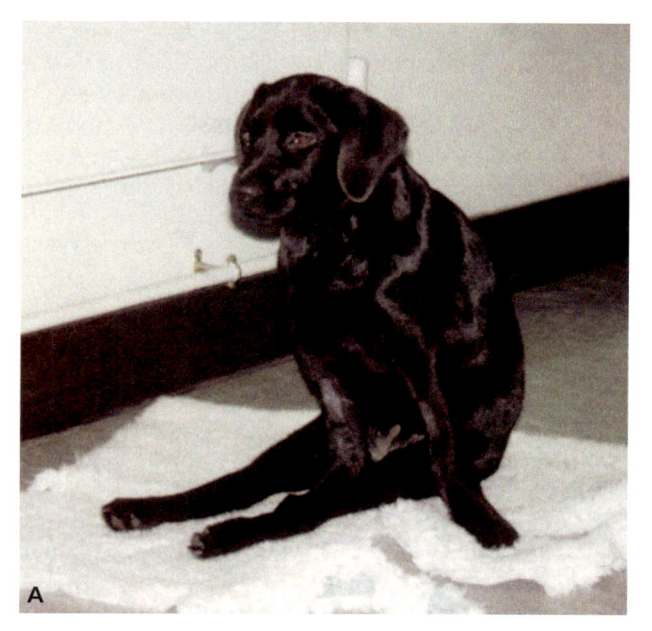
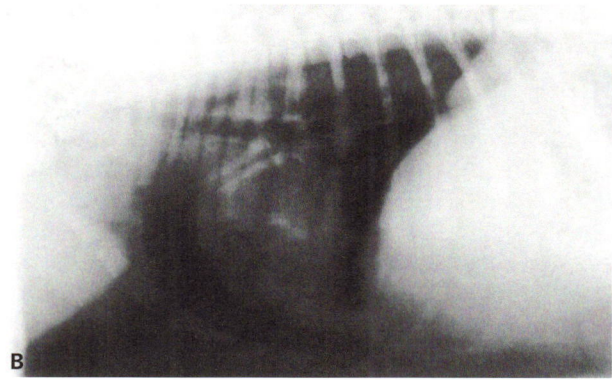

Figura 15.9 – (*A*) Filhote de 15 semanas de vida com neosporose neonatal. O cão teve histórico de 7 dias de déficits proprioceptivos do membro pélvico, que progrediu para paraplegia arreflexiva com incontinências urinária e fecal. Note a hiperextensão rígida do membro pélvico. (Reproduzido de *Journal of Small Animal Practice* (1995) **36**, 172-177, com permissão.) (*B*) A radiografia torácica demonstra padrão intersticial dos campos dorsais do pulmão e hepatomegalia.

ça cerebelar). Também podem ocorrer massas solitárias no cérebro e no espaço epidural. O SNC pode ser o único sistema envolvido ou pode ser parte de doença generalizada. Outros sintomas clínicos comuns incluem anorexia, letargia, perda de peso, doença ocular (principalmente coriorretinite), sinais nasais/respiratórios, sinais gastrintestinais e lesões cutâneas. A febre não é um sintoma comum (Berthelin *et al.*, 1994a; Gerds-Grogan e Dayrell-Hart, 1997).

Diagnóstico

Normalmente a hematologia não revela muita coisa, mas pode haver monocitose (Gerds-Grogan e Dayrell-

-Hart, 1997). A análise do FCE pode demonstrar neutrofilia, eosinofilia e pleocitose mononuclear ou mista, com elevada concentração proteica (Berthelin *et al.*, 1994b). Há elevado risco de herniação do cérebro após coleta do FCE. Alterações podem ser vistas nas imagens da RM e da TC.

O diagnóstico pode ser confirmado pelo isolamento do microrganismo ou pelo teste de hemaglutinação em látex para o antígeno da cápsula (título de CRAG). Os títulos de anticorpos não são úteis devido à falta de resposta imune pelo hospedeiro. A maneira mais fácil de isolar o microrganismo é nos espécimes citológicos (por exemplo, exsudato nasal, urina, FCE, efusão pleural; Fig. 15.10). A biópsia das lesões ou cultura (e antibiograma) no meio Sabouraud-glicose também é possível. Título de CRAG positivo é indicação bastante confiável da doença; no entanto, podem ocorrer resultados falso-positivos. Se o título de CRAG positivo for a única indicação da doença, diagnóstico presuntivo da doença pode se basear na resposta ao tratamento (Berthelin *et al.*, 1994b).

Tratamento

Fluconazol ou itraconazol são os agentes de escolha para a criptococose do SNC. Flucitosinas e cetoconazol são alternativas de menor custo, porém menos efetivas. São necessárias de 2 a 3 semanas de tratamento para que a melhora seja visível. A suspensão precoce da terapia é perigosa e recomenda-se que o tratamento seja mantido até que sejam obtidos 2 resultados de título de CRAG negativos, com intervalo de 1 mês. Se os títulos continuarem positivos após 2 anos, o tratamento deve ser interrompido caso os títulos não estejam aumentando. No caso de doença potencialmente fatal, deve ser ini-

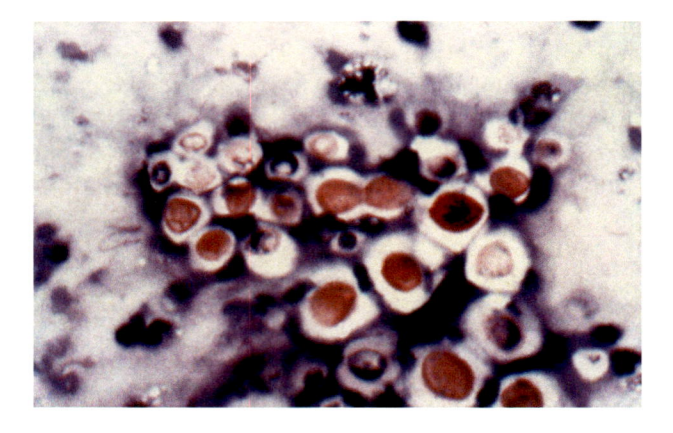

Figura 15.10 – *Cryptococcus neoformans* corado por Wright e Giemsa. Muitos corantes (incluindo Diff-Quik®) não afetam a cápsula, e o próprio microrganismo aparece em um halo claro, visivelmente demarcado do fundo. A coloração de mucicarmina de Mayer cora a cápsula de vermelho e a coloração indiana cora a cápsula de preto. (Fotografia gentilmente cedida pelo Dr. Glade Weiser, HESKA Corporation.)

ciado o tratamento com anfotericina B e a troca para um dos medicamentos citados anteriormente deve ocorrer assim que o animal estiver estável.

O clínico também deverá controlar o aumento da pressão intracraniana. Os corticosteroides podem não afetar contrariamente a recuperação, porém não devem ser mantidos após o início do tratamento antifúngico. A colocação de um dreno ventricular tem sido defendida para o tratamento de hidrocefalia, e a remoção cirúrgica de grandes massas cerebrais ou espinhais também é recomendada. Estes procedimentos devem ser realizados por especialistas em neurocirurgia.

Outras Doenças Fúngicas

Outros fungos que causam doença disseminada recaem em dois grupos:

- Patógenos primários, por exemplo, *Histoplasma* e *Blastomyces.*
- Invasores oportunistas, por exemplo, *Aspergillus* e *Penicillium.*

Os patógenos primários não ocorrem no Reino Unido. Envolvimento neurológico devido à infecção por *Aspergillus* ou *Penicillium* tende a ser consequência rara de discospondilite ou osteomielite. Também foi relatada a disseminação da aspergilose nasal através da placa cribriforme.

Cinomose

Os sinais neurológicos da infecção pelo vírus da cinomose podem ocorrer dentro de 2 semanas a muitos anos após a sintomatologia sistêmica. Em alguns casos, os sinais sistêmicos podem ter sido leves ou ausentes. Os sinais neurológicos podem ser vistos em cães vacinados, provavelmente devido à presença de infecção por cepa selvagem contra a qual o cão não esteja totalmente protegido. A replicação viral na forma aguda da doença induz desmielinação não inflamatória, a qual pode ser fatal se o hospedeiro for incapaz de responder imunologicamente. Se a resposta imune for inadequada, o vírus pode persistir e estimular a desmielinação inflamatória devido à liberação de substâncias tóxicas (Tipold *et al.*, 1992).

Manifestações Clínicas

A sintomatologia clínica pode ser focal ou multifocal, sendo aguda no início e progressiva. Os achados comuns incluem:

978-85-7241-841-6

- Convulsão.
- Depressão.
- Sinais da fossa caudal (por exemplo, síndrome vestibular, déficit do nervo cranial e doença cerebelar).

- Neurite ótica.
- Alterações de comportamento.
- Sinais da medula espinhal.

Diz-se que a mioclonia é um sinal clássico, porém ocorre efetivamente em menos de 50% dos casos. A infecção pelo vírus da cinomose pode predispor infecções protozoárias (Tipold *et al.*, 1992). Também foi sugerido que o vírus da cinomose possa estar envolvido na patogenia da encefalite difusa esclerosante (também conhecida por "encefalite do cão velho"). Esta doença rara é caracterizada por cegueira central, alteração de personalidade, demência e andar em círculo compulsivo, respostas posturais deprimidas e reflexos espinhais exagerados (Vandevelde *et al.*, 1980). Outras causas comuns de disfunção cortical, por exemplo: neoplasia, encefalopatia hepática ou meningoencefalomielite granulomatosa, devem ser excluídas antes que o diagnóstico da encefalite difusa esclerosante seja feito.

Peritonite Infecciosa Felina

A peritonite infecciosa felina (PIF) é a meningoencefalomielite infecciosa mais comum nos gatos, e os sinais neurológicos estão geralmente associados à forma "seca" da doença. Os sinais neurológicos mais comuns são:

- Alteração do estado mental.
- Doença vestibular central.
- Déficits proprioceptivos.
- Tetraparesia/plegia.
- Convulsões.
- Sinais cerebelares
- Dor na espinha.
- Déficits do nervo cranial.

Os sinais geralmente são multifocais, mas podem ser focais; é muito comum o envolvimento da fossa caudal (tronco cerebral e cerebelo). Aproximadamente dois terços dos casos apresentam sinais sistêmicos associados aos sinais neurológicos (Kline *et al.*, 1994). A análise do FCE pode ser útil no diagnóstico (Baroni e Heinold, 1995). Comparada a outras doenças virais felinas que geralmente apresentam baixa contagem de células e baixos níveis proteicos, a análise do FCE na PIF normalmente apresenta contagem de células brancas do sangue >100 células/μL com predominância de neutrófilos. A concentração proteica do FCE é normalmente >2g/L (Rand *et al.*, 1994). O resultado de título positivo para anticorpos anticoronavírus felino (FCoV, *feline coronavirus*) no FCE, é muito sugestivo da doença (contanto que a amostra não esteja contaminada com sangue); os valores de anticorpos no soro são variáveis e os métodos podem, raramente, fornecer resultados negativos. Coletas de FCE não produtivo são comuns, uma vez que as vias do FCE se tornam obstruídas pelas células inflamatórias. Diagnósticos por imagem, como RM e TC, podem ser úteis; há descrição de hidrocefalia obstrutiva e hidromielia com aumento do contraste do plexo coroide (coroidite), das meninges (meningite) e do epêndima (ependimite) (Kline *et al.*, 1994; Thomas 1999). A PIF foi discutida em detalhes no Capítulo 9.

978-85-7241-841-6

Vírus da Leucemia Felina

O FeLV parece não afetar diretamente o sistema nervoso; no entanto, pode causar sintomatologia neurológica por mecanismos oncogênicos ou imunossupressores. Além do linfoma (o tumor mais comum do SNC de gatos), o FeLV também está envolvido no desenvolvimento do neuroblastoma olfativo (Schrenzel *et al.*, 1990). O FeLV pode predispor os animais a outras doenças, como criptococose. O FeLV foi discutido em detalhes no Capítulo 5.

Infecções Causadoras de Alterações no Comportamento

Raiva

A raiva é uma doença de importância mundial (Fig. 15.11). Em 1994, foram registradas 34.110 mortes humanas pela doença e praticamente todas se deram pela mordida de cães. Pela mordida o vírus é inocu-

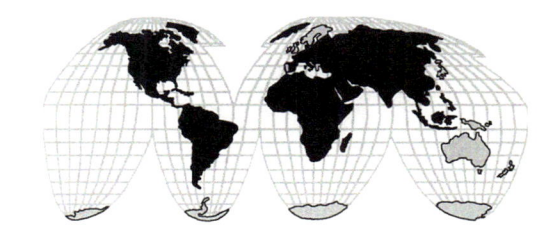

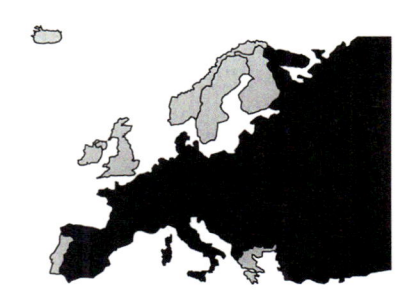

■ Presença da raiva
☐ Ausência da raiva

Figura 15.11 – Distribuição mundial e europeia da raiva.

lado no músculo, de onde migra em direção ao SNC através dos nervos periféricos. Uma vez instalado no SNC, inicia-se a replicação viral na massa cinzenta e, em seguida, o vírus é rapidamente disseminado através dos tratos da massa branca. O vírus é então disseminado centrifugamente ao longo das vias neurais em direção à glândula salivária, glândulas serosas, coração e pele.

Todo mamífero pode ser infectado pela raiva, e em diversas regiões do mundo afetadas pela raiva, a doença é mantida em reservatórios selvagens. Na Europa, a raiva é encontrada principalmente em raposas, sendo os cães, o gado, os cavalos e os humanos considerados hospedeiros acidentais. A vacinação oral tem resultado na redução de 65% dos casos de raiva das raposas, nos últimos 12 anos até 1997 (Müller, 1997). Em outras partes do mundo, principalmente no subcontinente Indiano, Ásia, África e América do Sul e Central, o cão é o maior reservatório da raiva. A Turquia é o único país europeu com reservatório da raiva em cães. Durante 10 anos foi realizada pesquisa em morcegos britânicos e não se demonstrou qualquer evidência de raiva (Whitby *et al.*, 1996).

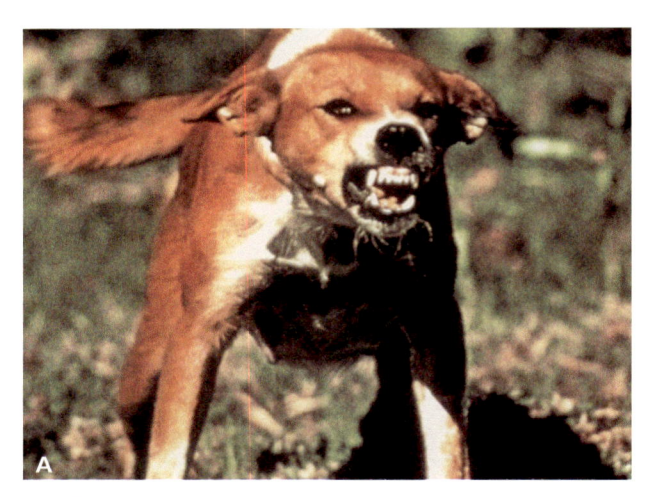

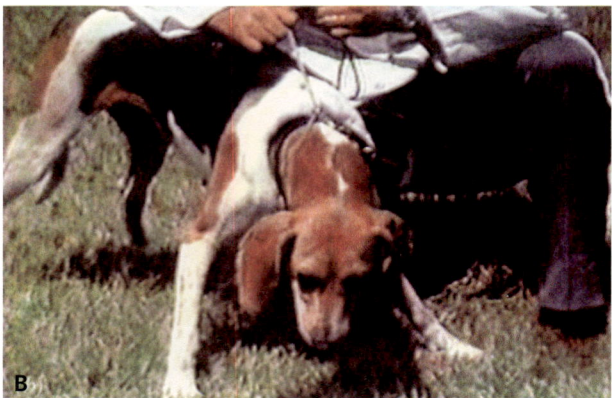

Figura 15.12 – Raiva. (*A*) A forma "furiosa" da doença é vista em apenas alguns casos. (Fotografia gentilmente cedida por Mérial.) (*B*) Animais com a forma paralítica ainda podem apresentar agressividade. (Fotografia gentilmente cedida pelo Dr. Stephen Simpson.)

Manifestações Clínicas

O período de incubação é bastante variável (de 12 dias a 1 ano), sendo a média de 4 a 6 semanas. O período de incubação é menor quando é dada uma alta dose inicial do vírus ou quando a mordida é localizada na cabeça ou no pescoço. Os sinais clínicos são tradicionalmente divididos nas formas furiosa (Fig. 15.12, *A*), paralítica e encefalítica (Fig. 15.12, *B*); no entanto, a distinção geralmente não é clara e as duas apresentações progridem para paralisia, coma, insuficiência circulatória e morte. Animais que não apresentam resposta imune completamente formada tendem a desenvolver a forma furiosa da doença e morrem rapidamente. A forma paralítica é muito rara em gatos. Os sinais precoces são febre, excitabilidade e nervosismo. Outras alterações de comportamento incluem hipersensibilidade, vocalização anormal, comportamento sexual anormal e ataque/ingestão de objetos inanimados. Na forma paralítica, o animal se apresenta mais letárgico, embora ele ainda possa morder. Sinais do nervo cranial podem ser observados, como disfonia e disfagia (resultando em salivação). A fraqueza paralítica pode se iniciar no membro mordido e progredir para o envolvimento de todos os membros e para as musculaturas faríngea e respiratória; convulsão raramente ocorre (Wandeler, 1995). A raiva pode se assemelhar a diversas condições (Quadro 15.1).

Considerações de Saúde Pública

Com exceção do surto ocorrido após a Primeira Guerra Mundial (devido ao contrabando de cães para a Grã-Bretanha, feito pelos soldados), a raiva está ausente na Grã-Bretanha desde a introdução da quarentena em 1901, exceto poucos casos isolados em animais em quarentena.

A raiva é uma doença de notificação obrigatória no Reino Unido. Qualquer pessoa que conheça ou desconfie que um animal tenha raiva no Reino Unido deve notificar o fato imediatamente à polícia ou ao escritório veterinário local. Foram estabelecidos planos detalhados de acordo com o Rabies (Control) Order 1974 para atuação em tais casos. O animal deve ser colocado em uma gaiola e a eutanásia não deve ser realizada até que sejam dadas as instruções por autoridades responsáveis (que são chamadas de Consultants in Communicable Disease Control, na Inglaterra e em Gales, e Consultants in Public Health Medicine for Communicable Disease and Environmental Health, na Escócia). Por ano, são investigados cerca de 25 casos de suspeita de raiva no Reino Unido. Desde 1970, nenhum caso foi diagnosticado como positivo, porém a vigilância constante é o preço da segurança.

Se um ser humano for mordido por um animal com suspeita de infecção pela raiva, a mordida deve ser imediatamente lavada com sabonete líquido a 20% ou

978-85-7241-841-6

Quadro 15.1 – Diagnósticos diferenciais da raiva

Alterações de comportamento
- Neoplasia cerebral
- Infecções por bactérias, vírus, protozoários ou fungos, meningoencefalomielite granulomatosa ou outras inflamações (ver Tabelas 15.3 e 15.5)
- Hidrocefalia adquirida
- Infarto cerebral
- Toxicidade, por exemplo, chumbo
- Deficiência de tiamina
- Distúrbios degenerativos do sistema nervoso central, por exemplo, doenças de armazenamento lisossômico
- Doença metabólica, por exemplo, encefalopatia hepática ou urêmica, hipoglicemia
- Ingestão de substâncias não nutritivas, como consequência de distúrbios sistêmicos, por exemplo, anemia

Disfonia/disfagia/salivação
- Doença neuromuscular, por exemplo, miastenia grave, polineuropatias, neurite do trigêmeo, paralisia do nervo facial e miopatias
- Lesões do tronco cerebral, por exemplo, neoplasia
- Corpo estranho no esôfago
- Doença faríngea
- Hipersalivação idiopática em resposta ao fenobarbital
- Tétano

Paresia
- Doença neuromuscular, por exemplo, miastenia grave, polineuropatias
- Doença do disco
- Neoplasia espinhal
- Infecções por bactérias, vírus, protozoários ou fungos, meningoencefalomielite granulomatosa ou outras inflamações (ver Tabelas 15.3 e 15.5)

---

com amônia quaternária. A solução de etanol (43% ou mais concentrada) também pode ser aplicada na ferida. Mordidas com perfurações profundas podem ser lavadas com eficiência por irrigação, através do uso de seringa de 20mL. O auxílio médico deve ser procurado nestas lavagens. A vacinação imediata é muito bem-sucedida quando combinada à imunoglobulina da raiva humana, tanto local como sistêmica, embora a imunização passiva não seja sempre necessária. Humanos que forem acidentalmente inoculados com vacinas da raiva animal não necessitam de profilaxia pós-exposição.

Diagnóstico

O uso de anticorpos fluorescentes na detecção do antígeno viral no cérebro fresco e refrigerado é a técnica de eleição no exame *post-mortem*. Testes *ante-mortem* no FCE, saliva, soro, citologia de esfregaços da mucosa nasal e biópsias da pele e da córnea também são possíveis, porém pouco confiáveis.

Tratamento

Não há tratamento para a raiva, a qual é sempre fatal.

Controle

A vacinação é eficiente na prevenção da raiva e deve ser aplicada em todos os cães e gatos em países onde a doença é endêmica. Vacinas inativadas estão disponíveis no Reino Unido para uso em cães e gatos, como parte do sistema de entrada de animais domésticos no Reino Unido (ver Apêndice 2). Duas doses, com intervalo de 2 a 4 semanas, são dadas inicialmente aos animais de 3 meses de idade, e vacinações de reforço devem ser aplicadas anualmente nos gatos, e a cada dois anos nos cães. A vacina viva modificada está disponível em alguns países.

Raiva Induzida pela Vacina

A vacina viva modificada (não disponível no Reino Unido) pode causar a doença clínica em cães e gatos, no período de 10 a 21 dias após a vacinação. Primeiramente, há o desenvolvimento da paralisia flácida do membro vacinado e, em seguida, o membro contralateral é envolvido e a doença progride dentro de poucos dias para rigidez dos quatro membros e demência. O prognóstico é reservado; a recuperação clínica foi relatada em cães após 1 a 3 meses. Nos cães, pode haver desenvolvimento da radiculoneurite caracterizada pela tetraparesia flácida e depressão dos reflexos espinhais. Neste caso, o prognóstico é razoável e a regeneração dos nervos periféricos ocorre dentro de 1 a 2 meses (Chrisman, 1991).

Doença de Borna e Meningoencefalomielite Não Supurativa Felina

O vírus da doença de Borna (BDV, *Borna disease virus*) é endêmico no leste e no sul da Alemanha, no leste da Suíça e no oeste da Áustria, onde infecta diversas espécies animais de grande porte. Há apenas um único caso relatado de um cão que apresentou anorexia, letargia e sinais não específicos do SNC. Há evidências de sua presença no Reino Unido (Reeves *et al.*, 1998). Os cães podem ser infectados por um vírus semelhante, porém distinto do BDV (Lundgren *et al.*, 1995). A doença que se desenvolve é conhecida como "meningoencefalomielite não supurativa felina".

Manifestações Clínicas

A meningoencefalomielite não supurativa felina apresenta-se inicialmente como alteração de comportamento, caracterizada por hiperatividade inicial, agressão ou excitabilidade, seguida por letargia. Outros sintomas podem incluir febre, hipersensibilidade ao som e ao toque, tremores de pele (principalmente das pálpebras e do bigode), alteração de voz e ataxia do membro pélvico, que progride para paresia dos membros anteriores. Na doença experimental, os gatos se recuperaram da fase aguda, porém alguns déficits neurológicos se tornaram permanentes. Foi sugerido que a meningoencefalomielite não supurativa felina e a poliencefalomielite felina são a mesma doença, pois ambas são caracterizadas por meningoencefalomielite não supurativa (Lundgren *et al.*, 1995, 1997).

Diagnóstico

É difícil diagnosticar a meningoencefalomielite não supurativa felina no animal vivo. O vírus é comensal e muitos animais sadios podem apresentar anticorpos. Desta forma, a demonstração de anticorpos contra o vírus de Borna não é útil. Animais infectados experimentalmente e animais doentes geralmente não desenvolvem anticorpos circulantes ou este desenvolvimento ocorre em estágios tardios da doença. Para o diagnóstico definitivo da infecção pelo vírus de Borna, é necessário o emprego da reação em cadeia de polimerase-transcriptase reversa (RT-PCR, *reverse transcriptase-polymerase chain reaction*) ou de imunoistoquímica. A análise do FCE pode revelar leve pleocitose mononuclear. A RM e TC devem ser realizadas para o descarte de neoplasia cerebral, a qual é a causa patológica mais comum de alteração de comportamento em gatos.

Tratamento

Ainda não foi estabelecido um diagnóstico efetivo. Terapias imunossupressoras podem ser efetivas, pois a doença de Borna é uma doença imunomediada e animais imunossuprimidos não são afetados.

Encefalopatia Causada pelo Vírus da Imunodeficiência Felina

O FIV é um vírus neurotrópico que infecta a microglia e os astócitos, resultando em danos neuronais e atrofia cortical. O vírus penetra no cérebro em estágios precoces do processo da doença, podendo desencadear anormalidades neurológicas a qualquer momento; no entanto, sintomas de encefalopatia normalmente se desenvolvem após a sintomatologia clínica de queda do sistema imune (Podell *et al.*, 1997). A doença neurológica é relatada em apenas 1 a 5% dos casos de FIV de ocorrência natural, provavelmente devido ao fato de a eutanásia ser realizada logo após o desenvolvimento da disfunção neurológica. Infecções secundárias oportunistas, por exemplo, PIF e criptococose, podem acarretar sintomatologia neurológica em gatos infectados pelo FIV.

Manifestações Clínicas

Um sintoma precoce e persistente é um estereótipo anormal do comportamento motor caracterizado pelo ato compulsivo e repetitivo de se lamber. Outras alterações incluem agressão, isolamento, desorientação, polifagia, lamber excessivo dos lábios, mudanças no padrão do sono e movimentos estereotipados dos membros. Outros déficits neurológicos incluem anisocoria com reposta tardia da pupila à luz, ataxia com paresia dos membros pélvicos e déficits proprioceptivos, déficits visuais e convulsões.

978-85-7241-841-6

Diagnóstico

Deve-se suspeitar da encefalopatia causada pelo FIV com base na sintomatologia clínica característica de gatos infectados pelo FIV. Outras causas de doenças do SNC, como infecções oportunistas e linfoma, devem ser excluídas. A análise do FCE pode revelar uma leve pleocitose mononuclear e elevação da concentração proteica. A RM pode demonstrar atrofia cortical, leve aumento da largura do ventrículo devido à atrofia cortical e discretas lesões na massa branca. Anormalidades eletrofisiológicas são comuns e incluem aumento da atividade das ondas curtas do córtex frontal, atividade anormal das sinapses nas ondas curtas do sono, retardo nas respostas visuais e auditivas e diminuição da velocidade de condução dos nervos espinhais e periféricos.

Tratamento

Tem-se demonstrado que a zidovudina (AZT) possui efeito positivo na encefalopatia causada pelo HIV, a qual parece ser doença semelhante à encefalopatia causada pelo FIV. Ver o Capítulo 5 mais detalhes sobre FIV.

Encefalopatia Espongiforme Felina

A encefalopatia espongiforme felina (FSE, *feline spongiform encephalopathy*) resulta da infecção por agente não classificado (vírus não convencional ou uma forma alterada de uma proteína – príon). A doença é caracterizada pelo acúmulo de fibrilas e doença ou morte neuronal. Acredita-se que seja o mesmo agente causador da encefalopatia espongiforme bovina (BSE, bovine *spongiform encephalopathy*) e da doença de Creutzfeldt-Jakob em humanos (CJD, *Creutzfeldt-Jakob disease*). A FSE foi primeiramente relatada em 1990 e desde que determinados restos bovinos foram excluídos dos alimentos dos animais de estimação, a incidência da FSE tem diminuído. A FSE está confinada na Grã-Bretanha, com exceção de alguns casos isolados na Noruega, Irlanda e Liechtenstein.

Manifestações Clínicas

O período de incubação da doença é longo. Ainda não foi observada em animais com idade inferior a 14 meses;

a média de idade dos animais afetados é de 7 anos. As primeiras alterações de comportamento são caracterizadas por nervosismo e agressão e podem preceder outros sintomas neurológicos por meses ou até anos. Outras alterações incluem:

- Polifagia.
- Polidipsia.
- Parada ou excesso de lambeduras.
- Defecação e urinação aberrantes.
- Salivação excessiva.
- Incapacidade de retração das patas.
- Visão prejudicada.
- Perda ou ganho de peso (como no gado).
- Fasciculação muscular.
- Bruxismo.

Os gatos afetados desenvolvem um modo de andar característico, geralmente descrito como cambaleante ou agachado. É semelhante ao modo de andar visto na doença cerebelar, mas provavelmente reflita doença do sistema extrapiramidal. Os gatos geralmente apresentam tremores de cabeça quando em repouso e são hipersensíveis ao som e ao toque. Raramente ocorrem convulsão e nistagmo. Após o desenvolvimento das anormalidades no modo de andar, geralmente a progressão é rápida, entre 1 e 3 meses.

Diagnóstico

Até o presente momento, o diagnóstico só pode ser confirmado pela histopatologia, embora os sinais clínicos possam ser bastante sugestivos de tal condição. O exame *post-mortem* deve ser realizado por um patologista veterinário, e a doença é de notificação obrigatória, notificação esta que deve ser feita após o diagnóstico histopatológico. Não há tratamento eficaz.

Parvovírus Felino

A infecção das gatas durante o período final da gestação pode causar uma série de má-formações nos filhotes. O mais comum deles é a hipoplasia cerebelar. Os filhotes afetados podem apresentar o modo de andar bastante agachado com tremores intensos. Os gatos afetados podem parecer normais quando em repouso. Nem todos os gatos de uma ninhada são afetados na mesma intensidade. Outros defeitos incluem lesões no cérebro anterior, que resultam em convulsão e alteração de comportamento e danos à retina. Estes defeitos podem ocorrer independentemente da hipoplasia cerebelar. Os filhotes afetados podem aprender a compensar tais efeitos e assim podem se tornar bons animais domésticos. Os filhotes afetados pelo parvovírus felino ainda no útero podem excretar o vírus durante as primeiras 6 semanas de vida, tornando-se fonte de contaminação do ambiente. Ver o Capítulo 8 para mais informações sobre o parvovírus felino.

Infecções Causadoras de Espasmo Muscular

Tétano

É uma consequência da contaminação de mordidas por esporos da bactéria anaeróbia *Clostridium tetani*. Os esporos se convertem à forma vegetativa, multiplicam-se e produzem duas exotoxinas, as quais se ligam aos axônios dos nervos periféricos e ascendem para a medula espinhal em poucas horas. Em seguida, as toxinas se ligam aos corpos das células neuronais dos interneurônios inibitórios, impedindo a liberação da glicina – neurotransmissor inibitório – e resultando na hiperatividade dos neurônios motores. A distribuição da toxina no sangue e no FCE também pode ocorrer.

Manifestações Clínicas 978-85-7241-841-6

As manifestações clínicas se desenvolvem entre 2 e 20 dias após a ocorrência da mordida. Os sintomas clássicos de rigidez muscular em todo o corpo, dificuldade para abrir a boca (trismo) e o riso sardônico são de fácil reconhecimento (Fig. 15.13); no entanto, é preferível reconhecer os sinais precoces de espasmos

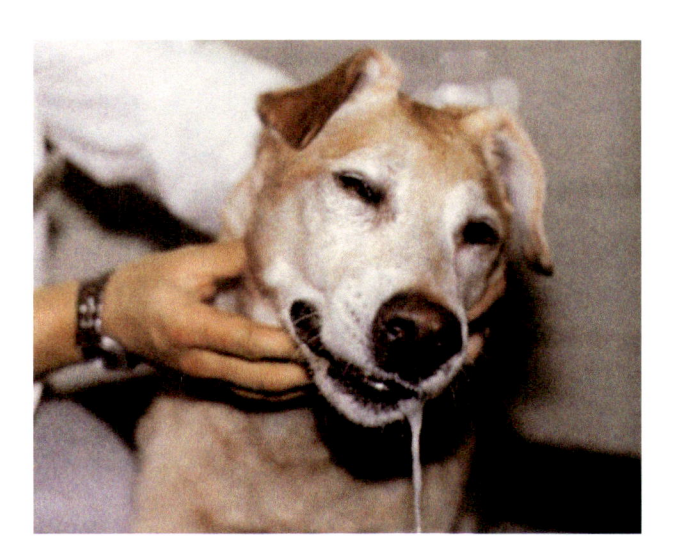

Figura 15.13 – Cão com tétano apresentando o sintoma clássico de riso sardônico devido à contração do nervo facial. As orelhas estão eretas e puxadas e a testa está franzida. Há torcicolo em consequência do envolvimento desigual dos músculos do pescoço. A saliva está caindo da boca em decorrência da dificuldade de engolir. Os primeiros sinais do cão foram dificuldade de abrir a mandíbula e incapacidade de fechar o olho esquerdo, 2 semanas após tratamento dentário. A sintomatologia completa de tétano generalizado foi aparente após 5 dias.

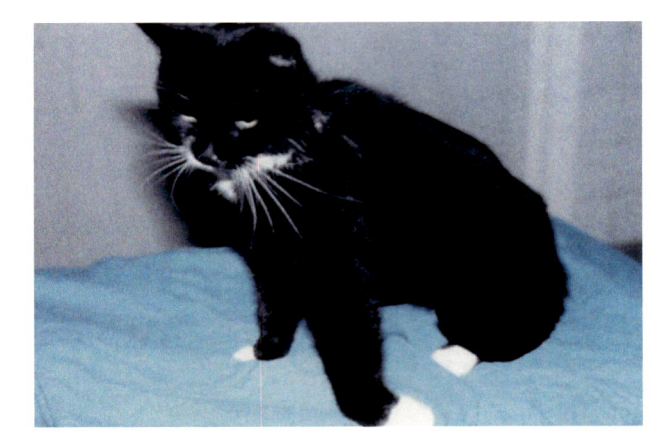

Figura 15.14 – Gato com tétano localizado. A disseminação da toxina foi restringida aos neurônios que fazem a inervação local de grupos de músculos próximos ao local da mordida, e os sinais de enrijecimento da musculatura estão confinados a apenas um membro. (Fotografia gentilmente cedida por Malcolm McKee.)

musculares, antes que o animal se torne gravemente doente. A sintomatologia clínica geralmente é mais acentuada na região de acesso da toxina ao sistema nervoso. Os gatos são mais resistentes que os cães e podem desenvolver o tétano localizado (Fig. 15.14). Nos casos graves, a dificuldade respiratória pode resultar de espasmos da laringe ou de músculos respiratórios, e pode haver sinais simpáticos como arritmias, elevação da pressão sanguínea, hipertermia e vasoconstrição.

Diagnóstico

Há poucas doenças que promovem o início agudo de enrijecimento muscular, e a sintomatologia clínica do tétano generalizado é muito sugestiva. O tétano localizado pode ser mais confuso, dependendo do grupo muscular envolvido. As concentrações das enzimas musculares podem estar elevadas e a eletromiografia demonstra alterações não específicas. Normalmente não compensa fazer a cultura bacteriana da mordida. O principal diagnóstico diferencial das duas formas do tétano é a polimiosite. A distinção entre tétano e polimiosite normalmente é feita com conhecimentos clínicos. Dor muscular, menor resistência à flexão dos membros (principalmente no estímulo repetitivo) e concentrações muito altas de creatina quinase são mais frequentes em casos de polimiosite. A possibilidade de envenenamento por estricnina também deve ser eliminada.

Tratamento

Os objetivos do tratamento são: interromper a produção de toxinas; impedir novas ligações da toxina; e fornecer os cuidados de suporte. É importante localizar e debridar feridas; os locais mais comuns são os dígitos.

O antibiótico mais apropriado é a penicilina (amoxicilina e ampicilina são menos efetivas) ou metronidazol, e deve ser inicialmente administrado por via endovenosa.

A antitoxina tetânica na dose de 30.000 a 100.000UI para cães e 5.000UI para gatos, é administrada via endovenosa. Deve ser feito o teste subcutâneo na dose de 0,1mL, 30min antes, para assegurar que não ocorrerá reação adversa. A antitoxina pode ser repetida diariamente; no entanto, o benefício é questionável. O autor descobriu que em casos graves o resultado é favorecido se a antitoxina também for administrada via intratecal (500 a 3.000UI na diluição 1:10 em água estéril), prevenindo, assim, a disseminação da toxina pelo FCE. Este procedimento somente deve ser realizado por cirurgiões veterinários que possuam experiência na execução de mielografias. A antitoxina não atua sobre toxinas ligadas, as quais permanecem ligadas por 3 semanas ou mais. Como resultado, a sintomatologia clínica irá permanecer por, pelo menos, este período, que normalmente é de 2 a 3 meses antes de o animal estar normal.

A manipulação e o estresse agravam a condição e o animal deve ser mantido em local calmo e escuro. O controle da hipertermia (secundária à contração muscular e efeitos simpáticos) pode ser difícil. A sedação com benzodiazepinas, acepromazina ou barbitúricos pode reduzir os espasmos musculares. Outras medidas de apoio, como fluidoterapia, mudança da posição do animal a cada 4h e prevenção de úlceras de decúbito, geralmente são necessárias.

Os animais afetados podem ter dificuldade para se alimentar devido ao trismo, espasmos da musculatura da faringe, megaesôfago ou hérnia de hiato. Recomenda-se oferecer alimentos liquefeitos ao animal e, em casos graves, pode ser necessária a alimentação por meio de faringostomia ou gastrostomia.

978-85-7241-841-6

Infecções Causadoras de Tetraparesia

Botulismo

Os esporos do *Clostridium botulinum* são habitantes normais do interior do canal alimentar de herbívoros e sobrevivem por longos períodos no meio ambiente. Sob condições anaeróbias, a bactéria produz diversos tipos de neurotoxinas. Cães e gatos parecem ser mais suscetíveis à neurotoxina do tipo C.

A síndrome clínica do botulismo pode ocorrer de três diferentes formas:

• Ingestão da toxina pré-formada no alimento ou na carcaça de animais mortos.

- Botulismo de ferida, após contaminação de uma ferida pelos esporos.
- Botulismo infantil (botulismo tóxico-infeccioso) em que a bactéria é capaz de germinar no intestino, a partir dos esporos, o que deveria ser impedido pela flora intestinal normal.

Primeiramente, a toxina se liga à parte externa dos terminais nervosos somático e autônomo (ela ainda está sujeita à neutralização nesta fase). Quando ocorre a liberação da acetilcolina, a toxina passa pelos terminais nervosos e interfere na nova liberação de acetilcolina. A toxina se liga de forma irreversível. A recuperação se dá pela regeneração axonal e reinervação.

Manifestações Clínicas

Os sinais aparecem 1 a 2 dias após a ingestão do alimento e dentro de 1 a 2 semanas após a contaminação da ferida, e pode ser precedido por sinais gastrintestinais. A velocidade do aparecimento é proporcional à quantidade de toxina ingerida e é caracterizada por paralisia flácida ascendente com hiporreflexia. Os nervos cranianos normalmente são afetados, resultando em disfonia, disfagia, paralisia facial, reflexo faríngeo fraco e movimentação da língua com megaesôfago. Pode haver sinais parassimpáticos como diminuição da saliva e da lágrima, midríase com reflexos pupilares lentos em resposta à luz, constipação e retenção urinária. A sensação é preservada. Em casos graves, a morte pode ocorrer por parada cardíaca ou falha respiratória. Mesmo em casos leves podem ocorrer mortes por pneumonia por aspiração.

Diagnóstico

Há poucas infecções que causam doença neuromuscular e outros diagnósticos diferenciais devem ser considerados (Quadro 15.2). A bioquímica do soro (incluindo creatina quinase e aspartato aminotransferase) é útil na eliminação de causas metabólicas de fraqueza e de miopatias inflamatórias. Radiografias torácicas são recomendadas para a verificação de megaesôfago, pneumonia por aspiração e timoma (associada a doenças paraneoplásicas como a miastenia grave). Em um estudo sobre o botulismo canino, foi relatada a baixa velocidade de condução dos nervos motores e sensoriais (Van Nes *et al.*, 1986). Com o progresso da doença, a eletromiografia pode demonstrar fibrilação, atividade de inserção prolongada e complexos espontâneos de alta voltagem (Scully *et al.*, 1997). O isolamento da toxina não é prático (pois necessita de inoculação em camundongo). A cultura do *C. botulinum* a partir das fezes é difícil e o significado do isolamento do microrganismo é controverso. A biópsia do nervo ou do músculo pode ser empregada na exclusão de alguns diagnósticos diferenciais não infecciosos. O laboratório deve ser contatado antes da obtenção da biópsia para se assegurar que a amostra será manipulada de acordo com as suas especificações.

Quadro 15.2 – Diagnóstico diferencial para a paralisia flácida de início agudo

- Botulismo
- Poliradiculoneurite aguda
- Doença da desnervação distal
- Miastenia grave
- *Neospora/Toxoplasma*
- Toxicidade ionófora, por exemplo: lasalocida, monensina
- Toxicidade de organofosfato e carbamato
- Distúrbios da neurotransmissão associados a antibacterianos
- Paralisia por carrapato

978-85-7241-841-6

Tratamento

Muitos casos sobrevivem com a terapia de apoio apropriada; a velocidade de recuperação é inversamente proporcional à gravidade da intoxicação, e varia entre 14 e 24 dias. Recomenda-se o uso de laxantes ou de enema para a remoção da toxina não absorvida. A eficácia da antitoxina polivalente é questionável em cães e gatos, devendo ser administrada antes que a toxina se ligue, ou seja, antes que a sintomatologia clínica se torne aparente. Medicamentos que aumentam a liberação de acetilcolina, como a 3,4-diaminopiridina, somente devem ser utilizados em casos agudos se as antitoxinas também forem administradas para bloquear a ligação da toxina (Critchley, 1991). Se o animal apresentar megaesôfago, recomenda-se que a alimentação seja feita em local elevado, e que a cabeça, o pescoço e o peito sejam mantidos elevados durante 30min após a alimentação. Se o animal for incapaz de levantar a cabeça e também possuir megaesôfago, indica-se o uso de tubo de gastrostomia para a alimentação. Radiografias torácicas devem ser realizadas em intervalos de poucos dias para averiguar a presença de pneumonia por aspiração, e se esta estiver presente, antibacterianos de amplo espectro devem ser administrados (contra aeróbios e anaeróbios). Os corticosteroides são contraindicados.

Dosagens de Medicamentos

Ver Apêndice 3.

REFERÊNCIAS E LEITURA COMPLEMENTAR

Barber JS and Trees AJ (1996) Clinical aspects of 27 cases of neosporosis in dogs. *Veterinary Record* **139**, 439-443

Baroni M and Heinold Y (1995) A review of the clinical diagnosis of feline infectious peritonitis viral meningoencephalomyelitis. *Progress in Veterinary Neurology* **6**, 88-93

Berthelin CF, Bailey CS, Kass PH, Legendre AM and Wolf AH (1994a) Cryptococcosis of the nervous system in dogs, Part 1: epidemiologic, clinical and neuropathological features. *Progress in Veterinary Neurology* **5**, 88-97

Berthelin CF, Legendre AM, Bailey CS, Kass PH and Wolf AH (1994b) Cryptococcosis of the nervous system in dogs, Part 2: Diagnosis, treatment, monitoring, and prognosis. *Progress in Veterinary Neurology* **5**, 136-146

BSAVA Scientific Committee (1996) Feline spongiform encephalopathy. *Journal of Small Animal Practice* **37**, 198-199

Chrisman CL (1991) Rabies. In: *Problems in Small Animal Neurology,* ed. CL Chrisman, pp. 151-153. Lea and Febiger, Philadelphia

Critchley EMR (1991) A comparison of human and animal botulism: a review. *Journal of the Royal Society of Medicine* **84**, 295-298

Dubey JP (1992) *Neospora caninum* infections. In: *Current Veterinary Therapy Xl,* ed. RW Kirk, pp. 263-266. WB Saunders, Philadelphia

Dubey JP (1994) Toxoplasmosis. *Journal of the American Veterinary Medical Association* **205**, 1593-1598

Dubey JP, Lappin MR and Thulliez P (1995a) Diagnosis of induced toxoplasmosis in neonatal cats. *Journal of the Atnerican Veterinary Medical Association* **207**, 179

Dubey JP, Lappin MR and Thulliez P (1995b) Long term antibody responses of cats fed *Toxoplasma gondii* tissue cysts. *Journal of Parasitology* **81**, 887-893

Gerds-Grogan S and Dayrell-Hart B (1997) Feline cryptococcosis: a retrospective evaluation. *Journal of the American Animal Hospital Association* **33**, 118-122

Hemachudha T and Phuapradit P (1997) Rabies. *Current Opinion in Neurology* **10**, 260-267

Kline KL, Joseph RJ and Averill DR (1994) Feline infectious peritonitis with neurological involvement: clinical and pathological findings in 24 cats. *Journal of the American Animal Hospital Association* **30**, 111-118

Knockaert DC (1994) Bacterial meningitis: diagnostic and therapeutic considerations. *European Journal of Emergency Medicine* **1**, 92-103

Lundgren AL, Johannisson A, Zimmermann W, Bode L, Rozell B, Muluneh A, Lindberg R and Ludwig H (1997) Neurological disease and encephalitis in cats experimentally infected with Borna disease virus. *Acta Neuropathologica* **93**, 391-401

Lundgren AL, Zimmermann W, Bode L, Czech G, Gosztonyi G, Lindberg R and Ludwig H (1995) Staggering disease in cats: isolation and characterization of the feline Borna disease virus. *Journal of General Virology* **76**, 2215-2222

McAllister MM, Dubey JP, Lindsay DS, Jolley WR, Wills RA and McGuire AM (1998) Dogs are definitive hosts of *Neospora caninum. International Journal for Parasitology* **28**, 1473-1478

Podell M, Hayes K, Oglesbee M and Mathes L (1997) Progressive encephalopathy associated with CD4/CD8 inversion in adult FIV-infected cats. *Journal of Acquired Immune Deficiency Syndromes and Human Retrovirology* **15**, 332-340

Rand JS, Parent J, Percy D and Jacobs R (1994) Clinical, cerebrospinal fluid, and histological data from twenty-seven cats with primary inflammatory disease of the central nervous system. *Canadian Veterinary Journal* **35**, 103-110

Reeves NA, Helps CR, Gunn-Moore DA, Blundell C, Finnemore PL, Pearson GR and Harbour DA (1998) Natural Borna disease virus infection in cats in the United Kingdom. *Veterinary Record* **143**, 523

Schrenzel MD, Higgins RJ, Hinrichs SH, Smith MO and Torten M (1990) Type C retroviral expression in spontaneous feline olfactory neuroblastomas. *Acta Neuropathologica Berlin* **80**, 547-553

Scully RE, Mark EJ, McNeeley WF, Ebeling SH and Phillips LD (1997) Case records of the Massachusetts General Hospital. *New England Journal of Medicine* **337**, 184-190

Thomas WB (1999) Nonneoplastic disorders of the brain. *Clinical Techniques in Small Animal Practice* **14**, 125-147

Tigold A, Vandevelde A and Jaggy A (1992) Neurological manifestations of canine distemper virus infection. *Journal of Small Animal Practice* **33**, 466-470

Van Nes JJ, van der Most and van Spijk D (1986) Electrophysiological evidence of peripheral nerve dysfunction in six dogs with botulism Type C. *Research in Veterinary Science* **40**, 372-376

Vandevelde M, Kristensen B, Braund KG, Green CE, Swango LJ and Hoerlein BF (1980) Chronic canine distemper virus encephalitis in mature dogs. *Veterinary Pathology* **17**, 17-29

Wandeler AI. (1995) The clinical disease in animals. In: *Rabies in a changing world,* ed. PH Beynon and ATB Edney, pp. 8-12. BSAVA Publications, Cheltenham

Wheeler SJ (1995) *Manual of Small Animal Neurology, 2nd edn.* BSAVA Publications, Cheltenham

Whitby JE, Johnstone P, Parsons G, King AA and Hutson AM (1996) Ten-year survey of British bats for the existence of rabies. *Veterinary Record* **139**, 491-493

978-85-7241-841-6

Olho

David Gould

978-85-7241-841-6

Introdução

A superfície ocular é protegida por uma superfície mucosa, com imunidade mediada pelos tecidos lacrimal e conjuntivo. A imunoglobulina A (IgA), produzida pelos plasmócitos no interior da conjuntiva, cobre esta superfície e é secretada na lágrima. Em menor extensão, outros subtipos de anticorpos e células imunes também estão presentes no interior do filme lacrimal. A lágrima possui ainda uma ação lubrificante que auxilia na remoção de contaminantes da superfície. A conjuntiva possui extenso suprimento vascular e grande população de células linfoides que reagem rápida e agressivamente aos patógenos. Os mastócitos propiciam resposta imune praticamente instantânea, pela liberação de citocinas sob estímulo antigênico. As células dendríticas e os macrófagos constantemente fiscalizam a presença de antígenos na superfície da conjuntiva, os quais são processados e apresentados aos linfócitos T auxiliares nos linfonodos locais. Sob estímulo antigênico crônico, ocorre expansão local dos linfócitos no interior da conjuntiva, e folículos linfoides podem ser observados pela conjuntiva.

Devido a esta poderosa imunidade da mucosa, as infecções bacterianas primárias da superfície ocular são raras nos cães. A maioria se desenvolve secundariamente a lesões traumáticas, anormalidades da pálpebra ou déficits do filme lacrimal. A infecção bacteriana primária é mais comum nos gatos.

Infecções intraoculares podem se desenvolver a partir da penetração em feridas ou disseminação hematógena. O exame oftálmico deve sempre ser incluído como parte do exame físico geral quando houver suspeita de doença infecciosa sistêmica, pois este pode fornecer informações importantes sobre a etiologia e a gravidade da doença.

Exame Oftálmico

O exame detalhado reduz o risco de não se observar anormalidades. O Quadro 16.1 sugere protocolo para a realização do exame.

Referências devem ser feitas em todos os casos de diagnóstico incerto, pois falhas no tratamento rápido e correto podem ser deletérias a muitas condições oculares.

Distinção entre Conjuntivite e Uveíte
Enfoque ao "Olho Vermelho"

Dependendo da localização no interior dos olhos, as infecções oculares podem causar conjuntivite, ceratite

---

Quadro 16.1 – Sugestão de protocolo para o exame oftálmico

1. Exame distante antes de restringir o animal para inspeção mais próxima
Sinais sutis de desconforto ocular, como aumento do número de piscadas, podem desaparecer quando o animal está perante estresse do exame e da manipulação

2. Exame próximo
Primeiramente sob condições de iluminação normal e, em seguida, em ambiente escuro com iluminação focal, com transiluminador ou pequena lanterna para examinar o globo externo, as pálpebras e a periórbita

3. Teste lacrimal de Schirmer
Deve ser realizado em todos os casos de excreção ocular, conjuntivite ou córnea opaca, antes de aplicações tópicas

4. Testes do nervo cranial
São realizados sob iluminação normal (respostas a ameaça e trajetória, piscar das pálpebras, piscar da córnea, reflexo oculocefálico) e no escuro, com iluminação focal (reflexos pupilares direto e consensual em resposta à luz, reflexo por ofuscamento)

5. *Swabs* ou raspados (se necessário)
Se houver suspeita de conjuntivite infecciosa, deve-se realizar um *swabs* do fórnice conjuntival. Normalmente não é necessária a anestesia local neste caso (a anestesia local sempre é necessária antes da coleta de *swabs* da córnea ou da coleta de raspados da conjuntiva ou da córnea). Todos os *swabs* devem ser feitos antes da aplicação do corante fluoresceína, pois este pode interferir em alguns testes laboratoriais. Para aumentar a sensibilidade, o *swab* deve ser umedecido com salina estéril ou água antes de ser usado, e deve ser transportado rapidamente ao laboratório de diagnóstico

6. Fluoresceína tópica
Deve ser aplicada em casos de olhos vermelhos e doloridos para identificar ulceração de córnea. É prudente que se lave a superfície do olho com água ou salina após a aplicação, pois o colírio pode se depositar em locais onde úlceras profundas foram previamente curadas. O restante do exame é mais bem realizado em local escuro

7. Avaliação do segmento anterior
A iluminação focal pode ser empregada na visualização profunda da câmara anterior (superficial em uveítes, profunda em glaucoma e luxação das lentes posteriores), para verificar a presença de material inflamatório na câmara anterior e anormalidades da íris (aparência de inchaço lamacento na uveíte anterior ativa, aumento da pigmentação na uveíte crônica)

8. Oftalmoscopia direta a distância
O oftalmoscópio é colocado próximo ao olho do observador do modo normal, porém o paciente é examinado sob a distância do comprimento do braço do observador. É útil para se comparar o tamanho das pupilas e identificar opacidades no eixo visual, como a catarata

9. Exame do fundo do olho
Por ser difícil de ser realizado pela pupila não dilatada, recomenda-se que a pupila seja dilatada com midriáticos tópicos, como a tropicamida a 1%. Iluminação de baixa intensidade maximiza o conforto e a cooperação do paciente. A oftalmoscopia indireta com uma lente e com uma pequena lanterna, em uma sala escura, é ideal para o exame de áreas maiores do fundo do olho; embora a técnica exija um pouco de prática, não é difícil de ser compreendida. O disco ótico, as veias superficiais da retina e os fundos tapetal e atapetal devem ser examinados na busca de anormalidades. A oftalmoscopia direta e próxima por meio do uso do oftalmoscópio pode ser empregada no exame de áreas discretas do fundo do olho

---

ou uveíte. Todas elas podem apresentar dor e olhos avermelhados e, assim, ao avaliar tais casos, é necessário que se identifique qual a doença envolvida. Não é aceitável que se prescreva antibacteriano tópico e que se espere avaliar a resposta do animal em poucos dias; doenças como a uveíte anterior necessitam de tratamento imediato ou patologia intraocular extensa pode se instalar, como o glaucoma secundário.

O Quadro 16.2 traz o diagnóstico diferencial para olhos inflamados e doloridos. Seguindo-se protocolo básico para o exame, normalmente não é difícil diferenciar conjuntivite de uveíte anterior ou glaucoma (Quadro 16.3). Com a determinação da extensão da inflamação, diagnóstico diferencial mais específico deve ser considerado.

Quadro 16.2 – Diagnósticos diferenciais para olhos inflamados e doloridos

• Conjuntivite	• Doença retrobulbar
• Ceratite	• Episclerite
• Uveíte anterior	• Esclerite
• Glaucoma	

Conjuntivite e Ceratite

Protocolo de Diagnóstico para Conjuntivite e Ceratite

O Quadro 16.4 trás o diagnóstico diferencial para a conjuntivite e para a ceratite, e um plano de diagnóstico está descrito no Quadro 16.5. É necessário excluir causas não infecciosas da conjuntivite antes de se assumir causa infecciosa. Nos cães, as causas não infecciosas comuns de conjuntivite incluem ceratoconjuntivite seca, defeitos de pálpebra (por exemplo, entrópio, distiquíase), alergia ou irritação ambiental, lesão traumática e corpos estranhos. Nos gatos, ceratoconjuntivite seca e defeitos de pálpebra são raros, sendo a lesão traumática a principal causa de conjuntivite não infecciosa.

Swabs

Se houver suspeita de conjuntivite infecciosa, o *swab* conjuntival é indicado. Embora seja impraticável realizá-lo

Quadro 16.3 – Protocolo de diagnóstico para olhos inflamados e doloridos

1. Identifique a camada de hiperemia vascular
Conjuntiva avermelhada pode mascarar hiperemia ou congestão episcleral, a qual é sinal de inflamação profunda, como a uveíte ou o glaucoma
- *Hiperemia da conjuntiva*
Longos vasos esticados, perpendiculares ao limbo, movem-se para dentro da conjuntiva com o movimento das pálpebras; constrição rápida com fenilefrina 10% tópica
- *Hiperemia episcleral*
Pequenos vasos, perpendiculares e próximos ao limbo, de cor vermelha intensa, não se movem com a conjuntiva; constrição lenta com fenilefrina 10% tópica
- *Hiperemia escleral*
Vasos profundos de cor vermelha ou roxa correm paralelamente ao limbo

2. Procure por sintomas de doença intraocular
- *Defeitos visuais*
A conjuntivite não afeta a visão. A uveíte anterior normalmente não causa cegueira, a menos que seja grave. O glaucoma agudo provoca déficits visuais graves ou cegueira
- *Edema da córnea*
O glaucoma e a uveíte causam edema difuso da córnea, dando a ela um efeito turvo e pontilhado. O edema localizado da córnea pode circundar a úlcera de córnea. O edema da córnea não é encontrado na conjuntivite
- *Posição e aparência anormais da íris*
A câmara anterior pode estar profunda no glaucoma e superficial na uveíte anterior. Se a doença for unilateral, a comparação entre os olhos ajuda. Na uveíte anterior aguda, a íris é inchada, com perda de detalhe do estroma, ou pode estar hiperêmica
- *Pupila com tamanho e resposta à luz anormais*
A uveíte anterior causa a constrição da pupila. O glaucoma dilata a pupila. A resposta pupilar à luz direta é baixa ou ausente no glaucoma e baixa na uveíte anterior
- *Resposta anormal ao ofuscamento*
A resposta ao ofuscamento também pode auxiliar na distinção entre uveíte anterior e glaucoma. Ao projetar uma forte luz no olho (preferencialmente em sala escura), inicia-se uma reposta de piscar de olhos, demonstrando que as funções da retina e do nervo ótico estão presentes. A resposta ao ofuscamento normalmente está ausente no glaucoma agudo, porém presente na uveíte anterior
- *Investigações especializadas*
Investigações diagnósticas mais especializadas, como a tonometria e a avaliação pela lâmpada de fenda, podem estar disponíveis em alguns consultórios; caso não estejam, referências devem ser consideradas

em todos os casos, este é aconselhado nos casos de baixa resposta ao tratamento ou quando o diagnóstico é incerto. Nos cães, o *swab* deve ser encaminhado para cultura bacteriana e antibiograma. Nos gatos, se houver suspeita de *Chlamydophila* ou de herpesvírus felino, recomenda-se a realização do *swab* da conjuntiva e da orofaringe, que devem ser armazenados em meio transporte apropriado, antes do envio ao laboratório.

Esfregaços

Esfregaços da conjuntiva são úteis em muitos casos de conjuntivite. O esfregaço pode ser enviado ao laboratório comercial sem que seja corado, ou pode enviado corado para um laboratório clínico para avaliação imediata. Muitos dos citologistas preferem as colorações do tipo Romanowsky, embora as colorações rápidas normalmente sejam satisfatórias. Se houver presença de grande número de bactérias, a coloração de Gram (ver Cap. 1) do esfregaço pode dar boas indicações sobre o microrganismo, enquanto se aguarda o resultado do laboratório. Cocos solitários Gram-positivos ou os em grupo são compatíveis com *Staphylococcus* spp., e os em cadeia, com *Streptococcus* spp. Bastonetes Gram-negativos são compatíveis com *Pseudomonas* spp.

Cuidados devem ser tomados na interpretação dos resultados laboratoriais, pois as bactérias podem ser isoladas da conjuntiva de até 90% dos cães normais e 50% dos gatos normais. O pequeno crescimento de aeróbios Gram-positivos (mais comumente do *Staphylococcus* spp.) provavelmente seja acidental, porém o crescimento acentuado de bactérias Gram-positivas e a cultura de qualquer bactéria Gram-negativa provavelmente tenham importância clínica.

Conjuntivite e Ceratite Infecciosas em Cães

Doença Viral
Vírus da Cinomose Canina

São reportadas muitas manifestações oculares do vírus da cinomose canina, incluindo conjuntivites aguda e crônica, ceratoconjuntivite seca, uveíte anterior, retinocoroidite, neurite ótica e cegueira cortical. A doença respiratória foi discutida em detalhes no Capítulo 6.

A conjuntivite aguda é encontrada nos estágios iniciais da cinomose, juntamente com os sintomas sistêmicos. No início, a excreção ocular é serosa e os esfregaços da conjuntiva demonstram resposta de células mononucleares e, ocasionalmente, corpos de inclusão virais no interior das células epiteliais. Após 7 a 10 dias, a excreção se torna mucopurulenta com o desenvolvi-

Quadro 16.4 – Diagnósticos diferenciais para conjuntivite e ceratite

Conjuntivite primária
- Infecciosa
  - Cães
    - Bactéria (comumente *Staphylococcus* spp.)
    - Vírus da cinomose canina
    - Adenovírus canino tipo 1
    - *Rickettsia* spp.
  - Gatos
    - *Chlamydophila felis* (anteriormente *Chlamydia psittaci*)
    - *Mycoplasma* spp.
    - Herpesvírus felino tipo 1
    - Calicivírus felino
- Alérgica/irritante
  - Retenção de corpo estranho
  - Poeira, vento, fumaça
  - Queimaduras ácidas ou alcalinas
  - Medicamentos tópicos

Conjuntivite Secundária
- Anormalidades do filme lacrimal
- Defeitos da pálpebra
- Úlcera de córnea
- Doença retrobulbar ou periorbital
- Infiltração neoplásica

mento da conjuntivite bacteriana secundária, sendo concomitante a resposta neutrofílica.

As ceratoconjuntivites secas aguda e crônica são relatadas na cinomose canina. Acredita-se que o vírus ataque diretamente o tecido da glândula lacrimal, causando a dacrioadenite. Há relatos de que em muitos cães a cura espontânea da produção de lágrima ocorre entre 4 e 8 semanas, porém a ceratoconjuntivite pode ocorrer, dependendo do grau de comprometimento da glândula durante a infecção. O tratamento sintomático inclui lubrificantes tópicos e antibacterianos tópicos de amplo espectro. Se a produção lacrimal não retornar dentro de 2 ou 3 meses, pode ser necessária a transposição do ducto da parótida.

Adenovírus Canino

A conjuntivite pode acompanhar a uveíte anterior nas infecções pelo adenovirus canino (ver Cap. 11 para mais informações sobre o adenovírus canino).

Doença Bacteriana

Grande número de espécies bacterianas está relacionado à conjuntivite, porém predominam os microrganismos Gram-positivos, principalmente *Staphylococcus* e *Streptococcus* spp. São eficazes contra estas espécies ácido fusídico, cloranfenicol e neomicina, sendo apropriados para o tratamento da conjuntivite bacteriana canina.

Pseudomonas aeruginosa é uma bactéria Gram-negativa que pode causar conjuntivite. Também pode infectar a córnea se houver danos à camada epitelial, e a subsequente liberação de proteases pode causar ulceração da córnea com perda do estroma (Fig. 16.1). São ativas contra a *Pseudomonas* spp. a gentamicina ou a tobramicina. Se houver ulceração da córnea com perda do estroma, especialistas devem ser procurados com urgência.

A conjuntivite bacteriana secundária é comum na ceratoconjuntivite seca. Normalmente, apresenta-se como excreção mucopurulenta bilateral tenaz, a qual é parcialmente responsiva ao tratamento antibacteriano tópico (Fig. 16.2). Os isolados mais comuns são *Staphylococcus* spp. e *Streptococcus* spp.

Doença Causada por Rickéttsias

As rickéttsias como *Ehrlichia canis* e *Rickettsia rickettsii* causam conjuntivite nos estágios agudos da doença, porém não são endêmicas no Reino Unido. O estágio crônico da infecção por *E. canis* é ocasionalmente encontrado em cães importados, mas a uveíte e a cegueira, mais que a conjuntivite, são achados de doença crônica. Ver o Capítulo 5 para mais informações sobre *E. canis*.

Uma espécie diferente de *Ehrlichia*, semelhante ou idêntica a *E. phagocytophilia* (a causa da febre do carrapato nos bovinos e nos ovinos), foi relatada em cães de trabalho na Escócia, provocando conjuntivite aguda associada a rinotraqueíte, pirexia, letargia e sintomas neurológicos. Estes sintomas devem ser distinguidos da cinomose canina.

978-85-7241-841-6

Quadro 16.5 – Plano de diagnóstico para conjuntivite e ceratite

1. **Faça o histórico**
   Início, duração, problemas oculares anteriores, sintomatologia sistêmica, trauma, alergia, outros animais (com ou sem sintomas)

2. **Realize o teste da lágrima de Schirmer**
   Para excluir ceratoconjuntivite seca

3. **Examine as pálpebras**
   Conformação, defeitos nos pelos, piscar de olhos normal, reflexo palpebral

4. **Colete *swab*/esfregaço da conjuntiva**
   Técnicas vigorosas na coleta do *swab* são necessárias para que se obtenha suficiente quantidade de células da conjuntiva (em gatos, normalmente é necessário o *swab* da orofaringe também)
   - *Coloração de Romanowsky ou citologia rápida (por exemplo, Diff-Quik®) com ou sem coloração de Gram do esfregaço*
     - Corpos de inclusão viral
     - Corpos de inclusão de *Chlamydophila*
     - Tipos gerais de bactérias
   - *Análise laboratorial do swab*
     - Isolamento de vírus e clamídias (gatos)
     - Cultura e antibiograma (cães e gatos)

5. **Aplique anestesia tópica**
   Para inverter a membrana nictitante e procurar por corpos estranhos ou para fazer o raspado da conjuntiva, caso a citologia seja necessária

6. **Faça a coloração pela fluoresceína**
   Para identificar úlceras de córnea e problemas de drenagem da lágrima

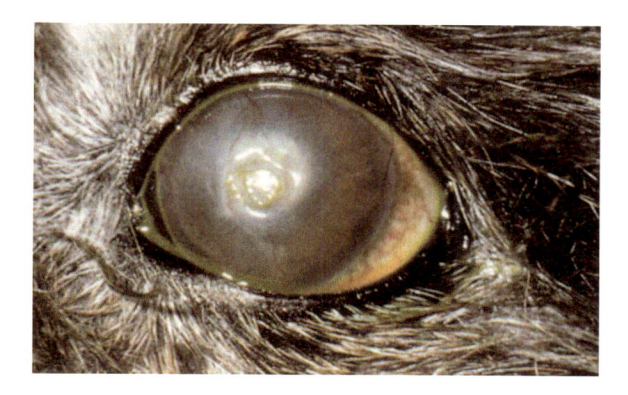

Figura 16.1 – Ulceração da córnea com perda do estroma em cão mestiço. Estão presentes necrose do estroma da córnea e neovascularização superficial. *Pseudomonas aeruginosa* foi isolada da lesão. (Fotografia gentilmente cedida pela Dra. Sheila Crispin.)

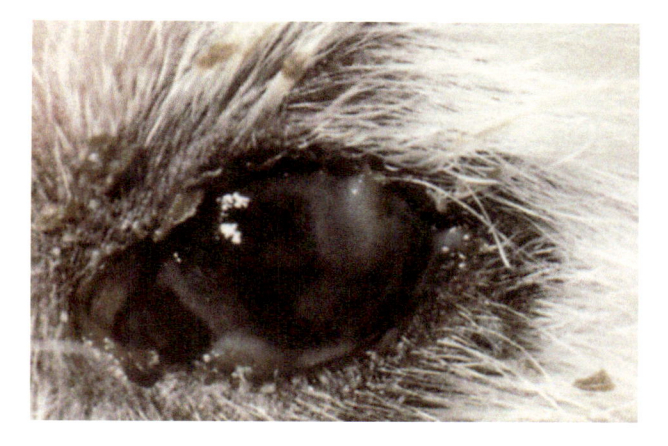

Figura 16.2 – Ceratoconjuntivite seca e conjuntivite bacteriana secundária em um West Highland White Terrier. (Fotografia gentilmente cedida pela Dra. Sheila Crispin.)

Conjuntivite e Ceratite Infecciosas em Gatos

O herpesvírus felino (FHV, *feline herpesvirus*), o calicivírus felino, *Chlamydophila felis* e *Mycoplasma* spp. são possíveis causas da conjuntivite infecciosa dos gatos. Destes, FHV e *C. felis* são, sem dúvida, os mais importantes. Em muitos casos, histórico e sintomatologia clínica indicam o patógeno envolvido. Por exemplo, a conjuntivite sozinha ocorre provavelmente devido a *C. felis*, ao passo que a conjuntivite, juntamente com a doença do trato respiratório superior, provavelmente ocorra devido ao FHV. O herpesvírus felino é também o único patógeno causador da ceratite primária.

Apesar de alguns aspectos clínicos serem ocasionalmente convincentes, a confirmação laboratorial do patógeno envolvido, em geral, é difícil. Isto se deve, provavelmente, a coleta inadequada do material, demora no transporte do material ao laboratório e sensibilidade limitada de alguns testes. Com o desenvolvimento do diagnóstico pela biologia molecular, espera-se que haja melhoras no diagnóstico laboratorial.

Herpesvírus e Calicivírus Felinos
Manifestações Clínicas

O FHV e o calicivírus felino causam conjuntivite aguda juntamente com a doença do trato respiratório superior, em especial em gatos adolescentes. Em contraste às infecções por *Chlamydophila*, normalmente há excreção nasal e espirros. A sintomatologia clínica da conjuntivite não é específica. A fase aguda da infecção costuma ser recuperada dentro de 2 a 3 semanas, porém a infecção persistente pode ocorrer. O FHV é a causa mais comum de conjuntivite em gatos. Adesões da conjuntiva podem ser observadas após infecção grave em filhotes, o que pode acarretar problemas

crônicos, como o fluxo aumentado de lágrimas (em razão de adesões no ponto nasolacrimal), ceratite (devido à restrição de movimentos da pálpebra e da terceira pálpebra) e ceratoconjuntivite seca (decorrente de oclusão dos ductos da glândula lacrimal).

O FHV também causa a ceratite crônica. Nas infecções agudas, encontra-se a ulceração de córnea além da conjuntivite. Embora a úlcera possa desaparecer espontaneamente, há latência em 80% dos casos. Diversas formas de apresentação clínica já foram descritas para a ceratite crônica causada pelo FHV, incluindo ceratite múltipla do ponto, ceratite dendrítica (Fig. 16.3), ceratite do estroma (Fig. 16.4), sequestro de córnea (Fig. 16.5), ceratite eosinofílica e ceratoconjuntivite seca.

Diagnóstico

É feito pela imunofluorescência dos raspados da conjuntiva ou pelo isolamento do vírus a partir de *swabs* da conjuntiva ou da orofaringe. Ambos necessitam de meios de cultura especiais para o transporte, que são obtidos no laboratório que realizará o exame. Para o

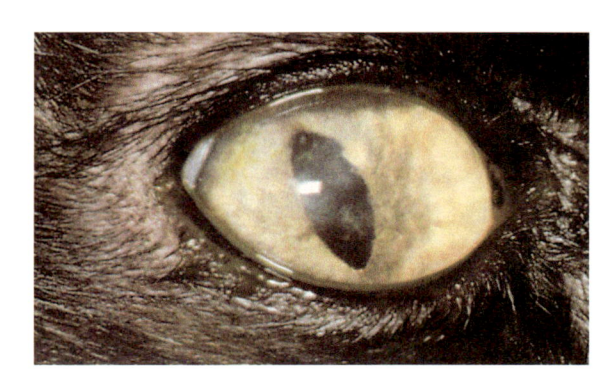

Figura 16.3 – Úlceras de córnea dendríticas múltiplas, coradas com fluoresceína, em infecção pelo herpesvírus felino. (Fotografia gentilmente cedida pela Dra. Sheila Crispin.)

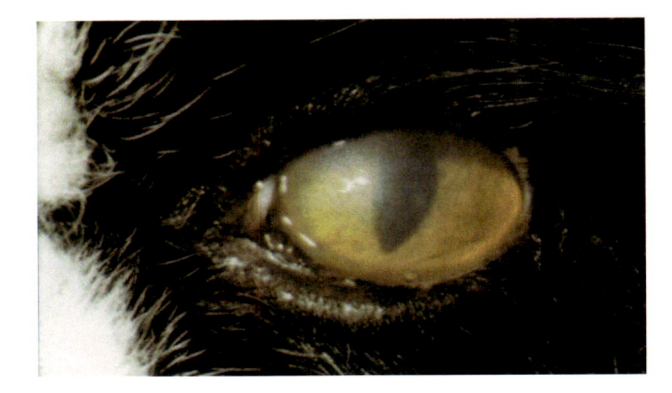

Figura 16.4 – Ceratite crônica do estroma em infecção pelo herpesvírus felino. Presença de formação de simbléfaro e espessamento crônico da pálpebra.

isolamento da *Chlamydophila*, são necessários técnica de *swab* vigorosa e transporte rápido ao laboratório. Nos Estados Unidos, a reação em cadeia de polimerase (PCR, *polymerase chain reaction*) é utilizada na identificação do ácido desoxirribonucleico (DNA, *deoxyribonucleic acid*) do FHV em amostras oculares, e é provável que esta técnica se torne disponível no Reino Unido.

Tratamento

As causas virais da conjuntivite felina são difíceis de serem tratadas, não se encontrando amplamente disponíveis no Reino Unido agentes antivirais tópicos eficazes. Agentes como trifluorotimidina, idoxuridina, vidarabina, bromovinildeoxuridina e aciclovir (em ordem decrescente de eficácia) mostraram alguma atividade contra o FHV *in vitro*.

A trifluorotimidina pode ser obtida no Reino Unido de alguns fornecedores médicos selecionados. A frequência da aplicação pode tornar o tratamento difícil; o medicamento deve ser aplicado de hora em hora no primeiro dia, e depois, cinco vezes ao dia.

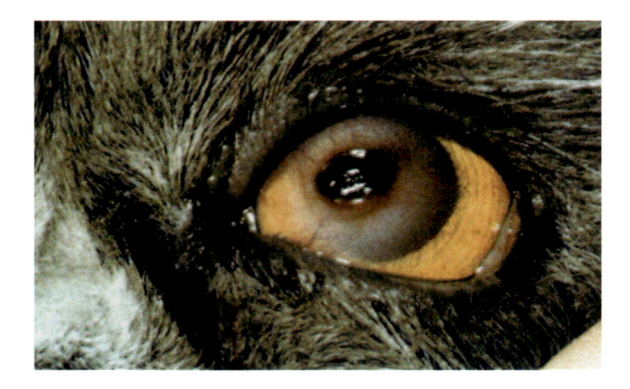

Figura 16.5 – Infecção pelo herpesvírus felino. Sequestro corneano com edema de córnea e neovascularização superficial da córnea. (Fotografia gentilmente cedida pela Dra. Sheila Crispin.)

O aciclovir (o único agente tópico amplamente disponível no Reino Unido) possui eficácia limitada contra o FHV *in vitro*, embora possa causar algum efeito se utilizado em conjunto com o interferon-alfa humano.

O interferon-alfa humano tópico e sistêmico é empregado nas infecções agudas causadas pelo FHV, apesar de testes clínicos controlados serem aguardados. Pelo fato de o medicamento ser fornecido em altas concentrações (por exemplo, 5 milhões UI/mL), diluições séricas são necessárias para que se obtenham concentrações adequadas para as dosagens.

Recentemente, a L-lisina oral se tornou popular como tratamento para a infecção crônica pelo FHV-1, com base na observação *in vitro* que este medicamento inibe a replicação viral (mas somente em baixos níveis de arginina, ou sua atuação *in vivo* é desconhecida). A L-lisina pode ser obtida em lojas de alimentos saudáveis, mas o preparado não pode conter propilenoglicol, o qual pode ser tóxico para gatos. Testes clínicos ainda estão determinando a validade do uso deste aminoácido. Os resultados foram equivocados nos testes em humanos. Nenhum dos tratamentos anteriores é licenciado para o uso em gatos.

978-85-7241-841-6

Chlamydophila

A *Chlamydophila felis* (anteriormente conhecida como *Chlamydia psittaci* var. *felis*) é a causa mais comum de conjuntivite aguda em gatos no Reino Unido, isolada em até 30% dos casos. Também é causa importante da conjuntivite crônica, correspondendo a 18% dos casos em um estudo. Ela causa conjuntivite primária que pode persistir por semanas ou mais, em residências que contenham vários gatos, já que eles podem contaminar uns aos outros.

Epidemiologia e Manifestações Clínicas

Normalmente a doença causa conjuntivite em gatos jovens (de 5 semanas a 9 meses de idade), mesmo que também possa afetar gatos adultos. O agente causador, *Chlamydophila felis*, é uma bactéria intracelular que se replica no citoplasma das células do epitélio conjuntival. Em infecções experimentais, a sintomatologia clínica se desenvolve em torno de 3 dias após o desafio. Conquanto haja conjuntivite bilateral no final, a doença tende a ser inicialmente unilateral, com excreção ocular serosa, blefaroespasmo (Fig. 16.6), hiperemia da conjuntiva e quemose. A úlcera de córnea não é um achado comum. Com o tempo, a excreção pode passar de serosa para mucopurulenta.

Em geral, o gato não apresenta sintomatologia sistêmica da doença, embora em alguns casos possa haver sintomatologia leve do trato respiratório superior. O gato normalmente se mantém alegre e responsivo.

Sabe-se que o desafio conjuntival acarreta excreção do microrganismo pelos tratos urogenital e gastrintestinal.

Ainda que normalmente não cause sintomatologia de doença clínica, vômitos crônicos e intermitentes e diarreia são documentados. A eliminação do agente pelas vias urogenital e gastrintestinal pode favorecer a infecção para outros gatos, principalmente se as caixas de areia forem compartilhadas.

A sintomatologia ocular é autolimitante em muitos casos, embora alguns gatos se tornem portadores assintomáticos persistentes, sendo capazes de disseminar a doença a outros gatos. O tratamento é dirigido para a redução da gravidade e duração da sintomatologia clínica.

Diagnóstico

O raspado conjuntival obtido sob anestesia tópica e corado por Giemsa pode identificar corpos de inclusão intracelular e permite diagnóstico rápido. No entanto, deve ser realizado no início da infecção (dias 4 a 7), e a interpretação pode ser difícil se o clínico não estiver habituado a realizar tal análise.

A imunofluorescência é um teste sensível na identificação da clamídia, capaz de demonstrar célula infectada dentre as células da amostra. Entretanto, técnica de *swab* razoavelmente vigorosa é necessária para assegurar que as células da conjuntiva sejam coletadas, e o *swab* deve ser enviado rapidamente em meio de transporte, o qual pode ser obtido no laboratório que realizará o exame. É importante que se colete o *swab* conjuntival antes que a solução tópica de fluoresceína seja aplicada, a qual pode interferir no teste laboratorial.

É possível o uso de técnicas sorológicas para a identificação de anticorpos anticlamídia, porém 9% dos gatos sadios possuem tais anticorpos, e um diagnóstico acurado baseia-se na avaliação dos títulos de anticorpos por período superior a 4 semanas, o que limita a empregabilidade de tal teste.

A identificação por PCR do DNA da clamídia a partir de *swabs* da conjuntiva está disponível no Reino Unido e provavelmente se torne o principal teste diagnóstico da doença. Na teoria, este é o teste disponível mais sensível na identificação da clamidofilose. Além disso, pelo fato de o DNA ser extremamente estável, os problemas de transporte associados às outras técnicas não devem acontecer. No entanto, como não se sabe por quanto tempo o DNA da clamídia permanece no interior do tecido conjuntival após a infecção ativa, e pelo fato de a técnica identificar o DNA e não as células infectadas ativamente, considera-se a possibilidade de haver resultado falso-positivo.

Tratamento

Os antibacterianos de escolha para as infecções por clamídia são as tetraciclinas. Tratamentos tópicos e sistêmicos estão disponíveis e ambos são efetivos se empregados por tempo suficiente, embora testes clínicos tenham demonstrado que o tratamento com

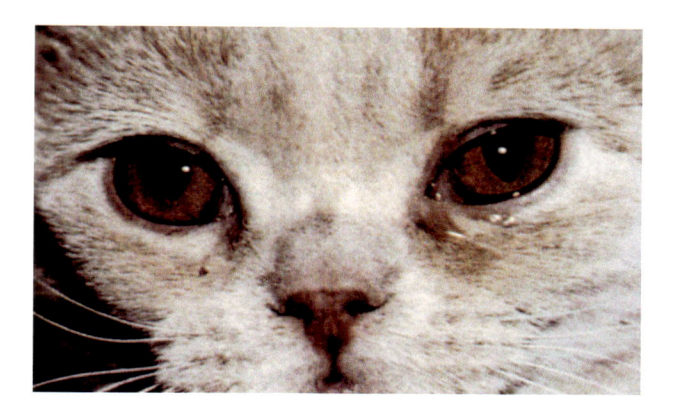

Figura 16.6 – Clamidofilose aguda em gato jovem. Estão presentes blefaroespasmo no olho esquerdo e excreção ocular serosa. (Fotografia gentilmente cedida pelo Dr. Andrew Sparkes.)

tetraciclina sistêmica seja mais efetivo que o tratamento tópico na eliminação do agente e na obtenção da resolução clínica da doença. Também, a aplicação de pomadas tópicas por períodos prolongados geralmente é pouco tolerada pelos gatos, e a compreensão do proprietário é importante. A doxiciclina sistêmica é o tratamento de escolha. É importantíssimo que todos os gatos da casa sejam tratados, sendo a doença clínica aparente ou não, para prevenir a transmissão. Além do tratamento sistêmico, também devem ser aplicadas pomadas tópicas de clortetraciclina (três vezes ao dia), embora não seja essencial.

Em fêmeas prenhes e em filhotes, quase sempre se recomenda o uso de pomadas tópicas de tetraciclina por períodos prolongados, para reduzir o risco de incorporação sistêmica das tetraciclinas pelos ossos e dentes em desenvolvimento. Contudo, este efeito adverso nunca foi relatado em animais. A bactéria possui baixa resistência ambiental e sobrevive por menos de 24h fora da célula hospedeira.

Vacinação

As vacinas derivadas de culturas de células fornecem maior proteção contra a sintomatologia clínica da doença, embora não interrompam necessariamente a infecção e a disseminação, ou o desenvolvimento de portadores. A proteção permanece por aproximadamente um ano.

978-85-7241-841-6

Zoonose

O risco potencial zoonótico da clamidofilose felina é baixo, embora haja alguns casos isolados de suspeita de infecção humana, transmitidos pelos animais. Por esta razão, é prudente a recomendação de medidas simples de higiene, como a lavagem das mãos após medicar os animais e após o manuseio e a remoção da caixa de areia. O risco de contaminação é bem maior para pessoas imunocomprometidas.

Micoplasma

As espécies de *Mycoplasma* como *M. felis* e *M. gatae* são habitantes naturais da conjuntiva normal de gatos, havendo polêmicas sobre o papel dessas espécies como patógenos primários. A inoculação experimental da conjuntiva com *M. felis* foi relatada na indução da doença em gatos jovens, mas outros estudos experimentais com uma variedade de cepas de micoplasmas não foram capazes de induzir a doença em gatos. É provável que sejam patógenos primários raros, podendo causar a doença em conjunto com a *Chlamydophila* ou o FHV, ou em gatos imunocomprometidos. A micoplasmose não é considerada como importante causa de conjuntivite crônica.

Dacriocistite

A inflamação do sistema nasolacrimal ocorre frequentemente devido à retenção de corpos estranhos, com ou sem infecção bacteriana secundária. A apresentação típica da doença é descarga ocular profusa, unilateral e mucopurulenta, a qual é apenas levemente dolorida e não é responsiva ao tratamento tópico com antibacterianos. A canulação nasolacrimal e a lavagem normalmente permitem a expulsão do corpo estranho pelo ponto oposto.

Uveíte e Retinite

A inflamação do trato uveal normalmente é classificada em uveíte anterior (envolvendo a íris e o corpo ciliar), uveíte intermediária (envolvendo a parte plana do corpo ciliar) e uveíte posterior (envolvendo a coroide). Esta é uma classificação útil, já que as doenças se apresentam por sintomatologias diferentes. No entanto, pelo fato destas estruturas serem contíguas, as infecções ou inflamações podem envolver todas elas, em graus variados.

Uveíte Anterior

É caracterizada por olhos vermelhos e doloridos, mas diferente da conjuntivite, os sintomas intraoculares da doença estão sempre presentes (ver Quadro 16.3). A visão pode estar embaçada, embora o animal raramente se torne cego, em contraste com o glaucoma. Há hiperemia episcleral, edema de córnea, miose e inchaço ou hiperemia da íris. Normalmente há a presença de humor aquoso, porém a visualização é difícil sem o uso de aparelhos. A câmara anterior normalmente é superficial e a pressão intraocular é baixa, embora isto seja de difícil determinação sem tonômetro. Pode estar presente hifema ou hipópio.

Pelo fato de a doença se tornar crônica, a íris se torna escura e os sinais de dor diminuem. Depósitos inflamatórios podem aderir ao endotélio da córnea, onde podem ser vistos como precipitados ceráticos por iluminação direta. Pode haver desenvolvimento de sinéquia anterior ou posterior (adesões da íris à córnea ou à lente, respectivamente) e de catarata secundária.

Uveíte Intermediária

Pode liberar material inflamatório no vítreo anterior adjacente, onde tal material pode ser visto atrás e nas margens da pupila, dando a característica descrita como "rampa de neve" (ver Fig. 16.18).

Uveíte Posterior (Coriorretinite)

Quase sempre se estende e envolve a retina adjacente, embora a coriorretinite seja descrição mais acurada da doença. Por não haver fibras doloridas na região, a inflamação é indolor e, assim, pode ser pouco noticiada na prática veterinária; geralmente quando a doença é grave o suficiente para afetar a visão ou se as estruturas do segmento anterior estiverem envolvidas, há identificação da inflamação aguda. Por esta razão, é importante examinar o fundo do olho se houver sintomatologia de doença sistêmica.

Diferenciação entre Coriorretinite Ativa e Inativa

A diferenciação entre a coriorretinite ativa e inativa pode ser relativamente fácil. Na coriorretinite ativa, células inflamatórias se acumulam originando a opacidade cinza focal do fundo do olho. Em inflamações mais graves, há desenvolvimento de edema subretinal, criando áreas localizadas de descolamento da retina. Estas áreas são vistas como lesões circunscritas, sobre a qual os vasos sanguíneos da retina podem ser vistos em direções alteradas, pois estes seguem a trajetória da retina elevada. O *tapetum* aparece hiporreflectivo. Se a inflamação progredir, o descolamento pode evoluir e envolver grandes áreas da retina. Também podem ocorrer hemorragias com inflamação aguda. Esta pode ter localização subretinal, intrarretinal, pré-retinal ou intravitreal.

O material inflamatório também pode acumular no interior do vítreo, dando efeito nebuloso ao fundo, que pode ser local ou generalizado (ver Fig. 16.9, *A*). Com isto, pode haver formação de áreas de difícil visualização no fundo do olho durante a oftalmoscopia.

Na coriorretinite inativa, lesões hiper-refletivas são vistas através do fundo (ver Fig. 16.9, *B*). O *tapetum* aparece hiper-refletivo nestas áreas devido à degeneração da retina após a inflamação. Diferente da herdada atrofia generalizada e progressiva da retina, as áreas afetadas são focais e bilateralmente assimétricas.

978-85-7241-841-6

O pigmento do epitélio da retina pode sofrer hipertrofia e produzir pigmentos dentro da lesão. Pelo fundo atapetal, o epitélio pigmentar da retina (o qual normalmente é pigmentado nesta região) pode se tornar hipo ou hiperpigmentado.

Durante o exame ocular de rotina, é comum a identificação de lesões inativas no fundo, as quais são indicativas de coriorretinite prévia ou retinocoroidite. Em tais casos, normalmente é impossível identificar a etiologia.

Protocolo de Diagnóstico para Uveíte e Coriorretinite

O diagnóstico diferencial para a uveíte é extenso (Quadro 16.6). Na prática, é provável que se encontre somente número limitado dessas doenças. O histórico, outros achados oculares e sintomas sistêmicos podem indicar a etiologia. Devido ao fato de agentes etiológicos semelhantes estarem envolvidos na uveíte anterior e na coriorretinite, o plano de diagnóstico é parecido (Quadro 16.7).

Um grande componente da uveíte anterior é imunomediado, sendo a resposta imune agressiva do hospedeiro responsável por muitas das doenças intraoculares. Assim, o tratamento sintomático com corticosteroides tópicos e atropina tópica é indicado juntamente com o tratamento específico do agente etiológico. É importante selecionar um corticosteroide tópico que tenha boa penetração intraocular, como o colírio de acetato de prednisolona (aplicar 3 a 6 vezes ao dia até que a uveíte seja controlada, e depois, reduzir a dose gradativamente). No entanto, se houver úlcera de córnea ou penetração, os corticosteroides tópicos (e sistêmicos) devem ser evitados. Em tais casos, medicamento um anti-inflamatório tópico não esteroide, como cetorolac (aplicar topicamente 3 a 6 vezes ao dia) deve ser empregada. Alternativamente, pode-se empregar medicamento sistêmico não esteroide, como o carprofeno.

Uveíte Infecciosa em Cães

Doença Viral

Adenovírus Canino Tipo 1

O adenovírus canino tipo 1 (CAV-1, *canine adenovirus type 1*) causa a uveíte anterior aguda com edema de córnea (Fig. 16.7), a qual normalmente apresenta cura espontânea dentro de semanas. Hoje o CAV-1 é raro devido à ampla vacinação. Vacinas vivas atenuadas de CAV-1 provocaram uveíte aguda em alguns casos, portanto, a vacina viva CAV-2 (a qual confere proteção contra ambas as espécies) tem sido empregada atualmente. Ver Capítulo 11 para mais informações sobre CAV-1.

Quadro 16.6 – Diagnósticos diferenciais para uveíte

Infecciosa
- Cães
  - Viral
    - Adenovírus canino
    - Vírus da cinomose canina
    - Herpesvírus canino
    - (Raiva)
  - Protozoários
    - *Toxoplasma gondii*
    - *Neospora caninum*
    - (*Leishmania donovani*)
  - Bactérias
    - Inoculação penetrante da córnea
    - Sepse bacteriana
    - *Leptospira* spp.
    - ?*Borrelia burgdorferi*
    - (*Brucella canis*)
  - Rickéttsias
    - (*Ehrlichia canis*)
    - (*Ehrlichia platys*)
  - Micóticas/algas
    - *Cryptococcus neoformans*
    - (*Histoplasma capsulatum*)
    - (*Blastomyces dermatitidis*)
    - (*Coccidioides immitis*)
    - (*Prototheca* spp.)
- Gatos
  - Viral
    - Coronavírus felino
    - Vírus da imunodeficiência felina
    - Vírus da leucemia felina
  - Protozoários
    - *Toxoplasma gondii*
  - Bactérias
    - Inoculação penetrante da córnea
    - Sepse bacteriana
    - (Micóticas)
- Parasitárias
  - *Angiostrongylus vasorum*
  - *Toxocara canis*
  - *Diptera* spp.
  - (*Dirofilaria*)

Não infecciosas
- Traumáticas
  - Lesões penetrantes ou sem corte
- Reflexos da uveíte
- Imunomediada
  - Induzida por lentes
  - Facolítica (catarata de crescimento rápido ou hipermadura)
  - Facoclástica (ruptura da cápsula das lentes)
  - Reação vacinal
  - Doença autoimune
- Doença sistêmica
  - Toxemia
  - Distúrbios de coagulação
  - Meningoencefalite granulomatosa
  - Histiocitose sistêmica
  - Diabetes mellitus
  - Hiperlipidemia
  - Hipertensão
- Neoplasia
  - Tumor intraocular
  - Invasão local por tecidos extraoculares
  - Doença metastática

Agentes entre parênteses não são endêmicos no Reino Unido.
? = observação clínica sem comprovação científica.

Quadro 16.7 – Plano de diagnóstico para a uveíte

1. Faça histórico
Idade, raça, estado de vacinação, histórico de viagem internacional, ambiente, outros animais, histórico de trauma, outras manifestações clínicas

2. Faça exame clínico
Exame oftalmológico
Uveíte aguda ou crônica, anterior ou posterior, uni ou bilateral. Qualquer outro sintoma oftálmico (por exemplo, penetração da córnea)

Exame geral
Sintomas de doença sistêmica, lesão traumática

3. Realize sorologia/virologia
Se houver suspeita de um agente infeccioso

Cães: *Toxoplasma*, *Neospora*, outros se houver suspeita pelo histórico ou manifestações clínicas

Gatos: vírus da imunodeficiência felina, vírus da leucemia felina, coronavírus felino, *Toxoplasma*

4. Realize hematologia/bioquímica do soro
Se houver suspeita de agente infeccioso ou de doença sistêmica

A eletroforese das proteínas do soro pode ser útil em muitos casos:
- Globulinemia monoclonal em mieloma múltiplo, erliquiose, leishmaniose
- Globulinemia policlonal em outras infecções ou inflamações crônicas, por exemplo, erliquiose, leishmaniose, neoplasia em cães e PIF, vírus da imunodeficiência felina, toxoplasmose, colangite linfocítica, neoplasia em gatos
- Aumento nas concentrações de alfa-2-globulina na PIF

5. Realize ultrassonografia
Se houver suspeita de neoplasia intraocular, hemorragia intraocular, descolamento de retina

6. Realize radiografia
Radiografias abdominais e do tórax à procura de efusões se houver suspeita de PIF ou em busca de doença metastática

PIF = peritonite infecciosa felina.

Herpesvírus Canino

Causa a doença neonatal fatal em ninhadas de filhotes, com grave uveíte anterior e coriorretinite, além dos sintomas sistêmicos. Não é problema clínico em cães adultos. Ver o Capítulo 12 para mais informações sobre o CHV.

Vírus da Cinomose Canina

A retinocoroidite pode ocorrer na cinomose canina, com áreas focais de inflamação ativa, visíveis através

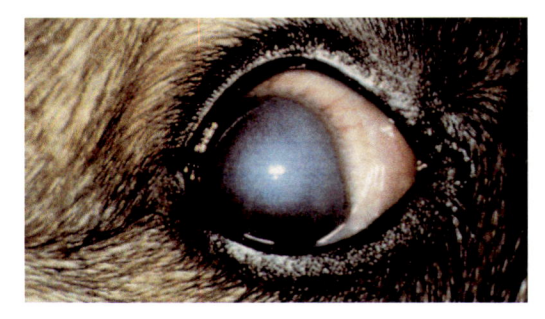

Figura 16.7 – Uveíte anterior aguda com edema de córnea e hiperemia episcleral causada pela infecção pelo adenovírus canino tipo 1. (Fotografia gentilmente cedida pela Dra. Sheila Crispin.)

do fundo tapetal e atapetal. Geralmente, as lesões não são suficientemente graves para causar cegueira. O vírus também pode atacar diretamente o nervo ótico, causando neurite ótica, a qual se apresenta com início repentino de cegueira. A cegueira pode ser unilateral ou bilateral. Ver o Capítulo 6 para mais informações sobre a cinomose canina.

978-85-7241-841-6

Doença Bacteriana

Grande variedade de espécies bacterianas pode causar a uveíte anterior, caso tenham acesso ao segmento anterior. O local de entrada mais comum é através da córnea após uma lesão por penetração. Arranhões de gatos comumente inoculam *Pasteurella* spp. O tratamento consiste no uso de antibacterianos tópicos, com tratamento sintomático para a uveíte anterior. É necessário o uso de um agente antibacteriano de amplo espectro, capaz de penetrar a córnea e alcançar níveis terapêuticos na câmara anterior, como a solução de cloranfenicol. Também deve ser feito o uso de antibacterianos sistêmicos.

Qualquer septicemia bacteriana pode afetar o olho, onde pode causar uveíte anterior ou coriorretinite. O tratamento antibacteriano sistêmico é indicado em conjunto com o tratamento sintomático para a uveíte anterior. Diversas infecções bacterianas específicas estão associadas à uveíte anterior.

Brucelose

A *Brucella canis* está comumente associada a epididimite em cães e ao aborto/natimorto em cadelas. No entanto, também pode infectar outros tecidos, inclusive os olhos, em que pode causar uveíte anterior. Não é comumente encontrada no Reino Unido. Ver o Capítulo 12 para mais informações sobre a brucelose.

Borreliose

A *Borrelia burgdorferi* é uma espiroqueta que causa a doença de Lyme em humanos e cachorros (embora seja rara no Reino Unido). Está associada à uveíte canina. Ver o Capítulo 14 para mais informações sobre a borreliose.

Leptospirose

A *Leptospira interrogans* é uma espiroqueta que causa a leptospirose em humanos e cachorros, porém raramente afeta os gatos. São conhecidos diversos sorovares. Os efeitos clínicos variam de uma infecção hiperaguda, a qual pode ser fatal, à doença crônica ou subclínica. Todas as formas da doença podem provocar a uveíte. Ver o Capítulo 11 para mais informações sobre a leptospirose.

Doença Causada por Rickéttsias

Erliquiose

A *Ehrlichia canis* e a *E. platys* estão envolvidas em doenças oftalmológicas, em conjunto com a sintomatologia sistêmica. A infecção aguda pela *E. canis* pode ser acompanhada por conjuntivite aguda, hemorragia subconjuntival, uveíte anterior e hemorragia da retina. *E. canis* também pode causar doença crônica, a qual pode ser encontrada no Reino Unido, mesmo nos cães importados que foram submetidos à quarentena. Além da sintomatologia sistêmica, a hipergamaglobulinemia monoclonal pode causar a síndrome de hiperviscosidade, o que resulta na congestão da conjuntiva e da episclera (Fig. 16.8), hifema, uveíte anterior, hemorragia intraocular ou na retina, espessamento dos vasos sanguíneos da retina e descolamento e tortuosidade da retina. Ver o Capítulo 5 para mais informações sobre *E. canis*.

E. platys é relatada como causa da uveíte canina leve, porém não é provável que se encontre no Reino Unido.

Outras Rickéttsias

A febre maculosa (causada pela *Rickettsia rickettsii*) ocorre nos Estados Unidos e na América do Sul. Doença semelhante, a febre botonosa do Mediterrâneo (*R. conorii*), é endêmica em grande parte da África e no Mediterrâneo. Os sintomas da doença aguda são semelhantes aos da infecção aguda pela *Ehrlichia canis*. Diferente da erliquiose, a doença crônica não ocorre, porém é improvável que estas doenças ocorram no Reino Unido.

A intoxição por salmão (causada pela *Neorickettsia helminthoeca*) ocorre na costa ocidental dos Estados Unidos. É uma doença aguda caracterizada por pirexia, depressão, anorexia, excreção ocular mucopurulenta e excreção nasal serosa. É sensível às tetraciclinas. Ver o Capítulo 8 para mais informações sobre a intoxicação por salmão.

Doenças Micóticas e por Algas

As infecções micóticas e por algas são causa da uveíte anterior ou da uveíte posterior em algumas partes do mundo, porém é provável que se encontre no Reino Unido somente em animais importados. Foram reportadas criptococose, histoplasmose, blastomicose, candidíase e prototecose.

Doenças Protozoárias
Toxoplasmose e Neosporose

A toxoplasmose pode ocorrer em hospedeiros intermediários ou definitivos, quando os taquizoítos invadem tecidos e órgãos. No cão, a toxoplasmose pode causar tanto a doença multissistêmica generalizada, como pode se apresentar primeiramente como doença neurológica. As manifestações oftalmológicas podem incluir uveíte anterior, coriorretinite e neurite óptica (Fig. 16.9). Ver o Capítulo 15 para mais informações sobre a toxoplasmose.

O *Neospora caninum* causa sintomatologia clínica semelhante, incluindo doença neurológica, polimiosite,

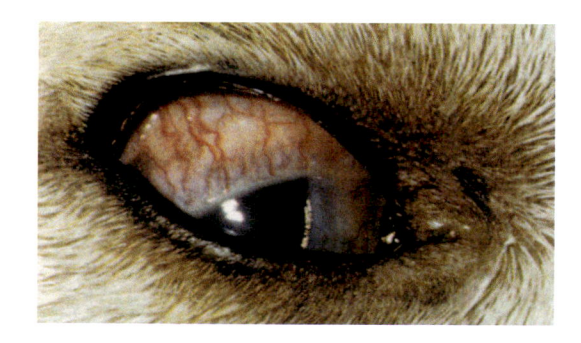

Figura 16.8 – Erliquiose crônica em Labrador Retriever. O cão era de Sardinia, porém morou no Reino Unido por 2 anos antes da apresentação da doença. São evidentes congestão conjuntival e episcleral, protrusão da terceira pálpebra e edema de córnea, devido a hiperglobulinemia e uveíte anterior.

miocardite, hepatite e dermatite. Alterações oftalmológicas incluem coriorretinite e miosite extraocular. Ver o Capítulo 15 para mais informações sobre a neosporose.

Leishmaniose

As lesões oculares da leishmaniose incluem conjuntivite, ceratite, uveíte anterior e panoftalmite, assim como alopecia periorbital e descamação (Fig. 16.10). A leishmaniose crônica pode causar hiperglobulinemia policlonal, resultando em sintomas oculares de hiperviscosidade (ver Cap. 5 para mais informações sobre a leishmaniose).

978-85-7241-841-6

Doença Parasitária

Parasitas migrantes podem ter acesso aos segmentos anterior ou posterior do olho e induzir uveíte. O *Toxocara canis* (Fig. 16.11) e o *Angiostrongylus vasorum* (Fig. 16.12) são possíveis causas no Reino Unido. A migração anormal da larva nasal gastrófila (*Oestrus ovis*) e

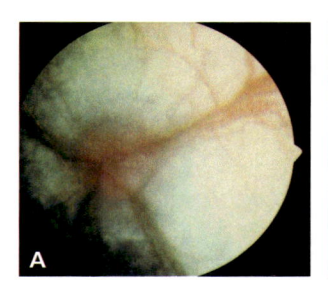 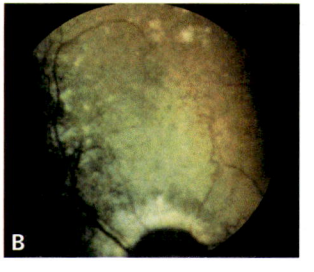

Figura 16.9 – (*A*) Toxoplasmose aguda em cão mestiço que apresentou início súbito de cegueira. Estão presentes retinocoroidite e neurite ótica, com inchaço do disco ótico e *debris* inflamatórios no vítreo na fase aguda. (*B*) O mesmo cão após o tratamento. Estão presentes áreas focais de hiper-refletividade através do fundo tapetal, onde a retina afinou. Um halo de hiper-refletividade peripapilar circunda o disco ótico, no local da neurite ótica prévia. (Fotografia gentilmente cedida pela Dra. Sheila Crispin.)

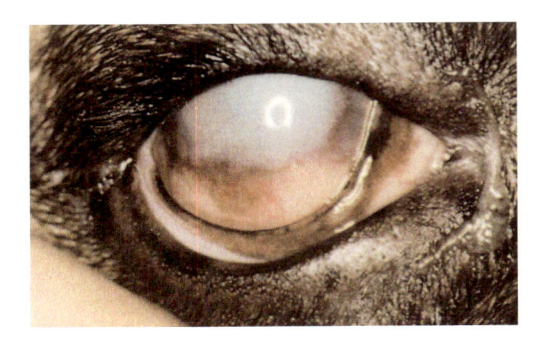

Figura 16.10 – Leishmaniose em um Boxer. Estão presentes ceratite crônica e uveíte anterior. São visíveis neovascularização superficial e profunda da córnea, pigmentação da córnea, infiltração celular e edema de córnea. (Fotografia gentilmente cedida pela Dra. Sheila Crispin.)

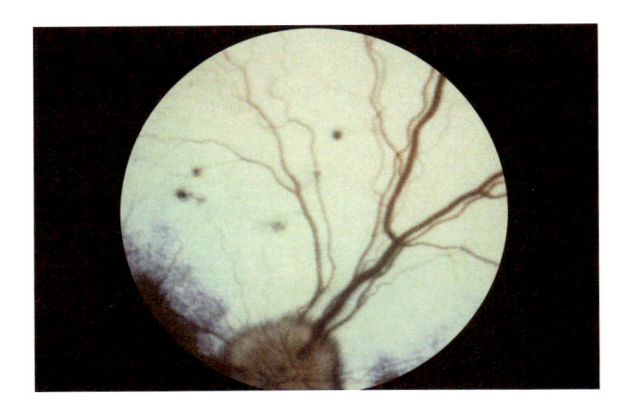

Figura 16.12 – Lesões granulomatosas através do fundo tapetal em Staffordshire Bull Terrier com infestação ativa por *Angiostrongylus vasorum*. Acredita-se estar associado às larvas encistadas.

da larva de insetos alados (*Hypoderma* spp.) também pode causar uveíte. A *Dirofilaria immitis* pode ser encontrada em cães importados.

Se o parasita estiver na câmara anterior, este pode ser visualizado diretamente. A coriorretinite focal granulomatosa pode ser encontrada no segmento posterior (Fig. 16.12). Pelo fato de a larva morta no interior do segmento anterior do olho geralmente provocar resposta inflamatória mais grave, o tratamento deve ser direcionado para a remoção cirúrgica do parasita, preferencialmente ao uso de parasiticidas.

Uveíte Infecciosa em Gatos

Doença Viral

As infecções virais são importantes causas de uveíte anterior e posterior em gatos.

Peritonite Infecciosa Felina

O coronavírus felino é causa comum da uveíte em gatos (ver Cap. 9). Gatos jovens, principalmente os que vivem em casas com vários gatos, são mais comumente afetados. A uveíte anterior é a manifestação ocular mais comum da PIF, embora o segmento posterior também possa estar envolvido. A doença normalmente é bilateral e assimétrica. A vasculite piogranulomatosa favorece a ruptura da barreira sanguínea ocular, dando origem à uveíte. Pode haver desconforto ocular leve a moderado, congestão episcleral, hipópio, humor aquoso, edema e hiperemia de íris, precipitados de ceratite e hifema (Fig. 16.13). Pelo fato desses sintomas não serem específicos da uveíte anterior, o diagnóstico de FIP não pode ser feito com base no exame ocular apenas. O tratamento sintomático para a uveíte anterior pode reduzir a sintomatologia clínica, porém não é curativa.

No segmento posterior, a PIF causa a coriorretinite piogranulomatosa, às vezes com extensivas efusões perivasculares e vasculite (Figs. 16.14 e 16.15). Hemorragia de retina e edema subretinal não são sinais específicos da coriorretinite ativa. A síndrome da hiper-

978-85-7241-841-6

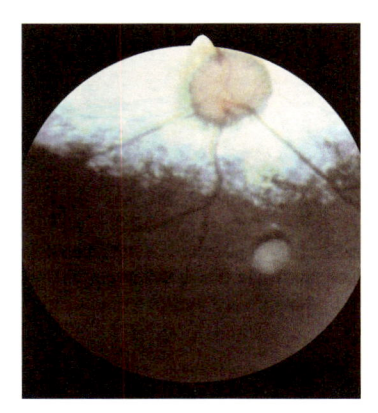

Figura 16.11 – Cisto parasitário no interior do fundo atapetal de um Whippet. Acredita-se que foi causado pelo *Toxocara canis*. (Fotografia gentilmente cedida pela Dra. Sheila Crispin.)

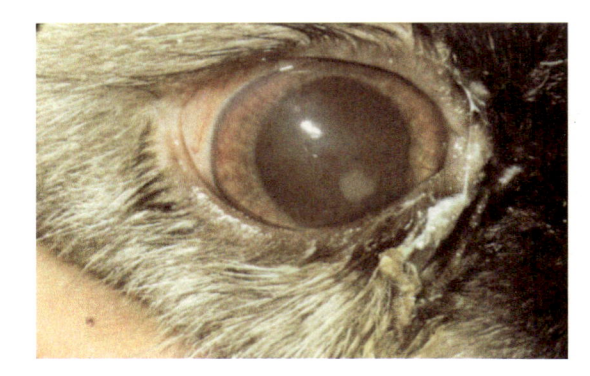

Figura 16.13 – Uveíte anterior crônica ativa em gato com peritonite infecciosa, apresentando hiperemia e espessamento da íris e edema de córnea. Um grande precipitado de ceratite está aderido ao endotélio da córnea. Estão presentes úlcera de córnea e neovascularização superficial. A pupila está dilatada devido à aplicação tópica de atropina.

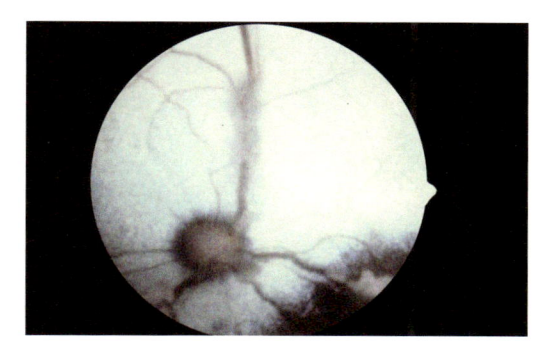

Figura 16.14 – Peritonite infecciosa felina. São vistas efusões perivasculares piogranulomatosas ao redor das vênulas superficiais da retina. (Fotografia gentilmente cedida pela Dra. Sheila Crispin.)

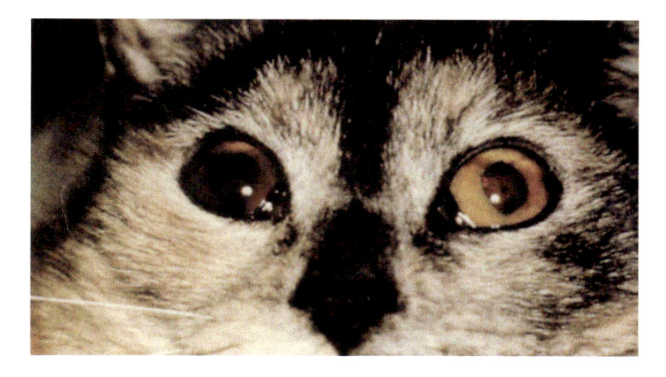

Figura 16.16 – Hifema bilateral e uveíte anterior em gato positivo para o vírus da leucemia felina. (Fotografia gentilmente cedida pela Dra. Sheila Crispin.)

978-85-7241-841-6

viscosidade associada à PIF pode causar espessamento e tortuosidade dos vasos sanguíneos da retina.

Vírus da Leucemia Felina

O linfoma induzido pelo vírus da leucemia felina (FeLV, *feline leukaemia virus*) (ver Cap. 5) pode afetar qualquer substrato ocular, porém o segmento anterior não é alvo oftalmológico comum. O linfoma pode estar presente como uma massa uveal anterior ou como lesões de infiltração. A uveíte anterior crônica normalmente acompanha o tumor. Se houver invasão do ângulo de drenagem iridocorneal por células neoplásicas, ou se houver desenvolvimento de inflamação grave, pode haver desenvolvimento de glaucoma. Em alguns casos, alterações do segmento anterior podem se desenvolver, incluindo opacidade do vítreo, infiltração neoplásica do fundo, hemorragia da retina, descolamento da retina ou neurite ótica.

A anemia e a trombocitopenia induzidas pelo FeLV podem causar palidez dos vasos sanguíneos superficiais da retina, hifema (Fig. 16.16) ou hemorragia no segmento posterior. A infiltração de células tumorais nos nervos ciliares lateral e medial que suprem os músculos constritores da íris pode causar anisocoria estática (se

ambos forem afetados) ou pupilas hemidilatadas (se somente um estiver envolvido).

Vírus da Imunodeficiência Felina

O vírus da imunodeficiência felina (FIV, *feline immunodeficiency virus*; ver Cap. 5) pode causar uveíte anterior aguda, recorrente ou crônica (Fig. 16.17). O mecanismo pode ser via deposição do complexo imune ou pela localização do FIV no interior da úvea anterior. Nos estágios avançados da doença, quando há início do desenvolvimento da supressão do sistema imune, infecções oculares secundárias podem ocorrer. Isto é comumente encontrado em infecções humanas pelo vírus da imunodeficiência humana (HIV, *human immunodeficiency virus*), mas parece ser menos frequente em gatos. O FIV também está associado à uveíte intermediária (Fig. 16.18).

Doença Bacteriana

Lesões penetrantes da córnea, normalmente por garras de gatos, são causas comuns da uveíte em gatos, e em tais casos, pode haver a inoculação intraocular

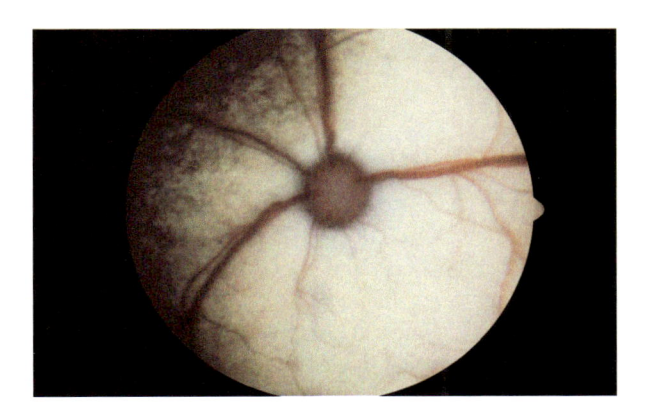

Figura 16.15 – Peritonite infecciosa felina associada à vasculite. (Fotografia gentilmente cedida pela da Dra. Sheila Crispin.)

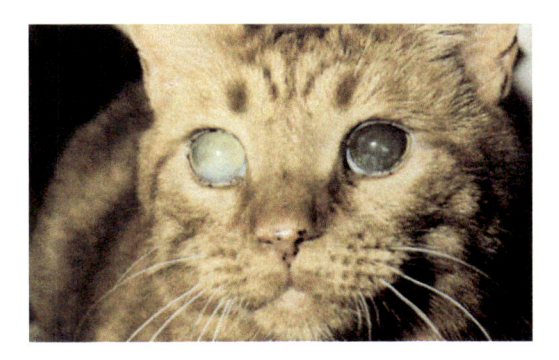

Figura 16.17 – Uveíte anterior bilateral em gato positivo para o vírus da imunodeficiência felina. Os precipitados de ceratite múltiplos estão presentes bilateralmente. As pupilas estão dilatadas devido à aplicação de atropina tópica.

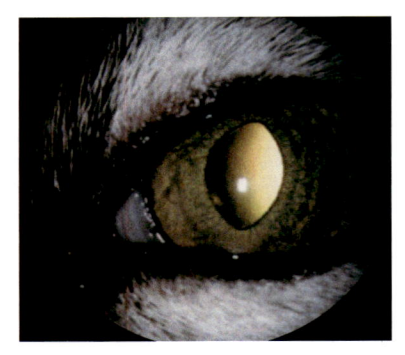

Figura 16.18 – Uveíte intermediária (parte plana) com depósitos inflamatórios no vítreo anterior justamente atrás da pupila em gato positivo para o vírus da imunodeficiência felina. (Fotografia gentilmente cedida pela Dra. Sheila Crispin.)

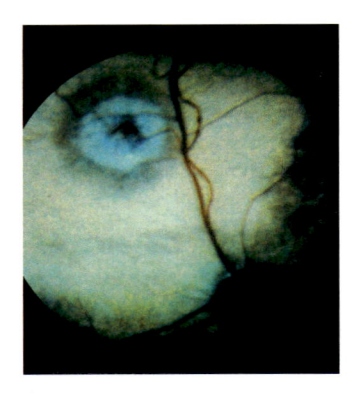

Figura 16.20 – Lesões granulomatosas crônicas do fundo em gato com criptococose. (Fotografia gentilmente cedida pela Dra. Sheila Crispin.)

da bactéria (frequentemente da *Pasteurella* spp.). A cura da doença normalmente é alcançada com o tratamento sintomático para a uveíte associado ao uso de antibacterianos tópicos.

Bartonella henselae, a causa da doença da arranhadura do gato em humanos, foi recentemente sugerida como possível causa da uveíte anterior felina, com base na presença de títulos aquosos elevados de imunoglobulina G (IgG) para a *B. henselae* em um gato afetado. A sorologia para a *B. henselae* não está disponível atualmente no Reino Unido, mas pode ser obtida de alguns laboratórios nos Estados Unidos.

Doença Protozoária

Toxoplasma gondii

Estudos sorológicos demonstram que a toxoplasmose é comum nos gatos, o hospedeiro definitivo de *T. gondii*,

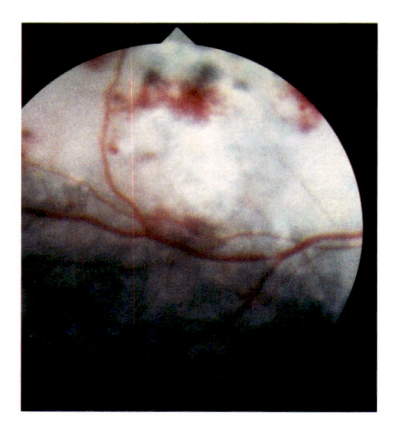

Figura 16.19 – Coriorretinite ativa em gato devido à criptococose. Estão presentes hemorragias subretinal e intrarretinal, edema subretinal e alterações de pigmentação no interior do epitélio pigmentar da retina. (Fotografia gentilmente cedida pelo Dr. Edward Hall.)

porém a sintomatologia clínica é rara. Se os sintomas realmente ocorrerem, muitos sistemas orgânicos podem estar envolvidos, embora a sintomatologia neurológica seja menos comum nos cães.

A infecção ocular pode causar uveíte anterior ou intermediária ou coriorretinite. A uveíte anterior normalmente é crônica. As lesões da coriorretinite ativa podem ser granulomatosas ou não, com áreas focais de descolamento da retina ou hemorragia da retina, e as lesões podem ser uni ou bilaterais.

As lesões da coriorretinite inativa são, às vezes, identificadas ao exame oftalmoscópico de rotina. Normalmente se suspeita que seja consequência de inflamação prévia causada pela toxoplasmose, mas como a incidência de anticorpos anti-*T. gondii* é alta na população felina, esta suspeita é de difícil confirmação. Ver Capítulo 15 para mais informações sobre a toxoplasmose.

Doença Micótica 978-85-7241-841-6

A uveíte fúngica é ocasionalmente encontrada em gatos importados ou em gatos com imunossupressão. Os gêneros envolvidos incluem *Cryptococcus*, *Histoplasma* e *Blastomyces*. A apresentação mais comum são lesões granulomatosas bem circunscritas, localizadas no fundo, e o segmento anterior raramente está envolvido (Figs. 16.19 e 16.20).

Neurite Ótica

A inflamação do nervo ótico se apresenta como cegueira de início súbito, a qual pode ser uni ou bilateral. A pupila dilata e a resposta pupilar à luz é lenta ou ausente. O aspecto ao oftalmoscópio depende do envolvimento do nervo ótico pela inflamação. Caso haja envolvimento, o disco ótico aparece inchado e hiperêmico, e pode haver áreas de hemorragia. Os *debris* inflamatórios no vítreo podem fazer com que o disco ótico apareça fora de foco (ver Fig. 16.9). No entanto, se o nervo ótico da cabeça não estiver envolvido, o fundo aparece normal.

As causas infecciosas da neurite ótica incluem cinomose canina, toxoplasmose e PIF. As causas não infecciosas incluem neoplasia local ou distante. Muitos casos, no entanto, permanecem idiopáticos.

Dosagens de Medicamentos

Ver Apêndice 3.

LEITURA COMPLEMENTAR

Brightman AH, Ogilvie GK and Tompkins M (1991) Ocular disease in FeLV-positive cats: 11 cases (1981-1996). *Journal of the American Animal Hospital Association* **198**, 1049-1051

Collins BK and Moore CP (1999) Diseases and surgery of the canine anterior uvea. In: *Veterinary Ophthalmology, 3rd edn*, ed. KN Gelatt, pp. 755-796. Lippincott Williams and Wilkins, Philadelphia

Crispin SM (1993) The pre-ocular tear film and conditions of the conjunctiva and cornea. In: *Manual of Small Animal Ophthalmology*, ed. SM Petersen-Jones and SM Crispin, pp. 137-171. BSAVA, Cheltenham

Gionfriddo JR (1995) Identifying and treating conjunctivitis in dogs and cats. *Veterinary Medicine* March, 242-253

Gionfriddo JR (1995) The causes, diagnosis, and treatment of uveitis. *Veterinary Medicine* March, 278-284

Glaze MB and Gelatt KN (1999) Feline ophthalmology. In: *Veterinary Ophthalmology, 3rd edn*, ed. KN Gelatt, pp. 997-1052. Lippincott Williams and Wilkins, Philadelphia

Hopper C and Crispin S (1992) Differential diagnosis of uveitis in cats. *In Practice* **14**, 289-297

Lappin MR and Black JC (1999) *Bartonella spp.* infection as a possible cause of uveitis in a cat. *Journal of the American Veterinary Medical Association* **214**, 1205-1207

Martin CL (1999) Ocular manifestations of systemic disease. The dog. In: *Veterinary Ophthalmology, 3rd edn*, ed. KN Gelatt, pp. 1401-1447. Lippincott Williams and Wilkins, Philadelphia

Moore CP, Nasisse MP (1999) Clinical microbiology. In: *Veterinary Ophthalmology, 3rd edn*, ed. KN Gelatt, pp. 259-290. Lippincott Williams and Wilkins, Philadelphia

Stiles J (1999) Ocular manifestations of systemic disease. The cat. In: *Veterinary Ophthalmology, 3rd edn*, ed. KN Gelatt, pp. 1448-1472. Lippincott Williams and Wilkins, Philadelphia

Stiles J (ed.) (2000) *Infectious Disease and the Eye. Veterinary Clinics of North America* **30**, 971-1167

Wills JM, Howard PE, Gruffyd-Jones TJ and Wathes CE (1988) Prevalence of *Chlamydia psittaci* in different cat populations in Britain. *Journal of Small Animal Practice* **29**, 327-339

978-85-7241-841-6

APÊNDICES

Envio de Amostras pelo Correio

Neste manual foram mencionadas referências sobre o envio de amostras para o laboratório. Geralmente isto é feito pela postagem no correio. Entretanto, preocupações com a segurança dos trabalhadores do serviço postal, técnicos do laboratório e público em geral são essenciais e todo médico veterinário deve enviar amostras de maneira responsável. O guia a seguir foi preparado para auxiliar os veterinários e é válido somente para o envio de amostras no Reino Unido. Outros países possuem regulamentação diferente e as autoridades locais devem ser contatadas para mais informações.

O Royal Mail aceitará diagnóstico e substâncias infecciosas para serem classificados pela Organização Mundial da Saúde (OMS) como pertencentes aos grupos de risco 1, 2 e 3 (Tabela A1.1). Substâncias do grupo 4 ou aquelas do grupo 3 listadas no Catálogo 9, parte 5, do Controle de Substâncias Perigosas para a Saúde, 1994 (COSHH) são proibidas. Substâncias para o diagnóstico incluem fezes, urina, sangue e tecidos, que supostamente não contenham patógenos dos grupos 2 e 3. Essas substâncias devem ser enviadas em embalagens que cumpram as orientações definidas no Quadro A1.1.

"Substâncias infecciosas" incluem todas as substâncias cuja existência de patógenos do grupo 2 ou 3 seja conhecida ou esperada. A embalagem destas substâncias deve seguir a instrução 602 das Autoridade de Transporte Aéreo Internacional (IATA, *International Air Transport Association*), com a única exceção de que não são necessários 2 a 3 dias úteis de antecedência. Esta instrução especifica os tipos de embalagens primárias e secundárias capazes de resistir a uma força definida (Fig. A1.1). Essas embalagens devem ser obtidas em um fornecedor especializado. Devem conter um aviso "SUBSTÂNCIAS INFECCIOSAS", o nome e o número de telefone da pessoa responsável. Deve ser acompanhada de documentação específica como, por exemplo, a Declaração de Embarque de Substâncias Perigosas.

O Royal Mail só aceita encomendas contendo material para diagnóstico ou substâncias infecciosas se elas forem enviadas por médico veterinário ou quando são procedentes de laboratórios ou instituições reconhe-cidas. Pessoas sem conhecimentos específicos da área de saúde não podem enviar amostras infecciosas. Seria, portanto, inapropriado solicitar a um cliente que envie amostra fecal de um animal para clínica veterinária ou laboratório de diagnóstico. O cliente deve entregar a amostra na clínica e o veterinário se encarregará de despachá-la para o laboratório.

Tabela A1.1 – Exemplos de patógenos de importância veterinária, agrupados de acordo com a classificação de risco da Organização Mundial da Saúde

	Exemplos
Grupo 1	Todos os que não pertencerem às classes 2, 3 ou 4
Grupo 2	*Vírus* Calicivírus felino, coronavírus felino, vírus da parainfluenza tipo 3, dermatite pustular contagiosa (orf) *Bactérias* *Actinomyces* spp., *Bacteroides* spp., *Bordetella bronchiseptica*, *Borrelia* spp., *Campylobacter* spp., *Clostridium* spp., *Klebsiella* spp., *Leptospira interrogans*, *Nocardia* spp., *Pasteurella* spp., *Pseudomonas aeruginosa*, algumas espécies de *Salmonella*, *Streptococcus* spp. *Fungos* *Aspergillus fumigatus*, *Candida albicans*, *Cryptococcus neoformans*, *Microsporum* spp. *Parasitas* *Cryptosporidium* spp., *Giardia intestinalis*, *Leishmania* spp., *Toxocara* spp., *Toxoplasma gondii*
Grupo 3	*Vírus* Muitos, embora apenas o vírus rábico seja de importância na clínica de pequenos animais *Bactérias* *Bacillus anthracis*, *Brucella canis*, *Ehrlichia* spp., muitas espécies de *Mycobacterium*, algumas espécies de *Salmonella*, *Yersinia pestis* *Fungos* *Blastomyces dermatitidis*, *Coccidioides immitis*, *Histoplasma capsulatum* *Parasitas* *Echinococcus* spp.
Grupo 4	*Vírus* Os exemplos não são comuns na veterinária, o grupo inclui a Febre de Lassa e o vírus Ebola

Microrganismos do grupo 3 que são listados no catálogo 9, parte 5, do Control of Substances Hazardous to Health (COSHH), 1994 são proibidos pelo Royal Mail.

Quadro A1.1 – Amostras para diagnóstico que supostamente não contenham microrganismos infecciosos dos grupos de risco 2, 3 ou 4 podem ser enviadas em embalagens que cumpram estas orientações

1. A amostra deve ser colocada em recipiente impermeável firmemente selado (por exemplo, tubos de coleta de sangue). O volume máximo em cada recipiente é de 50 mL. O uso de tubos de vidro deve ser evitado

2. O recipiente deve ser envolvido por material absorvente suficiente para absorver todo o fluido da amostra

3. O recipiente e o material absorvente são selados em um saco plástico à prova de vazamentos. Cada recipiente é colocado em uma embalagem separada

4. Todas as embalagens são colocadas em uma embalagem externa mais forte. Estas incluem cilindros de metal leve, caixas de papelão com tampas de profundidade ou duas caixas de poliestireno, grudadas com auxílio de fita adesiva

5. O recipiente externo é colocado em um envelope acolchoado que deve ser claramente rotulado com o aviso "AMOSTRA PATOLÓGICA – FRÁGIL. MANIPULE COM CUIDADO" e com o nome e endereço do remetente (para que o Royal Mail possa entrar em contato em caso de vazamento)

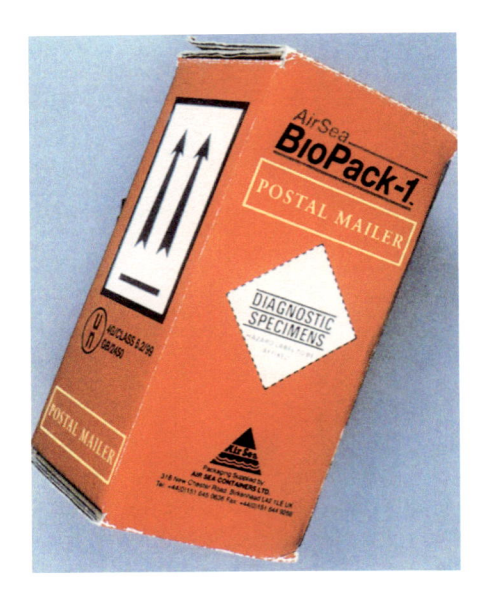

Figura A1.1 – Exemplo de embalagem em conformidade com a instrução 602 da Autoridade de Transporte Aéreo Internacional. No interior da caixa existem tubos plásticos de polipropileno com tampas que atuam como embalagem secundária. A embalagem primária (por exemplo, frascos com sangue) foi embrulhada em material absorvente, envolta por plástico bolha e fechada dentro do tubo plástico. Todas as substâncias infecciosas (grupos 2 e 3 da Tabela A1.1) devem ser enviadas nestas embalagens.

978-85-7241-841-6

2

Transporte de Animais para Fora do Reino Unido e da Irlanda

978-85-7241-841-6

Todas as informações deste Apêndice estão sujeitas a alterações e os médicos veterinários devem manter-se atualizados quanto às informações do Esquema de Transporte de Animais do Ministério da Agricultura, Pesca e Alimentação (MAFF, *Ministry of Agriculture, Forestry and Fisheries*)*.

Serviço de Postagem: Ministério da Agricultura, Pesca e Alimentação, Rua Page, 1a, Londres SW1P4PQ
Telefone: + 44 (0)207 904 6222
E-mail: quarantine@ahvg.maff.gsi.gov.uk
Internet: http://www.maff.gov.uk/animalh/quarantine
Fax: + 44 (0)207 904 6834

Esquema de Transporte Animal

Como alternativa para a quarentena, o governo do Reino Unido introduziu o Esquema de Transporte Animal (PETS, *Pet Travel Scheme*). As regras do PETS entrou em vigor a partir do esquema-piloto da primavera de 2001. As regras do esquema-piloto estão resumidas a seguir; qualquer animal que não satisfaça essas condições deve entrar em quarentena, logo que chega ao Reino Unido.

Espécies

Aplica-se apenas a cães e gatos.

Países, Portos e Transportadoras

O PETS é limitado para cães e gatos que chegam ao Reino Unido procedentes de certos países por quantidade limitada de rotas, utilizando transportadoras específicas. Para mais informações (lista dos países, transportadoras e rotas), acesse http://www.maff.gov.uk/animalh/quarantine ou http://www.bsava.ac.uk/members.htm.

Lista atual dos países que aplicam o PETS está representada no Quadro A2.1.

Quadro A2.1 – Lista atual dos países em que o Esquema de Transporte Animal é aplicado

Alemanha	França (incluindo Martinica*,	Ilhas do Canal	Nova Zelândia*
Andorra	Guadalupe*, La Réunion*,	Ilhas Fiji*	Portugal (incluindo Açores
Antígua e Barbuda*	Polinésia Francesa*, Wallis e	Ilhas Malvinas*	e Madeira)
Austrália*	Futura*, Nova Caledónia* e	Ilhas Maurício*	República da Irlanda
Áustria	Mayotte*; exceto Guiana	Islândia	San Marino
Barbados*	Francesa, St. Pierre e Miquelon)	Itália	Santa Helena*
Bélgica	Finlândia	Jamaica*	São Vicente*
Bermuda*	Gibraltar	Japão*	St. Kitts e Nevis*
Chipre	Grécia	Liechtenstein	Suécia
Cingapura*	Havaí*	Luxemburgo	Suíça
Dinamarca	Holanda	Malta	Vanuatu*
Espanha (incluindo as Ilhas	Ilha Ascensão*	Mônaco	Vaticano
Canárias e excluindo	Ilhas Cayman*	Monte Serrat*	
Ceuta e Melilla)	Ilhas de Man	Noruega (exceto Svalbard)	

Outras ilhas livres de raiva que aplicam a versão modificada do Esquema de Transporte Animal incluem: Cabo Verde, Ilhas Cook; Seychelles; Santa Lucia e Taiwan.

* Podem haver condições adicionais e necessidade de documentação. Entrar em contato com o Ministério da Agricultura, Pesca e Alimentação para informações.

---

* **N. do T.:** no Brasil, o trânsito de animais é regulamentado e monitorado pelo Ministério da Agricultura, Pecuária e Abastecimento. Esplanada dos Ministérios, Bloco D, Brasília – DF. CEP 70043-900. DDG 0800 704 1995. www.agricultura.gov.br.

Microchipagem

O animal deve receber um *microchip* com número permanente, implantado de acordo com as instruções do fabricante, de forma que o número do microchip e outros detalhes, como a idade do animal, possam ser gravados no certificado de vacinação contra raiva. O *microchip* deve atender ao padrão ISO 11784. Se o *microchip* implantado não atender ao padrão ISO 11784, o proprietário deve ser alertado sobre a obrigação de adquirir um leitor compatível, uma vez que as autoridades possuem apenas o leitor para o padrão ISO.

A legislação no Reino Unido reconhece o sistema francês de identificação de cães e gatos, no qual o animal é primeiramente tatuado com um número único que é registrado numa base de dados nacional. O animal é, então, vacinado contra a raiva, faz o teste sorológico e só então recebe o *microchip*. A cópia do documento de registro é enviada de volta para o banco de dados e o documento é devolvido ao proprietário com o número do *microchip*. Assim, cães e gatos que foram previamente tatuados, em conformidade com as regras do país e, em seguida, vacinados, testados e microchipados estão aptos a viajar para o Reino Unido de acordo com o PETS. O certificado oficial PETS permite que eles tenham um visto e um documento de registro com o número do *microchip*.

Animais que são identificados somente pela tatuagem não cumprem as regras do Esquema de Viagem de Animais de Estimação.

Vacinação

O animal deve ser vacinado com vacina inativa contendo um adjuvante que tenha sido aprovado (e deve receber os reforços de vacinação nos intervalos necessários) em áreas ou países de restrição ou nas Ilhas Britânicas. A vacinação deve ser realizada antes dos 3 meses de idade e dentro do Reino Unido, o animal também precisa ser microchipado.

Exame de Sangue

As amostras de sangue devem ser colhidas por um médico veterinário. O período ideal para o exame de sangue é de 30 dias após a última vacinação. Os fabricantes de vacina alertam que uma proporção de animais vacinados pode não atingir a titulação de anticorpos adequada (0,5UI); estes animais devem ser revacinados e testados novamente.

O teste sorológico deve ser realizado em um laboratório credenciado reconhecido pelo MAFF. Atualmente existem dois no Reino Unido:

- *Agência de Laboratórios Veterinários:* entrar em contato com o serviço de informação sobre raiva no telefone 01932 357 345 para solicitar informações sobre as formas de envio adequadas, rotulagem correta e meios de transmissão da amostra.
- *BioBest:* as amostras devem ser submetidas de acordo com as instruções fornecidas pelos laboratórios de patologia clínica usuais. Caso alguma questão não possa ser resolvida pelo laboratório clínico, entrar em contato pelo telefone 0131 445 6101.

Diversos laboratórios no Reino Unido estão solicitando permissão para realizar a sorologia para raiva. Existem também laboratórios aprovados em outros países da União Europeia.

978-85-7241-841-6

Doenças Zoonóticas

O tratamento de certos parasitas que são transmissores potenciais de doenças com sério caráter zoonótico deve ser realizado entre 24 e 48h antes do retorno ao Reino Unido, com particular atenção para *Echinococcus multilocularis* (utilizando praziquantel) e carrapatos (utilizando um acaricida). O animal de estimação deverá estar acompanhado de um certificado oficial assinado por veterinário qualificado, atestando que o tratamento foi realizado.

Documentação

Todos os animais que viajam no esquema piloto necessitam dos seguintes documentos:

- Certificado PETS1 oficial mostrando que o animal está identificado com um número de microchip, possui vacinação contra a raiva atualizada e sorologia com títulos satisfatórios de proteção. O certificado perde a validade 6 meses após a data da sorologia (que tenha conferido proteção).
- As autoridades francesas aceitaram que uma versão francesa do certificado PETS possa substituir o certificado sanitário para exportação nos casos de viagem de cães e gatos para a França, procedentes do Reino Unido. Este documento é chamado de "Exportação de cães e gatos de estimação para a França, em conformidade com o Pet Travel Scheme" (PETS5). O certificado PETS5 será emitido a partir do documento PETS1. Os proprietários de posse de um certificado válido PETS1 podem obter um certificado PETS5 em qualquer unidade de Inspeção Veterinária de Certificação Original.
- Certificado oficial de tratamento contra verminoses (*Echinococcus multilocularis*) e carrapatos, emitido por um médico veterinário do país que foi visitado, onde foi administrado o praziquantel.
- A declaração oficial de propriedade (certificado PETS3), emitida pelo proprietário.

Tabela A2.1 – Agentes infecciosos que podem ser adquiridos em viagens, com algumas medidas de controle

Agentes infecciosos	Medidas de controle
Leishmania spp. (ver Cap. 5)	Evitar que os animais frequentem áreas externas ao entardecer, quando os flebotomíneos vetores são mais ativos. Vários produtos que contêm piretroides sintéticos são recomendados para uso por seres humanos para repelir insetos flebotomíneos; estes produtos podem fornecer proteção aos animais
Dirofilaria immitis (verme do coração) (ver Cap. 7)	Administrar um dos seguintes medicamentos no prazo de 1 mês de exposição aos mosquitos repetindo mensalmente até o final da temporada dos mosquitos: Ivermectina (não licenciada para uso no Reino Unido): dose baixa 6μg/kg, via oral, uma vez ao mês Milbemicina (licenciada): dose mínima de 0,5mg/kg, via oral, uma vez ao mês Selamectina (licenciada): 6 – 12mg/kg, uma vez ao mês
Babesia spp., *Ehrlichia* spp., *Hepatozoon canis, Borrelia burgdorferi* (ver Cap. 5)	Evitar que o animal frequente áreas infestadas por carrapatos. Aplicar um acaricida de ação prolongada antes da viagem e eventualmente durante a visita. Acaricidas indicados incluem preparações orais, xampus, ou em soluções de depósito contendo amitraz, fipronil, flumetrina, lufenuron, selamectina e permetrinas. O uso de colares impregnados com um acaricida pode representar algum benefício. Todos os animais de estimação devem ser tratados com um acaricida 48h antes de retornar ao Reino Unido, segundo o protocolo de viagens de animais de estimação (ver anteriormente).
Brucella canis	Nenhuma medida de controle específica
Angiostrongylus vasorum	Prevenido com doses regulares de fembendazol
Echinococcus multilocularis	Prevenido com o uso de praziquantel
Spirocerca lupi	Nenhuma medida específica de controle
Francisella tularensis	Nenhuma medida específica de controle

978-85-7241-841-6

- Dependendo do país visitado, os proprietários podem necessitar de um certificado sanitário para exportação, atestando que o animal satisfaz as exigências sanitárias do país (ou países) em que se encontra. Estes requisitos podem ser diferentes daqueles que constam no PETS.

Outras Precauções para Embarque de Animais de Estimação

A Tabela A2.1 lista algumas infecções a que os animais de estimação podem estar expostos nos casos de viagens; e as medidas de controle que podem ser aplicadas.

Dosagens de Medicamentos

A Tabela A3.1 a seguir contém as doses dos medicamentos citados no texto. Os médicos veterinários que não estiverem familiarizados com algum medicamento em particular deverão consultar o *BSAVA Small Animal Formulary*, 3ª edição, ou outra fonte confiável

para informações mais detalhadas sobre os efeitos colaterais, etc., antes de prescrever o medicamento.

Os medicamentos licenciados para uso em cães e gatos no Reino Unido estão marcados em negrito.

978-85-7241-841-6

Tabela A3.1 –

Medicamento	Dosagem	Precauções e contraindicações
Acemanana	2mg/kg, via intraperitoneal, a cada 7 dias; também pode ser administrada lentamente por via intravenosa ou diretamente sobre a lesão	Não existem estudos controlados que demonstrem a sua eficácia
Aciclovir	Aplicar a cada 2 – 4h, por 2 dias; e, depois, reduzir para cada 6h	Menos efetivo que trifluorotimidina para o tratamento das ceratites por FHV
Alopurinol	30mg/kg, via oral, a cada 24h, por 30 – 90 dias, depois 20mg/kg, via oral, a cada 24h, por 1 semana, a cada mês	Utilizado com os medicamentos antimoniais para o tratamento da leishmaniose
Amicacina	5 – 10mg/kg, via intravenosa, intramuscular ou subcutânea, a cada 8h; ou 10 – 15mg/kg, a cada 24h, via intravenosa, intramuscular ou subcutânea	Nefrotoxicidade e ototoxicidade quando administrado por via parenteral Não é efetivo contra os anaeróbios estritos A habilidade em cruzar a barreira hematoencefálica é imprevisível
Amitraz	**Gatos: usar solução a 0,0125% Cães com demodeciose: solução a 0,05% Outros ácaros: solução a 0,025%**	**Não utilizar em Chihuahuas Não licenciado para uso em gatos**
Amoxicilina	**7mg/kg, via intramuscular, a cada 12h; ou 11 – 22mg/kg, via oral, a cada 8 – 12h**	**Não cruza a barreira hematoencefálica em condições normais. Evitar o uso concomitante com medicamentos bacteriostáticos. Não misturar com aminoglicosídeos na mesma seringa Inativado pela ação de betalactamases (por exemplo, produzidas por *Staphylococcus intermedius*) Normalmente não é efetivo contra microrganismos Gram-negativos mais resistentes, por exemplo, *Pseudomonas***
Amoxicilina-clavulanato	**8,75mg/kg (combinada), via intramuscular ou subcutânea, a cada 24h; ou 12,5 – 25mg/kg (combinada), via oral, a cada 8 – 12h**	**Evitar o uso concomitante com medicamentos bacteriostáticos. Não misturar com aminoglicosídeos na mesma seringa Não cruza a barreira hematoencefálica em condições normais Resistente à ação de betalactamases Efetivo contra alguns anaeróbios**
Ampicilina	**10 – 40mg/kg, por via intravenosa, intramuscular, subcutânea ou oral, a cada 6 – 8h**	**Não cruza a barreira hematoencefálica em condições normais Evitar o uso concomitante de medicamentos bacteriostáticos. Não misturar com aminoglicosídeos na mesma seringa Inativado pela ação de betalactamases (por exemplo, produzidas por *Staphylococcus intermedius*) Geralmente é inativo contra os microrganismos Gram-negativos resistentes, por exemplo, *Pseudomonas* Absorção reduzida pelo alimento**
Anfotericina B	0,025 – 1mg/kg, diluído em 50 – 500mL de glicose a 5% (ou 40mL de água estéril + 10mL de intralipídio a 10%) em infusão intravenosa lenta (1 – 5h), a cada 24 – 48h. Mantenha o animal bem hidratado; pré-hidratação com fluido intravenoso é recomendável	Nefrotoxicidade (monitorar níveis sanguíneos de ureia e creatinina e ajustar a dose para manter os valores de referência) Baixa penetração na barreira hematoencefálica Sinergismo com a flucitosina no tratamento da criptococose Baixa absorção pela via oral

Tabela A3.1 – (*Continuação*)

Medicamento	Dosagem	Precauções e contraindicações
Anfotericina B (*cont.*)	Dose máxima de 4 – 8mg/kg é recomendada por alguns autores	Os efeitos colaterais incluem choque anafilático, fibrilação ventricular, anemia não regenerativa, tromboflebite e pirexia (geralmente prevenidos por pré-tratamento com medicamentos anti-inflamatórios não esteroides) Anfotericina complexada a lipídeos é menos nefrotóxica, mas custa mais caro
Antimoniato de meglumina	100mg/kg, por via subcutânea, intramuscular ou intravenosa, a cada 24h, por 20 – 40 dias	Dado em injeções intravenosas lentamente Dor e edema no local de injeção são comuns Geralmente se administra metade da dose na primeira injeção
Aspirina	Gatos: 10mg/kg, via oral, a cada 48 – 72h Cães: 10mg/kg, via oral, a cada 8 – 12h	Tóxico para os gatos. Não utilizar com frequência maior que a cada 48h Sugerido para os casos de PIF, mas sem efeitos benéficos comprovados Novos medicamentos não esteroides são mais seguros que os antipiréticos
Azitromicina	5 – 10mg/kg via oral a cada 12 – 24h	Poucos estudos sobre o uso em cães e gatos Pode causar vômito e é lábil em contato com ácido, sendo então mais bem administrado quando o animal está com o estômago vazio
Baquiloprima – sulfonamida *Ver* **Sulfonamidas potencializadas**		
Betanecol	1 – 5mg/gato, via oral, a cada 8h 5 – 25mg/cão, via oral, a cada 8h	Os efeitos adversos incluem vômito e diarreia Mais bem administrado com o estômago vazio
Bismuto quelado	Animal <30kg: 60mg via oral a cada 6h Animal >30kg: 120mg via oral a cada 6h	Contraindicado nos casos de doença renal Reduz a absorção das tetraciclinas
Bromexina	Gatos: 3mg/gato, via intramuscular, a cada 24h; 1mg/kg, via oral, a cada 24h Cães: 3 – 15mg/cão, via intramuscular, a cada 12h; ou 2 – 2,5mg/kg, via oral, a cada 12h	
Buprenorfina	0,006 – 0,02mg/kg, via intravenosa, intramuscular ou subcutânea, a cada 8h ou quando necessário	
Carbonato de lítio	11mg/kg, via oral, a cada 12h	Tóxico para gatos Pode ser nefrotóxico para cães
Carprofeno	2mg/kg, via oral, a cada 12h, por até 7 dias e, então, 2mg/kg, a cada 24h	Não licenciado para uso prolongado em gatos
Cefadroxil	Gatos: 22mg/kg, via oral, a cada 24h Cães: 10 – 22mg/kg, via oral, a cada 12h	Pode causar dor no local da injeção Resistente à ação de algumas betalactamases Não misturar aos aminoglicosídeos Não utilizar com medicamentos bacteriostáticos
Cefalexina	10 – 30mg/kg, via intramuscular, subcutânea ou oral, a cada 8 – 12h	Pode causar dor no local da injeção Resistente à ação de algumas betalactamases Não misturar aos aminoglicosídeos Não utilizar com medicamentos bacteriostáticos
Cefazolina	20 – 25mg/kg, via intravenosa ou intramuscular, a cada 8h	Pode causar dor no local da injeção Resistente à ação de algumas betalactamases Não misturar aos aminoglicosídeos Não utilizar com medicamentos bacteriostáticos
Cefoxitina	30 – 40mg/kg, via intravenosa, intramuscular ou subcutânea, a cada 6 – 8h	Pode causar dor no local da injeção Resistente à ação de algumas betalactamases Não misturar aos aminoglicosídeos Não utilizar com medicamentos bacteriostáticos
Cefuroxima	20 – 50mg/kg, via intravenosa, a cada 8h	Pode causar dor no local da injeção Resistente à ação de algumas betalactamases Não misturar aos aminoglicosídeos Não utilizar com medicamentos bacteriostáticos
Cetoconazol	5 – 40mg/kg, via oral, a cada 12h, após a refeição	Baixa penetração na barreira hematoencefálica; itraconazol ou fluconazol são preferidos nos casos de infecção do SNC Os efeitos colaterais são comuns e incluem anorexia, hepatotoxicicdade, depressão e vômito Contraindicado na prenhez Altas doses são utilizadas em infecções da cavidade nasal e do SNC

Continua

Tabela A3.1 – (*Continuação*)

Medicamento	Dosagem	Precauções e contraindicações
Cetorolaco 0,5%	1 gota por até 6 vezes ao dia	
Ciclofosfamida	2,2mg/kg/dia, via oral, por 4 dias consecutivos a cada semana; ou 8,8mg/kg, via oral ou 7mg/kg, via intravenosa, uma vez por semana	Sugerido para o tratamento da PIF, mas sem efeito benéfico comprovado Mielossupressor. O monitoramento hematológico é essencial Os efeitos colaterais incluem cistite hemorrágica, vômito, diarreia. Também é hepatotóxica e nefrotóxica
Cimetidina	Gatos: 2,5 – 5mg/kg, via intravenosa, intramuscular ou oral, a cada 8 – 12h Cães: 5 – 10mg/kg, via intravenosa, intramuscular ou oral, a cada 6 – 8h	Pode aumentar os níveis plasmáticos de muitos outros medicamentos Pode afetar a disponibilidade oral de outros medicamentos
Ciprofoxacino	Aplicar 2 gotas no olho afetado	
Claritromicina	5 – 10mg/kg, via intravenosa, infusão ou via oral, a cada 12h	Pouca informação sobre a utilização em pequenos animais Evitar o uso em animais com doença hepática
Clindamicina	**5,5 – 11mg/kg, via oral, a cada 12h**	**Descontinuar o uso na ocorrência de diarreia** **Resistência cruzada com lincomicina e em menor extensão com eritromicina** **Não ultrapassa a barreira hematoencefálica normal, mas pode ultrapassá-la caso esta esteja danificada** **A dose mais alta é recomendada nos casos de toxoplasmose**
Clofazimina	2 – 12mg/kg, via oral, a cada 24h, por 2 – 6 meses	Os efeitos colaterais podem incluir náuseas, diarreia e disfunções hepática e renal
Cloranfenicol	**Gatos: 15 – 30mg/kg, via intravenosa, intramuscular, subcutânea ou oral, a cada 12h** **Cães: 25 – 60mg/kg, via intravenosa, intramuscular, subcutânea ou oral, a cada 8 – 12h** **Pomada oftálmica: passar no olho 2 – 6 vezes ao dia**	**Os efeitos colaterais do uso sistêmico incluem supressão da medula óssea, vômito e diarreia. Gatos são mais predispostos aos efeitos colaterais** **Bacteriostático em doses normais, 50 – 100% cruzam a barreira hematoencefálica (normal ou danificada)** **Afeta os níveis plasmáticos de muitos medicamentos**
Clortetraciclina – pomada	**Três vezes ao dia**	**Uso concomitante com a doxiciclina nos casos de clamidofilose**
Clotrimazol	Administração única de uma solução a 1% de clotrimazol em base de polietilenoglicol infundida pela cavidade nasal continuamente por 1h	Ver seção sobre aspergilose (Cap. 6) para técnica
Colestiramina	1 – 2g/cão, via oral, a cada 12h	Pode ocorrer constipação
Dexametasona	**0,2 – 2mg/kg via intravenosa, intramuscular, subcutânea ou oral**	**Em casos de meningite bacteriana, dose alta pode ser usada uma única vez e apenas nas primeiras 12h após o início dos sinais clínicos**
Difenoxilato	0,05mg/kg, via oral, a cada 8h	
Difloxacino	**5mg/kg, via oral, a cada 24h**	Cuidado com animais em crescimento A absorção pode ser reduzida por sucralfato e sais de zinco Nenhuma atividade contra anaeróbios 50 – 100% cruzam a barreira hematoencefálica
Doxiciclina	**5 – 10mg/kg, via oral, a cada 12h**	**Os efeitos colaterais incluem vômito e diarreia** **Evitar o uso em animais com doença hepática** **Pode ultrapassar a barreira hematoencefálica**
Enilconazol	Micoses: aplicar solução a 0,2% no local afetado Aspergilose nasal: 10mg/kg, instilados na cavidade nasal, a cada 12h, por 7 – 10 dias	Ver a seção sobre aspergilose (Cap. 6) para mais informações sobre a técnica. Hepatotóxico se ingerido
Enrofloxacino	**2,5mg/kg, a cada 12h ou 5mg/kg, a cada 24h, via intramuscular, intravenosa, subcutânea ou oral**	**Cuidado com animais em crescimento** **A absorção pode ser reduzida por sucralfato e sais de zinco** **Via intravenosa não é licenciada para uso veterinário** **Nenhuma atividade contra anaeróbios** **50 – 100% cruzam a barreira hematoencefálica**
Epoetina alfa e beta	100UI/kg, via subcutânea, a cada 8h, até que o hematócrito desejado seja alcançado, depois uma vez por semana	O uso prolongado pode induzir a formação de anticorpos e resultar em perda da eficácia. Reações alérgicas locais e sistêmicas podem ocorrer
Eritromicina	10 – 20mg/kg, via oral, a cada 8 – 12h	Pode causar vômito e é lábil à ação de ácidos, sendo mais bem administrado quando o estômago estiver vazio
Estibogliconato de sódio	10 – 20mg/kg, lentamente, via intravenosa ou intramuscular, a cada 24h por 20 dias	Os efeitos colaterais incluem dor e edema no ponto de injeção, pancreatite, anemia hemolítica e disfunção renal
Etambutol	15mg/kg, via oral, a cada 24h; a dose pode ser reduzida de diária para 2 vezes na semana na fase de continuação do tratamento	Os efeitos colaterais incluem teratogenicidade, vômito, neurite ótica, sinais de alterações do SNC e trombocitopenia

978-85-7241-841-6

Tabela A3.1 – (*Continuação*)

Medicamento	Dosagem	Precauções e contra indicações
Fator estimulador de colônias de granulócitos (G-CSF)	Gatos: 5 – 25µg/kg, via subcutânea, a cada 24h, por 1 – 2 semanas Cães: 10 – 100µg/kg, via subcutânea, a cada 24h, por 1 – 2 semanas	Monitorar a contagem de neutrófilos O uso prolongado pode induzir a formação de anticorpos, resultando na perda da eficácia Reações alérgicas locais e sistêmicas podem ocorrer
Fembendazol elevada	**20 – 50mg/kg, via oral, a cada 24h, por 3 – 7 dias; ou 100mg/kg, via oral, em dose única, em animais com mais de 6 meses**	**A reinfestação pode ocorrer** **A terapia pode ser repetida a cada 8 semanas, se necessário** ***Angiostrongylus* e *Oslerus* necessitam da dose mais por 7 dias** **Nematoides (por exemplo, *Toxocara*) e cestoides necessitam de doses menores, dentro do intervalo. Apenas 60 – 70% de efetividade contra *Dipylidium caninum***
Fenilpropanolamina	**1,5mg/kg, via oral, a cada 12h**	**Pode causar mudanças de comportamento**
Fenoxibenzamina	0,25 – 1mg/kg, via oral, a cada 12h	Utilizar com extrema precaução em animais com doença cardíaca preexistente
Fluconazol	Gatos: 50mg/gato, a cada 12h, via intravenosa, infusão ou oral Cães: 2,5 – 10mg/kg, a cada 12h, por via oral	Boa penetração na barreira hematoencefálica Os parâmetros hepáticos e renais devem ser monitorados mensalmente (se ALT > 250UI/L, descontinuar temporariamente e reiniciar com metade da dose anterior)
Fluocitosina	Gatos: 25 – 35mg/kg, a cada 8h, via intravenosa ou oral Cães: 25 – 50mg/kg, a cada 6h, via intravenosa ou oral	Utilizado para criptococose (muitas outras infecções fúngicas são resistentes), mas a resistência medicamentosa costuma se desenvolver precocemente; desta forma, não deve ser utilizado em monoterapia Ocorre sinergismo quando associado à anfotericina B, mas aumenta o risco de nefrotoxicidade e é excretado pelas vias urinárias Boa penetração na barreira hematoencefálica Os efeitos colaterais incluem diarreia, anorexia, vômito, depressão da medula óssea e erupções por medicamentos
Fosfonilme-toxietiladenina (PMEA)	2,5mg/kg, via intramuscular, a cada 12h	Mais efetivo que a zidovudina, porém mais tóxico
Gentamicina	**2 – 4mg/kg, via intravenosa (acima de 30min), intramuscular ou subcutânea, a cada 6 – 8h; ou 5 – 10mg/kg, via intravenosa, intramuscular ou subcutânea, a cada 24h; ou 2mg/kg diretamente na vesícula urinária ou aplicar a cada 6 – 8h (em caso de preparação para uso tópico)**	**Nefrotóxico/ototóxico se administrado por via parenteral** **Nenhuma atividade contra anaeróbios** **Nenhuma atividade em abscessos ou tecido necrosado** **Disponível também em esferas impregnadas** **Não misturar com heparina ou penicilina *in vitro***
Griseofulvina	**15 – 50mg/kg, via oral, a cada 24h, inicialmente, aumentando para 100mg/kg, via oral, se a resposta for inadequada**	**Usar luvas quando manipular a substância** **Contraindicado nos casos de prenhez**
Idoxuridina	Aplicar pequena quantidade a cada 2h, por 24 – 48h, depois reduzir para cada 6h	
Imidacloprida	**Gatos < 4kg: 40mg/gato; > 4kg: 80mg/gato** **Cães < 4kg: 40mg/cão; 4 – 10kg: 100mg/cão; 10 – 25kg: 250mg/cão; > 25kg: 500mg/cão**	**A salivação poderá ser observada se o produto for ingerido**
Imidocarbe	5 – 6mg/kg, via subcutânea ou intramuscular, a cada 2 – 3 semanas	As reações adversas incluem hepatotoxicidade, vômito, edema e dor no local da injeção
Imunoglobulina humana	Cães: 0,5 – 1,5g/kg, via intravenosa, por 6 – 12h	Possibilidade de anafilaxia, especialmente nos casos de administração repetida. Caro
Interferon-alfa-2a humano recombinante	1 – 30UI, via oral, a cada 24h, tratamento contínuo ou em semanas alternadas; ou 5 – 25UI, tópico (úlceras herpéticas) Obtido na concentração de 3×10^6UI; dilua em 1L de salina, fracionando em volumes de 1mL, congele por até 1 ano Descongele se necessário, dilua na concentração desejada, mantenha refrigerado por até 1 semana	Se administrado por via parenteral em altas doses pode ser tóxico e induzir a produção de anticorpos Sugerido para vários vírus felinos, mas sem eficácia comprovada
Isoniazida	10 – 20mg/kg, via oral, a cada 24h; máximo de 300mg ao dia. A dose pode ser reduzida de diária para 2 vezes na semana na fase de continuação do tratamento	As reações adversas incluem vômito, danos hepáticos e convulsões (devido à deficiência de vitamina B6)

Continua

Tabela A3.1 – *(Continuação)*

978-85-7241-841-6

Medicamento	Dosagem	Precauções e contraindicações
Itraconazol	5mg/kg, via oral, a cada 24h	Contraindicado nos casos de prenhez Os efeitos colaterais incluem anorexia e vasculite com dermatite necrotizante focal. Geralmente o quadro é resolvido pela descontinuidade do tratamento Menos tóxico que o cetoconazol Limitada penetração na barreira hematoencefálica. A biodisponibilidade melhora com a administração de alimento As enzimas hepáticas e a hematologia devem ser monitoradas mensalmente (se ALT > 250UI/L, descontinuar temporariamente e reiniciar com metade da dose anterior)
Ivermectina	Microfilaricida (cães): 50µg/kg, via oral, dose única Profilaxia da dirofilariose (cães): 6 – 12µg/kg, via oral, uma vez por mês Profilaxia da dirofilariose (gatos): 24µg/kg, via oral, uma vez por mês	Definitivamente não deve ser utilizado em cães de raças tipo Colie ou em descendentes de seus cruzamentos e o seu uso deve ser desencorajado em cães de todas as raças Seu uso em baixas doses para a profilaxia da dirofilariose é considerado seguro em todas as raças de cães e gatos
Levamisol	10mg/kg, via oral, a cada 24h, por 7 – 14 dias	Tratamentos prolongados (30 dias) são necessários nos casos de *Oslerus osleri*
L-lisina	250 – 500mg, via oral, a cada 24h	A preparação não deve conter propilenoglicol (pode ser tóxico para gatos) Utilizado para úlceras herpéticas, mas a sua eficácia é desconhecida
Loperamida	**0,04 – 0,2mg/kg, via oral, a cada 8 – 12h**	
Lufenurona	**Gatos: 30mg/kg no alimento, uma vez ao mês, ou 40mg (gatos < 4,5kg) ou 80mg (gatos > 4,5kg), via subcutânea, a cada 6 meses** **Cães: 10mg/kg no alimento, uma vez ao mês**	
Marbofloxacino	**2mg/kg, via oral, a cada 24h**	Cuidado com animais em fase de crescimento A absorção pode ser reduzida por sucralfatos e sais de zinco Não possui atividade contra anaeróbios 50 – 100% cruzam a barreira hematoencefálica
Mebendazol	**Ascarídeos: animais < 2kg: 50mg, via oral, a cada 12h, por 2 dias; animais > 2kg: 100mg, via oral a cada 12h por 2 dias** **Outros helmintos: animais < 2kg: 50mg, via oral a cada 12h, por 5 dias; animais com 2 – 30kg: 100mg, via oral, a cada 12h, por 5 dias; animais > 30kg: 200mg, via oral, a cada 12h, por 5 dias**	Pode causar diarreia
Melarsomina	2,5mg/kg, via intramuscular, a cada 24h, por 2 dias	
Metronidazol	**Gatos: 8 – 10mg/kg, via oral, a cada 12h** **Cães: 15 – 25mg/kg, via oral, a cada 12h ou 10mg/kg, via subcutânea ou intravenosa, a cada 12h** **Doses de até 20mg/kg, via intravenosa ou oral, a cada 12h, são recomendadas para o tratamento de infecções por protozoários**	Efeitos adversos incluem alterações do SNC (nistagmo, ataxia e convulsões), em doses altas Evitar o uso em casos de insuficiência hepática Evitar o uso em animais prenhes Cruza a barreira hematoencefálica Efetivo principalmente contra os anaeróbios
Milbemicina	0,5mg/kg, via oral, apenas como microfilaricida	Usar mensalmente a mesma dose para a profilaxia Também pode ser útil para a demodeciose
Morfina	Gatos: 0,1 – 0,5mg/kg, via intramuscular ou subcutânea, a cada 6 – 8h Cães: 0,25 – 2mg/kg, via intravenosa (lentamente), intramuscular ou subcutânea, a cada 4 – 6h	Quanto maior a dor, maior a dose que pode ser empregada de forma segura Os efeitos colaterais incluem vômito e sedação Não use nos casos de pancreatite
Moxidectina	3µg/kg, via oral, a cada mês	
Nitrofurantoína	4mg/kg, via oral, a cada 8h	Não medicar fêmeas prenhes Rapidamente concentrada no trato urinário. Níveis terapêuticos não são obtidos no soro
Nitroscanato	**50mg/kg, via oral**	Não utilize em gatos Não quebrar ou esmagar o comprimido Ofereça pequena quantidade no alimento Os efeitos colaterais incluem vômito e sinais do SNC
Omeprazol	0,5 – 1,5mg/kg, via oral, a cada 24h	Não fornecer por mais de 2 meses
Oxfendazol	10mg/kg, via oral, a cada 24h, por 3 dias consecutivos	

Tabela A3.1 – (*Continuação*)

Medicamento	Dosagem	Precauções e contraindicações
Oxitetraciclina	7 – 11mg/kg, via intramuscular ou subcutânea, a cada 24h ou 10 – 20mg/kg, via oral, a cada 8h	Os efeitos colaterais incluem vômito, anorexia e manchas nos dentes Não utilizar em animais jovens Não utilize fora da data de validade ou se foi estocada em condições inadequadas
Penicilina G	15 – 25mg/kg, via intravenosa ou intramuscular, a cada 4 – 6h	Não cruza a barreira hematoencefálica
Petidina	Gatos: 5 – 10mg/kg, via intramuscular ou subcutânea, a cada 4 – 6h Cães: 2 – 10mg/kg, via intramuscular ou subcutânea, a cada 3 – 4h	
Pimobendana	0,1 – 0,3mg/kg, via oral, a cada 12h	Administrar 1h antes da alimentação
Piperazina	100 – 200mg/kg, via oral, a cada 3 semanas	Usar a dose mais alta para ancilóstomo
Pirantel	5mg/kg, por via oral, a cada 3 meses	Não é licenciado para uso em gatos
Pirazinamida	15 – 40mg/kg, via oral, a cada 24h; a dose pode ser reduzida de diária para 2 vezes por semana para a fase de continuidade do tratamento	
Pirimetamina	1mg/kg, via oral, a cada 24h, por 3 dias e, depois, 0,5mg/kg	Reduzir a dose em 50% após 3 dias Não utilizar em animal prenhe A suplementação com folato é aconselhável, devido à possibilidade de supressão da medula óssea Geralmente utilizado com uma sulfonamida
Praziquantel	3,5 – 7,5mg/kg, via intramuscular, subcutânea ou oral, em dose única	
Prednisolona	2 – 4mg/kg, via oral, a cada 24h (dose sugerida para PIF) 1mg/kg, via oral, a cada 24h (dose sugerida para os casos crônicos de cinomose) 1 gota, por até 6 vezes ao dia, de acetato de prednisolona a 0,5%	Os efeitos benéficos do tratamento da PIF e da cinomose crônica não foram comprovados A dose deve ser gradativamente ajustada Não utilizar nos casos de uveítes e ulceração de córnea
Propionibacterium acnes	Gatos: 0,2 – 0,5mL, via intravenosa, 2 vezes na semana, por 2 semanas e, então a cada 7 dias, por 20 semanas Cães: até 2mL, via intravenosa, 2 vezes na semana, por 2 semanas e, depois, a cada 7 dias, por 20 semanas	Nenhuma evidência de eficácia Se não houver melhora após 12 semanas, descontinuar o tratamento Terapia antibacteriana concorrente não é recomendável Os efeitos adversos incluem febre e letargia
Proteína A de *Staphylococcus*	10µg/kg, via intraperitoneal, 2 vezes por semana, por 10 semanas e, em seguida, tratar mensalmente	Possibilidade de anafilaxia O pó precisa ser reconstituído e filtrado de modo estéril
Ranitidina	Gatos: 2mg/kg, lentamente, via intravenosa ou 3,5mg/kg, via oral, a cada 12h Cães: 2mg/kg, lentamente, via intravenosa, subcutânea ou oral, a cada 12h	Pode afetar a biodisponibilidade oral de outros medicamentos
Rifampicina	10 – 20mg/kg, por via oral, a cada 12 – 24h; dose máxima de 600mg/dia. A dose pode ser reduzida de diária para 2 vezes por semana na fase de continuação do tratamento	Reações adversas incluem hepatotoxicidade e distúrbios do SNC Alguns gatos apresentam eritema e prurido Administrar com estômago vazio Raramente utilizado como monoterapia
Sucralfato	Gatos: 250mg/gato, via oral, a cada 8h Cães: 500mg – 2g/cão, via oral, a cada 8h	Reduzir a dose nos casos de doença renal
Sulfonamidas potencializadas	Sulfonamida/trimetoprima (várias), 15mg/kg via oral, a cada 8 – 12h Sulfadimetoxina/baquiloprima: Gatos: 20 – 40mg/kg, via oral, a cada 24h Cães: 30mg/kg, via subcutânea, a cada 72h ou via oral, a cada 48h	Usar doses altas nas infecções por *Pneumocystis carinii* e por outros protozoários Evitar o uso em pacientes com doença renal ou hepática Os efeitos colaterais incluem anorexia e discrasia sanguínea em gatos, distúrbios sanguíneos imunomediadas; poliartrite imunomediada; ceratoconjuntivite seca e sinais dermatológicos em cães Suprime a função da tireoide Não atravessa a barreira hematoencefálica normal, mas pode cruzá-la se esta estiver lesionada A hidratação adequada é necessária para prevenir a formação de cristais renais
Sulfonamidas--trimetoprima (*ver* Sulfonamidas potencializadas)		

978-85-7241-841-6

Continua

Tabela A3.1 – (*Continuação*)

Medicamento	Dosagem	Precauções e contraindicações
Teofilina	**Gatos: 10 – 20mg/kg, via oral, a cada 12 – 24h (preparação de liberação contínua)** Cães: 20mg/kg, via oral, a cada 8 – 24h	
Terbinafina	30mg/kg, via oral, a cada 24h	Também disponível em preparações tópicas
Tiacetarsemida	2,2mg/kg, via intravenosa, a cada 12h por 2 dias	
Ticarcilina com clavulanato	40 – 100mg/kg, via intravenosa ou intramuscular, a cada 4 – 6h	Não misture *in vitro* com aminoglicosídeos Geralmente reservado para o tratamento de infecções graves por *Pseudomonas* ou outras infecções difíceis por bactérias Gram-negativas
Tilosina	2 – 10mg/kg, via intramuscular, a cada 24h; 7 – 11mg/kg, via oral, a cada 6 – 8h	Dosagens maiores podem ser necessárias para a criptosporidiose
Trifluorotimidina	1 gota de solução a 1% por olho, até a cada 4h, por 5 dias	Devido aos efeitos adversos, o curativo na córnea só deve ser utilizado quando o diagnóstico de doença herpética for confirmado
Vitamina B1	5 – 30mg/gato, via oral, a cada 24h	Sugerida para o tratamento de PIF, mas sem efeito benéfico comprovado
Vitamina C	125mg/gato, via oral, a cada 12h	Sugerida para o tratamento de PIF, mas sem efeito benéfico comprovado
Zidovudina	5 – 15mg/kg, via oral ou subcutânea, a cada 12h	Monitorar para anemia ou sinais de hepatotoxicidade. Para a administração por via oral, use a formulação customizada em cápsulas de gelatina; para administração via subcutânea, dilua o liofilizado em 5mL de salina

ALT = alanina aminotransferase; FHV = herpesvírus felino; PIF = peritonite infecciosa felina; SNC = sistema nervoso central.

978-85-7241-841-6

Índice Remissivo

978-85-7241-841-6

As páginas seguidas pelas letras *t*, *f* e *q* significam, respectivamente, *tabelas*, *figuras* e *quadros*.

978-85-7241-841-6

978-85-7241-841-6

978-85-7241-841-6